DIE BEHANDLUNG INNERER KRANKHEITEN MIT RADIOAKTIVEN SUBSTANZEN

VON

PROFESSOR Dr. W. FALTA

VORSTAND DER III. MEDIZINISCHEN ABTEILUNG DES
K. K. KAISERIN ELISABETHSPITALS IN WIEN

MIT 9 TEXTABBILDUNGEN

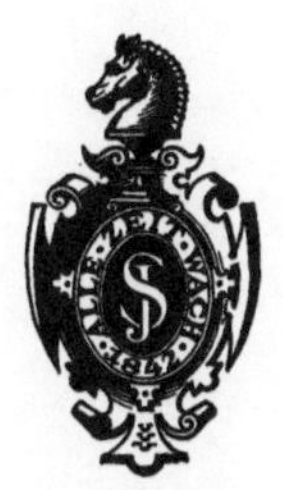

BERLIN

VERLAG VON ·JULIUS SPRINGER

1918

ISBN-13:978-3-642-89666-8   e-ISBN-13:978-3-642-91523-9
DOI: 10.1007/978-3-642-91523-9

Vorwort.

Die vorliegende Arbeit über die Behandlung innerer Krankheiten mit radioaktiven Substanzen wurde im Juli 1914 beendet. Der Ausbruch des Krieges hat die Drucklegung bisher verhindert. Schon in der Zeit vor dem Kriege hatte sich meiner Ansicht nach die neue Behandlungsmethode in der inneren Medizin nicht genügend durchgesetzt. Die überwiegende Mehrzahl der Internisten stand ihr skeptisch gegenüber; man betrachtete sie als Modesache, ohne eigentlich überzeugt zu sein, daß damit für die Heilkunde ein neues wirkungsvolles Gebiet erschlossen worden ist. Der Mangel an ausführlichen, mit einem großen Krankengeschichtenmaterial ausgestatteten Publikationen dürfte daran zum Teil schuld gewesen sein. Ich hatte aus diesem Grunde meine eigene Erfahrung stark in den Vordergrund gestellt und zahlreiche, zum Teil ausführliche Krankengeschichten in den Text eingeschoben. Ich hatte ferner auch den biologischen Teil der Arbeit sehr ausführlich behandelt, weil ich glaubte, daß es auch dem Fernerstehenden schwer sein wird, den Gedanken abzuweisen, daß die radioaktiven Substanzen in der Heilkunde mit Erfolg anzuwenden sind, wenn er die so mannigfaltigen und tiefgreifenden biologischen Wirkungen kennen lernt, die sie im tierischen Organismus hervorzubringen imstande sind. Eine besonders genaue Durcharbeitung erforderte ferner die Dosierungsfrage, denn der Umstand, daß die neue Behandlungsmethode eine weite Verbreitung fand, bevor diese wichtige Frage entsprechend geklärt war, trug meines Erachtens die Hauptschuld daran, daß das anfänglich lebhafte Interesse bald wieder erkaltete. Während des Krieges ist aber das Interesse an dieser neuen Richtung ganz in den Hintergrund getreten. Gewaltige Aufgaben ganz anderer Art haben die ärztliche Welt erfüllt. Wenn ich nun doch in diesem Zeitpunkt die Arbeit veröffentliche, so ist die Überzeugung mitbestimmend, daß die Behandlung mit radioaktiven Substanzen auch an der Heilung der Kriegsschäden mitzuwirken berufen ist. Ich brauche ja nur auf die große Zahl der rheumatischen Erkrankungen bei den Kriegsteilnehmern hinzuweisen. Ich würde meine Aufgabe erfüllt sehen, wenn in den zahlreichen Krankenanstalten und Kurörtern, in denen an rheumatischen Leiden erkrankte Krieger Heilung finden sollen, das Interesse an dieser Heilmethode wieder erweckt würde.

Die hier mitgeteilten eigenen biologischen und klinischen Untersuchungen sind unter der Mitarbeit mehrerer Kollegen durchgeführt worden. In besonderem Maße haben sich die Herren Dr. Ernst Freund, Leiter der hydrotherapeutischen Abteilung der I. medizinischen Klinik und Dr. L. Zehner daran beteiligt. Der erste Abschnitt des klinischen Teiles, der die Erkrankungen der Gelenke, Muskeln und Nerven behandelt, wurde gemeinsam mit Herrn Kollegen Freund, der zweite, der die Behandlung der Gicht und des hämatopoetischen Apparates betrifft, gemeinsam mit Herrn Kollegen Zehner bearbeitet. Beiden Herren möchte ich an dieser Stelle für ihre äußerst mühevolle Mitarbeit meinen besten Dank aussprechen. Zu besonderem Dank bin ich endlich Herrn Privatdozenten Dr. Viktor Heß, Assistenten des Institutes für Radiumforschung, für die Durchsicht des physikalischen Abschnittes verpflichtet.

Wien, im Jänner 1918.

W. Falta.

Inhaltsangabe.

Einleitung.

In der Geschichte der Naturwissenschaften wird die Entdeckung der Radioaktivität wohl immer als ein Markstein angesehen werden. Anschauungen, die durch die Arbeit von Jahrhunderten gefestigt scheinen, haben sich wie mit einem Schlag als unzulänglich erwiesen und mußten teils fallen gelassen, teils wesentlich erweitert werden. Die Entdeckung und Reindarstellung von Elementen, die durch enorme Zeiten spontan Energie ausstrahlen und sich dadurch in andere Elemente umwandeln, hat Physik und Chemie auf neue Grundlagen gestellt. Von da zur Nutzbarmachung dieser neuen Energiequelle in der Biologie war nur ein kurzer Schritt.

Die radioaktive Ära beginnt mit dem Jahre 1896. In diesem Jahre entdeckte Becquerel, daß von den Uransalzen spontan Strahlen (später Becquerelstrahlen genannt) ausgesandt werden, die durch feste Körper hindurch die photographische Platte verändern. 2 Jahre später wiesen Mme. Curie und gleichzeitig G. C. Schmidt nach, daß auch das Thorium „radioaktiv" sei, und bald darauf hat das Ehepaar Curie aus der Joachimsthaler Pechblende einen hochaktiven Körper — das Polonium — und später gemeinsam mit Bémont eine zweite Substanz — das Radium — dargestellt. Im Laufe der nächsten Jahre folgte rasch aufeinander die Entdeckung anderer radioaktiver Substanzen, so des Aktiniums durch Débierne und F. Giesel (1900), des Mesothoriums und Radiothoriums durch O. Hahn (1905), des Ioniums durch Boltwood (1907). Schon die Curies haben die Vermutung ausgesprochen, daß das Radium ein neues Element sei. Der Nachweis der Spektrallinien durch Demarcay 1899 hat diese Vermutung bestätigt. 1910 wurde das metallische Radium von Mme Curie rein dargestellt. Das Atomgewicht des Radiums wurde bald darauf durch das Ehepaar Curie annähernd, 1911 durch Hönigschmid genau bestimmt.

1899 machten Mc Owens und Rutherford die Beobachtung, daß Luft, die über Thoriumsalze geleitet wird, temporär radioaktiv wird. Rutherford nahm an, daß von den Thoriumsalzen ein radioaktives Gas abgegeben würde, das er Emanation nannte. Zu gleicher Zeit hatte das Ehepaar Curie gefunden, daß feste Körper, die mit einem Radiumsalz in einen Raum eingeschlossen werden, ebenfalls vorübergehend radioaktiv werden. Sie nannten dieses den Körpern temporär mitgeteilte Strahlungsvermögen induzierte Radioaktivität. Der Zusammenhang beider Beobachtungsreihen wurde darin erkannt, daß die vom Radium abgegebene Emanation in weitere radioaktive, und zwar feste Körper von kurzer Lebensdauer zerfällt, die sich auf der Oberfläche der in der Umgebung befindlichen Körper niederschlagen.

Bereits 1902 fanden die neuartigen Beobachtungen eine Erklärung in der Zerfallstheorie von Rutherford und Soddy, Rutherford und Royds u. a. Diese Forscher nahmen an, daß die hochatomigen radioaktiven Elemente sich durch die Strahlung in Elemente von niedrigerem Atomgewicht umwandeln und vermuteten, daß der bei dem stufenweisen Zerfall abgegebene Körper Helium sei. Der Beweis hierfür wurde später durch Ramsay und Soddy erbracht.

Die Erkenntnis der Bedeutung der Radioaktivität für die Biologie beginnt im Jahre 1900 mit der Beobachtung Walkhoffs und Giesels, daß stark aktive

Substanzen durch ihre Strahlung auf der Haut Geschwüre erzeugen können, die den Röntgengeschwüren ungemein ähnlich sind. Bald darauf hat auch Becquerel die gleiche Beobachtung an sich selbst gemacht. 1903 sah G. Schwarz bei Bestrahlung des Hühnereis tiefgreifende chemische Veränderungen im Dotter vor sich gehen, nachdem schon früher chemische Wirkungen der Becquerelstrahlen auf anorganische Substanzen durch Mme Curie, Debierne u. a. beschrieben worden waren. Ein besonderes biologisches und namentlich auch medizinisches Interesse erweckte aber die Beobachtung, daß junge zellreiche Gewebe gegen die Becquerelstrahlen besonders empfindlich seien. Nun erschienen in rascher Reihenfolge experimentelle und klinische Arbeiten über die Wirkung der Bestrahlung auf verschiedene Gewebsarten, besonders auf das Karzinom, in Frankreich durch Soupoult, Darier, Wickham und Dégrais, Dominici Bayet u. a., in Österreich und Deutschland durch Exner, Werner, Thies, Heinecke u. v. a., in jüngster Zeit besonders durch Krönig, Gauß und Döderlein.

Gleichzeitig war auch in anderen Zweigen der Biologie viel Interessantes gefunden worden. Ich erwähne nur die Arbeiten über die Beeinflussung der Fermente von Neuberg, Braunstein, Bergell, Bickel, Wohlgemuth u. a. über die Beeinflussung des Pflanzenwachstums von Dauphin, P. Becquerel, Koernicke, Falta und Schwarz, Molisch, Stoklasa, über die Wirkung auf Bakterien von Pfeiffer und Friedberger, Aschkinass, Jansen u. a. und über die Beeinflussung der embryonalen Entwicklung von Hertwig usw.

In ganz andersartiger und ungeahnter Weise sollte die Entdeckung Becquerels für die innere Medizin und Balneologie bedeutungsvoll werden. Nachdem 1901—1902 Elster und Geitel die atmosphärische Luft und Pocchettino das Wasser als schwach radioaktiv gefunden und Elster und Geitel einen besonders hohen Aktivitätsgehalt der Grundwässer nachgewiesen hatten, brachte die systematische Untersuchung der Quellwässer, Quellgase und Quellsedimente durch verschiedene Untersucher, von denen ich besonders Thomson, Adams, P. Curie, A. Laborde, Elster und Geitel, Mache und Meyer, August Herrmann (Karlsbader Sprudelgas), Engler und Sieveking nenne, die überraschende Entdeckung, daß viele altbewährte Heilquellen einen hohen Aktivitätsgehalt aufweisen. Damit brach sich der Gedanke Bahn, daß die bisher unerklärliche Heilwirkung mancher Quellen bei rheumatischen und gichtischen Leiden wenigstens zum Teil auf ihrem Gehalt an Radiumemanation oder an anderen radioaktiven Substanzen beruhe.

v. Neußer hat 1904 zuerst den Versuch gemacht, künstlich aktiviertes Badewasser zur Behandlung innerer Krankheiten zu verwenden. Dieser glückliche Gedanke ist dann durch Dautwitz, ferner besonders durch Loewenthal, Strasser, Fürstenberg, Laqueur, Straßburger, Lazarus, Jansen u. v. a. ausgebaut worden. Besonders hat dann die Einführung des Emanatoriums auf der Hisschen Klinik durch Gudzent und Loewenthal zu einer weiten Verbreitung dieser Therapie geführt. 1911 wurden auf der v. Noordenschen Klinik durch mich und meine Mitarbeiter die Anwendung großer Dosen von Emanation studiert und empfohlen. Diese Entwicklung der Emanationstherapie hatte eine große Reihe biologischer Studien zur Folge: über die Beeinflussung des Purinstoffwechsels (Gudzent, Loewenthal u. a.), des respiratorischen Stoffwechsels (Silbergleit, Kikkoji, Bernstein) und des Leukocytenapparates durch mich und meine Mitarbeiter.

Endlich brachte die neueste Zeit therapeutische Versuche mit Injektion des Thorium X besonders bei Leukämie, Anämie und Gicht (Falta, Kriser und Zehner, Plesch, Bickel, Gudzent, Klemperer, Lazarus u. a.).

I. Biologischer Teil.

Physikalische und chemische Vorbemerkungen.

Alle radioaktiven Elemente haben die gleiche Eigenschaft, daß sie unter Abgabe von Energie in Form von korpuskulärer und elektromagnetischer Strahlung unbeeinflußt durch äußere Momente nach bestimmten Gesetzen zerfallen.

Wir kennen bisher drei Familien radioaktiver Elemente: Die Radiumfamilie, die Thoriumfamilie und die Aktiniumfamilie.

Das Ausgangsmaterial für die Gewinnung des Radiums bildet in erster Linie die St. Joachimsthaler Uran-Pechblende. Diese besteht hauptsächlich aus Uranoxyduloxyd, enthält daneben aber noch eine ganze Reihe anderer Substanzen. Außer in St. Joachimsthal wird die Uran-Pechblende hauptsächlich noch in Deutsch-Ostafrika, in Madagaskar und in Kolorado gefunden. Bei der Verarbeitung von 10 000 kg Joachimsthaler Uran-Pechblende wird ungefähr 1 g reines Radium gewonnen. 1 g Uran enthält $3,3 \cdot 10^{-7}$ g Radium. In Pittsburg (U. S. A.) wird Carnotit (ca. 2—3 $^0/_0$ Urangehalt) verarbeitet.

Das Radium wird aus der Pechblende nach folgendem Prinzipe gewonnen: Aus den Erzen wird das Barium, mit dem das Radium bei der chemischen Verarbeitung geht, dargestellt. Dieses wird in das Chlorid übergeführt und fraktioniert kristallisieren lassen, wobei das Radium infolge seiner geringeren Löslichkeit rascher kristallisiert, so daß die Kristallmasse sich immer mehr mit Radium anreichert.

Das im Handel befindliche und zur Bestrahlung verwendete Radium ist meist nicht rein, sondern ein radiumhaltiges Bariumsalz. Das zu Injektionen verwendete Präparat sollte möglichst bariumfrei sein.

Das Ausgangsmaterial für die Thoriumgewinnung ist der Monazitsand, der immer auch etwas Uranoxyd enthält. Der Monazitsand wird in Brasilien und in Nord- und Süd-Karolina gefunden.

Das Ausgangsmaterial für die Gewinnung des Aktiniums bildet ebenfalls die Joachimsthaler Uran-Pechblende.

Die folgende Tabelle orientiert über die Zerfallsreihen, über die Zerfallszeit, über die von den einzelnen radioaktiven Elementen emittierten Strahlengattungen, ferner über das chemische Verhalten der wichtigsten radioaktiven Elemente und über die sogenannte Reichweite der von ihnen emittierten α-Strahlen.

1*

Radiumfamilie.

Element	Halbierungszeit	Strahlung	Chemisches Verhalten ähnlich wie	Reichweite der α-Strahlen bei 15° C	Halbierungsdicke in Aluminium für die β-Strahlen	Halbierungsdicke in Blei für die γ-Strahlen
Uran I	5.10^9 Jahre	α	Uran	2,5 cm	—	—
Uran Y · Uran X_1	23.5 Tage	β	Thorium	—	—	0,96 cm
(25,5 Std.) Uran X_2	1.17 Minuten	β	Tantal	—	—	—
(β-Strahl.) Uran II	ca. 2.10^6 Jahre	α	Uran	2,9 cm	—	—
Ionium	ca. 10^5 Jahre	α	Thorium	3 cm	—	—
Radium	1760 Jahre	$\alpha + \beta$	Barium (zweiwertig)	3,3 cm	—	—
Emanation	3.85 Tage	α	Edelgas	4.16 cm	—	—
A	3 Minuten	α	Polonium	4,75 cm	—	—
B	26.8 Min.	$\beta + \gamma$	Blei	—	0,09 cm	—
C ⟨C_1 / C_2	19.5 Min.	$\alpha + \beta + \gamma$	Wismut(resp. Po u. Tl)	6,94 cm	0,5 cm	1,4 cm
D	16 Jahre	β	Blei	—	—	—
E	5 Tage	$\beta + \gamma$	Wismut	—	0,16 cm	—
F (Polonium)	136 Tage	α	Tellur, Wismut	3,86 cm	—	—
G (Blei)	—	—	Blei	—	—	—

(Aktinium; Radium — Verzweigungsklammern am linken Rand)

Thoriumfamilie.

Element	Halbierungszeit	Strahlung	Chemisches Verhalten ähnlich wie	Reichweite der α-Strahlen bei 15° C	Halbierungsdicke in Aluminium für die β-Strahlen	Halbierungsdicke in Blei für die γ-Strahlen
Thorium	$1.8.10^{10}$ Jahre	α	Thorium	2,72 cm	—	—
Mesothor I	5.5 Jahre	—	Barium, Radium	—	—	—
Mesothor II	6.2 Stunden	$\beta + \gamma$	Lanthan	—	0,34 cm	1,12 cm
Radiothor	2 Jahre	α	Thorium	3,9 cm	—	—
Thorium X	3.65 Tage	α	Barium	4,3 cm	—	—
Emanation	54 Sekunden	α	Edelgas	5,0 cm	—	—
Thorium A	0,14 Sek.	α	Polonium	5,7 cm	—	—
B	10.6 Std.	β	Blei	—	—	—
C + C¹	60 Minuten	$\alpha + \beta$	Bi resp. Po	4,95 bzw. 8,60 cm	0,15 cm	—
D	3.1 Minuten	$\beta + \gamma$	Thallium	—	0,441 cm	1,5 cm
Blei	—	—	—	—	—	—

Aktiniumfamilie.

Element	Halbierungszeit	Strahlung	Chemisches Verhalten ähnlich wie	Reichweite der α-Strahlen bei 15° C	Halbierungsdicke in Aluminium für die β-Strahlen	Halbierungsdicke in Blei für die γ-Strahlen
Aktinium	—	?	Lanthan	—	—	—
Radioaktinium	18,9 Tage	$\alpha\,\beta\,\gamma$	Thorium	4,60 cm	—	—
Aktinium X	11.4 Tage	α	Barium	4,40 cm	—	—
Emanation	3.9 Sek.	α	Edelgas	5.7 cm	—	—
Aktinium A	0,002 Sek.	α	Polonium	6,50 cm	—	—
B	36 Min.	$\beta\,\gamma$	Blei	—	—	—
C + C_1	2.15 Mir.	α	Barium und Polon	5,40 cm	—	—
D	4.7 Min.	$\beta + \gamma$	Thallium	—	0,24 cm	(D in Al. = 3,5 cm)

Die Zerfallszeiten der einzelnen radioaktiven Elemente sind, wie ein Blick auf die Tabelle lehrt, sehr verschieden. Der Zerfall kann durch die sogenannte Halbierungszeit ausgedrückt werden, das heißt durch die Zeit, innerhalb welcher ein radioaktives Element die Hälfte seines Strahlungsvermögens einbüßt.

$$\text{Mittlere Lebensdauer } \tau = \frac{1}{\lambda}$$

$\lambda = $ Zerfallskonstante.

$\tau = $ Halbierungszeit $= 0{,}69315\ \tau$

Wenn die Zeit arithmetisch fortschreitet, erfolgt der Zerfall in geometrischer Progression. Der Zerfall erfolgt in der Zeit 1 auf $^1/_2$, in der Zeit 2 auf $^1/_4$, in der Zeit 3 auf $^1/_8$ usw.

Alle drei radioaktiven Familien zeigen die gemeinsame Eigenschaft, daß sich in ihrer Zerfallsreihe je ein gasförmiges Zerfallsprodukt — die Emanation — einschiebt. Die Elemente, aus denen sich die Emanationen entwickeln — das Radium, das Thorium X und das Aktinium X — zeigen, wie wir später sehen werden, in biologischer Beziehung vielerlei Analogien; sie zeigen aber den in biologischer Beziehung sehr wichtigen Unterschied, daß die Halbierungszeiten der Elemente, aus denen die Emanationen hervorgehen, außerordentlich verschieden sind: Die Halbierungszeit des Radiums ist enorm, während Thorium X und Aktinium X sehr kurzlebig sind.

Auch die Halbierungszeiten der verschiedenen Emanationen sind wesentlich verschieden — am größten ist wieder die der Radiumemanation, bei weitem kleiner die der Thoriumemanation und am kleinsten die der Aktiniumemanation. Auch die in der Zerfallsreihe auf die Emanationen folgenden Zerfallsprodukte zeigen in bezug auf die Zerfallszeit analoge Verhältnisse.

Die Halbierungszeiten der Zerfallsprodukte der Radiumemanation kann man durchschnittlich mit einer halben Stunde annehmen. Zwar schiebt sich später ein sehr langlebiger Körper — das Radium D — ein, auf welches dann wieder kurzlebigere Elemente — das Radium E und das Polonium — kommen. Da aber das Radium D nur sehr wenig aktiv ist, so kommen diese Zerfallsprodukte praktisch genommen kaum mehr in Betracht. Während also die Halbierungszeit der Zerfallsprodukte der Radiumemanation mit ungefähr 30 Minuten angenommen werden kann, haben die analogen Zerfallsprodukte in der Thoriumreihe nur eine durchschnittliche Halbierungszeit von 11 Stunden, in der Aktiniumreihe beträgt sie etwas mehr als eine halbe Stunde.

Dieses Verhalten ist besonders bei der Einverleibung radioaktiver Substanzen in den tierischen Organismus zu berücksichtigen. Die Lebensdauer des Radiums ist praktisch genommen unbegrenzt; die Dauer seiner Wirkung im Organismus ist daher ausschließlich von den Ausscheidungsverhältnissen abhängig, während die des Thorium X und Aktinium X außerdem noch durch die rasche Abnahme der Aktivität bestimmt wird.

In biologischer Hinsicht ist ferner wichtig, ob ein radioaktives Element ganz frisch hergestellt ist oder ob es sich im sogenannten **Gleichgewichtszustande** befindet. Ein frisch gefälltes und neuerdings gelöstes Radiumsalz enthält keine Emanation. Wird diese Lösung nun unter luftdichtem Verschluß gehalten, so reichert sich allmählich die Emanation an, die sofort nach dem Zerfallsgesetz wieder zu zerfallen beginnt. Zuerst wird mehr gebildet als zerfällt. Nach ca. 4 Wochen wird aber ein stationärer Zustand erreicht, indem Bildung und Zerfall von Emanation sich die Wage halten. Jetzt ist der Emanationsgehalt des Präparates konstant. Die Emanationsmenge, die mit 1 g Radium im Gleichgewicht steht, wiegt 0,006 mmg und hat ein Volumen von 0,59 mm³. Wenn wir aus einer Radiumlösung die Emanation frisch in ein Glasgefäß absaugen, so befindet sich in dem Glasgefäß in diesem Moment nur Emanation, aber keine Zerfallsprodukte. Diese bilden sich nun allmählich und schlagen sich an der Gefäßwand nieder. Sofort beginnt aber auch ihr weiterer Zerfall. Schon etwa nach $3^1/_2$—4 Stunden ist der Punkt erreicht, wo

Bildung und Zerfall dieses sogenannten radioaktiven Niederschlages („induzierte Aktivität") sich die Wage halten. Die Emanation steht jetzt mit ihren Zerfallsprodukten im Gleichgewicht. Trennt man aber nun den radioaktiven Niederschlag von der Emanation, so verschwindet seine Aktivität im Verlauf von 4 Stunden vollständig.

Die einzelnen radioaktiven Elemente unterscheiden sich ferner in weitgehender Weise durch ihr chemisches Verhalten. Hier seien ebenfalls nur einige Punkte hervorgehoben, die für die Biologie von Interesse sind. Die Muttersubstanzen der Emanationen, das Radium, das Thorium X und Aktinium X verhalten sich in chemischer Beziehung ähnlich wie das Barium, zeigen also auch in dieser Beziehung weitgehende Analogien.

Die Emanationen sind Edelgase; sie haben einatomige Moleküle, sind nullwertig und gehen keine chemischen Verbindungen ein. In biologischer Beziehung mag vielleicht bedeutungsvoll sein, daß die Löslichkeit der einzelnen Emanationen in Wasser sehr verschieden ist. Die Löslichkeitskoeffizienten von Radiumemanation: Thoriumemanation: Aktiniumemanation verhalten sich wie 0,25 : 1,0 : 2,0. Die Löslichkeit der Aktiniumemanation ist demnach achtmal größer als die der Radiumemanation. Von großer biologischer Bedeutung ist ferner, wie wir später sehen werden, der Umstand, daß die Emanationen in verschiedenen Medien eine verschiedene Löslichkeit zeigen. So beträgt z. B. der Löslichkeitskoeffizient der Radiumemanation bei einer Temperatur von 18⁰ C in Wasser 0,285, in Alkohol 6,17, in Paraffinöl 9, in Benzol 13, in Chloroform 15, in Äther 15, in Schwefelkohlenstoff 23 (M. Kofler, R. W. Boyle, R. Hoffmann, Eva Ramsted u. a.). Für uns ist besonders wichtig, daß die Löslichkeit der Emanationen in Lipoiden sehr bedeutend ist, wie A. Lürie und Ebler und Fellner festgestellt haben.

Beim Zerfall des Emanationsgases schlagen sich, wie schon erwähnt, die nun wieder festen Zerfallsprodukte der Emanation an den Wänden des Gefäßes und an der Oberfläche der darin befindlichen Gegenstände nieder. Dieser radioaktive Niederschlag ist in starken Säuren löslich. J. Elster und H. Geitel haben gezeigt, daß sich die Zerfallsprodukte der Emanation auf eine negativ geladene Metallplatte konzentrieren lassen.

Das chemische Verhalten der aus den Emanationen entstehenden Elemente ist von dem der Muttersubstanzen der Emanation zum Teil recht verschieden. So verhält sich z. B. das Radium D und das Thorium B chemisch ähnlich wie Blei, während sich Radium und Thorium X chemisch wie Barium verhalten. Wir werden später sehen, daß dieses verschiedene chemische Verhalten auch in einer verschiedenen Organotropie der einzelnen radioaktiven Elemente zum Ausdruck kommt.

Die Transformation der radioaktiven Elemente erfolgt durch Abgabe von Energie in Form von dunklen Strahlen. Drei verschiedene Strahlengattungen werden emittiert. Man bezeichnet sie als α-, β- und γ-Strahlen.

Alle drei dunklen Strahlengattungen haben die Eigenschaft, daß sie erstens die Luft ionisieren, d. h. die Luftmoleküle zertrümmern und in positive und negative Luftionen zerlegen, wodurch die Luft für den elektrischen Strom leitfähig gemacht wird; 2. daß sie dabei Wärme erzeugen, 3. daß sie gewisse Substanzen, z. B. einen Schirm aus Sidotblende zum Leuchten bringen; 4. daß sie gewisse chemische Wirkungen ausüben, z. B. die photographische Platte schwärzen.

Sie unterscheiden sich durch ihre verschiedene elektrische Ladung, durch ihr Penetrationsvermögen und endlich durch die verschiedene Ablenkbarkeit durch ein magnetisches Feld

Die α-Strahlen sind Heliumatome mit positiver elektrischer Ladung. Sie besitzen eine verhältnismäßig sehr große Masse und Geschwindigkeit bis zu $^1/_{15}$ der Lichtgeschwindigkeit. Sie sind den Kanalstrahlen der Geißlerröhre vergleichbar; ihre Reichweite und ihre Penetrationskraft sind verhältnismäßig gering und bei den einzelnen radioaktiven Elementen verschieden. Die Reichweite schwankt zwischen 2, 5 und 8,6 cm in der Luft (siehe Tabelle). Ihre Penetrationskraft ist so gering, daß sie schon durch ein Blatt Papier vollständig abgeblendet, d. h. absorbiert werden. Die α-Strahlung macht bei den verschiedenen radioaktiven Präparaten einen sehr verschieden großen Bruchteil der Gesamtstrahlung aus.

Die β-Strahlen sind negativ geladene Korpuskeln = Elektronen. Sie werden daher im Magnetfeld nach der entgegengesetzten Richtung wie die α-Strahlen abgelenkt. Sie sind den Kathodenstrahlen vergleichbar und besitzen eine sehr geringe Masse; sie werden durch eine 2—3 mm dicke Bleiplatte völlig abgeblendet. Ihre Geschwindigkeit beträgt $^1/_{10}$ bis nahezu 1 Lichtgeschwindigkeit, dementsprechend ist ihre Härte resp. Penetrationskraft sehr verschieden.

Die γ-Strahlen sind elektromagnetische Ätherschwingungen. Sie besitzen keine elektrische Ladung und sind daher im Magnetfeld nicht ablenkbar. Ihre Penetrationskraft ist enorm, 2000 mal größer als die der härtesten Röntgenstrahlen. Sie werden selbst durch eine 20 cm dicke Bleischicht nicht vollständig absorbiert. Ihre mittlere Reichweite beträgt in der Luft bis 250 m. Infolge ihrer großen Penetrationskraft erzeugen sie sehr viel weniger scharfe Röntgenbilder als die Röntgenstrahlen, da sie zum Teil auch den Knochen durchsetzen. Auf kleine Luftstrecken haben sie daher nur ein sehr geringes Ionisierungsvermögen. Dort, wo sie chemisch wirken, geschieht dies nach vorheriger Umwandlung in weiche Sekundärstrahlen = β-Strahlen.

A. Fernau veranschaulicht die bei der Atomumwandlung frei werdenden Energieformen in folgendem Bild.

„Die α-Strahlen sind als Geschosse aufzufassen, die aus dem Atom (einer positiv geladene Kugel, in welcher negativ geladene Elektronen mit bestimmter Geschwindigkeit um einen materiellen inneren Kern kreisen) herausgeschleudert werden. Die β-Strahlen sind die Elektronen, die bei der Sprengung des Gebäudes frei werden, der lebenden Kraft des Geschosses vergleichbar. Die γ-Strahlen sind mit dem Knall, der Erschütterung der Luft durch die geschleuderten Geschosse, vergleichbar."

Wie ferner aus der Tabelle hervorgeht, ist die Zusammensetzung des Strahlenbündels, das von einzelnen radioaktiven Elementen emittiert wird, verschieden. Es gibt Elemente, die nur α-Strahlen, solche, die nur α- und β-Strahlen, solche, die nur β- und γ-Strahlen und endlich solche, die alle drei Strahlengattungen emittieren. In praktischer Beziehung ist dies im allgemeinen belanglos. Da sich nach der Reindarstellung einer radioaktiven Substanz durch den weiter fortschreitenden Zerfall sofort Substanzen mit andersartiger Strahlung bilden, so emittieren alle Substanzen, deren wir uns in Biologie nnd Medizin bedienen, alle drei Strahlengattungen. Eine Ausnahme macht nur das Polonium, bei dessen Zerfall keine weiteren aktiven Substanzen entstehen. Es ist ein reiner α-Strahler, der aber bisher noch keine medizinisch-praktische Bedeutung erlangt hat.

Praktisch wichtig ist ferner, daß auch die von den einzelnen radioaktiven Elementen ausgehenden Strahlengattungen eine verschiedene Härte besitzen. Z. B. sind die β- und γ-Strahlen des Aktinium X viel weicher als die des Radiums oder des Thorium X. Die Strahlenbündel sind daher nicht nur qualitativ, sondern auch quantitativ verschieden. Dies ist für das Filterungsverfahren wichtig. Es erklärt aber auch, wie wir später sehen werden, daß die chemischen Wirkungen bei Versuchen im Reagenzglas so verschieden intensiv sind.

Dies führt uns zur Besprechung der **Maße und Meßmethoden.**

Die Maße, durch die wir die Aktivität der radioaktiven Elemente ausdrücken, und die Methoden, durch welche diese Maße bestimmt werden, stammen ausschließlich von den Physikern. Biologische Meßmethoden und Maße haben bisher eine allgemeine Verbreitung in der Medizin nicht gefunden. Wir werden später zu überlegen haben, welche Gesichtspunkte bei Meßmethoden, die für die Biologie und Medizin zweckmäßig wären, zu berücksichtigen sind.

Nach Mache und Meyer haben die Messungen im Gebiet der Radioaktivität zwei Aufgaben zu erfüllen:

1. Die Definition der vorhandenen Strahlenarten,
2. die Bestimmung des Gehaltes an radioaktiver Substanz.

Den Messungen liegen folgende Eigenschaften der radioaktiven Substanzen zugrunde:

1. Die Fluoreszenz erregende Eigenschaft,
2. die Wirkung auf die photographische Platte,
3. die Wärmeproduktion,
4. die ionisierende Kraft.

Auf die Methoden zur Charakterisierung der Strahlengattung gehe ich hier nicht näher ein.

Die beiden Methoden, die sich auf die beiden ersterwähnten Eigenschaften gründen, eignen sich mehr zu qualitativer als zu quantitativer Bestimmung der Radioaktivität.

Die quantitative Bestimmung der Wärmeentwicklung setzt voraus, daß die von einem radioaktiven Element ausgehenden Strahlen vollständig absorbiert werden. Dies trifft für die α- und β-Strahlen vollkommen zu, nicht aber für die γ-Strahlen, da es unmöglich ist, das radioaktive Element mit einem so dicken Mantel zu umgeben, daß alle γ-Strahlen absorbiert werden. Es ist also auch diese Methode nur eine relative; sie erfordert deshalb genau gleiche Bedingungen, also gleiche Größe und gleiche Wandstärke und gleiches Material der einschließenden Kapsel. Eine quantitative Bestimmung der gesamten von dem radioaktiven Element ausgehenden Energie gestattet sie nicht ohne weiteres. Es läßt sich aber auch für den nicht absorbierten Teil der γ-Strahlen durch Extrapolation ihr Wärmeentwicklungsvermögen berechnen. Die Gesamtwärmeproduktion aller von 1 g Radium ausgehenden α-, β- und γ-Strahlen (Radium + Zerfallsprodukte bis Radium C) beträgt 137 Cal. pro Stunde. Davon entfallen bei voller Absorption auf die β-Strahlung 4,7 Cal., auf die γ-Strahlung 6,4 Cal. (St. Meyer und V. F. Heß).

Die vierte Methode beruht auf der Bestimmung des Ionisierungsvermögens der betreffenden radioaktiven Substanzen. Diese Methode ist nur genau, wenn durch dieselbe der maximale Ionisationsstrom, der sogenannte Sättigungsstrom, der durch die vom radioaktiven Element emittierte Strahlung erzeugt werden kann, gemessen wird. Wenn wir zwei Metallplatten mit dem positiven und dem negativen Pol einer Batterie verbinden, also positiv oder negativ aufladen, so findet ein Ausgleich nicht statt, weil die dazwischen befindliche Luft nicht leitungsfähig ist. Wird nun diese Luft durch ein in der Nähe befindliches radioaktives Element ionisiert, so wird die Luft leitungsfähig. Es entsteht ein elektrischer Strom, wodurch die Platten entladen werden. Damit wir diesen Strom genau messen können, ist aber notwendig, daß die Aufladung der beiden Platten so stark ist, daß eine spontane Wiedervereinigung der elektropositiven, resp. elektronegativen Luftionen nicht möglich ist. Den

Strom messen wir mittelst eines Elektrometers oder Galvanometers. Zwei sich berührende Goldplättchen werden beispielsweise positiv geladen, sie stoßen sich ab; wird die zwischen ihnen befindliche Luft nun ionisiert, so werden sie je nach dem Ionisationsgrad rascher oder langsamer zusammenfallen und die Geschwindigkeit des Zusammenfallens gibt uns ein Maß für den Ionisationsgrad. Wir können nach dieser Methode sowohl die α-Strahlung wie die β- oder γ-Strahlung eines Präparates messen. Bringen wir z. B. ein bestimmtes Quantum Emanation in eine Meßkanne und bestimmten den Sättigungsstrom, entfernen wir dann die Emanation und bestimmen neuerdings den Sättigungsstrom, der nun von dem radioaktiven Niederschlag unterhalten wird, so gibt uns die Differenz die α-Strahlung der Emanation an. Bringen wir hingegen ein radioaktives Element, das wir mit einer 3 mm haltenden Bleiplatte überdecken, wodurch wir die gesamten α- und β-Strahlen abblenden, in bestimmte Entfernung zum Elektroskop, so gibt uns der gemessene Sättigungsstrom die γ-Strahlung des Präparates an. Es ist leicht verständlich, daß diese Meßmethoden nur relativ sind. Die Messung der α-Strahlung eines Emanationsquantums ist eine ziemlich genaue, weil die Reichweite der α-Strahlen so gering ist, daß diese Strahlen fast ausschließlich in der Luft der Meßkanne absorbiert werden und ihre volle ionisierende Wirkung entfalten. Die Messung der γ-Strahlung ist aber insofern nur relativ, weil bei dem verschiedenen Penetrationsvermögen derselben auch ein verschiedenes Teilquantum absorbiert werden und die Ionisierung dazu in direktem Verhältnis stehen muß.

Bei gleicher in den emittierten γ-Strahlen enthaltenen Energie muß das Ionisierungsvermögen für ein in gleicher Entfernung vom strahlenden Präparat befindliches Luftquantum verschieden sein, je nach der Härte der γ-Strahlen, bei geringerer Härte größeres Ionisierungsvermögen und umgekehrt.

Als **Maßeinheit** für die Emanation wird heute allgemein ein „Curie" angenommen, d. h. das Emanationsquantum, das mit 1 g Radiumelement im Gleichgewicht steht. Sein Stromäquivalent (Emanation ohne Zerfallsprodukte) beträgt 2 750 000 E. S. E. = 0,9 Milliampère. Der 1000. Teil heißt ein Millicurie.

Das „Curie" ist also eine Mengeneinheit. Als Konzentrationseinheit wird meist die Mache-Einheit verwendet.

Man versteht darunter eine Stromeinheit, und zwar gemessen in Tausendsteln der elektrostatischen Einheit, welche den Betrag angibt, den die in 1 Liter Luft oder Wasser enthaltene Emanationsmenge (allein, ohne ihre Zerfallsprodukte) zu unterhalten vermag.

Die Mache-Einheit eignet sich daher vorzüglich zu Angaben der Aktivität von Quellen, Quellgasen, oder der Luft in einem Emanatorium. Es ist aber z. B. schon unrichtig, sie für die Dosierung von Trinkkuren zu benützen. Denn hier handelt es sich durchaus nicht um Konzentrationseinheiten, sondern um absolute Mengen. Die Bezeichnung ist heute leider so allgemein eingeführt, daß ich sie für die Trinkkuren beibehalten muß, um nicht ganz unverständlich zu werden.

Ein Mesothoriumpräparat kann definiert werden durch sein α-Strahlungsäquivalent oder sein γ-Strahlungsäquivalent, relationiert auf Radium. Richtige Relationierung vorausgesetzt sollten Präparate gleicher Äquivalenz auch gleiche Wirkung haben. Das gilt jedoch nur insofern, als es sich um die gleiche Ionisation handelt; da die einzelnen α-Strahler des Mesothorpräparates andere Reichweiten besitzen als die der Radiumpräparate, müßte in speziellen Fällen die Art des verwendeten Präparates auch speziell angegeben werden, da Differenzen der Wirkung auftreten können; das gleiche gilt für das γ-Strahlungsäquivalent. Die Bezeichnung: 1 mg Mesothor, wie sie im Handel vielfach üblich ist, als das γ-Strahlungsäquivalent des betreffenden Präparates zu 1 mg

Radium, besagt daher nur Identität bezüglich der gesamten Ionisation durch γ-Strahlung. Die γ-Strahlung des Mesothors setzt sich aber aus zwei Komponenten zusammen, aus der des Mesothors II und aus der des Thoriums D. Die erstere Strahlung ist weicher als die des Radiums C, die letztere härter. Das γ-Äquivalent eines Mesothorpräparates wird also abhängen müssen von der jeweilig vorhandenen relativen Menge an Mesothor II: Thorium D, d. h. vom Alter des Präparates. Die Wirkung wird ferner abhängen müssen von der Art der Absorption, indem durch die erstabsorbierende Schichte relativ mehr von der Strahlung des Mesothor II als von der des Thorium D weggenommen wird. Mit steigender Dicke des absorbierenden Filters wird also die Strahlung härter.

Bei interner Einverleibung eines festen radioaktiven Präparates scheint mir aber die Bestimmung der α-Strahlen oder der γ-Strahlen allein unzureichend; denn in diesem Fall kommt die gesamte Strahlung zur Wirkung. Die Gesamtstrahlung bedeutet aber bei einem Thorium X-Präparat mit einer γ-Strahlung von beispielsweise 100 st. E. etwas anderes als bei einem Radiumpräparat von gleicher γ-Aktivität, da die γ-Strahlung beim Thorium X wahrscheinlich einen größeren Bruchteil der Gesamtstrahlung ausmacht als beim Radium.

Ich werde später an verschiedenen Beispielen zeigen, daß diese Bedenken gerechtfertigt sind. Ob sich diese Schwierigkeiten, die bei der Verwendung der physikalischen Maßeinheiten in der Biologie bestehen, beseitigen lassen und ob die physikalischen Meßmethoden sich durch biologische ersetzen lassen, ist fraglich. Jedenfalls dürfen wir in der Biologie und Medizin nicht gedankenlos mit elektrostatischen Einheiten operieren und müssen uns dessen immer bewußt sind, was eine elektrostatische Einheit eigentlich bedeutet.

Chemische Wirkungen der radioaktiven Substanzen.

Anorganische Substanzen erfahren unter dem Einfluß stark aktiver Präparate tiefgehende chemische Umsetzungen. Dies hat schon in der frühen Ära der Radiumforschung die Aufmerksamkeit erweckt. Wie Debierne zuerst angegeben hat, wird Wasser durch die Becquerelstrahlen in Wasserstoff und Sauerstoff zerlegt. Auch starke Radiumemanation vermag dies. Lazarus wies die Zersetzung des Wassers durch Aktinium X nach. Diese Wirkung kommt sowohl allen α-Strahlen, wie auch den durchdringenden β- und γ-Strahlen zu, da die Zerlegung des Wassers sowohl durch das bloß α-strahlende Polonium als auch durch Radium, dessen α-Strahlen abgeblendet wurden, erfolgt. Bei der Zerlegung des Wassers wird immer eine geringe Menge von Wasserstoffsuperoxyd gebildet, gleichzeitig findet in der gasförmigen Phase eine Wiedervereinigung statt (Usher). Wasserstoffsuperoxyd wird durch die Becquerelstrahlen ebenfalls zerlegt (Horstmann I. Fenton, Kailan, Kernbaum, v. Körösy), resp. es wird dessen Zersetzung beschleunigt.

Ferner wird durch sehr starke radioaktive Präparate immer etwas Ozon gebildet, wie das Ehepaar Curie und Debierne zuerst dargetan haben. Die Ozonmenge ist aber nur sehr gering, da eine Bläuung von Jodstärkepapier nur bei Verwendung hoch aktiver Präparate zu erzielen ist. Auch Polonium erzeugt Ozon. Nach S. C. Lind erzeugt 1 g Radium 0,72 g Ozon.

Sehr bemerkenswert sind die unter dem Einfluß stark radioaktiver Präparate eintretenden Verfärbungen von Mineralien. Das Ehepaar Curie hat zuerst darauf hingewiesen, daß sich Glasgefäße, in denen hoch aktive Radiumsalze aufbewahrt werden, von innen nach außen violett verfärben. Wahrscheinlich ist auch die Veränderung des Bariumplatinzyanürs ein chemischer Effekt; dasselbe wird zuerst gelb, dann braun; setzt man es dem Sonnenlicht aus, so wird die ursprüngliche Farbe wieder regeneriert, auch Röntgenstrahlen bringen den gleichen Effekt hervor. Nach Becquerel wird weißer Phosphor in seine amorphe rote Modifikation verwandelt. Bestrahlter Diamant erfährt an der Oberfläche eine Umwandlung in Graphit. Eine Reihe interessanter einschlägiger Beobachtungen verdanken wir besonders Doelter. So färbt sich Rosenquarz schwarzbraun, Amethyst wird tiefer violett, Saphire werden gelblich. Nach Ramsay und Cooke werden Kupfer, Aluminium und Quecksilber oxydiert. Nach Untersuchungen von C. S. Lind, Kailan u. a. wird aus den anorganischen Brom- und Jodverbindungen Brom resp. Jod abgespalten. Salpetersäure wird besonders von den durchdringenden Strahlen unter Bildung von salpetriger Säure zersetzt. Kaliumpermanganat wird nach Untersuchungen von Zehner und mir durch Thorium X zu Braunstein oxydiert. Auch vermag Thorium X Jod aus Jodkali abzuspalten. Allbekannt ist die Wirkung radioaktiver Substanzen auf die photographische Platte, sie hat ja zur Entdeckung der Radioaktivität geführt. Die Lockerung des Bromsilbermoleküls haben die Becquerelstrahlen mit den Licht- und den Röntgenstrahlen gemein.

Endlich möchte ich hier noch erwähnen, daß anorganische kolloidale Substanzen eine Störung ihres Dispersitätsgrades erleiden, z. B. werden nach Doelter Natriumsilikatlösung, nach Jorisson und Woudstra Eisenoxydsol durch die Becquerelstrahlen ausgeflockt. Doelter weist darauf hin, daß da, wo keine Fällung eintritt, sich doch wenigstens die Farbennuance ändert und daß sich im Ultramikroskop eine Verdichtung und Vergrößerung der Kolloidteilchen wahrnehmen läßt. In neuester Zeit wurden sehr exakte Versuche über die Einwirkung der durchdringenden Radiumstrahlen auf kolloidales Eisenhydroxyd und Cerihydroxyd von A. Fernau und W. Pauli mitgeteilt.

Die chemischen Veränderungen, die **organische Substanzen** unter dem Einflusse der Becquerelstrahlen erfahren, müssen uns ausführlicher beschäftigen, da sie für die Deutung biologischer Wirkungen von Interesse sind. Die bekannte Eigenschaft der Licht- und Röntgenstrahlen, Jod aus seinen organischen Verbindungen abzuspalten, kommt auch den Becquerelstrahlen zu. Hardy und Willcock haben dies zuerst für Jodoformkollodium, Jorisson und Ringer für das Jodoform gezeigt. Auf intensive chemische Beeinflussung organischer Substanzen deuteten schon die älteren Angaben von Giesel hin, daß Papier braun und brüchig wird und daß Zelluloid seine Festigkeit verliert.

Sehr leicht lassen sich, wie Zehner und ich gezeigt haben, eine Reihe von chemischen Wirkungen durch hochaktive Präparate von Thorium X erzielen. Schon Doelter hat darauf hingewiesen, daß Anilinfarbstoffe bei Bestrahlung mit sehr stark radioaktiven Salzen gebleicht werden. In unseren Untersuchungen mit Thorium X fanden wir das gleiche bei Verwendung verschiedener leicht oxydabler Farbstoffe, wie Methylenblau, Cochenille, Karmin, Indigo, Malachitgrün usw., während andere Farbstoffe, wie z. B. Eosin, Lackmus und Kongorot sich als sehr widerstandsfähig erwiesen. Daß es sich um eine Oxydation und Zerstörung des Farbstoffes handelt, geht daraus hervor, daß es nicht gelingt, nachträglich den Farbstoff wieder zu regenerieren. Sehr schön läßt sich die oxydative Wirkung auch an der Leukobase des Malachitgrüns zeigen, die nach später noch genauer zu erwähnenden Untersuchungen rasch zu Malachitgrün oxydiert wird. Eine Oxydation gewisser Anilinfarbstoffe konnte Fernau, Schramek und Zarszyzki auch durch stark radioaktiven Niederschlag der Radiumemanation erzielen. Auch wir sahen dies und fanden die gleiche Wirkung unter dem Einfluß von Polonium und Aktinium X (siehe später).

Nach unseren Untersuchungen wird Guajaklösung, mit Terpentinöl versetzt, bei Zusatz von Thorium X-Lösung sofort intensiv blauschwarz verfärbt;

Aloinlösung färbt sich unter analogen Bedingungen rot. Die Bläuung des Guajak tritt auch ohne Terpentinölzusatz dann aber langsamer ein.

Eine Reihe pharmakologisch wichtiger Mittel, wie Morphium, Pilocarpin, Strychnin, Atropin, Natrium salicylicum werden durch Thorium X zerstört, Chinin gibt deutliche Grünfärbung.

Hydroxylierte Benzolderivate, wie Tyrosin, Brenzkatechin, Homogentisinsäure, Resorzin und Adrenalin werden, die meisten unter Bildung eines schwarzen Niederschlages, durch Thorium X zerstört.

Bilirubin wird durch Thorium X zu Biliverdin oxydiert, Chlorophyll wird gebleicht. Die Bleichung des Chlorophylls hatte Doelter schon durch Bestrahlung mit Radiumsalzen erzielt.

Eine lebhafte Diskussion riefen die Angaben Gudzents und später Mesernitzkys hervor, daß die Harnsäure, resp. andere Oxypurine durch Radiumemanation in eine löslichere Form umgewandelt und bei längerer Einwirkung unter Bildung von Ammoniak und Kohlensäure zerstört werden. Dem wurde von v. Knaffl-Lenz und Wiechowski und von Lazarus und Kerb widersprochen. Die erstgenannten Autoren verwendeten ganz reines, vielfach umkristallisiertes harnsaueres Natron und konnten selbst bei Einwirkung von 0,4 E. S. E. pro 1 mg Mononatriumurat weder eine Zunahme der Löslichkeit noch eine Zersetzung beobachten. Die letztgenannten Autoren betonen, daß in solchen Versuchen die Zersetzung durch Bakterien und die Abgabe von Alkali vom Glas als Fehlerquellen besonders berücksichtigt werden müssen. Nach unseren Untersuchungen mit hochaktivem Thorium X ist jedenfalls zweifellos, daß den Becquerelstrahlen die von Gudzent zugeschriebenen Wirkungen auf die Harnsäure tatsächlich zukommen, denn ganz reine Harnsäure wird durch Thorium X allmählich gebräunt, in Lösung gebracht und so verändert, daß sie durch Salzsäure nicht mehr ausfällt und die Murexidprobe nicht mehr gibt. Auch die Löslichkeit ganz reinen, mehrfach umkristallisierten Mononatriumurats wurde erhöht. Bei Verwendung größerer Thorium X-Dosen und längerer Einwirkung wird Harnsäure ebenso wie Mononatriumurat unter Bildung von Ammoniak zerstört. Die vorher erwähnten Fehlerquellen sind dabei auf das Sorgfältigste ausgeschaltet worden. Es ist ja auch nicht einzusehen, warum stark aktive Präparate, die durch ihre Strahlen den Molekularverband viel stabilerer anorganischer und organischer Substanzen zu sprengen vermögen, nicht auch die Harnsäure zu zerstören imstande sein sollen.

Bei starker Aktivität haben die Thorium X-Präparate nach unseren Untersuchungen auch eine stark hydrolysierende Wirkung auf Stärke- und Eiweißlösungen. Schon nach wenigen Tagen können mit Thorium X versetzte Stärkelösungen starke Trommersche Probe geben und nach einigen Wochen können sie ganz verzuckert sein. In analoger Weise konnten wir zeigen, daß in mit Thorium X versetzten Lösungen von Hühnereiweiß ein großer Teil des Stickstoffs allmählich nicht mehr koagulabel wird. Hier sei auch erwähnt, daß, nachdem schon früher G. Dreyer und O. Hanßen Ausflockung von Serum- und Hühnereiweiß bei intensiver Bestrahlung mit Radium beobachtet hatten, A. Fernau und W. Pauli den exakten Beweis erbracht haben, daß bei Bestrahlung von reinem nativen Albumin mit Radium eine irreversible Zustandsänderung und schließlich Koagulation des Eiweißes eintritt.

Den Ausgangspunkt wichtiger Erörterungen über die biologischen Wirkungen der Becquerelstrahlen bildete die Angabe von Schwarz, daß bei Bestrahlung des Hühnereies neben einer grauen Verfärbung der der strahlenden Quelle zunächst liegenden Schale das Eidotter sich an der korrespondierenden Stelle grau verfärbt, vermehrte Konsistenz gewinnt und den Geschmack und den Geruch zersetzten Lezithins annimmt, während das dazwischen liegende Eiklar unverändert bleibt; auch koaguliertes Eidotter zeigt nach bestätigenden Untersuchungen von Mesernitzky unter dem Einfluß der Bestrahlung gleiche Veränderungen. Schwarz und Zehner haben dann später auf Emulsionen von Dotter hochaktive Thorium X-Lösung wirken lassen. Die Farbe wurde heller, zuletzt weißgrau und es trat ein intensiver Geruch von Trimethylamin auf. Auch vorher gekochtes Dotter wurde unter Zerstörung des Luteins in gleicher Weise verändert. Endlich wurde auch Lezithin, direkt mit Thorium X versetzt, unter Bildung von Trimethylamin zerstört. Eine Zersetzung des Lezithins fand v. Knaffl-Lenz auch durch starke Radiumemanation. Arzt und Kerl konnten ferner zeigen, daß stark mit Radium bestrahltes Lezithin eine geringere aktivierende Kraft für die Kobragifthämolyse besitzt und weniger gut bei Anstellung der Wassermannschen Reaktion wirkt, also chemisch verändert worden sein muß. Neuberg und Karczag haben die Angaben von Zehner und Schwarz bestritten, mit Unrecht, denn sie haben in ihren Versuchen viel zu große Flüssigkeitsquanten verwendet und dadurch die Strahlenwirkung abgeschwächt.

Schon Henry und Mayer und Salomonsen und Dreyer haben angegeben, daß durch starke Radiumbestrahlung Hämoglobin in Methämoglobin umgewandelt wird. Auch Doelter sah eine Veränderung in der Nüance des Blutfarbstoffes, Schwarz und Zehner endlich konnten durch Thorium X-Zusatz Blut hämolysieren, wobei das Spektrum des Methämoglobins auftrat. Auch Hirschfeld und Meidner sahen nach Zusatz hochaktiver Thorium X-Lösungen zu einer Aufschwemmung von Hammelblutkörperchen Hämolyse auftreten. Endlich hat auch W. Hausmann durch Radiumstrahlen Hämolyse erzielt.

Die Angaben über Zerstörung von Toxinen und Antitoxinen resp. von Immunkörpern durch die Becquerelstrahlen stimmen untereinander nicht überein. Physalix machte Schlangengift durch starke Bestrahlung unschädlich. Puntoni zerstörte Schlangengiftantitoxin. V. Klecki beobachtete Zerstörung des Komplements und Jagan Zerstörung der Typhusagglutinine im Serum. Nach Chambers Helen und S. Russ wird auch die opsonische Kraft des Serums durch große Dosen von Radiumemanation abgeschwächt. Hingegen vermißte Goldberg ebenso wie Danyß eine Beeinflussung des Diphtherietoxins und Puntoni eine Abschwächung des Tuberkulins. Was das Diphtherietoxin anbelangt, so haben Zehner und ich durch Zusatz starker Thorium X-Lösungen dasselbe unwirksam gemacht, auch Tetanustoxin konnte auf diese Weise erheblich abgeschwächt werden. Ich bin der Überzeugung, daß die Zerstörung aller dieser Körper nur eine Frage der Dosierung ist.

Die bisher beschriebenen chemischen Beeinflussungen organischer Substanzen durch die Becquerelstrahlen sind ausschließlich derart, daß der Molekularverband durch Hydrolyse oder Desamidierung gelockert und aufgespalten wird. Nur Stoklasa, Šebor und Zdobnicky berichten über einen synthetischen Prozeß. Diese Autoren geben an, nach 56stündiger Einwirkung der Radiumemanation aus Kohlensäureanhydrit und Wasserstoff bei Gegenwart von Kaliumhydroxyd eine Hexose erhalten zu haben.

Überblicken wir nun die angeführten chemischen Wirkungen der Becquerelstrahlen, so läßt sich zuerst feststellen, daß diese Wirkungen den Becquerelstrahlen als solchen zukommen, gleichgültig, ob sie vom Radium, Thorium, vom Aktinium oder von deren Zerfallsprodukten ausgesandt werden. Bedingung ist nur eine entsprechend hohe Aktivität der verwendeten Präparate. So haben wir, um nur ein Beispiel heranzuziehen, gesehen, daß die leicht oxydablen Anilinfarbstoffe sowohl durch Radium wie Thorium X, wie durch Aktinium X, wie durch den radioaktiven Niederschlag, der aus hoch aktiver Radiumemanation auf die negative Elektrode sich niederschlagen läßt, oxydiert werden. Es läßt sich ferner zeigen, daß diese Wirkungen allen drei Strahlengattungen eigen sind, da sie eintreten, wenn wir die Präparate in zugeschmolzenen Glasphiolen, deren Wandstärke zur Abblendung der α-Strahlen genügt, in die Lösungen bringen, da sie ferner unter Bedingungen, unter denen auch die α-Strahlen zur Wirkung kommen, stärker sind und da sie endlich auch durch das ausschließlich α-Strahlen emittierende Polonium erzeugt werden können.

In quantitativer Hinsicht ist jedoch die Wirkung der einzelnen radioaktiven Substanzen im Reagenzglasversuch wesentlich verschieden. Dies geht aus unveröffentlichten, ad hoc von Charnas, Zehner und mir angestellten Versuchen hervor, von denen ich hier einige Beispiele bringen will:

I. Versuche, in denen die Oxydation des Malachitgrüns durch radioaktive Präparate auf spektrophotometrischem Wege quantitativ verfolgt wurde. Die Stammlösung enthielt 0,05 g Malachitgrün in 500 ccm Wasser, davon wurden zu jedem Versuch 0,5 ccm auf ein Gesamtvolumen von 5 ccm aufgefüllt.

Extinktionskoeffizient

5 ccm + 16 E. S. E. Aktinium X . . 80,5
    nach 3 Stunden 57
    nach 6   ,, ... nicht meßbar

5 ccm + 1000 E. S. E. Thorium X . . 79,5
    (in starker Phiole)
    nach 3 Stunden 69
    nach 20   ,, ... 52
    Phiole wird entfernt
    nach 3 Tagen 43

5 ccm + 1000 E. S. E. Thorium X . . 79,5
    (in dünner Phiole von 0;01 Wandstärke)
    nach 12 Stunden 45
    nach 20   ,, ... makroskopisch gebleicht

5 ccm + 8000 E. S. E. radioaktiven
Niederschlag aus starker Radium-
emanation 79,5
    nach 3 Stunden 40
    nach 6   ,, ... 37

5 ccm + ca. 7 E S. E. Polonium . . 80
    nach 12 Stunden . . . . . . makroskopisch gebleicht

II. Versuche, in denen die Oxydation der Leukobase des Malachitgrüns zu Malachitgrün auf spektrophotometrischem Wege verfolgt wurde.

A. Stammlösung 0,0692 g auf 150 saurem Alkohol.

Extinktionskoeffizient

5 ccm + 300 E. S. E. Thorium X 0
    nach 24 Stunden . . . . . . 35 (grün)
    nach 4 Tagen 64

5 ccm + 6 E. S. E. Aktinium X . . . 0
    nach 24 Stunden . . . . . . überoxydiert

B. Stammlösung 0,899 g auf 50 saurem Alkohol.

5 ccm + 1000 E. S. E. Thorium X . .   0

    nach 60 Stunden 60

    nach 48   ,, ... ohne Verdünnung nicht meßbar

5 ccm + ca. 7 E. S. E. Polonium . . .   0

    nach 18 Stunden 83

Diese Versuche zeigen, daß man mit wenigen E. S. E. von Aktinium X ähnlich starke oxydative Wirkungen erzielen kann wie durch 1000 E. S. E. Thorium X oder durch sehr starken radioaktiven Niederschlag aus Radiumemanation. Dies findet seine Erklärung darin, **daß die Becquerelstrahlen wie alle anderen Strahlengattungen nur dann chemische Wirkungen zu entfalten vermögen, wenn sie absorbiert werden.** Nun sind die β- und γ-Strahlen des Aktinium X bekanntlich größtenteils sehr weich, die des Thorium X sehr hart. In den Thorium X-Versuchen wird also der größte Teil der diesem Körper innewohnenden Energie im Reagenzglasversuch chemisch nicht ausgenützt. In diese Erklärung fügt sich die Tatsache, daß sich die chemische Wirkung des Poloniums infolge der Weichheit der α-Strahlen als besonders intensiv erwies, ungezwungen ein. Ich bin auf diese Untersuchungen ausführlicher eingegangen, weil sie, wie wir später sehen werden, für die Deutung der biologischen Effekte von Wichtigkeit sind und weil man in diesem Punkte immer wieder einer unrichtigen Auffassung begegnet; wenn z. B. W. Hausmann sagt, daß die Hämolyse in seinen Versuchen durch die β-Strahlen des Radiums erfolge, weil durch Abblendung der β-Strahlen der Effekt nahezu aufgehoben wurde, so trifft dies für seine Versuche zu. Es wäre aber unrichtig, daraus zu schließen, daß die α- oder γ-Strahlen nicht auch den gleichen Effekt hervorzubringen imstande seien, nur müßten hierzu die Versuchsbedingungen ganz anders gestaltet werden.

Die chemische Wirkung der Becquerelstrahlen ist eine ähnliche wie die der ultravioletten und der Röntgenstrahlen. So vermögen nach den Untersuchungen von Bierry und Henry ultraviolette Strahlen aus nichtreduzierenden Disacchariden und Glykosiden reduzierende Körper zu machen und Röntgenstrahlen vermögen nach Colwell und Russ Stärke in Dextrin umzuwandeln. Daß intensives Sonnenlicht auch ohne Verwendung von Katalysatoren die gleichen oder ähnlichen Wirkungen hervorzubringen imstande ist, hat C. Neuberg gezeigt. Nach Untersuchungen von Rosenthal erfahren Eiweiß- und Stärkelösungen im Magnetfeld schwankender Intensität eine hydrolytische Spaltung. Alle Strahlengattungen vermögen exo- und endoenergetische Prozesse einzuleiten und zu beschleunigen. Der Unterschied zwischen den dunklen Strahlen und den Lichtstrahlen liegt hauptsächlich darin, daß bei ersteren die lytischen, zerstörenden Prozesse bedeutend überwiegen.

Was nun endlich die Art dieser chemischen Wirkungen anbelangt, so möchte ich ebenso wie Kailan im Gegensatz zu der von Plesch geäußerten Ansicht der Bildung von Ozon oder Wasserstoffsuperoxyd dabei nur eine untergeordnete Rolle zuweisen. Diese Körper werden einerseits nur in sehr geringen Mengen gebildet, andererseits braucht man große Mengen von Wasserstoffsuperoxyd, um chemische Wirkungen von ähnlicher Intensität zu erzielen (G. Schwarz). Ich muß daher den diesbezüglichen Einwand von Plesch als völlig unbegründet zurückweisen. Wie ich schon früher betonte, ist nicht einzusehen, warum die Becquerelstrahlen, die Wasser zu zerlegen imstande sind, nicht auch imstande sein sollen, direkt den Molekularverband labiler organischer Substanzen zu lockern und aufzulösen.

Mehrfach sind die chemischen Wirkungen der Becquerelstrahlen als katalytische bezeichnet worden. Man wird damit sehr vorsichtig sein müssen, wenn man die allgemein übliche und wohl begründete Definition eines katalytischen Prozesses anerkennt. Wir verstehen unter Katalyse einen Vorgang, der darin besteht, daß ein Prozeß, der von selbst aber ungewöhnlich langsam verläuft, durch Hinzugabe eines Katalysators beschleunigt wird, ohne daß aber der Katalysator in den Endprodukten erscheint. „Der Katalysator dient als Gleitfläche; das Gleichgewicht wird rascher erreicht, aber keineswegs verrückt, die freie Energie wird dadurch nicht vermehrt." Diese Definition trifft weder für die Wirkung der Licht- und Röntgenstrahlen noch für die der Becquerelstrahlen zu, da in ihnen neue Energie zuströmt, die bei der Absorption in andere Energieformen umgeführt wird.

Einfluß der radioaktiven Substanzen auf Fermente.

Ich unterscheide in der folgenden Darstellung scharf zwischen der Beeinflussung löslicher Fermente und derjenigen endozellulärer Fermente, da es mir nur auf diese Weise möglich scheint, gegenüber den widersprechenden Angaben der Literatur einen einheitlichen Gesichtspunkt zu gewinnen.

A. Beeinflussung löslicher Fermente.

Die ersten Untersuchungen stammen von Bickel, von Löwenthal und Wohlgemut, von Danyß, von Loewenthal und Edelstein. Löwenthal und Wohlgemut untersuchten den Einfluß der Radiumemanation auf die Wirkung des im Blut, in der Leber, im Speichel oder im Pankreassaft vorkommenden diastatischen Enzyms. Sie fanden oft Förderung, oft auch Hemmung, oder im Anfange Hemmung und später Förderung. „Diese Begünstigung ist nicht immer zu beobachten, sondern sehr oft begegnet man während der ersten 24 Stunden nur Hemmung, die sich im weiteren Verlauf allmählich ausgleicht. Und erst bei genügend langer Fortsetzung des Versuches findet man eine Beschleunigung. In einer anderen Reihe von Proben war unter dem Einfluß der Emanation nur eine Hemmung zu konstatieren, die sich bei noch so langer Ausdehnung des Versuchs nicht wieder auszugleichen vermochte." Ganz ähnliche Unstimmigkeiten findet man in den Versuchen von Bickel mit dem peptischen Ferment. Danyß fand durch Bestrahlung (mit Abblendung der α-Strahlen) nur Hemmung des tryptischen Ferments. Bergell und Braunstein fanden unter diesen Verhältnissen ebenfalls nur Hemmung, durch Bestrahlung mit Radiumsalzen aber nur Förderung. Henry und Mayer sahen bei Bestrahlung des Invertins und des Emulsins nur Hemmung. Ebenso fand Schmidt-Nielsen Hemmung des Chymosins.

Die Untersuchungen von Bickel und seiner Mitarbeiter mit Thorium X ergaben ebenso schwankende Resultate, oft sahen sie geringe Förderung der Wirkung des Pepsins, Trypsins und der Diastase, oft aber auch am Anfang Hemmung und dann erst Förderung. Plesch, Keetmann und Karczag vermißten überhaupt einen Einfluß des Thorium X auf die peptonverdauende Wirkung des Trypsins; auch das Labferment wurde nicht beeinflußt.

Endlich sei erwähnt, daß Sokolowski bei Behandlung im Emanatorium eine Steigerung der fettspaltenden Fermente im Blute, bei Bestrahlung von Uteruskarzinomen oder tuberkulösen Lymphdrüsentumoren mit Mesothorium eine Herabsetzung derselben fand.

Man wird mir zugeben müssen, daß die Angaben der verschiedenen Autoren es sehr an Übereinstimmung fehlen lassen, ja noch mehr, kleine Änderungen der Versuchsbedingungen vermögen auch bei demselben Untersucher oft ganz andere Resultate zu erzeugen. Diese Unstimmigkeiten lassen sich meines Erachtens verstehen, wenn man, worauf auch v. Körösy hinwies, zwischen der Beeinflussung des Ferments und des Substrates scharf unterscheidet. Ich habe in meinem Referat am internationalen Kongreß für Physiotherapie diesen Punkt diskutiert und folge hier meiner dortigen Darstellung. Bestrahlt man eine Fermentlösung und setzt erst nach Entfernung des strahlenden Körpers das Substrat hinzu, so sieht man bei schwacher Bestrahlung eventuell keine Beeinflussung des nun einsetzenden fermentativen Prozesses, war aber die Bestrahlung stark, so findet man ausschließlich Hemmung. Die Becquerelstrahlen vermögen daher, ebenso wie die Lichtstrahlen oder die ultravioletten Strahlen oder die Röntgenstrahlen die Fermente abzuschwächen [1]). Zehner und ich haben nun eine Reihe von Untersuchungen angestellt, in denen wir zuerst das Substrat bestrahlten und dann erst nach Entfernung der Strahlenquelle das Ferment hinzusetzten. In diesen Versuchen beobachteten wir immer einen rascheren Ablauf des fermentativen Prozesses. Bestrahlt man aber Ferment und Substrat gleichzeitig, so ist, wie wir gesehen haben, das Resultat je nach der Intensität der Bestrahlung und wahrscheinlich auch je nach der Menge des Substrates und vielleicht auch je nach der Menge des zugesetzten Fermentes wechselnd. Ist z. B. wenig Substrat da und nicht allzu wenig Ferment, so wird ersteres labilisiert, letzteres nur wenig oder gar nicht geschädigt und so der Ablauf des fermentativen Prozesses beschleunigt usw. Die Beschleunigung tritt gewöhnlich erst später hervor, wenn bei gleichzeitiger Einwirkung auf Ferment und Substrat die Strahlen Zeit gefunden haben, das Substrat zu verändern. Verwendet man aber sehr starke Aktivitäten, so wird das Ferment von vornhinein zerstört und man findet nur Hemmung.

Ich komme also zu dem Schluß, daß die löslichen Fermente durch die Bestrahlung nur gehemmt, niemals aber aktiviert werden können, daß aber unter Umständen die Fermentwirkung durch chemische Labilisierung des Substrates gesteigert werden kann.

Für diese Auffassung sprechen meines Erachtens nach die älteren Beobachtungen von Werner und von Bergell und Braunstein über die Labilisierung von einer bestimmten Fermentwirkung sonst nicht zugänglichen Substanzen. So geben z. B. Bergell und Braunstein an, daß Glyzylglyzin, das für gewöhnlich vom Pankreassaft nicht beeinflußt wird, bei Zusatz von Radiumsalzen gespalten wird. Dies entspricht den analogen Angaben Werners bezüglich des Lezithins. Nach Stassano und Bilio wird überdies das Lezithin auch durch Licht und Luft labilisiert, so daß es dann von fettspaltenden Fermenten angegriffen wird. Die Beobachtung von Bergell, daß die hydrolytische Spaltung des Leuzinimids durch Pankreatin unter dem Einfluß starker Radiumemanation verstärkt wird, scheint mir durchaus nicht, wie Bergell meint, gegen meine Auffassung zu sprechen. Da es sich im Grunde genommen dabei nur um chemische Wirkungen handelt, so scheint es mir verständlich, daß man durch Substanzen, die weiche Strahlen und besonders α-Strahlen emittieren, leichter deutliche Wirkung erzielt; ich möchte daher der Ansicht von Bickel, Offermann u. a., die den α-Strahlen allein eine Beeinflussung der Fermente zuschreiben, ebensowenig zustimmen wie der

---

[1]) Ich verweise auch auf die Untersuchungen über die Beeinflussung der Peroxydasen von H. Meyer und Fr. Bering.

Ansicht von Sokolowski, der „den weichen Strahlen der Radiumemanation und des Thorium X eine aktivierende, den harten Strahlen des Mesothors eine hemmende Wirkung auf die Fermente zuschreibt".

Endlich scheint es mir verständlich, daß die unter dem Einfluß anorganischer Katalysatoren ablaufenden Zersetzungsprozesse durch Bestrahlung mit Becquerel- oder Lichtstrahlen nur gefördert, niemals aber gehemmt werden, da die anorganischen Katalysatoren auch bei intensivster Bestrahlung keine Schädigung erfahren.

B. Anders wie die löslichen Fermente verhalten sich die sogenannten **endozellulären Fermente unter dem Einfluß der Becquerelstrahlen.** Die grundlegenden Untersuchungen verdanken wir C. Neuberg, ferner Löwenthal und Edelstein und Bickel. Hier finden wir immer Förderung, nie Hemmung. Besonders bei Bestrahlung pathologischer Gewebsarten wird Förderung der Autolyse in einem Umfang beobachtet, wie man es bei den löslichen Fermenten nie sieht. So kann bei Bestrahlung karzinomatösen Gewebes oder pneumonischer Lungen (Wohlgemuth) die Autolyse bis um das vierfache rascher verlaufen als in den Kontrollproben. Derartige Beschleunigung der Autolyse ist sowohl unter dem Einfluß von Radiumsalzen wie von Radiumemanation oder von Thorium X beobachtet worden. Bekanntlich verhalten sich die endozollulären Fermente in vielen Beziehungen anders als die löslichen Fermente. Es ist bisher kaum gelungen, erstere vollkommen befreit von Zelltrümmern in stark aktiver Lösung zu erhalten, sie folgen auch nicht den bekannten für die löslichen Fermente festgestellten Gesetzen. Beide Fermentarten zeigen ferner gegenüber Phosphor resp. Arsen ein diametral verschiedenes Verhalten. Es ist daher zweifelhaft, ob wir die Vorgänge des Zellebens, die an das Protoplasma gebunden sind, mit den echten fermentativen Prozessen überhaupt identifizieren können. Daß wir aber im Protoplasma sich abspielende destruktive Prozesse durch Bestrahlung verstärken können, ist leicht verständlich. Auch hier gilt der Satz, daß nur diejenigen Strahlen, welche absorbiert werden, chemische Wirkungen entfalten können und es ist daher begreiflich, daß in solchen Reagenzglasversuchen die weiche Strahlen emittierenden radioaktiven Körper sich als wirksamer erweisen, und daß z. B. das Mesothor II, das hauptsächlich harte β- und γ-Strahlen abgibt, keine deutliche Förderung der Autolyse hervorruft. Es darf auch nie vergessen werden, daß ein α-Strahl größere Energie mit sich führt als ein β- oder γ-Strahl bei selbst vollkommener Absorption. Eine spezifische Beeinflussung der Autolyse durch die α - Strahlen, wie sie Bickel und Minami annehmen, kann ich daher nicht zugeben.

Einwirkung der Becquerelstrahlen auf pflanzliche Organismen.

Alle Angaben stimmen darin überein, daß das Wachstum niederer Organismen durch stärkere Bestrahlung eine Hemmung erfährt. Dauphin hat meines Wissens zuerst starke Hemmung des Pilzwachstums beobachtet, als er ein in ein Glasröhrchen eingeschmolzenes Radiumpräparat auf Pilzkulturen einwirken ließ. In diesen Versuchen waren also die α-Strahlen abgeblendet. Dautwitz sah Hemmung des Wachstums verschiedener Schimmelpilze (Aspergillus niger ochraceus, Penicillium glaucum usw.) unter dem Einfluß der Radiumemanation. Besonders eingehend wurde die Beeinflussung von Bakterien studiert. Aschkinas und Caspari beobachteten bakterizide Wirkungen der Radiumstrahlen auf Prodigiosus-Kulturen, Pfeiffer und Friedberger auf Typhus- und Cholerakulturen, Werner sah Hemmung des Wachs-

tums von Staphylokokken und Koli, während Streptokokken und Tuberkelbazillen weniger deutlich beeinflußt wurden. Doch konnte Wolff auch Tuberkelbazillen durch Bestrahlung mit Mesothor abtöten. Auch große Dosen von
Radiumemanation vermögen nach den Untersuchungen von Jansen Prodigiosus-
kulturen abzutöten, kleinere Dosen sie im Wachstum zu hemmen. Sehr bemerkenswert sind die Angaben von Sereni und von Tizzoni und Bongiovani,
von Rehs und von Danyß, daß Radiumbestrahlung die Vakzine respektive
das Tollwutvirus abschwächt. Auch Helen Chambers und S. Russ geben an,
daß große Dosen von Radiumemanation Staphylococcus pyogenes aureus,
Bacterium coli, Milzbrandbazillen und Milzbrandsporen zu hemmen vermögen.
Flemming injizierte die zehnfach tödliche Dosis von Perlsuchtbazillen in die
vordere Augenkammer von Kaninchen und ließ die penetrierenden Strahlen des
Radiums resp. des Mesothors einwirken und zwar erstens auf die Kultur selbst,
zweitens auf das Auge kurz vor der Injektion, drittens kurz nach der Injektion
und viertens, nachdem die klinischen Erscheinungen sich bereits entwickelt
hatten. In allen Fällen sah er eine gewisse Verzögerung des Prozesses.

Vom Thorium X sahen Zehner und ich ausgesprochene hemmende
Wirkung auf das Wachstum von Bakterien. Bei Einimpfung von Typhus- und
Kolibazillen in mit Thorium X beschickte Bouillon blieben die Nährböden
steril, Streptokokken wurden nur bei Verwendung hoher Aktivitäten gehemmt.

Während demnach alle diese Untersuchungen Hemmung des Wachstums
von Pilzen und Bakterien ergaben, sind die Angaben über Wachstumsförderung sehr spärlich. Nach Fabre beschleunigt die Radiumemanation
in schwacher Dosis die Entwicklung der Gewebe des Mucor mucedo. P. Becquerel sah Wachstumsförderung von Tuberkelbazillen durch schwache Bestrahlung, während starke hemmte. Vielleicht gehört auch die Beobachtung
von Fürstenberg und Hostermann und von Caspari hierher, daß die
Hefegärung durch Radiumemanation wohl infolge der Begünstigung des Wachstums der Hefe günstig beeinflußt wird. Stoklasa fand tatsächlich Steigerung
des Energieumsatzes der Hefezelle. Bei Verwendung größerer Dosen sah
Fürstenberg Hemmung, während Plesch und Karczag durch größere Dosen
von Thorium X die Hefegärung nicht zu beeinflussen vermochten.

Eine praktische Bedeutung kommt den Versuchen über Hemmung des Bakterienwachstums bisher nur in sehr beschränktem
Maße zu. Zwar konnten Bouchard und Balthazard Meerschweinchen
gegen die zweifach tödliche Dosis von Pyozyaneuskulturen schützen, wenn sie
gleichzeitig starke Radiumemanation injizierten. Aber schon bei nachträglicher
Einspritzung waren die Erfolge inkonstant. Die Heilerfolge bei Tollwut sind,
wie Pfeiffer und Praußnitz hervorheben, zweifelhaft. Wenn eine Allgemein-
infektion einmal erfolgt ist, so ist der bakterielle Prozeß jedenfalls auch durch
Einverleibung höheraktiver Substanzen nur in unzureichender Weise zu beeinflussen. In einzelnen Fällen von kruppöser Pneumonie, die Freund und
ich mit großen Dosen von Radiumemanation im Emanatorium behandelten,
sahen wir zwar frühzeitig lytischen Abfall und auffallend rasche Lösung des
pneumonischen Exsudates (vgl. den klinischen Teil). Plesch, Keetmann
und Karczag berichteten später, ähnliches bei intravenöser Injektion von
Thorium X gesehen zu haben. In allen diesen Fällen ist es aber fraglich, ob
die Ursache hierfür nicht in einer günstigen Beeinflussung der Autolyse zu
suchen ist.

Anders liegen die Verhältnisse bei Lokalinfektionen. Die Heilerfolge z. B. bei Lupus sind allgemein bekannt, so daß ich darauf nicht weiter
einzugehen brauche.

Auch Lepraknoten hat De Verteuil mit Erfolg mit Radium bestrahlt. Sie verkleinerten sich zusehends, schon 14 Tage nach Beginn der Behandlung zeigten die Bazillen in dem durch Punktion gewonnenen Material granuläre Degeneration, nach 4 Wochen fanden sich nur noch säurefeste Granula. Ich verweise nochmals auf die vorhin erwähnten Versuche von Flemming. Ob alle diese Erfolge mehr auf direkte Beeinflussung der Bakterien oder mehr auf Beeinflussung des Mutterbodens beruhen, lasse ich dahingestellt sein.

Höhere pflanzliche Organismen werden durch die Becquerelstrahlen ähnlich wie durch Röntgenstrahlen im Wachstum je nach

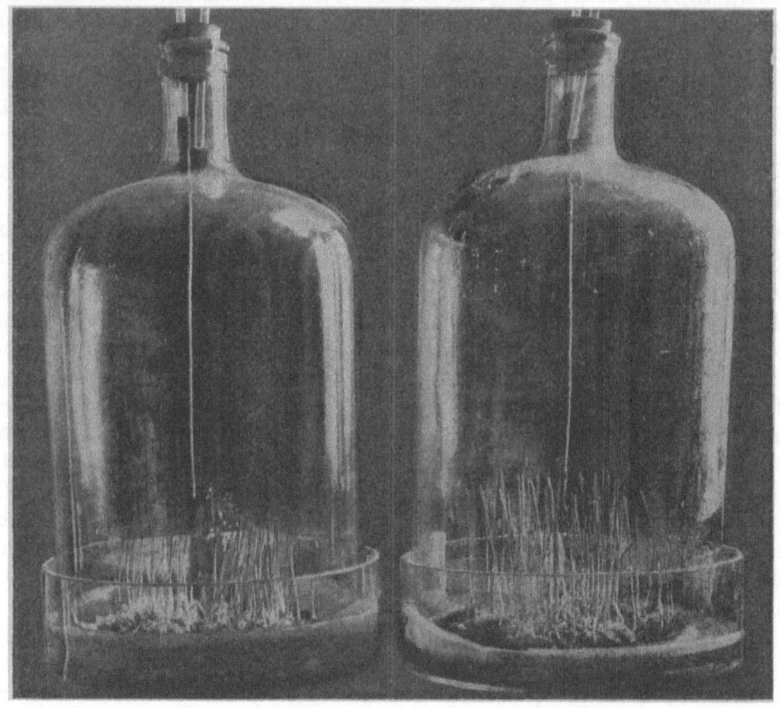

Abb. 1. In jede Schale wurden je 100 Haferkörner gepflanzt. Der Kubikinhalt der Glasglocken betrug je 12 Liter. In die Flasche A wurden täglich 270,000 ME. gepumpt. Der Versuch wurde am 7. Tage abgebrochen.

der Dosierung gefördert oder gehemmt. Hemmung durch Radiumbestrahlung beobachteten P. Becquerel, Strebel, Koernicke, Guilleminot u. a. Auf die sehr interessanten Details dieser Untersuchungen, besonders derjenigen von Koernicke, kann ich nicht weiter eingehen. Die Förderung des Pflanzenwachstums durch Radiumemanation ist zuerst von Schwarz und mir bei Haferkeimlingen nachgewiesen worden. Die Gesamtlänge der Emanationspflanzen verhielt sich zu derjenigen der Kontrollpflanzen wie 14 : 8, resp. in einem zweiten Versuch wie 56 : 40. Die Emanationspflanzen erwiesen sich auch als chlorophyllreicher und hatten viel üppigere Wurzeln entwickelt[1]).

---

[1]) Ich muß gegen die Art, wie Stoklasa unsere Untersuchungen zitiert, entschiedenen Einspruch erheben. Wir haben uns nicht der Ansicht von Molisch ange-

Auch die ruhenden Knospen gewisser Gehölze werden nach Molisch in einer bestimmten Phase aus ihrer Ruhe geweckt und treiben aus. Auch Gerstekörner zeigen nach Doumer unter dem Einfluß von Radiumemanation schnellere Keimung. Hingegen wirken nach Molisch größere Dosen von Emanation intensiv hemmend. Keimlinge lösen ihre Mutation früher aus und ergrünen langsamer. Auch bereits entwickelte Pflanzenorgane werden geschädigt, die Blätter werden mißfarbig, der Laubfall tritt bei gewissen Pflanzen früher ein, der Vegetationspunkt kann in hohem Grad beeinflußt werden. Sprossen von Sedum Sieboldii entwickeln z. B. keine dreiblätterigen Wirtel, sondern nur dekussiert stehende Blattpaare. Auf die interessanten Untersuchungen von Körnicke, Molisch u. a. über die Beeinflussung der Tropismen durch die Becquerelstrahlen gehe ich hier nicht weiter ein. Stoklasa und seine Mitarbeiter haben die Vorgänge bei der Wachstumsförderung genauer studiert. Sie fanden eine Steigerung der Assimilationspotenz des elementaren Stickstoffs in der Pflanze, Vermehrung des Trockengewichtes der Pflanzen, Erhöhung der Kohlensäure-Ausscheidung und der Sauerstoffaufnahme; auch der Ertrag an Samen stieg. Andererseits wurde bei größeren Dosen die Keimungsenergie vermindert; die synthetischen Prozesse sistierten.

Auch Versuche mit Thorium X zeigen das gleiche Verhalten. Bei Verwendung sehr kleiner Dosen sahen Zehner und ich in nichtpublizierten Versuchen (Anfang 1912) deutliche Wachstumsförderung von Haferkeimlingen, bei größeren Dosen Hemmung. Auch Bickel und King und später Kahn sahen bei größeren Dosen ausgesprochene Hemmung.

Ob Förderung des Pflanzenwachstums durch die Becquerelstrahlen erzielt wird, hängt hauptsächlich von der Dosierung ab, doch spielen auch noch andere Momente eine Rolle dabei. So gibt z. B. Guilleminot an, daß ruhende Samen mit minimaler Vitalität auf die Bestrahlung leichter mit Entwicklungshemmung reagieren als keimende, die unter ähnlichen Bedingungen im Wachstum befördert werden.

Mit der Frage, wie die Steigerung resp. die Herabsetzung zu erklären ist, werden wir uns später zu beschäftigen haben.

Ich möchte hier nur erwähnen, daß die Ozonbildung dabei nur eine untergeordnete Rolle spielen kann. Darauf haben schon Jansen und Strandberg mit Nachdruck hingewiesen. Nach ihren Untersuchungen trat z. B. Wachstumshemmung von Bakterien erst nach Zugabe größerer, Jodstärkepapier intensiv bläuender Dosen von Ozon ein, während die von der verwendeten Emanationsdosis gebildete Ozonmenge so gering war, daß sie sich mit dem empfindlichen Jodstärkepapier nicht nachweisen ließ.

Soweit es sich in den Versuchen an niederen pflanzlichen Organismen um Reagenzglasversuche handelt, findet man oft die Angabe wiederkehren, daß hauptsächlich die α- und β-Strahlen wirksam sind. Daraus darf man jedenfalls nicht auf eine prinzipielle Verschiedenheit in der Wirkung der verschiedenen Strahlengattungen schließen, da in solchen Versuchen die durchdringenden γ-Strahlen nur in minimaler Menge absorbiert werden. Versuche von Molisch ergaben, wie zu erwarten war, daß auch das nur α-Strahlen emittierende Polonium das Pflanzenwachstum beeinflußt, und andererseits sind sowohl hemmende wie fördernde Wirkungen der Röntgenstrahlen, also Strahlen, die den γ-Strahlen des Radiums sehr nahe stehen, schon lange bekannt. Endlich wirken auch die ultravioletten Strahlen

---

schlossen, sondern wir haben zuerst in deutlicher Weise den wachstumsfördernden Einfluß der Radiumemanation auf höhere Pflanzen nachgewiesen. Letzten Endes sind die Untersuchungen Stoklasas hauptsächlich auf diesem Befund aufgebaut.

des Quarzlampenlichtes, wie W. Carl gezeigt hat, bei starker Dosierung stark
hemmend auf das Pflanzenwachstum.

Einwirkung der Becquerelstrahlen auf niedere tierische Organismen.

Ebenso wie den ultravioletten Strahlen und den Röntgenstrahlen kommt
auch den Becquerelstrahlen eine intensive Beeinflussung niederer
tierischer Organismen zu. Diese sind sogar außerordentlich empfindlich,
da die vorliegenden Untersuchungen fast ausschließlich über hemmende Effekte
berichten. Angaben über fördernden Einfluß sind selten. So gibt Winkler,
der den Einfluß von Radiumemanation auf das Wachstum von Fischen, Mollusken
und Froschlaich untersuchte, an, daß kleine Dosen auch fördernd wirken können.
Hastings, Beckton und Wedd konnten ferner bei schwacher Bestrahlung
eine kürzere Verpuppungsdauer der Seidenraupen und größeres Gewicht des
Kokons, resp. ein beschleunigtes Auskriechen feststellen. Bei etwas größeren
Dosen tritt sehr bald Hemmung ein. Bauer fand verlangsamte Entwicklung
der Eier der Wechselkröte und des Bergmolches durch Radiumemanation.
Zülzer sah bei Protozoen nach Zusatz von Thorium X zuerst lebhafte Bewegung und verstärkte Protoplasmaströmung, nach wenigen Minuten aber
Sistieren dieser Erscheinungen. Arzt und Kerl fanden in Versuchen mit
induzierter Aktivität aus Radiumemanation geringe abtötende Wirkung auf
trypanosomenhaltiges Blut. Hirschfeld und Meidner sahen bei Zusatz
von hochaktiver Thorium X-Lösung zu lebenden menschlichen Spermatozoen
in wenigen Minuten bis Sekunden völlige Hemmung der Bewegung.

Besonders bemerkenswert sind die **Entwicklungshemmungen von Samen
und Ei,** die Hertwig unter der Einwirkung der Becquerelstrahlen beobachtete.

Bei den mit Radium geschädigten Organismen zeigt die Entwicklungshemmung der einzelnen Organe sehr verschiedene Intensität. Am stärksten
leidet das Zentralnervensystem, dann Blut und Herz, dann die höheren Sinnes-
organe und die Muskulatur. Die Radiumschädigung wird nur durch den Samenkern auf das Ei übertragen (O. und G. Hertwig), wodurch das Spermachromatin
vermehrungsunfähig wird; der Samenkern verschmilzt dann nicht mit dem Ei.
In dem Umstand, daß der winzige Samen gegenüber den Becquerelstrahlen so
viel empfindlicher ist als das große lezithinreiche Ei, sieht O. Hertwig eine
Widerlegung der Hypothese von G. Schwarz, daß die Radiumwirkung hauptsächlich auf einer Zersetzung des Lezithins beruhe. Hertwig glaubt vielmehr,
daß hauptsächlich die Kernsubstanzen der beiden Geschlechtszellen affiziert
werden. Wenn ich auch die These von Schwarz nicht für bewiesen halte,
so möchte ich glauben, daß auch die Gegenargumente Hertwigs nicht stich-
haltig sind. Es genügt auf die ungeheure Schwierigkeit einer gleichmäßigen
Dosierung für Samen und Ei bei dem großen Unterschied im Volumen (Ober-
flächenwirkung) und der Menge der Kernsubstanz usw. hinweisen.

Was die Beeinflussung von für den Tierkörper und für Menschen pathogenen
niederen tierischen Organismen durch radioaktive Substanzen anbelangt, so hat
sie bisher meines Wissens nach keine praktische Bedeutung erlangt. Ich habe
bei einem Falle mit typischer Tertiana 2 Stunden vor dem zu erwartenden
Anfall 500 est. E. Thorium X injiziert, ohne die Temperaturkurve und das Blutbild irgendwie zu beeinflussen. Die spärlichen in dieser Richtung vorliegenden
Untersuchungen berechtigen vorderhand zu keinerlei Hoffnung.

Biologische Wirkungen der radioaktiven Substanzen bei höheren tierischen Organismen.

Es ist zweckmäßig dabei zu unterscheiden:

A. solche durch lokale äußere Bestrahlung und

B. durch innere Bestrahlung, d. h. durch innere Applikation, bei der der ganze Organismus unter die Wirkung der strahlenden Substanz gebracht wird (innere Elektrotherapie von Noorden).

A. Durch lokale äußere Bestrahlung.

Auf die Effekte der lokalen äußeren Bestrahlung will ich hier nur kurz eingehen, da mich dies von meinem Thema zu weit abführen würde. Ich verweise auf die in der „Strahlentherapie" erschienenen Referate. Das Wichtigste, das wir durch die Untersuchungen von Exner, Wickham und Degrais, Thies, Heinecke, Werner, Halkins, Perthes und anderer darüber wissen, möchte ich in den folgenden Sätzen zusammenfassen:

Bestrahlung der **Haut** mit schwach aktiven Präparaten bewirkt Anregung des Wachstums. Man kann dies am besten in der Peripherie stark bestrahlter Partien beobachten. Die Epidermis verdickt sich durch Vergrößerung und Vermehrung der Zellen. Die Haare wachsen kräftiger, auch die Hautdrüsen können etwas hypertrophieren, das Bindegewebe wuchert.

Bei starker Bestrahlung kommt es hingegen zu Haarausfall und Nekrose aller Gewebsarten. Dabei zeigt sich besonders bei mittleren Dosen eine verschiedene Elektivität der einzelnen Gewebe. Am empfindlichsten ist das innere Epidermisblatt, dann kommt das Corium, dann das Gefäßendothel, dann das äußere Epidermisblatt; besonders resistent ist das Bindegewebe. Junge neugebildete Zellen sind empfindlicher als ausgebildete ruhende Zellen. Gewebe mit reichlichen lymphoiden Zellen ist ebenfalls besonders empfindlich. Dem Gewebszerfall folgen bald entzündliche Erscheinungen, Ansammlung von Leukocyten und Exsudation, welch letztere zur Abhebung der Epidermis führen kann. Die Nekrose schreitet nicht nur in die Breite und Tiefe, sondern eventuell, wenn die darüberliegende Haut z. B. durch Heftpflasterstreifen verzogen war, auch nach der Oberfläche fort (Werner). Die Heilung ist sehr langwierig, da die neugebildeten Zellen oft lange Zeit hindurch immer wieder von neuem zerfallen. Schließlich kommt es zur Bildung einer weißen Narbe, die meist von einem Pigmenthof und kleinen Venenektasien umgeben ist.

Charakteristisch für alle Radiumveränderungen ist die Latenzzeit, die zur Intensität der Bestrahlung im umgekehrten Verhältnisse steht. So tritt das bei schwacher Bestrahlung eintretende Erythem gewöhnlich erst nach 48 Stunden auf, die Blasenbildung bei stärkerer Bestrahlung pflegt sich schon nach ca. 24 Stunden zu entwickeln, während bei sehr starker Bestrahlung die schmerzhaften entzündlichen und zur Nekrose führenden Gewebsveränderungen schon nach wenigen Stunden da sein können. Charakteristisch ist ferner, wie schon erwähnt, die schlechte Heilungstendenz.

Eine besondere Elektivität tritt ferner bei Bestrahlung von Geweben mit pathologischer Wachstumstendenz, also besonders bei Karzinomen und Sarkomen zutage (Exner, Apolant u. a.). Sie zeigt sich nicht nur in bezug auf die Zerstörung durch stärkere Bestrahlung, sondern auch in bezug auf die wachstumsfördernde Wirkung kleiner Dosen. Nach Kaiserling und Riehl ist die Bestrahlung von Krebs nur dann anzuraten, wenn das ganze Gewebe rasch durch stärkere Bestrahlung abgetötet werden kann; sonst bestünde die Gefahr einer Wachstumsanregung und einer raschen Metastasierung.

Die mikroskopische Untersuchung ergab, daß die Sarkomzellen zuerst Erscheinungen gesteigerter Proliferation aufweisen (prädegenerative Hypertrophie), dann erst tritt der Tod der Zelle und damit allmählich Resorption ein. Bei den Karzinomzellen ist das prädegenerative hypertrophische Stadium nicht so deutlich ausgesprochen. Bei den Sarkomen ist die Bindegewebswucherung auch meist viel stärker. Man kann den Übergang eines zellenreichen Sarkoms in ein Fibrosarkom, dann in ein Fibrom und endlich in sklerosiertes Gewebe verfolgen (Wickham und Dégrais).

Eine größere Empfindlichkeit zeigen ferner auch entzündlich infiltrierte Gewebsarten, während ödematöse Gewebe und solche mit Stauungshyperämie weniger empfindlich sind als normale.

Die Wirkung auf die Haut bei Bestrahlung mit Mesothorium unterscheidet sich nicht prinzipiell von der Radiumbestrahlung. Die Filterungstechnik wird natürlich den verschiedenen Härtegrad und die Zusammensetzung des Strahlenbündels zu berücksichtigen haben. Auch die biologischen Wirkungen des Thorium X sind dieselben. So beobachtete Plesch nach subkutaner Injektion zu konzentrierter Thorium X-Lösungen typische torpide Geschwüre. Das gleiche gilt endlich auch von der Radiumemanation. Viele Personen, die sich berufsmäßig mit hochaktiven Emanationspräparaten beschäftigen, zeigen chronische Verbrennungen. Auch die Wirkung sehr starken radioaktiven Niederschlages auf die Haut äußert sich in analoger Weise wie die Wirkung der Radiumstrahlen in Erythem, Blasen- und Pigmentbildung (Fernau, Schramek und Zarszynski).

Was die direkte äußere Bestrahlung **der andern Organe** anbelangt, so möchte ich nur kurz erwähnen, daß Bestrahlung des Auges durch Erregung der Netzhaut oder durch Fluoreszenz in den Medien Lichtempfindung hervorrufen kann, ferner, daß die Schilddrüse besonders empfindlich ist und von außen direkt bestrahlt werden kann. Dasselbe gilt auch für den Hoden, dessen samenbildender Apparat leicht geschädigt werden kann, ferner auch für die Ovarien. Eine besondere Elektivität zeigt der lymphatische Apparat, so daß man auf oberflächliche Drüsen und auf die Milz durch direkte Bestrahlung einwirken kann. Besonders ist dies bei der Leukämie der Fall, so daß man, wie noch im klinischen Teil besprochen werden soll, mit Erfolg versucht hat, diese Krankheit durch äußere Bestrahlung der Milz und -Lymphdrüsentumoren mit hochaktiven Radium- oder Mesothoriumpräparaten zu behandeln. Aber auch bei intensiver äußerer Bestrahlung von anderen Organen zeigt sich ebenso wie bei Bestrahlung mit Röntgenstrahlen oder mit ultravioletten Strahlen (K. Berner) ein Einfluß auf den lymphatischen Apparat. So fand Schweitzer bei Bestrahlung von inoperablen Portiokarzinomen mit Mesothorium regelmäßig zuerst eine leichte (neutrophile) Hyperleukozytose und später eine Leukopenie mit besonders starker Verminderung der neutrophilen Zellen. Erst 8 Wochen nach Beendigung der Bestrahlung kehrte das Blutbild zur Norm zurück. Sogar der Erythrocytenapparat, der sich sonst gegenüber den Becquerelstrahlen viel resistenter verhält, kann dann, wenn bereits eine Anämie besteht, bei intensiver Bestrahlung von Karzinomen geschädigt werden (W. Kolde und Ed. Martens). Infolge der hohen Penetrationskraft der harten Becquerelstrahlen kommt es demnach auch bei lokaler äußerer Bestrahlung von Karzinomen zur Beeinflussung und eventuell zur Schädigung weitabliegender Organe; es kann uns daher nicht wunder nehmen, wenn man unter solchen Umständen ebenso wie bei intensiver Röntgenbestrahlung bisweilen Vergiftungserscheinungen (Fieber, Abgeschlagenheit, Erbrechen usw.) auftreten sieht, die nicht nur, wie man früher annahm, auf der Resorption von Zerfallsprodukten des Karzinoms, sondern auf Schädigung interner Organe beruhen.

B. Durch Einverleibung.

Bevor ich nun auf die Besprechung der biologischen Wirkungen der Becquerelstrahlen bei interner Einverleibung eingehe, scheint es mir dringend notwendig, die Beziehungen zwischen Applikationsweise einerseits und biologischem Effekt andererseits ausführlich zu besprechen. Diese Verhältnisse sind für die Frage der Dosierung von größter Bedeutung; ich werde später im klinischen Teil immer wieder auf diese Ausführungen verweisen.

Applikation und Dosierung der radioaktiven Substanzen.

Bei der Dosierung radioaktiver Substanzen sind vier Punkte zu berücksichtigen:
1. die Lebensdauer der injizierten Präparate,
2. die Ausscheidungsverhältnisse,
3. die Zirkulationsverhältnisse und Organotropie,
4. der Unterschied im Penetrationsvermögen der verschiedenen Strahlengattungen.

1. Die Lebensdauer der injizierten Präparate.

Die Lebensdauer einverleibter Radiumsalze ist praktisch genommen zeitlich nicht begrenzt. Die Dauer ihrer Wirkung ist also von den Ausscheidungsverhältnissen allein abhängig. Wie wir später sehen werden, können wir mit einer Wirkung von vielen Wochen, ja vielleicht von Monaten rechnen. Von den anderen bisher zum Teil allerdings nur experimentell verwendeten radioaktiven Substanzen hat nur noch das Polonium eine größere Lebensdauer (Halbierungszeit 136 Tage), auch hier können wir also mit einer verhältnismäßig lang dauernden Wirkung rechnen.

Ganz anders liegen die Verhältnisse bei Einverleibung von Radiumemanation, von Thorium X und Aktinium X und bei Einverleibung induzierter Aktivität aus Radiumemanation. Die Radiumemanation hat nur eine Halbierungszeit von 3,85 Tagen, die des Thorium X beträgt 3,65 Tage, die des Aktinium X 11,4 Tage und die der induzierten Aktivität aus Radiumemanation nur eine halbe Stunde. Bei der Einverleibung aller dieser Substanzen wird also die Wirkung nicht nur durch die Ausscheidungsverhältnisse, sondern auch durch die Lebensdauer zeitlich stark begrenzt.

In die Zerfallsreihe der Radiumemanation, resp. ihrer induzierten Aktivität ist allerdings das langlebige Radium D eingeschaltet; doch emittiert dieses so wenig Strahlen, daß es praktisch nur wenig in Betracht kommt.

2. Die Ausscheidungsverhältnisse.

Es wird zweckmäßig sein, die Besprechung der bei Einverleibung der Emanationen geltenden Ausscheidungsverhältnisse vorauszuschicken. Praktisch kommt eigentlich nur die Radiumemanation in Betracht, da infolge der Kurzlebigkeit der Thorium- und Aktiniumemanation die Einverleibung größerer Mengen derselben kaum möglich ist. So fand Kojo Kenji nach Einatmung von Thorium-Emanation Harn und Fäzes inaktiv. Was nun die Radiumemanation anbelangt, so wird dieselbe, gleichgültig ob wir sie per os, resp. per clysma oder per inhalationem

oder subkutan einverleiben, in verhältnismäßig kurzer Zeit zum bei
weitem größten Teil wieder durch die Lungen ausgeschieden.

Ob Emanation durch den Harn austritt, war lange Zeit strittig.
Laska, Kohlrausch und Plate, Strasser und Selka u. a. vermißten eine
Aktivität des Harnes, doch ist wohl sicher, daß bei Einverleibung größerer
Mengen etwas Emanation durch die Nieren den Körper verläßt. Laqueur
schätzt das Verhältnis der exhalierten zu der im Harn ausgeschiedenen Emanationsmenge auf 4000 zu 1. Nach diesem Autor steigt der Emanationsgehalt
des Harnes nach dem Trinken einer größeren Emanationsmenge (20000 M.-E.),
in der zweiten Viertelstunde rasch, in der zweiten halben Stunde langsamer an,
sinkt in der zweiten Stunde allmählich, klingt in der dritten Stunde rasch ab
und ist in der vierten Stunde ganz verschwunden. Auch Ramsauer und Cahn
fanden im Harne geringe Mengen von Emanation. Der größte Teil der Emanation
verläßt, wie schon erwähnt, den Körper durch die Lungen. Nach Keemen
und Neumann ist $2^{1}/_{2}$—3 Stunden nach dem Trinken keine Emanation mehr
in der Ausatmungsluft nachweisbar. Praktisch nicht unwichtig ist, daß, wie
namentlich Eichholz gezeigt hat, bei nüchternen Personen die Emanation viel rascher durch die Lungen ausgeschieden wird, als wenn
sie auf vollen Magen getrunken wird. Nach Laska erfolgt die Ausatmung
der Emanation nach beendigter Inhalation rascher als nach dem Trinken; da
aber Mache und Sueß, wie wir später sehen werden, den Emanationsgehalt
des Blutes erst ca. 40 Minuten nach beendigter Inhalation auf die Hälfte abgesunken fanden, so wird man wohl damit rechnen müssen, daß es mehrere
Stunden dauert, bis nach beendigter Inhalation die Atemluft völlig frei von
Emanation wird. Wie Plesch hervorhebt, spielt dabei auch die Größe der
Lungenventilation eine Rolle. Bei körperlicher Bewegung verläßt die
Emanation rascher den Organismus als bei Ruhe. Ein geringer Teil
der Emanation verläßt überdies nach Lazarus den Körper auch mit dem
Schweiß (ca. 6 pro mille) und mit dem Speichel. Derjenige Teil der Emanation,
welcher strahlt, verwandelt sich bekanntlich in Radium A, resp. in die weiteren
Zerfallsprodukte, verliert also seinen gasförmigen Aggregatszustand. Die
Emanation, die als solche ausgeschieden wird, ist daher im Organismus überhaupt nicht zur Wirkung gelangt, sondern nur derjenige Teil der Emanation kann Strahlenwirkung entfaltet haben, der während der
Zirkulation zerfiel. Aus dieser Überlegung könnte man schließen, daß wir
bei der Inhalationsmethode am genauesten dosieren können, weil wir aus der
bekannten Lebensdauer der Emanation ziemlich genau berechnen können,
wie viel Emanation zerfällt, wenn wir Blut und Gewebe durch so und so viel
Stunden unter eine gleichmäßige Emanationswirkung setzen. Aber auch
diese Berechnung wird, wie wir später sehen werden, in gewissem Grade durch
die große Adsorptionsfähigkeit der Lipoide gestört. Bei der Trinkkur ist es
noch viel schwerer, eine Vorstellung darüber zu gewinnen, wie viel Emanation den Körper ungenützt verläßt.

Die festen Zerfallsprodukte der Emanation werden zum Teil
durch den Darm ausgeschieden, zum Teil in gewissen Organen
hauptsächlich als Radium D retiniert. Löwenthal hat die bisweilen
nach Emanationskuren zu beobachtende Spätwirkung auf diese Retention
von Radium D bezogen.

Noch viel komplizierter sind die Ausscheidungsverhältnisse
nach Einverleibung von Radiumsalzen. Brill und Zehner fanden in
zwei Versuchen an Hunden, daß nach subkutaner Injektion von Radiumchlorid
(entsprechend 0,0184 mg, resp. 0,047 mg Radiummetall) 4—19 °/₀ durch den
Darm und nur Spuren durch den Harn ausgeschieden wurden.

Nach dem vierten Tag waren die Ausscheidungen nur noch minimal aktiv, der größte Teil ist daher sehr lange Zeit zurückgehalten worden. Damit stimmen die älteren Untersuchungen von Dominici und Laborde überein, die noch 33 Tage nach intravenöser Injektion von 0,06 mg unlöslichem Radiumbromid bei einem Kaninchen in den Knochen beträchtliche Mengen radioaktiver Substanzen vorfanden. Auch Caan und Czerny und Ramsauer und Caan wiesen noch Monate nach Injektion von Radiumsalzen Spuren von solchen im Harn nach. Smith E. Bellingham fand allerdings eine raschere Ausscheidung bei Mäusen. 24 Stunden nach der Injektion von löslichem Radiumbariumsalz fand er schon 60—70 % im Kot und ca. 10 % im Harn. Doch waren auch nach 4 Wochen noch manche Organe stark radioaktiv. Unlösliche Salze wurden viel langsamer ausgeschieden. Die aus den zirkulierenden oder deponierten Radiumsalzen entstehende Emanation wird natürlich zum Teil exhaliert.

Zusammenfassend kann man daher sagen, daß nach Injektion löslicher oder unlöslicher Radiumsalze ein beträchtlicher Teil durch längere Zeit im Körper zurückbehalten wird. Wahrscheinlich werden die löslichen Salze zum Teil rasch in unlösliche übergeführt.

Die Ausscheidungsverhältnisse des Thorium X sind hauptsächlich von Brill, Kriser und Zehner und von Plesch, Karczag und Keetmann studiert worden. Die erstgenannten Autoren fanden beim Kaninchen nur eine Ausscheidung von 1—3 % der einverleibten Substanz in den ersten Tagen, davon kamen zwei Drittel auf den Kot und ein Drittel auf den Harn. Beim Hund erschienen 5,5—14 % im Kot und 2—3 % im Harn, beim Menschen innerhalb der ersten 5 Tage 16—25 % im Kot und 0,2—4 % im Harn. Von da ab war die Ausscheidung sehr gering. Die Werte beziehen sich auf jene Aktivität, welche die einverleibte Thorium X-Menge am Schluß dieser Periode noch hatte. Nimmt man nun an, daß in den ersten 8 Tagen ca. 16—20 % der sich stetig bildenden Thorium-Emanation durch die Lungen ausgeschieden worden sind, so sind also 50—60 % der einverleibten Substanz im Körper zur Wirkung gelangt, resp. im Körper zurückbehalten worden. Die letztgenannten Autoren fanden in Übereinstimmung mit den eben geschilderten Versuchen, daß innerhalb der ersten 4 Tage sowohl nach peroraler, wie auch intravenöser Einverleibung 10—16 % durch den Kot und 1—2 % durch den Harn den Körper verlassen.

Auch durch den Schweiß treten geringe Mengen aus (bei forciertem Schwitzen 0,08 %).

Vergleichen wir also die Ausscheidungsverhältnisse nach Einverleibung von Radiumsalzen mit denen des Thorium X, so ergibt sich, daß bei ersteren der Organismus sicher durch viele Wochen, ja Monate unter die Wirkung der Strahlen gesetzt wird, daß hingegen bei den kurzlebigen Substanzen eine stärkere innere Bestrahlung nur in den ersten Tagen nach der Injektion stattfindet. Andererseits ist wieder zu berücksichtigen, daß durch die relativ hohe Lebensdauer der Radiumemanation ein beträchtlicher Verlust an Energie durch Ausatmung erfolgt, während ein solcher beim Thorium X und Aktinium X praktisch nur wenig in Betracht kommt.

Nach Injektion von Polonium dürften die Ausscheidungsverhältnisse ähnlich wie beim Radium liegen, denn Fernau, Schramek und Zarszynski fanden bei Kaninchen noch 14 Tage nach Einverleibung von 14—400 E. S. E. die Organe stark radioaktiv.

3. Zirkulationsverhältnisse und Organotropie.

Ich beginne wieder mit der Besprechung der Zirkulationsverhältnisse bei Einverleibung von Radiumemanation. Plesch hat zuerst betont, daß die Zirkulationsverhältnisse bei peroraler Darreichung von Emanation sich wesentlich von denen bei der Inhalation im Emanatorium unterscheiden. Bei der Trinkkur gelangt die im Magendarmkanal resorbierte Emanation größtenteils durch die Vena portae zur Leber und von da durch die Lebervenen ins rechte Herz. Ein kleiner Teil wird wohl durch die Lymphbahnen mit Umgehung der Leber direkt dem rechten Herzen zugeführt. Vom rechten Herzen gelangt das emanationshaltige Blut in die Lungen und hier wird ein großer Teil der Emanation an die Atemluft abgegeben. Bei Einverleibung emanationshaltiger Klysmen oder bei der kaum gebräuchlichen subkutanen Einverleibung von Emanation wird ebenfalls das emanationshaltige Blut direkt den Lungen zugeführt. Nur bei Einverleibung höherer Dosen wird daher bei allen diesen Applikationsweisen ein etwas größerer Teil der Emanation die Lungen passieren und von da in das linke Herz und in die allgemeine Zirkulation gelangen und so sämtlichen Geweben des Körpers zugeführt. Bei der Inhalationsmethode im Emanatorium liegen die Verhältnisse ganz anders. Jetzt wird die Emanation in den Lungen resorbiert, gelangt zuerst ins linke Herz und von da in die allgemeine Zirkulation und durch das Kapillarsystem zum rechten Herzen und von da wieder zu den Lungen zurück. Während also bei der Trinkkur die Leber sehr viel stärker emanationshaltiges Blut erhält als die anderen Organe, wird bei der Inhalation den Geweben des Körpers gleichmäßig dieselbe Emanationsmenge zugeführt, ja es wird die Leber im Anfang nur durch die Leberarterie emanationsreiches Blut erhalten. Der Emanationsspiegel des Pfortaderblutes wird erst verhältnismäßig spät ansteigen, weil ja ein Kapillarsystem vorgeschaltet ist. In welchem Umfang die Emanation beim Durchfließen eines Kapillarsystems von den Geweben adsorbiert wird, zeigen die Versuche von Engelmann, der nach intraarterieller Injektion von Emanation die Gewebe des injizierten Beines ca. viermal so stark aktiv fand wie die des anderen Beines.

Im großen und ganzen kommt diesen Vorstellungen für die Annahme einer verschiedenen Wirkung von Trink- und Emanationskur nur eine bedingte Gültigkeit zu, da sich die Verhältnisse anscheinend noch durch die spezifische Organotropie der Radiumemanation, resp. des aus ihr entstehenden radioaktiven Niederschlages wesentlich komplizierter gestalten. Wie schon ursprünglich Lurie und dann besonders Ebler und Fellner und Kionka betonten, besitzen kolloidale Flüssigkeiten die Eigenschaft, Emanation in großen Mengen zu adsorbieren. Von diesem Gesichtspunkte aus wäre eine Anreicherung von Emanation im Blute, wie sie Gudzent behauptete, nicht unmöglich.

Nach Gudzent findet eine solche Anreicherung hauptsächlich bei der Inhalation statt. Nach seinen Bestimmungen wäre schon eine Viertelstunde nach dem Eintritt in das Emanatorium ebenso viel Emanation im Blute wie in der Luft des Emanatoriums, nach 2 Stunden aber 4—5 mal, nach 3 Stunden 6—7 mal so viel. Diese Angaben sind von Straßburger, Plesch, Kemen, Lazarus u. a. bestritten worden. Sie alle nahmen an, daß der Emanationsspiegel im Blute nicht höher steigen könne, als dem Absorptionskoeffizienten entspricht. Das wären nach Ansicht dieser Autoren ungefähr 90 % des Emanationsgehaltes der im Emanatorium befindlichen Luft. So fand Lazarus beim Atmen in seinem Apparat den Emanationsgehalt des Blutes auch bei hoher Dosierung bis höchstens 150 M.-E. pro Liter Blut ansteigen. Auch E. Freund hat eine Reihe von

Bestimmungen bei Patienten in unseren hochdosierten Emanatorien (bis 1200 M.-E. pro Liter Luft) vorgenommen. Die Werte lagen immer viel tiefer als der gleichzeitig bestimmte Emanationsgehalt der Emanatoriumsluft. Er betrug höchstens 50 %. Bei den ganz hohen Dosen [1200 M.-E. pro Liter Luft] erwies sich die Exspirationsluft noch 2 Stunden nach Verlassen des Emanatoriums stark aktiv. Auch Ramsauer und Holthusen fanden in ihren Versuchen den Emanationskoeffizienten für menschliches Blut bei normalen Individuen zwischen 0,3 und 0,32. Bei Anämischen lag er etwas tiefer (0,224), bei Polyzythämie etwas höher (0,367). Aus ihren Versuchen ergibt sich demnach schon, daß die Zahl, resp. das Volumen der roten Blutkörperchen einen Einfluß auf den Emanationsgehalt des Blutes ausübt. Bei allen erwähnten Versuchen wurde die Emanation vor der Bestimmung aus dem Blute ausgeschüttelt. Mache und Sueß zeigten nun, daß infolge der Adsorptionsfähigkeit der Blutkolloide für Radiumemanation durch Ausschütteln sich nur ca. 40 % der im Blut vorhandenen Emanation gewinnen lassen. Die Gesamtmenge läßt sich nur bestimmen, wenn das Blut verbrannt wird. Nach dieser Methode finden sie nun, daß nach ca. einstündigem Aufenthalt im Emanatorium der Emanationsgehalt des venösen Blutes den der Emanatoriumsluft erreicht, ja ihn sogar bisweilen übertrifft, dann tritt ein Gleichgewichtszustand ein. Ihre Werte liegen also immerhin wesentlich tiefer als die von Gudzent. Eine Anreicherung im Sinne Gudzents kann daher aus ihren Versuchen nicht geschlossen werden. Ich glaube, daß man der Frage, ob das Blut sich mit Emanation anreichern kann oder nicht, eine viel zu große Bedeutung zugemessen hat. Denn bei dem lebhaften Austausch zwischen Blut und Gewebsflüssigkeit ist anzunehmen, daß die Emanation rasch in die letztere übertritt und von den Zellen aufgenommen wird. Wenn aber der Kolloidgehalt des Blutes für dessen Absorptionskoeffizient von Bedeutung ist, so ist dies auch von anderen kolloidreichen Geweben zu erwarten. Daß die Emanation tatsächlich eine bestimmte Organotropie zeigt, haben eine Reihe von Untersuchungen hauptsächlich französischer Autoren gezeigt. Bouchard und Balthazard fanden 2 Stunden nach Injektion starker Radiumemanation bei Meerschweinchen die Nebennieren am stärksten aktiv, dann kamen die Lungen, die Leber, die Haut, die Milz und die Nieren. Wurde die Aktivität auf das Organgewicht bezogen, so erwiesen sich die Nebennieren 100 mal so aktiv als die Nieren. 4 Stunden nach der Injektion enthielten die Nebennieren so viel Emanation (und Zerfallsprodukte) wie der übrige Körper. Nach 5—6 Stunden ließ sich keine Emanation mehr nachweisen. Auch bei Mäusen, die längere Zeit in starke Radiumemanation gebracht worden waren, fanden Bouchard, Curie und Balthazard die Nebennieren und auch die Lungen besonders stark aktiv. Engelmann konnte nach der Injektion von Radiumemanation bei Hunden eine besondere Aktivität der drüsigen Organe (Leber, Milz und Nieren) nachweisen. Obwohl einschlägige Versuche darüber noch nicht existieren, so möchte ich mit großer Wahrscheinlichkeit annehmen, daß die Radiumemanation nicht jene Organotropie zum Knochenmark besitzt, wie sie den festen radioaktiven Substanzen, Radium und Thorium X, zukommt. Letztere verhalten sich chemisch wie Barium und besitzen, wie wir später sehen werden, eine besondere Organotropie zum lymphatischen Apparat, die Emanation scheint aber eine besondere Organotropie zu den lipoidreichen Organen zu besitzen; von ihren Zerfallsprodukten verhält sich das Radium B wie Blei, das Radium C wie Wismut, resp. Tellur. Wie ich später bei Besprechung der Wirkung auf den blutbildenden Apparat genauer ausführen werde, zeigt sich auch tatsächlich ein durchgreifender Unterschied, denn durch Radiumemanation kann man zwar leicht einen fördernden

Einfluß auf die Tätigkeit des blutbildenden Apparats ausüben, hingegen kann man selbst durch Einverleibung enormer Dosen von Radiumemanation nur sehr schwer Leukopenie erzielen. Gewiß ist anzunehmen, daß der aus der Radiumemanation entstehende radioaktive Niederschlag als fester Körper zum hämatopoietischen Apparat eine gewisse Organotropie zeigen wird; tatsächlich ergaben Untersuchungen aus der Riehlschen Klinik, daß man mit großen Dosen induzierter Aktivität ebenfalls Leukopenie zu erzeugen vermag. Wahrscheinlich dürfte die Organotropie der induzierten Aktivität des Radiums ähnlich wie die des Thorium B hauptsächlich auf Lungen, Darm und Nieren gerichtet sein; wenigstens zeigen diese Organe in den wenigen Versuchen, die darüber vorliegen, eine starke Aktivität. Es dürfte aber einen wesentlichen Unterschied bedeuten, ob der radioaktive Niederschlag als solcher einverleibt wird, oder ob er erst im Körper aus Emanation entsteht. Denn da er im letzteren Falle zum größten Teil erst entsteht, wenn die Emanation von den lipoidhaltigen Geweben aufgenommen ist, so ist es wegen seiner Kurzlebigkeit nicht wahrscheinlich, daß er dann noch vor seinem Zerfall in größerem Umfange die Zellen verläßt. Ob eine besondere Organotropie der Radiumemanation für entzündlich veränderte Gelenke besteht, ist nicht bekannt. Endlich möchte ich glauben, daß sich die Organotropie der Radiumemanation auch in bezug auf das Nervensystem von derjenigen der festen radioaktiven Substanzen unterscheidet; denn wir werden später sehen, daß bei Einverleibung der letzteren das Nervensystem fast inaktiv bleibt, während bei Einverleibung von Emanation im Tierexperiment wichtige physiologische Wirkungen, ja unter Umständen schwere pathologische Veränderungen beobachtet werden.

Während wir in bezug auf die Organotropie der Radiumemanation mehr auf Schlüsse aus ihren biologischen Wirkungen angewiesen sind, liegen über die Verteilung fester radioaktiver Substanzen im Organismus eine Reihe guter Untersuchungen vor.

Ich beginne mit dem Verhalten injizierter Radiumsalze.

Plesch, Karczag und Keetmann fanden nach intravenöser Injektion von 0,1 mg Radiumbromid beim Kaninchen folgende Verhältnisse:

75 % der injizierten Menge fanden sich in den Knochen, resp. im Knochenmark, dann fanden sich größere Mengen im Darm und seinem Inhalt (8,2 %) und im uropoietischen System und im Harn (4 %), ferner waren Lungen und Trachea sehr aktiv (5 %). Die hohe Aktivität der drei letztgenannten Organsysteme hängt wohl damit zusammen, daß diese Organe die Ausscheidung des Radiumsalzes, resp. der aus ihm gebildeten Substanzen zu besorgen haben. Nicht unbeträchtlich war ferner die Aktivität der Leber, nämlich 3,4 % und der Hoden 1,6 %.

Einen genaueren Einblick in die Organotropie bekommt man, wenn man den relativen Gehalt gleicher Gewichtsmengen der Organe miteinander vergleicht. Dann stehen Lungen und Trachea mit 35,6 obenan, dann folgen die Hoden mit 22,8 und dann Knochenmark und Milz mit 15,4, resp. 15. Aus diesen Versuchen ergibt sich jedenfalls, daß feste Radiumsalze eine besondere Affinität zum blutbildenden Apparat besitzen. Damit stimmt der ältere Befund von Dominici und Laborde überein, die 33 Tage nach Injektion größerer Mengen von Radiumbromid bei Kaninchen in den Knochen noch eine beträchtliche Aktivität vorfanden. Daß auch die Nieren und der Dickdarm längere Zeit nach der Einverleibung von Radiumsalzen deutlich aktiv sind, zeigen die Versuche von Smith E. Bellingham.

Noch genauer studiert wurden die Verhältnisse nach Einverleibung von Thorium X. Eine Stunde nach der Injektion fanden Plesch, Karczag und Keetmann bereits große Mengen der injizierten Substanz im Knochenmark, nämlich 38 %. Das Blut war jetzt noch sehr aktiv (16%), ferner waren noch sehr aktiv: das Muskelsystem (12 %), die Leber (10 %) und endlich die Ausscheidungsorgane (uropoietisches System plus Harn 9%, Darmtraktus plus Inhalt 6 %, Lungen und Trachea 4 %).

Nach 24 Stunden fand sich der bei weitem größte Teil in den Knochen, resp. im Knochenmark, nämlich 64 %, ferner war die Aktivität des Darmes plus Darminhaltes angestiegen, nämlich von 6 auf 13 %, während alle anderen Organe an Aktivität eingebüßt hatten, besonders die Aktivität des Blutes war von 16 auf 1,4 % abgesunken.

Brill, Kriser und Zehner haben in ihren Versuchen wegen der Unzulänglichkeit der Methode mit Recht auf die Aufstellung einer genauen Bilanz verzichtet. Sie haben sich darauf beschränkt, die Aktivität einer Probe der dem Organismus einverleibten Lösung zu beliebigen, aber gleichen Zeiten mit der Gesamtaktivität des betreffenden Organs, resp. der betreffenden Sekrete zu vergleichen. Sie fanden beim Kaninchen 2 Stunden nach der Injektion am stärksten aktiv Knochen und Darm plus Inhalt, dann die Milz, dann Nieren und Leber, am schwächsten aktiv war das Gehirn. Bei Beziehung auf das Gesamtgewicht fand sich der größte Teil der aktiven Substanz im Knochenmark und dann im Blut. 7 Tage nach der Injektion erwiesen sich die Nieren am stärksten aktiv, dann die Nebennieren; alle übrigen Organe waren viel schwächer und ziemlich gleichmäßig aktiv, nur das Gehirn zeigte wieder auffallend niedrige Werte. Ähnliche Verhältnisse fanden sich auch nach subkutaner Injektion beim Hunde.

Die Ergebnisse von Brill, Kriser und Zehner stimmen demnach ziemlich gut mit denen von Plesch, Karczag und Keetmann überein. Doch geht aus denselben hervor, daß die Annahme der letzterwähnten Autoren, die Verteilung sei nach 24 Stunden eine definitive, nicht zutrifft, da nach 7 Tagen eine wesentlich andere Verteilung vorhanden ist.

Schon Plesch, Karczag und Keetmann haben aus ihren Versuchen geschlossen, daß die Organotropie der Zersetzungsprodukte des Thorium X eine andere sei, als die des Thorium X selbst. Zu gleichem Resultat kam auch Metzener. Das Thorium X zeigt in chemischer Beziehung den gleichen Charakter wie das Radium, also den eines Erdalkalimetalls. Das Thorium B zeigt hingegen die gleichen Reaktionen wie das Blei. Während 20 Stunden nach der Injektion von Thorium X beim Kaninchen Knochenmark und Milz die stärkste Thorium X-Aktivität zeigten, war die Thorium B-Aktivität dieser Organe verhältnismäßig geringer, während die Thorium B-Aktivität des Blutes, der Lungen und des Darmtraktus plus Inhalt wesentlich höher war als die Thorium X-Aktivität dieser Organe. Metzener schließt daraus, daß aus den Geweben, die spezifische Affinität zu Thorium X haben, später nach Umwandlung des Thorium X in Thorium B, letzteres ausgelaugt und anderen Organen mit spezifischer Thorium B-Affinität zugeführt werde. Die hohe Aktivität, welche die Organe, in denen sich die Ausscheidung der radioaktiven Substanzen vollzieht, in den späteren Stadien zeigen, beruht also hauptsächlich auf dem Gehalt an Thorium B.

Versuche über die Organotropie des Poloniums liegen bisher nicht vor. Doch kann man aus der starken Wirkung dieses radioaktiven Körpers auf den hämopoietischen Apparat wohl mit einiger Wahrscheinlichkeit auf eine Affinität zum blutbildenden Apparat schließen. Noch mehr ist diese Annahme wohl für das Aktinium X berechtigt, da dieses sich in chemischer Beziehung gleich dem Radium und dem Thorium X wie Barium verhält. Die starke Aktivität der Knochen nach Einverleibung von Aktinium X geht überdies auch aus den photographischen Versuchen von Lazarus hervor.

4. Der Unterschied im Penetrationsvermögen der verschiedenen Strahlengattungen.

Bei dem Studium der chemischen Wirkungen der einzelnen radioaktiven Körper im Reagenzglasversuch hat sich die Tatsache ergeben, daß zwar ein qualitativer Unterschied nicht besteht, daß aber die weiche Strahlen emittierenden Körper viel intensiver wirken. Wenn wir im biologischen Versuch die betreffenden Substanzen direkt ins Blut einbringen, liegen die Verhältnisse aber wesentlich anders. Da ist vor allem zu bedenken, daß die Gewebe viel mehr γ-Strahlen absorbieren als das Wasser. Nach den Untersuchungen von Giraud wird die Hälfte der γ-Strahlen einer bestimmten Strahlenquelle absorbiert: durch 20,4 ccm Wasser, durch 14,4 ccm Blut und durch 7,6 ccm Muskelsubstanz. Besonders wichtig ist ferner der Umstand, daß infolge der spezifischen Organotropie der festen radioaktiven Substanzen zu den zentral gelegenen Organen (Knochenmark, Milz, Leber usw.) die Absorption auch der härteren Strahlengattungen in großem Umfang herbeigeführt werden muß. Besonders wichtig ist in dieser Beziehung die spezifische Affinität des Knochenmarks. Denn der das Knochenmark umgebende Kalkmantel ist zur Erzeugung von Sekundärstrahlen besonders geeignet. Wir werden also erwarten können, daß bei interner Einverleibung auch jener radioaktiven Substanzen, in deren Strahlenbündel die harten Strahlen stärker vertreten sind, die ihnen innewohnende Energie nicht wie im Reagenzglasversuch großenteils ungenützt verloren geht. Eine Bestätigung dieser Anschauung erblicke ich in den Versuchen, in denen wir die biologische Wirkung auf den Leukocytenapparat annähernd quantitativ auswerteten. Während wir in den chemischen Versuchen im Reagenzglas fanden, daß wir sehr viel größere Quantitäten von Thorium X als von Aktinium X oder von Polonium benötigten, um den gleichen chemischen Effekt zu erzielen, erwiesen sich die destruierenden Wirkungen dieser Substanzen auf den Leukocytenapparat annähernd gleich stark. Ich werde im nächsten Kapitel einige solche Versuche anführen.

Die angeführten Tatsachen und Überlegungen lassen es uns begreiflich erscheinen, daß in der Biologie der radioaktiven Substanzen resp. bei der Behandlung mit diesen die Dosierung und die Abschätzung von Dosis und Effekt große Schwierigkeiten bereiteten. Werden doch an uns Anforderungen gestellt, die in der Pharmakologie ganz ungewohnt sind. Für die Therapie besonders wichtig ist aber der Umstand, daß zwar ein prinzipieller Unterschied in den biologischen Wirkungen nicht besteht, daß aber infolge der verschiedenen Organotropie doch verschiedenartige Wirkungen resultieren. Daß dies tatsächlich zutrifft, werde ich nun bei der Besprechung der bei interner Einverleibung zu beobachtenden biologischen Wirkungen zu zeigen versuchen. Die so gewonnenen Erkenntnisse werden uns dann im klinischen Teil bei der Indikationsstellung zu leiten haben.

Nachdem Applikationsweise und Dosierung besprochen wurde, möchte ich nun zu einer detaillierten Darstellung der **biologischen Wirkungen der radioaktiven Substanzen auf höhere tierische Organismen** übergehen.

1. Beeinflussung des blutbildenden Apparats.

a) Beeinflussung des lymphatischen Apparates.

Die ersten Beobachtungen über Beeinflussung des blutbildenden Apparates durch die Becquerelstrahlen liegen von Bouchard, Curie und Balthazard und von Heinecke vor. Die französischen Autoren fanden bei Mäusen, die

längere Zeit in starker Radiumemanation gehalten worden waren, Hypoleuko-
cytose. Bouchard und Balthazard beobachteten dann später auch nach
Injektion von Radiumsalz in die Bauchhöhle von Kaninchen deutliche Leukopenie mit relativer Verminderung der neutrophilen Zellen. Heinecke sah
Veränderungen des lymphatischen Apparates bei Bestrahlung von Mäusen,
Meerschweinchen und Kaninchen mit hochaktiven Radiumsalzen. Die zelligen
Elemente der Milz, ferner der Darmfollikel und der Mesenteriallymphdrüsen
zeigten degenerative Erscheinungen und verschwanden endlich vollständig; es
entwickelte sich bindegewebige Induration. Die Milz verkleinerte sich stark,
die Malpighischen Körperchen verschwanden, der Pigmentgehalt war stark
vermehrt. Ähnliche Beobachtungen teilten London, Thies und Horowitz
mit. Horowitz fand auch im Knochenmark Untergang der lymphoiden
Zellen, während die Zellen der Erythrocytenreihe vermehrt waren.

Alle diese Beobachtungen stimmen mit denjenigen überein, die man schon
früher bei intensiver Röntgenbestrahlung gemacht hatte. Durch starke Röntgenbestrahlung hatte man Aleukocytose des Blutes erzielt und den Lymphocyten-
apparat nahezu zum Schwinden gebracht (Heinecke, Thies u. a.).

Zuerst seien die Versuche mit **Radiumemanation** ausführlicher geschildert.

Im Jahre 1911 teilten wir auf Grund eines großen Versuchsmaterials
mit, daß bei der großen Mehrheit der im Radiumemanatorium behandelten Patienten vorübergehend eine Hyperleukocytose auftritt. Diese Beobachtung schien uns dadurch ein besonderes Interesse zu
haben, weil sie in einwandfreier Weise zeigte, daß der Organismus auf die Einverleibung verhältnismäßig geringer Mengen von Radiumemanation mit sicheren
biologischen Reaktionen antwortet (Steigerung der Harnsäureausscheidung war
schon vorher beobachtet worden).

Ich möchte zuerst einige Beispiele von Hyperleukocytose anführen.

Beobachtung I.

Fall R. Normal. Leukocyten 8200.
Nach 2 stündigem Aufenthalt im Emanatorium zu 20 M.-E. p. l., Leukocyten 12 100.

Bei Verwendung sehr großer Dosen oder bei langdauernder Sitzung im
Emanatorium kann der Anstieg sehr bedeutend sein, wie die folgenden Beispiele zeigen.

Beobachtung II.

Fri. L., 43 Jahre, I. med. Klinik. Neurasthenie.
Blutbefund: Leukocyten 11 800, davon 58,9 N, 26,2 Ly., 13,5 gr. M., 1,4 Eos.
Nach einer 2 stündigen Sitzung im Emanatorium zu 200 M.-E. p. l. Leukocyten
18 400, davon 58,9 N, 36,7 Ly., 0,5 M., 3,9 Eos.

Beobachtung III.

Dr. H. M. Polyneuromyalgie.
Leukocyten 9000, davon 46,4% N. und 2,6% Eos.
Nach 5 Stunden im Emanatorium zu 20 M.-E. p. l.: Leukocyten 17 500, davon
40,3% N. und 2,2% Eos.

In vielen Fällen tritt eine Steigerung der Leukocyten nur nach der ersten
Sitzung auf, während nach den weiteren Sitzungen keine deutliche Veränderung
der Leukocytenzahl zu beobachten ist. In anderen Fällen beobachteten wir
aber regelmäßig nach jeder Sitzung deutlichen Anstieg der Leukocyten.

Als Beispiel führe ich folgenden Fall an.

Beobachtung IV.

Ho., 17 Jahre, I. med. Klinik. Dystrophia adiposo-genitalis.

Datum	Erythrocyten	Leukocyten	
13. III.	4 200 000	11 300	
16. III.	4 150 000	17 000	nach 6 Stunden im Emanatorium zu 20 M. E. p. l.
18. III.	4 280 000	8 600	
21. III.		9 700	
23. III.		12 500	nach 6 Stunden im Emanatorium zu 20 M.-E. p. l.
29. III.	4 640 000	12 500	nach 6 Stunden im Emanatorium zu 20 M.-E. p. l.
31. III.	5 200 000	14 500	nach 6 Stunden im Emanatorium zu 20 M.-E. p. l.

Nach dem Aufenthalt im Emanatorium fand sich also regelmäßig ein deutlicher Anstieg der Leukocyten, am stärksten das erste Mal. Die Differentialzählung der Leukocyten ergab keine wesentlichen Schwankungen, weshalb ich sie nicht anführe.

Auch bestehende Hyperleukocytosen können durch den Aufenthalt im Emanatorium vorübergehend gesteigert werden.

Beobachtung V.

Fall Ka. Kruppöse Pneumonie. Febris continua, Benommenheit, Dyspnoe.

Leukocyten 17 700, nach 1 stündigem Aufenthalt zu 100 M.-E. p. l. Sensorium freier, Leukocyten 26 000.

Ein Tag später 22 000 Leukocyten. Nach dem Aufenthalt im Emanatorium 29 000 Leukocyten.

Später während der Lösung der Pneumonie stiegen die Leukocyten nach 1 stündigem Aufenthalt im Emanatorium zu 100 M.-E. p. l. auf 30 000 an.

Die Leukocytenformel kann durch die Emanatoriumsbehandlung unbeeinflußt bleiben. In manchen Fällen zeigt sie aber deutliche Veränderungen, hauptsächlich durch relative Vermehrung der mononukleären Zellen. Ein derartiges extremes Verhalten beobachteten wir in folgendem Fall:

Beobachtung VI.

Fall A. R. Primär chronischer Gelenkrheumatismus.

Leukocyten 9100 (68% P. und 28% Mononukleäre). Nach 5 Stunden zu 20 M.-E. p. l. Leukocyten 16 800 (41% P. und 55% Mononukleäre).

Bei vorher bestehender pathologischer Leukocytenformel kann man nicht selten wesentliche Veränderungen derselben beobachten. Besonders gilt dies bei Fällen mit Eosinophilie. In einzelnen solchen Fällen sahen wir eine Steigerung der Eosinophilie. In der Mehrzahl fielen aber die Eosinophilen relativ und absolut ab.

Beobachtung VII.

Fall St. Ischias.

Leukocyten 11 750 (63% P. und $5,3\%$ Eos.).

Nach 2 Stunden im Emanatorium zu 20 M.-E. p. l. Leukocyten 11 000 ($72,3\%$ P. und $0,5\%$ Eos.).

Oder der folgende Fall:

Beobachtung VIII.

Fall Ka., Morbus Addisonii und akuter Gelenkrheumatismus.

Leukocyten 14 300 (61% P. und $8,4\%$ Eos.). Nach mehrtägiger Kur im Emanatorium Leukocyten 8400 (48% P. und $0,8\%$ Eos.).

Wenn auch eine bestehende Hyperleukocytose meist vorübergehend gesteigert wird, so tritt doch gewöhnlich während einer länger dauernden Emanatoriumskur ein geringer Abfall der Leukocyten unter die Norm ein. Dies mag in vielen Fällen mit der Beeinflussung des die Hyperleukocytose hervorrufenden Krankheitsprozesses zusammenhängen, zum Teil ist es wohl auf eine direkte Beeinflussung des Leukocytenapparates zurückzuführen.

Beobachtung IX.

Fall Oh. Akuter Gelenkrheumatismus.

Leukocyten 16 000 (74% P.).

Nach 2 tägiger Kur Leukozyten 5000 (48% P.). Nach weiteren 4 Tagen Leukocyten 4700 (57% P.).

Nun wird die Kur sistiert.

Nach weiteren 4 Tagen: Leukocyten 7000 (davon 70% P.).

Eine bedeutende Steigerung der pathologischen Hyperleukocytose beobachteten wir in zwei Fällen von myeloischer resp. lymphatischer Leukämie. (Siehe den klinischen Teil.)

Wie schon erwähnt, reagieren die einzelnen Individuen nicht gleich stark. Es gibt solche, die schon bei einer verhältnismäßig niedrigen Dose (4 M.-E. p. l. Luft) deutliche Hyperleukocytose aufweisen. Andere reagieren auch auf starke Dosen (200 M.-E. p. l.) nicht. Einen gewissen Einfluß der Dosierung kann man aber doch feststellen. Dies geht auch aus der Zusammenstellung von Gudzent und Hugel deutlich hervor. Daß die Hyperleukocytose bei großen Dosen nicht immer im Verhältnis zur Erhöhung der Dosis steht, darf uns nicht wundern, da bei solchen nicht selten eine Hemmung der Tätigkeit des Leukocytenapparates resp. ein etwas gesteigerter Leukocytenzerfall eintritt. Dies beobachtet man ja auch bei länger fortgesetzter hoch dosierter Kur. In einer Anzahl von Fällen sahen wir am Ende einer sechs- bis achtwöchigen Kur leichte Leukopenie eintreten. Ich möchte aber gleich hier betonen, daß wir selbst bei Überschwemmung des Organismus mit Radiumemanation starke Leukopenie nie auftreten sahen. Als Beispiele führe ich folgende zwei Fälle an:

Beobachtung X.

Fall Un. K. Ischias.

Seit 10 Wochen typische schwere Ischias. Eintritt in die Klinik am 29. I. 1914.

Vom 30. I. an täglich 2 Stunden im Emanatorium zu 100 M.-E. p. l., später zu 400, später zu 600 M.-E. p. l.

Ende der Kur am 13. III. Leukocyten 10 000, Erythrocyten 5 100 000. Über den klinischen Verlauf siehe später.

Beobachtung XI.

Fall v. S. Primär chronischer Gelenkrheumatismus.

Beim Eintritt am 16. I. 1914 Leukocyten 7500.

Vom	17. I.—22. I.	2 stündige Sitzungen im Emanatorium					à 200 M.-E.
Vom	23. I.—27. I.	„	„	„	„	à 200 M.-E.
Vom	28. I.—31. I.	„	„	„	„	à 200 M.-E.
Vom	1. II.—15. II.	„	„	„	„	à 300 M.-E.
Vom	16. II.—21. III.	„	„	„	„	à 400 M.-E.
Außerdem vom	12. III.—21. III.	„	„	„	„	à 600 M.-E.

Ferner vom 10. II. an tgl. 3 × 5 000 M.-E. p. o.

„ „ 28. II. an tgl. 3 × 10 000 M.-E. p. o.

„ „ 10. III. an tgl. 3 × 20 000 M.-E. p. o.

Am 20. III. Leukocyten: 8200.

Aus diesen und vielen anderen Beobachtungen geht hervor, daß man selbst bei langdauernden und hochdosierten Kuren mit Radiumemanation eine Leukopenie nicht zu befürchten braucht. Nur bei Personen, die sich berufsmäßig sehr lange Zeit mit hochaktiver Emanation befaßten, haben wir mehrfach Leukopenie nachweisen können.

Mit diesen klinischen Beobachtungen stimmen unsere Tierversuche überein. Wir konnten beobachten, daß man selbst große Dosen von Radiumemanation einverleiben kann, ohne daß es zu stärkerer Leukopenie kommt.

3*

Beobachtung XII.

Kaninchen erhält subkutan an mehreren Stellen im ganzen 20 ccm, in denen 7 Millionen M.-E. Radiumemanation gelöst sind.

Leukocyten vor der Injektion 19 200.

1 Stunde nach der Injektion 3600.

18 Stunden nachher 20 000.

In Anbetracht der starken Leukopenie, die, wie wir später sehen werden, Thorium X und Aktinium X hervorzubringen imstande sind, erscheint dieses Resultat im ersten Augenblick merkwürdig. Wir müssen aber neben anderen vorhin erwähnten Umständen auch bedenken, wie kurze Zeit die injizierte Radiumemanation im Tierkörper zur Wirkung gelangt. Ich habe früher schon die Versuche von Bouchard und Balthazard erwähnt. Diese Autoren konnten schon 6 Stunden nach der Injektion starker Radiumemanation bei Meerschweinchen keine Aktivität der Gewebe mehr nachweisen. Dasselbe gilt auch für die **induzierte Aktivität aus Radiumemanation.** Dies zeigen Versuche von Fernau, Schramek und Zarczycki. Diese Autoren fanden bei Injektion kleinerer Dosen (20—400 E. S. E.) Steigerung der Leukocytenzahl im Blut. Erst bei Verwendung sehr großer Dosen, 2000—7000 E. S. E., trat deutliche Leukopenie ein, die aber nur 36 bis höchstens 48 Stunden anhielt. Es ist eben zu bedenken, daß die Halbierungszeit einer gleich aktiven Menge von Thorium X 3,6 Tage beträgt, während die der induzierten Radiumaktivität nur 30 Minuten ausmacht.

Ganz anders ist die Wirkung injizierter **Radiumsalze** auf den Leukocytenapparat. Schon Bouchard und Balthazard haben, wie bereits erwähnt, nach Injektion von Radiumsalz bei Kaninchen Leukopenie beobachtet. Später erschienen ziemlich gleichzeitig Untersuchungen von M. Levy und von Brill und Zehner. M. Levy untersuchte das Blut bei Patienten nach intramuskulärer resp. periartikulärer Injektion von 2—8 E. S. E. Radium. Dieser Autor fand nach mehrmaliger Injektion oft nicht unbeträchtliche Hyperleukocytose, die wenige Tage anhielt und nachher oft einer Leukopenie mit relativer Zunahme der Lymphocyten Platz machte. Brill und Zehner injizierten bei Hunden Lösungen von Radiumsalzen entsprechend 0,0042—0,064 mg Radiummetall. Das entsprach ungefähr einer Aktivität von 25—380 E. S. E. Es wurde in jedem Versuch nur eine einmalige Injektion vorgenommen. In den meisten Versuchen trat eine viele Tage bis Wochen andauernde Hyperleukocytose auf, der dann eine mehr oder wenig ausgesprochene Leukopenie folgte. Nur in dem Versuche mit 380 E. S. E. erreichte die Leukopenie vorübergehend den Wert von 1200 Leukocyten, doch traten auch in diesem Versuch nach 6 Wochen wieder normale Leukocytenwerte auf. Die lange Dauer der beobachteten Wirkung ist verständlich, wenn man bedenkt, daß die Radiumsalze eine spezifische Organotropie zum Knochenmark und zum ganzen lymphatischen Apparat zeigen und dort lange Zeit deponiert bleiben.

Die umfangreichsten Untersuchungen über Beeinflussung des Leukocytenapparates wurden mit **Thorium X** angestellt. Unsere eigenen Untersuchungen (Falta, Kriser und Zehner) ergaben, daß bei Verwendung größerer Dosen meist nach kurz vorübergehender Hyperleukocytose hochgradige Leukopenie, ja unter Umständen Aleukocytose eintritt. Die Versuche wurden an Meerschweinchen, Kaninchen und Hunden angestellt. Die späteren therapeutischen Versuche am Menschen ergaben ein ähnliches Resultat. Als Beispiele führe ich folgende Versuche an.

Beobachtung XIII.

Versuchsprotokoll Nr. 14. Hund, $7^1/_2$ kg.

15. II. 1912 12 000 Leukocyten.

16. II. 13 000 „

250 E. S. E. Thorium X subk.

17. II.	1912	15 200	Leukocyten.	3. III.	1912	400	Leukocyten.
18. II.		8 300	,,	4. III.		1 200	,,
21. II.		4 000	,,	6. III.		2 800	.,
23. II.		1 750	,,	8. III.		3 400	,,
24. II.		1 200	,,	11. III.		3 700	.,
25. II.		1 400	,,	13. III.		5 900	,,
28. II.		1 000	,,	20. III.		8 000	,,
2. III.		920	,,				

Temperaturen während dieser Zeit normal.
Körpergewicht stieg um ca. 1 kg an.

<h3 style="text-align:center">Beobachtung XIV.</h3>

Versuchsprotokoll Nr. 13. Hund, 11,2 kg.

			Leukocyten	Gewicht	Temperatur
15. II.			13 700	11,2	38,1
16. II.	1000 E. S. E. Thorium X			11,2	
	Abend		14 000		39,1
17. II.		a. m.	5 200	11,5	40,1
		p. m.	7 200	11,8	40,0
18. II.			6 400	11,1	39,8
19. II.			5 800	11,0	39,4
20. II.			1 400	11,0	39,6
21. II.			20	11,0	40,0
22. II.		a. m.	0	10,6	40,0
		p. m.	0	10,4	40,0

5 p. m. wurde das Tier getötet und obduziert.

Milz geschrumpft, Konsistenz vermehrt, Kapsel gerunzelt. Milzpulpa grobkörnig. Am oberen Dickdarm ein ca. 30 cm langes Stück von Hämorrhagien durchsetzt. Knochenmark rot. In Niere und Leber Stauung, in der Lunge kleine Hämorrhagien.

Mikroskopische Untersuchung: In der Milz mächtige Trabekelhypertrophie, die Follikel in Atrophie begriffen, die Pulpa blutarm, fibrös, stellenweise etwas älteres Blutpigment.

Lymphdrüse: Atrophie der Follikel mit ihren Keimzentren.

Leber: parenchymatöse Degeneration.

Nebenniere vakuoläre Degeneration der Rindenzellen.

Die Veränderungen im lymphatischen Apparat stehen durchaus im Vordergrund.

<h3 style="text-align:center">Beobachtung XV.</h3>

Versuchsprotokoll Nr. 15. Hund, 7½ kg.

Datum	Injektion	Leukocyten	Erythrocyten	Temperatur	Gewicht
1. III. 1912		11 600	6 000 000	38,8	7500
	2300 E. S. E. Thorium X subk.				
2. III.		16 400	6 000 000	38,8	7500
3. III.			6 000 000		
4. III.		2 100	5 000 000	38,6	7600
5. III.		500	5 000 000	39,0	7350
6. III.		0	5 000 000	40,6	7200
7. III.		0	5 000 000	40,6	7000

Der Hund wird getötet. Die Milz ist verkleinert, derb, Knochenmark rot. In der Schleimhaut des Coecum zahlreiche Hämorrhagien. In den Lungen kleinste Hämorrhagien, in Leber und Nieren Stauung.

<h3 style="text-align:center">Beobachtung XVI.</h3>

Versuchsprotokoll Nr. 12. Ca. 12 kg schwerer Hund.

6. II. 10 800 Leukocyten. 3 Uhr p. m. 1000 E. S. E. subk.
7. II. 12 800 ,,
8. II. 11 600 ,, 1200 E. S. E. Thorium X subk.
9. II. 8 400 ,,
10. II. 3 800 ..
12. II. 300 ,, Temperatur über 40° C.
13. II. In der ganzen Zählkammer nur 20 Leukocyten zu finden. Hund frißt nicht, im Harne Eiweiß.

14. II. Keine Leukocyten auffindbar. Temperatur 41,6⁰ C, Diarrhöen, vollkommene Apathie, schwankender Gang.

15. II. Exitus. Sektion:

Milz stark geschrumpft, von derber Konsistenz, Milzpulpa grobkörnig, abstreifbar, In der Magenschleimhaut Ecchymosen. Der Dickdarm stark kontrahiert. Schleimhaut gefaltet. Ein ca. 20 cm langes Stück der Dickdarmschleimhaut von der Valvula Bauhini nach abwärts mit zahlreichen Hämorrhagien durchsetzt. Knochenmark rot.

Mikroskopische Untersuchung: Milz: Auffallende Verdickung der Trabekel. An den Follikeln ausgedehnte Hyalinisierung ihres Stromas; zum Teil in demselben oft isoliert, oft im Zusammenhang mit dem Hyalin große protoplasmatische wabige Zellkomplexe, hell tingiert, vom Typus der Lipoidphagocyten. Die Pulpa blutarm, fibrös.

Niere: Parenchymatöse Degeneration.

Nebenniere: Kerne der Rindenzellen schlecht färbbar, Protoplasma vakuolisiert. Mark hämorrhagisch.

Lymphdrüse: Follikelhypoplasie. Im Randsinus reichlich atypische große Zellen, häufig mit zwei Kernen, offenbar zum Teil gewucherten und desquamierten Lymphgefäßendothelien entsprechend, zum Teil Blutpigment aufweisend.

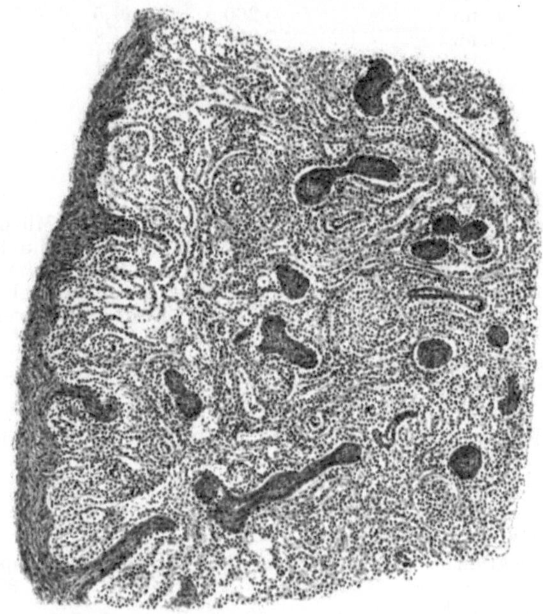

Abb. 2. Verdickung der Milztrabekel.

Daß auch perorale Darreichung eine ähnliche, wenn auch geringere Wirkung hat, geht aus folgendem Versuch hervor:

Beobachtung XVII.

Versuchsprotokoll Nr. 11. Kaninchen, $1^1/_2$ kg.

5. II. 1912.		6800 Leukocyten.
	25 E. S. E.	Thorium X per os, kein deutlicher Einfluß.
19. II.	400 E. S. E.	Thorium X per os.
23. II.		4500 Leukocyten.
24. II.	1500 E. S. E.	Thorium X per os.
27. II.		2000 Leukocyten.
5. III.		4700 „
6. III.	2000 E. S. E.	Thorium X per os.
11. III.		1700 Leukocyten. Exitus.

Bei subkutaner Injektion genügten bei Kaninchen meist schon Dosen von 100—300 E. S. E., um deutliche Leukopenie zu erzielen.

Nebenbei sei erwähnt, daß bei einem trächtigen Kaninchen, bei dem nach subkutaner Injektion von 600 E. S. E. die Leukocyten in 4 Tagen von 8000 auf 1200 herabgegangen waren, auch der Wurf deutliche Leukopenie zeigte.

Subkutane Injektion unlöslicher Thorium X-Salze wirkte weniger stark.

Mit diesen Untersuchungen stimmen die von Plesch und Karczag resp. von Pappenheim und Plesch und die von Gudzent, von Hirschfeld und Meidner, und A. Da Silva Mello gut überein.

Nach Pappenheim und Plesch treten zuerst die Lymphocyten an Zahl zurück, später verschwinden die Jugendformen und die Blutplättchen aus

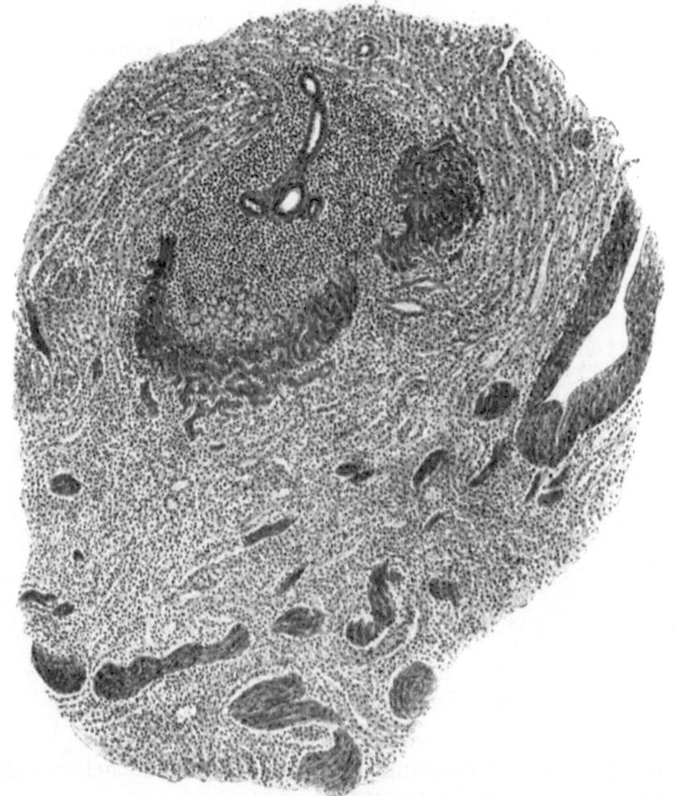

Abb. 3. Degeneration der Milzfollikel.

dem strömenden Blut, während Da Silva Mello ein rascheres Verschwinden der neutrophilen Leukocyten beobachtete.

Injektion sehr großer Dosen von Thorium X hat eine deletäre Wirkung auf den Leukocytenapparat. Es verschwinden nicht nur die Leukocyten aus dem strömenden Blute, sondern es finden sich tiefgreifende Störungen im lymphadenoiden Gewebe des ganzen Körpers. Beim Kaninchen können schon 500—1000 E. S E. eine solche Wirkung erzielen. Beim Hund fanden wir sie meist erst bei 2000—5000 E. S. E. Die Empfindlichkeit der einzelnen Tierspezies und auch einzelner Individuen einer Tierspezies ist sehr verschieden groß. Beim Menschen ist es jedenfalls immer riskiert, bei der ersten Injektion mehr als 500 E. S. E. auf einmal einzuverleiben, wenn auch viel größere Dosen eventuell durch lange Zeit hindurch gut vertragen werden können.

Die Vergiftungserscheinungen sind von uns besonders beim Hund studiert worden. Bald nach dem Eintreten der Aleukocytose pflegt die Temperatur rasch bis über 40 anzusteigen. Die Tiere verlieren die Freßlust, magern rasch ab, der Blutdruck sinkt, eventuell treten diarrhoische, bisweilen auch blutige Stühle auf. Die Autopsie ergab hochgradige venöse Hyperämie in den Lungen und den Abdominalorganen und Hämorrhagien; regelmäßig fanden wir schwere Hämorrhagien im Dickdarm gegen die Valvula Bauhini zu. Die Milz war stark verkleinert, das Knochenmark rot.

Die mikroskopische Untersuchung ergab, daß die Veränderungen im lymphatischen Apparat durchaus im Mittelpunkt standen. Besonders imponierte die Follikelatrophie in Milz und Lymphdrüsen. Daneben fanden sich in

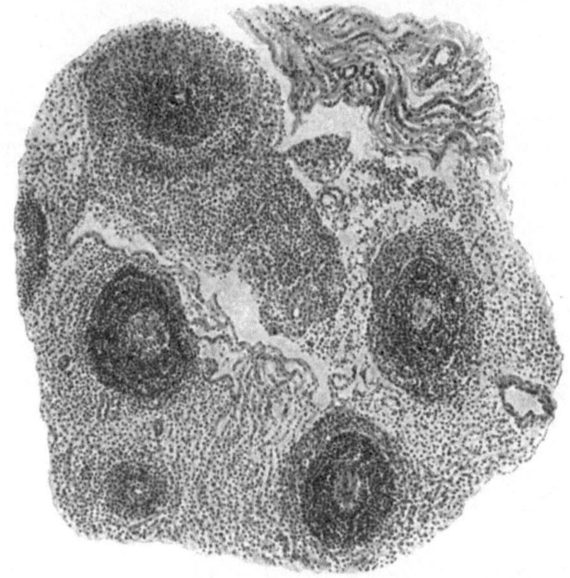

Abb. 4. Degeneration der Kleinzentren der Lymphfollikel.

vielen Organen hyaline Veränderungen in den Gefäßendothelien mit Hämorrhagien und parenchymatöse Degeneration.

Pappenheim und Plesch fanden nach sehr großen Dosen (7000—20000 E. S. E. Thorium X) beim Kaninchen das Knochenmark rot, mikroskopisch nur vereinzelte lymphoide Markzellen, Plasmazellen und Bindegewebszellen, zahlreiche kapillare Blutungen. In der geschrumpften Milz fanden sie eine eigenartige Follikelatrophie, in den Lymphknoten starke Blutfüllung und wenig Lymphocyten, in fast allen Organen Stauungshyperämie und Blutungen.

Auch Hirschfeld und Meidner fanden nach Injektion großer Dosen beim Kaninchen die Milz stark verkleinert, die Pulpazellen reich an Plasmazellen und reich an Pigment, ferner starke venöse Hyperämie in den Organen: Leber, Milz, Darm und Lungen; in den Lungen kleinste Blutungen und kleine Infiltrate, die meist aus polymorphkernigen Leukocyten bestanden. Ferner fanden sich die Lymphdrüsen verkleinert, das Knochenmark dünnflüssig und dunkelrot, mikroskopisch fand sich stellenweise große Zellarmut.

Auch Lohe fand bei Hunden, Kaninchen, Meerschweinchen, Ratten und Mäusen Hämorrhagien im Darm und anderen Organen und Orth beschrieb in dem Falle Gudzents, der nach Injektion größerer Dosen von Thorium X unter den Erscheinungen einer Vergiftung und von Blutungen in Darm und Magen zugrunde gegangen war, schwere Hämorrhagien der Schleimhaut und überhaupt Organveränderungen, die „als Ausdruck einer hämorrhagischen Diathese angeführt werden können“. Bei chronischer Thorium X-Vergiftung von Kaninchen fand Da Silva Mello Regeneration und selbst Hyperplasie des Knochenmarkes zu einer Zeit, als noch Leukopenie bestand.

Wir wollen uns hier gleich mit der Frage beschäftigen, inwiefern die bei der akuten Thorium X-Vergiftung auftretende Schädigung des hämatopoietischen Apparates den Tod verschuldet hat. Da Silva Mello hat diese Frage ausführlich diskutiert und wendet sich auf Grund seiner Befunde gegen die Überschätzung der bei der Thorium X-Vergiftung auftretenden Leukopenie resp. Aleukocytose; weder bei der akuten noch bei der chronischen Thorium X-Vergiftung sei der Tod allein durch die Zerstörungen im hämatopoietischen Apparat bedingt. Ich möchte dazu bemerken, daß dies von unserer Seite nie behauptet worden ist. Neben den destruktiven Veränderungen hauptsächlich im lymphatischen Gewebe, neben den Erscheinungen schwerer hämorrhagischer Diathese, als deren pathologisch-anatomisches Korrelat schwere histologische Veränderungen der Gefäßwände zu betrachten sind, finden sich, worauf ich später noch zum Teil zurückkomme, auch degenerative Veränderungen in den Nebennieren, in den Nieren, der Leber usw. Klinisch kommt diese schwere allgemeine Vergiftung des Körpers besonders in hochgradiger Apathie, Aufhören der Nahrungsaufnahme und rapider Abmagerung zum Ausdruck. Andererseits kann man aber wohl behaupten, daß die Zerstörung des lymphatischen Gewebes, wie die histologische Untersuchung ergibt, besonders in den Vordergrund tritt. Es ist daher nur verständlich, daß bei der chronischen Thorium X-Vergiftung auch andersartige Erscheinungen auftreten können, wie es Da Silva Mello in seinen sorgfältigen Untersuchungen gezeigt hat.

Auch beim Menschen beobachtet man die gleiche Wirkung des Thorium X auf den Leukocytenapparat. Dies gilt sowohl für normale blutgesunde Menschen, als auch für Individuen mit pathologischem Blutbefund. Ich verweise auf zahlreiche Beispiele im klinischen Teil. Nach 3—4 maliger Injektion von 500 E. S. E. in Intervallen von 3—4 Tagen pflegt schon die Zahl der Leukocyten im Blut deutlich abzusinken, ebenso wirkt tägliche Injektion kleinerer Dosen (ca. 100 E. S. E.), wenn diese durch längere Zeit (3—4 Wochen) fortgesetzt werden.

Bei Verwendung sehr kleiner Dosen zeigt sich aber gar keine Wirkung. Hierin besteht jedenfalls ein prinzipieller Unterschied gegenüber der Radiumemanation.

Dr. Zehner hat eine Reihe einschlägiger Versuche gemacht, von denen ich folgende Beispiele anführe:

Beobachtung XVIII.

M. K., 18 Jahre altes Mädchen.

29. V.	9000 Leukocyten.
30. V.	8200 „

5 E. S. E. Thorium X subk.

Nach ½ Stunde	5700 Leukocyten.
Nach 3 Stunden	7200 „
5. VI.	8400 „

5 E. S. E. Thorium X subk.

Nach ½ Stunde.	7800 Leukocyten.
Nach 2½ Stunden	7200 „
6. VI.	8200 „

Beobachtung XIX.

24 jähriges Mädchen.

17. VI. 8800 Leukocyten.

10 E. S. E. Thorium X subk.

Nach $^{1}/_{2}$ Stunde	8500 Leukocyten.
Nach $1^{1}/_{2}$ Stunden	8600 ,,
Nach 7 Stunden	8800 ,,
Nach 24 Stunden	8600 ,,

5000—10000 M.-E. id est 5—10 E. S. E. Radiumemanation per os oder subkutan pflegen schon deutliche Hyperleukocytose hervorzurufen. Hingegen werden starke Hyperleukocytosen durch Thorium X beim Menschen nur in Ausnahmsfällen hervorgerufen (vgl. Beobachtung XXXIV, ein Fall mit diffuser mykosisähnlicher Erkrankung, bei dem es auch zu bedeutender Temperatursteigerung kam).

Was nun die Wirkung anderer radioaktiver Substanzen auf den Leukocytenapparat anbelangt, so liegen noch Versuche mit Aktinium X und Polonium vor. Lazarus sah nach Injektion größerer Dosen von **Aktinium X** bei Kaninchen und Hunden Leukopenie auftreten. Wir selbst stellten eine Reihe von Versuchen bei Kaninchen an, doch war die verwendete Dose (7—14 E. S. E.) anscheinend zu klein, um eine deutliche Wirkung auf den Leukocytenapparat hervorzurufen.

Sehr bemerkenswert sind die Versuche von Fernau, Schramek und Zarczycki mit **Polonium**, da es sich hier um einen reinen α-Strahler handelt. Diese Autoren injizierten bei Kaninchen 10—400 E. S. E. Bei den größeren Dosen beobachteten sie rapiden Leukocytensturz.

Wir haben später ebenfalls eine Reihe solcher Versuche angestellt, hauptsächlich um eine Vorstellung über die quantitativen Verhältnisse zu bekommen.

Beobachtung XX.

Kaninchen, $1^{1}/_{2}$ kg.

Datum	Injektion	Erythrocyten	Leukocyten
9. X. 1913		5 600 000	8300
20 E. S. E.			
Polonium subk.			
Nach 1 Stunde			8000
Nach 2 Stunden			8200
10. X.		5 400 000	8000
12. X.		5 600 000	2600
14. X.		5 000 000	3200

Beobachtung XXI.

Kaninchen, 2 kg.

Datum	Injektion	Erythrocyten	Leukocyten
13. X. 1913		5 500 000	16 000
73 E. S. E.			
Polonium subk.			
Nach 1 Stunde			15 600
Nach 2 Stunden			20 000
14. X.		4 800 000	16 000
15. X.			10 000
17. X.		5 000 000	14 000
19. X.			6 000
21. X.		4 800 000	7 000
24. X.			3 600
28. X.			3 200
1. XI.		5 000 000	4 800

Beobachtung XXII.

Kaninchen, 2 kg.

Datum	Injektion	Erythrocyten	Leukocyten
25. X. 1913		6 000 000	11 200
28. X.		6 200 000	12 000
80 E. S. E.			
Polonium subk.			
Nach 1 Stunde			12 000
Nach 2 Stunden			20 000
29. X.		5 800 000	12 000
30. X.		5 000 000	13 400
1. XI.		5 000 000	12 000
3. XI.		5 400 000	7 600
5. XI.		6 000 000	5 600
7. XI.		5 600 000	5 200
9. XI.		5 200 000	6 000
11. XI.		6 400 000	6 000

Injektionen von Polonium führen also in Bestätigung der Versuche der Riehlschen Klinik zu ausgesprochener Leukopenie, die anscheinend lange Zeit hindurch andauern kann. In unseren Versuchen beträgt die längste Beobachtungsdauer 17 Tage. Ob in dieser Zeit die Leukopenie bereits den Tiefstand erreicht hat, ist nicht sicher zu sagen. Der Leukopenie geht gewöhnlich eine Hyperleukocytose voraus. Die Dauer der Leukopenie ist viel bedeutender als in analogen Versuchen mit Thorium X. Dies erklärt sich ohne weiteres aus der viel längeren Lebensdauer des Poloniums.

Bei Injektionen größerer Dosen von Aktinium X oder von Polonium finden wir die gleichen deletären Erscheinungen, wie wir sie früher in den Versuchen mit Thorium X beschrieben haben. So beobachtete Lazarus in seinen Versuchen mit Aktinium X Darmblutungen und Hämorrhagien in den verschiedensten Organen und Fernau, Schramek und Zarczycki fanden bei Kaninchen nach Injektion von 10—400 E. S. E. Polonium neben Atrophie der Milz Hämorrhagien in Pleura und Perikard. Es lassen sich also auch mit einem reinen α-Strahler die Erscheinungen der hämorrhagischen Diathese hervorrufen.

Überblicken wir nun das gesamte experimentelle Material, das über Beeinflussung des Leukocytenapparates durch radioaktive Substanzen vorliegt!

Ich habe das vorliegende Material ziemlich ausführlich mitgeteilt, um hauptsächlich auf die praktisch wichtige Dosierungsfrage und auf die quantitativen Verhältnisse näher einzugehen. Es ergeben sich zweifellos in der Wirkung auf den Leukocytenapparat wesentliche Unterschiede. Bei Einverleibung von Radiumemanation steht die fördernde Wirkung auf die Funktion des Leukocytenapparates, die Hyperleukocytose, ganz im Vordergrund. Selbst bei Anwendung enormer Dosen oder bei sehr langer Dauer der Einwirkung kommt es nur ganz vorübergehend zu Hypoleukocytose und von da bis zu einer zerstörenden Wirkung auf den Leukocytenapparat ist noch ein großer Schritt. Demgegenüber sehen wir bei Einverleibung fester radioaktiver Substanzen die anregende Wirkung nur wenig ausgesprochen, bei kleinen Dosen bleibt sie überhaupt ganz aus; hier tritt vielmehr der zerstörende Effekt rasch in den Vordergrund. Auch da existieren Unterschiede. So sehen wir z. B. nach Injektion verhältnismäßig kleiner Aktivitäten von Radiumsalzen (bis 380 E. S. E.) bei Hunden sehr lang dauernde Leukopenien auftreten, die durch die gleiche Dose Thorium X natürlich nicht erzielt werden können (Lebensdauer!). Auch die Wirkung des Aktinium X scheint eine intensivere zu sein wie die des Thorium X, da bei kleinen Hunden der Tod schon nach 1000 bis

2000 E. S E. auftrat. Endlich fanden wir auch die Wirkung des Poloniums intensiver als die des Thorium X.

Läßt sich nun aus den Erörterungen über Organotropie, über Ausscheidungs- und Zirkulationsverhältnisse ein Verständnis für diese Differenzen gewinnen? Ich glaube diese Frage bejahen zu können. Was die Differenzen in der Wirkung der festen radioaktiven Körper anbelangt, so liegt der Grund hierin wohl einerseits in der Lebensdauer, andererseits in der verschiedenen Penetrationskraft ihrer Strahlen. So ist es verständlich, daß wir mit verhältnismäßig kleinen Aktivitäten von Radiumsalz recht langdauernde Leukopenien erhalten; denn obwohl ein Teil des Radiums durch den Darm ausgeschieden wird, müssen wir doch mit einer langewährenden Speicherung des Restes rechnen. Ähnliches gilt auch vom Polonium. Es scheint mir ferner auch verständlich, daß die Wirkung des ausschließlich α-Strahlen emittierenden Poloniums und die des Aktiniums mit seinen weichen β-Strahlen stärker ist wie die des Thorium X, weil bei ersterem die freiwerdende Energie ganz oder zum größten Teil in dem speichernden Organ unmittelbar zur Wirkung kommt. Hingegen muß der Unterschied in der Wirkung der Radiumemanation einerseits und der festen radioaktiven Körper andererseits in den ganz verschiedenen Zirkulationsverhältnissen und in einer verschiedenen Organotropie gesucht werden. Die Radiumemanation verläßt als gasförmiger Körper von langer Lebensdauer sehr bald wieder den Organismus. Nur derjenige Teil, der während des kurzen Verweilens der Emanation im Körper zerfällt, kommt zur Wirkung. Ferner muß, wie ich schon früher ausführte, angenommen werden, daß das Gas keine besondere Organotropie zum Knochenmark resp. zum lymphatischen Apparat, sondern vielmehr zu anderen besonders an Lipoiden reichen Gewebsarten hat; der beim Zerfall entstehende radioaktive Niederschlag besitzt zwar eine starke Wirkung auf den blutbildenden Apparat. Er entsteht aber dort, wo die Radiumemanation gespeichert wird, also in anderen Organen, und ist zu kurzlebig, um von da wieder wegtransportiert zu werden. Wir sehen also, daß die quantitative Berücksichtigung der Wirkung an dem so überaus empfindlichen Leukocytenapparat beträchtliche Intensitätsunterschiede in der biologischen Wirkung zwischen diesen beiden Gruppen aufgedeckt hat; es ist daher zu erwarten, daß diesen verschiedenen biologischen Wirkungen auch eine verschiedene klinische Indikationsstellung entspricht. Meiner Überzeugung nach wird diese Vermutung durch die klinische Erfahrung vollauf bestätigt.

Die Wirkung der radioaktiven Substanzen auf den Leukocytenapparat hat auch Veränderungen in der Gerinnbarkeit des Blutes zur Folge. Die ersten Angaben darüber stammen von van den Velden. Nach seinen Untersuchungen und denen von Angyan führt Aufnahme von Radiogenwasser schon nach wenigen Minuten zu beträchtlicher Steigerung der Gerinnungsfähigkeit des Blutes. Das Fibrinferment ist vermehrt, die Fibrinogenmenge bleibt dagegen konstant. Untersuchungen, die Dr. Kohorn auf meine Veranlassung durchführte, führten ebenfalls zu dem Resultat, daß nach Aufenthalt im Emanatorium eine Beschleunigung der Gerinnungszeit des Blutes beobachtet werden konnte. Als Beispiel führe ich folgende Fälle an:

Beobachtung XXIII

62 jähriger Mann. Gerinnungszeit des Blutes: 2 Minuten.
Nach 2 Stunden im Emanatorium zu 100 M.-E. p. l.: 1 Min. 33 Sek.

Beobachtung XXIV.

Hoffmann. Gerinnungszeit des Blutes: 2 Min. 20 Sek.
Nach 2 stündigem Aufenthalt im Emanatorium zu 100 M. E. p. l.: 1 Min. 30 Sek.

Beobachtung XXV.

9 Uhr 45. Gerinnungszeit des Blutes: 3 Min. 10 Sek.
10 Uhr 20. 16 000 M.-E. per os.
11 Uhr 20. Gerinnungszeit: 2 Min. 35 Sek.

2 Wochen später. 10 Uhr 30. Gerinnungszeit: 3 Min. 5 Sek.
10 Uhr 40. 60 000 M.-E. per os.
11 Uhr 10. Gerinnungszeit: 2 Min. 15 Sek.
11 Uhr 55.   „   2 „ 25 „

Hingegen trat nach subkutaner Injektion größerer Dosen von Thorium X regelmäßig eine Verzögerung der Gerinnung auf.

Beobachtung XXVI.

Heller, 22 jährig, Lymphoma colli. Leukocyten 10 000.
27. III. 1912. 10 Uhr 30. Gerinnungszeit: 2 Min. 30 Sek. Nachher subkutane Injektion von 500 E. S. E. Thorium X.
28. III. 10 Uhr 30. Gerinnungszeit: 3 Min. 10 Sek.
29. III. 10 Uhr 30.   „   3 „ 30 „
1. IV. 10 Uhr 30.   „   3 „ 30 „
Leukocyten jetzt 4800.

Beobachtung XXVII.

Di., Lymphomata coli.
30. III. Gerinnungszeit 2 Min. 45 Sek. Nachher 500 E. S. E. Thorium X subkutan.
1. IV. Gerinnungszeit: 3 Min. 50 Sek.

Auch in Versuchen am Hund konnte dasselbe Resultat beobachtet werden.

Beobachtung XXVIII.

Hund, 8 kg schwer.
Leukocyten 13 000. Gerinnungszeit: 1 Min. 30 Sek. Nachher 250 E. S. E. Thorium X subkutan.
Nach 24 Stunden, Leukocyten 15 000, Gerinnungszeit: 2 Min. 35 Sek.

Beobachtung XXIX.

Hund, 8 kg schwer.
16. II. Leukocyten 14 000. Gerinnungszeit: 1 Min. 33 Sek. Nachher 2300 E. S. E. Thorium X subkutan.
22. II. Aleukocytose. Gerinnungszeit: 2 Min. 15 Sek.

Ein gewisser Zusammenhang mit der Leukocytenzahl ist daher wohl unverkennbar. Zu gleichem Resultate kommen auch v. Domarus und Salle. Diese Autoren fanden beim Kaninchen nach Injektion von Thorium X Gerinnungsverzögerung, die sie mit der Leukopenie in Zusammenhang bringen.

b) Beeinflussung des Erythrocytenapparates.

Die Veränderungen der Erythrocytenzahl im strömenden Blute die unter dem Einfluß der Radiumemanation auftreten, lassen sich in wenigen Worten abtun. Während des Aufenthaltes im Emanatorium sahen wir nicht selten ein leichtes Absinken der Erythrocytenzahl. Es ist nicht unmöglich, daß dies mit der nicht selten zu beobachtenden leichten Herabsetzung des Blutdruckes in Zusammenhang steht. Bei länger dauernden Kuren in starken Emanatorien sahen wir hingegen nicht selten leichte Hyperglobulie auftreten. Als Beispiel führe ich folgenden Fall an:

Beobachtung XXX.

S. T., 35 Jahre alt. Primär chronische Arthritis.
Erythrocyten (Mittel aus zwei Beobachtungen) 4 900 000.
Nach 4 wöchiger Kur im Emanatorium (täglich 2 stündige Sitzungen à 20, später à 100, später à 200 M.-E. p. l.): 6 100 000 resp. am Tag nachher 6 150 000 Erythrocyten.

Das Auftreten solcher Hyperglobulien ist nach unseren Erfahrungen nicht häufig. Auch Fälle mit sekundärer Anämie und Chlorose wiesen nach längeren Kuren im Emanatorium keine oder nur eine sehr geringe Besserung des Blutbefundes auf. Hingegen sahen wir bei Personen, die sich berufsmäßig mit sehr stark aktiver Emanation monate- oder jahrelang beschäftigt hatten, mehrfach deutliche Hyperglobulie (zwischen 6 000 000 und 7 000 000).

Im großen und ganzen kann daher der Radiumemanation in den von uns therapeutisch verwendeten Dosen ein wesentlicher Einfluß auf die Tätigkeit des Erythrocytenapparates nicht zugeschrieben werden.

Hingegen stimmen alle Beobachtungen darin überein, daß nach Einverleibung von Thorium X resp. von Radiumsalzen ein fördernder Einfluß auf die Tätigkeit des Erythrocytenapparates eintritt, wenn die Dosen nicht allzugroß sind. Auf dem internen Kongreß 1912 habe ich über einen Fall von Lymphosarkom berichtet, bei dem die Erythrocytenzahl unter dem Einfluß von Thorium X-Injektionen (zwischen 300—500 E. S. E.) allmählich von 3 auf $5^1/_2$ Millionen anstieg.

Gleichzeitig wurde von F. Kraus über die günstige Beeinflussung einer perniziösen Anämie durch Thorium X berichtet. Seither liegen eine große Reihe Publikationen vor, aus denen hervorgeht, daß bei anämischen Zuständen verschiedener Art unter Thorium X-Behandlung eine Anregung der Knochenmarksfunktion eintreten kann. Ich verweise auf den klinischen Teil, in dem auch zahlreiche eigene Beobachtungen mitgeteilt werden. In therapeutischer Hinsicht ist nun wichtig, daß Dosen von Thorium X, welche bereits starke Leukopenien hervorrufen, noch fördernd auf die Tätigkeit des Erythrocytenapparates zu wirken pflegen. Selbst tödliche Dosen, die bei Hunden Aleukocytose erzeugen und den Leukocytenapparat nahezu zerstören, müssen deshalb die Zahl der Erythrozyten noch nicht wesentlich herabsetzen. Ich verweise auf die Beobachtung XV, Versuchsprotokoll 15. Bei diesem Hund fanden sich am 7. Tag nach der Injektion im strömenden Blut keine Leukocyten mehr. Die Zahl der Erythrocyten war nur von 6 000 000 auf 5 000 000 herabgesunken. Bei noch größeren Dosen kommt es allerdings zu schweren Schädigungen im Knochenmark und zu einem Absinken der Erythrocyten im strömenden Blut. So beobachteten Hirschfeld und Meidner bei Kaninchen Absinken der Erythrocyten von 4 980 000 auf 2 300 000 und des Hämoglobins bis auf $50^0/_0$. Die schweren der perniziösen Anämie gleichenden Veränderungen im Knochenmark nach tödlichen Dosen von Thorium X, die Pappenheim und Plesch und wir selbst beobachteten, habe ich schon früher erwähnt.

Auch bei sehr intensiver Bestrahlung mit Radium kann man die Erythrocyten schädigen. Henry und Mayer beobachteten unter diesen Verhältnissen, daß die Resistenz der roten Blutkörperchen unter gleichzeitiger Abgabe von Hämoglobin und von Salzen herabgesetzt wird. Es ist daher verständlich, daß in Fällen, bei denen eine herabgesetzte Resistenz der roten Blutkörperchen schon besteht, sonst harmlose Dosen auch bei interner Einverleibung schweren Schaden anrichten können. In einem solchen Fall (Morbus Banti) sah ich nach einmaliger Injektion von 500 E. S. E. ein Absinken der roten Blutkörperchen von 4 200 000 auf 1 700 000 im Verlauf von 5 Tagen. Es dauerte über zwei Wochen, bis die Zahl der roten Blutkörperchen wieder ihren früheren Wert erreichte.

Noch intensiver ist der fördernde Einfluß von Radiumsalzen auf den Erythrocytenapparat, wie unsere Untersuchungen (Brill und Zehner) zeigten. Nach einmaliger Injektion von 25—380 E. S. E. Radiumsalz bei Hunden beobachteten diese beiden Autoren außerordentlich hohe Hyperglobulien. In allen Versuchen stieg die Zahl der Erythrocyten über 8 000 000 an. In einem Versuche schwankte sie sogar vom 7.—32. Beobachtungstag zwischen 10 000 000 und 13 000 000. Auch Kaninchen reagierten deutlich mit Hyperglobulie. Diese Hyperglobulien währten viele Wochen lang. In einem Versuch war selbst am 73. Tag nach der Injektion die Zahl der Erythrocyten noch nicht zur Norm zurückgekehrt. Der Umstand, daß dabei durch lange Zeit bedeutende Leukopenie bestehen kann, zeigt, daß auch die Radiumsalze den Leukocytenapparat stark schädigen können, während gleichzeitig der Erythrocytenapparat zu erhöhter Tätigkeit angespornt wird. Gegenüber der Wirkung des Thorium X scheint der Unterschied darin zu bestehen, daß Radiumsalze auch bei blutgesunden Individuen die Tätigkeit des Erythrocytenapparates stark anzuspornen vermögen; denn in unseren zahlreichen Versuchen mit Thorium X an normalen Hunden beobachteten wir nach Injektion verschieden starker Dosen eigentlich nie ausgesprochene Hyperglobulie. Daß das Radium aber auch bei anämischen Zuständen die Bildung der roten Blutkörperchen anregt, werde ich im klinischen Teil an mehreren Beispielen zeigen. Es scheint mir sogar, daß es in dieser Beziehung die Wirkung des Thorium X übertrifft. Jedenfalls benötigt man geringerer Dosen.

Auch das Aktinium X hat, wie Lazarus zuerst gezeigt hat, eine ähnliche Wirkung wie das Thorium X. In einem Versuche beim Kaninchen fanden wir nach Injektion von 14 E. S E. Aktinium X im Verlauf von 6 Tagen einen Anstieg von 5 600 000 auf 7 470 000 Erythrocyten.

In den früher mitgeteilten Versuchen mit Polonium haben wir eine deutliche Wirkung auf die Erythrocytenzahl vermißt.

Die geschilderten biologischen Wirkungen der Becquerelstrahlen auf die Tätigkeit und Morphologie des blutbildenden Apparates lassen sich in folgenden Sätzen zusammenfassen:

1. Die Becquerelstrahlen wirken in kleinen Dosen fördernd auf die Tätigkeit des hämatopoietischen Apparates, in großen Dosen schädigen sie das blutbildende Gewebe und können es unter Umständen ganz zerstören. Der Leukocytenapparat ist aber sehr viel empfindlicher als der Erythrocytenapparat, da Dosen, die auf den ersteren schon destruktiv wirken, den letzteren noch nicht zu schädigen brauchen, ja sogar seine Tätigkeit noch anregen können [1]).

2. Die Becquerelstrahlen wirken ähnlich wie die Röntgenstrahlen. Alle Beobachtungen, die ich erwähnt habe, sind auch bei Röntgenbestrahlungen gemacht worden: Die anfängliche Hyperleukocytose (Aubertin und Beaujard), die Leukopenie resp. die Aleukocytose bei stark bestrahlten Tieren (Linser und Helber), die Einschmelzung lymphatischer Gewebe (Heinecke), die Hyperglobulie (v. Jagič, Schwarz und Siebenrock); ferner sind auch Erfolge bei perniziöser Anämie (Flesch), Schädigungen des Erythrocytenapparates bei starken Dosen (Krause), auch Intoxikationserscheinungen wie Diarrhöen, Erbrechen usw., selbst hämorrhagische Diathese (v. Decastello) beobachtet worden [2]).

[1]) Der von Da Silva Mello geäußerten Ansicht, daß die Dosierung bei der Frage, ob das leukocytäre oder erythrocytäre System durch Thorium X mehr geschädigt wird, keine Rolle spielt, kann ich nicht zustimmen. Daß es Ausnahmen gibt, haben wir vorhin gesehen. Diese sind aber selten und sind in einer schon vorher bestehenden Schädigung des erythrocytären Systems begründet.

[2]) Auch in diesem Punkte muß ich Da Silva Mello widersprechen, wenn er behauptet, daß eine direkt entgegengesetzte Wirkung zwischen der Wirkung der Röntgenstrahlen und der Thorium X-Strahlen besteht, indem die Thorium X-Strahlen im Gegensatz zu den Röntgenstrahlen das myeloische Gewebe viel intensiver schädigen sollen als das lymphatische Gewebe. Ich verweise auf den klinischen Teil, in dem gezeigt werden wird, daß die lymphatische Leukämie ebenso wie die myeloische durch Thorium X- und Röntgenstrahlen in ihrer Entwicklung gehemmt wird.

3. Die große Verschiedenheit der Lebensdauer, der Zirkulationsverhältnisse und der Organotropie der einzelnen radioaktiven Substanzen muß auch eine Verschiedenheit in der Intensität des biologischen Effektes zur Folge haben. So ist es ohne weiteres einzusehen, daß sich die Radiumemanation aus allen diesen Gründen zur Behandlung der Blutkrankheiten nicht eignet. Bei genauer Berücksichtigung aller dieser Verhältnisse komme ich aber zu dem Schluß, daß ein **prinzipieller** Unterschied in der Wirkung der einzelnen radioaktiven Körper und damit auch der einzelnen Strahlengattungen auf den hämatopoietischen Apparat nicht besteht. Die Ansicht von Lazarus, daß die β- und besonders die γ-Strahlen mehr auf das lymphatische Gewebe einwirken, während die α-Strahlen einen stärkeren Knochenmarksreiz ausüben, trifft sicherlich nicht zu (Leukopenie durch Polonium, Hyperglobulie durch Röntgenstrahlen).

2. Wirkung auf Herz und Gefäßsystem und auf das chromaffine Gewebe.

Maas hat die Wirkung der Radiumemanation am isolierten Froschherzen studiert. Er fand bei geringer Konzentration der Emanation bisweilen erhöhte Herztätigkeit, bei höherer Konzentration Verstärkung der Diastole, sich eventuell steigernd bis zum diastolischen Stillstand, vorher wurde eventuell auch Irregularität des Herzschlages beobachtet. Löwy und Plesch sahen bei einer größeren Anzahl von Versuchspersonen nach dem Aufenthalt im Emanatorium entweder Herabsetzung des Minimum- und Maximumdruckes oder nur Herabsetzung des Maximumdruckes. Wir sahen bei Messung während des Aufenthaltes im Emanatorium gewöhnlich zuerst einen kurzdauernden Anstieg des Blutdruckes und dann erst übereinstimmend mit Löwy und Plesch Abfall desselben. Eine Reihe von Individuen zeigte aber selbst bei Verwendung sehr hoher Dosen keine Veränderung des Blutdruckes. Die Herabsetzung des Blutdruckes durch die Radiumemanation beruht wohl auf einem verminderten Tonus der arteriellen Gefäßwände. Mit dieser Annahme würde übereinstimmen, daß Mendel bei einem Falle von Raynaudscher Krankheit Dilatation der Gefäße und Besserung, bei Erythromelalgie ebenfalls Gefäßdilatation und dadurch Verschlechterung der Beschwerden beobachtete. Die letzterwähnte Beobachtung konnten wir ebenfalls in einigen Fällen machen.

Bei Untersuchung der Wirkung des Thorium X auf das isolierte Kaltblüterherz sahen Maas und Plesch ebenfalls Zunahme der diastolischen Dehnbarkeit des Herzens. Bei Versuchen an Warmblütern waren die Resultate verschieden; bei Kaninchen beobachtete Tsiwidis nach Injektion von 125 bis 250 E. S. E. Thorium X pro kg Bradykardie und zuerst Herabsetzung, dann geringe Steigerung des Blutdrucks und Vergrößerung der Pulsamplitude. Auch Veränderungen im Elektrokardiogramm traten auf.

Bei Versuchen an Menschen fanden Plesch und Karczag besonders nach intravenöser Injektion größerer Dosen nach eventueller vorübergehender Blutdrucksteigerung ziemlich langandauernde Erniedrigung des Blutdruckes besonders dann, wenn vorher Hypertonie bestand. Auch wir sahen nach subkutaner Injektion etwas größerer Dosen (bis 500 E. S. E.) bei bestehender Hypertonie eine deutliche Beeinflussung des Blutdrucks. Besonders bei mehrfacher Wiederholung der Injektion kann der Blutdruck bisweilen längere Zeit hindurch auf einem tieferen Niveau gehalten werden (vgl. die Beobachtung XCII).

Die Herabsetzung des Gefäßtonus kann zum Teil auf einer direkten Verminderung der Erregbarkeit der sympathischen Nerven, zum Teil auf einer Änderung in der Funktion des chromaffinen Gewebes beruhen. Ich halte es für sehr wahrscheinlich, daß wenigstens bei Verwendung größerer Dosen von Thorium X im Organismus reichlich Adrenalin zerstört wird: darauf deuten vielleicht auch die oft ganz ausgebreiteten und starken Addison-ähnlichen Pigmentierungen hin, die wir unter dem Einflusse großer Dosen und bei langdauernder Applikation beobachteten.

Diese Pigmentierungen können sowohl lokal an den Injektionsstellen als auch sonst an verschiedenen Stellen des Körpers auftreten, wobei jene Stellen bevorzugt werden, die auch bei Addisonscher Krankheit eine gewisse Prädisposition zeigen. Besonders deutlich haben wir sie an den dem Licht ausgesetzten Stellen gesehen. Schleimhautpigmentierungen haben wir bisher nie beobachtet. Die Pigmentierungen pflegen nach einigen Wochen wieder abzublassen. Ich verweise auf den klinischen Teil, wo sich unter den Fällen mit Leukämie einige Beispiele finden. Auch Plesch und Karczag haben ähnliche Beobachtungen gemacht.

Bei großen Dosen muß natürlich auch mit einer Schädigung des Gefäßendothels, das der Wirkung der im Blut kreisenden radioaktiven Substanzen zunächst ausgesetzt ist, gerechnet werden. Bei sehr hohen toxischen Dosen kommt es sicher zu schwerer Schädigung der Gefäßendothelien, die zu massenhaften kapillären Blutungen führt. Derartige Erscheinungen schwerer hämorrhagischer Diathese sind fast in allen Organen beobachtet worden, in der Leber, in der Milz, im Knochenmark, in den Lungen, in den Nieren usw. Sie sind sowohl bei der Vergiftung mit Thorium X wie mit Aktinium X und Polonium gefunden worden.

Endlich zeigen die in den Kreislauf gebrachten festen radioaktiven Substanzen, wie ich schon früher ausführlich beschrieben habe, eine ausgesprochene Organotropie zum chromaffinen Gewebe. Wir haben schon auf dem internen Kongreß 1912 über eine eigentümliche Degeneration der chromaffinen Zellen berichtet. Später haben Salle und v. Domarus sorgfältige Studien über die Beeinflussung der Funktion und Morphologie des chromaffinen Gewebes durch Thorium X bei Kaninchen, Hunden und Meerschweinchen veröffentlicht. Sie bestimmten nach verschiedenen Verfahren den Adrenalingehalt der Nebennieren und fanden bei nicht zu großen Dosen eine Anregung der Adrenalinproduktion, der aber später regelmäßig eine Erschöpfung folgte. Nach Vergiftung mit großen Dosen fanden sie wie wir regelmäßig schwere histologische Veränderungen: Schrumpfung und Vakuolisierung der Markzellen, Blutungen, herabgesetzte Färbbarkeit der Zellkerne der Zona reticularis und Verbreiterung der Lipoidschicht bis zum völligen Verschwinden der lipoidfreien Randzone; die Zellen färbten sich mit Sudan nur noch schlecht.

Aus allen diesen Beobachtungen ergibt sich jedenfalls, daß bei therapeutischer Verwendung größerer Dosen von radioaktiven Substanzen die Herzaktion und der Blutdruck sorgfältig zu berücksichtigen sind (siehe den klinischen Teil).

3. Beeinflussung der Atemorgane.

Über Beeinflussung der Atemorgane durch die radioaktiven Substanzen ist nicht viel bekannt. Bei bettlägerigen, dyspnoischen Patienten beobachteten wir während des Aufenthalts in unserem Bett-Emanatorium bisweilen Besserung der Dyspnoe. Besonders war dies bei einigen Fällen mit kruppöser Pneumonie der Fall. (Siehe den klinischen Teil.) Plesch, Karczag und Keetmann beobachteten nach intravenösen Injektionen größerer Dosen von Thorium X Vergrößerung des Residual-Luftvolumens und bei dyspnoischen Patienten Erleichterung der Atmung.

Bei Vergiftung mit hochaktiven Körpern wird von allen Untersuchern Lungenstauung angegeben. Bouchard, Curie und Balthazard sahen bei Mäusen, die längere Zeit in starker Emanation gehalten wurden, die Atemzüge immer langsamer werden. Bei der Sektion fand sich hochgradige Lungenstauung. Ebenso fand sich dies, wie ich schon früher erwähnte, bei Vergiftung mit Thorium X, mit Aktinium X usw. Ich habe auch schon früher erwähnt, daß sich in solchen Fällen in den Lungen massenhaft kapilläre Blutungen und eventuell auch größere Blutaustritte finden können. Wir werden später sehen, daß Lungenphthise mit Neigung zur Hämoptoë eine Kontraindikation gegen die Behandlung mit Radiumemanation bildet.

Ich verweise darauf, daß in den Versuchen über Verteilung der radioaktiven Körper die Lungen wenigstens in der ersten Zeit stark aktiv gefunden wurden. Sie zeigten eine ausgesprochene Thorium B-Aktivität.

4. Beeinflussung des Magen-Darmtraktus.

Bei hochdosierten Trinkkuren mit Radiumemanation (über 30 000 M. E.) soll sich bisweilen Appetitlosigkeit und leichter Druck in der Magengegend einstellen. Ich werde aber später über zahlreiche Fälle berichten, bei denen durch Wochen hindurch täglich $5 \times 200\,000$ M.-E. per os verabreicht wurden, ohne daß die geringsten Störungen von seiten des Magen-Darmkanals auftraten. Eine Beeinflussung der Magensaftsekretion, speziell der Salzsäure-Produktion konnte von Bickel nicht nachgewiesen werden. Bei Kuren in stärkeren Emanatorien oder bei stärkeren Trinkkuren sahen wir bisweilen Besserung einer bestehenden Obstipation.

Sicher können Kuren mit Thorium X auf die Magen-Darmfunktion einwirken. Dies gilt sowohl von Trinkkuren wie von Kuren mit subkutaner oder intravenöser Injektion. Bei größeren Dosen leidet bisweilen der Appetit, die Zunge ist dann belegt, das Zahnfleisch kann anschwellen und zu Blutungen neigen. Auch leichte Übelkeit kann sich einstellen, die Stühle werden weich, ja es können wässerige Diarrhöen auftreten, die besser nicht bekämpft werden, um eine Retention der in den Darm ausgeschiedenen radioaktiven Körper zu verhüten. Bei Vergiftungen mit großen Dosen kommt es zu profusen Diarrhöen, zu Blutungen in die Darmschleimhaut und in den Magen, besonders in die Schleimhaut des Colon ascendens, eventuell zu blutigem Erbrechen und blutigen Entleerungen.

Wie früher erwähnt, erfolgt die Ausscheidung der festen radioaktiven Körper hauptsächlich durch den Darm. Ferner besitzt der Darm schon durch seinen reichlichen Gehalt an lymphoidem Gewebe eine besondere Affinität für die radioaktiven Körper und besonders für das bei dem Zerfall des Thorium X entstehende Thorium B. Es ist daher verständlich, daß bei großen Dosen leicht Schädigungen des Darmes auftreten können, auf die bei therapeutischen Versuchen zu achten ist.

5. Wirkungen auf die Nieren.

Man begegnet häufig der Angabe, daß Kuren mit Radiumemanation die Diurese befördern. Von den Gasteiner Kuren ist dies seit langem bekannt. Grin berichtet über zwei Fälle von Nephritis, bei denen eine Radiumtrinkkur (5000 M.-E. pro die) die mangelhafte Diurese wieder in Gang gebracht hat. Ich habe in zahlreichen Fällen von nephritischem Ödem nie einen deutlichen Erfolg gesehen.

Im Beginn der Ära der Emanationsbehandlung wurde häufig berichtet, daß Trink- oder Inhalationskuren mit Radiumemanation zu Albuminurie führen.

Dem standen aber die Angaben vieler anderer Autoren gegenüber. Ich selbst habe unter den zahlreichen Fällen, die mit großen Dosen von Radiumemanation behandelt wurden, nie einen einwandfreien Fall gesehen, bei dem während der Kur Eiweiß oder Nierenelemente aufgetreten wären. Hingegen habe ich gesehen, daß in Fällen, bei denen eine Neigung zu Blutungen im Urogenitalapparat vorhanden war (Hämophilie, Nierensteine), gleich nach dem Beginn der Kur sich Blutungen einstellten.

Ferner ist zweifellos, daß durch große Dosen von Thorium X die Nieren geschädigt werden können. Bei den Hunden, die wir durch große Dosen (über 2000 E. S. E.) vergifteten, sahen wir mehrfach nach einigen Tagen Eiweiß und massenhaft renale Elemente auftreten. Die Autopsie zeigt bei solchen Tieren, wie auch andere Untersucher angeben, Schädigung des Nierenparenchyms und massenhaft kleine Hämorrhagien. Plesch, Karczag und Keetmann sahen bei einem Phthisiker nach Injektion von 1200 E. S. E. Thorium X (verteilt auf 6 Dosen in 3—4 tägigen Intervallen) eine schwere hämorrhagische Nephritis auftreten. Jedenfalls wird man bei nichtintakten Nieren von größeren Dosen besser absehen, da ein Teil der festen radioaktiven Körper durch die Nieren ausgeschieden wird. Brill, Kriser und Zehner fanden längere Zeit nach erfolgter Injektion die Nieren besonders stark aktiv.

6. Einwirkung auf die Haut.

Die nach Thorium X bisweilen auftretenden Pigmentierungen habe ich schon früher erwähnt. Interessant ist die Beobachtung von Plesch und seinen Mitarbeitern bei einem Falle von Sepsis, bei dem sich im Anschluß an Thorium X-Injektionen an den unteren Extremitäten und an der Brust eine Hypertrichiasis entwickelte. Die Haare erreichten eine Länge von 2—3 cm und fielen später größtenteils wieder aus.

7. Einfluß auf die Keimdrüsen.

Es ist kein Zweifel, daß nicht allzugroße Dosen von Radiumemanation einen fördernden Einfluß auf die Tätigkeit der Generationsdrüsen ausüben. Schon die alte Erfahrung, daß bei Gasteiner Kuren die Potenz oft gehoben wird, spricht dafür. (Siehe auch den klinischen Teil.) Ebenso wie die Spermatogenese beim Mann kann bei der Frau die Ovulation angeregt werden (günstige Beeinflussung der Amenorrhöe, Wiederkehr der Periode im Beginn des Klimakteriums, Verstärkung dysmenorrhoischer Beschwerden). Auch Tierexperimente sprechen im gleichen Sinn. So fand Fellner und Neumann bei jungen Kaninchen, denen in 1—2 tägigen Intervallen Dosen von 1200—2000 M.-E. Radiumemanation injiziert worden waren, die Ovarien größer und blutreicher als bei den Kontrolltieren; die histologische Untersuchung ergab Zeichen der Frühreife.

In überzeugender Weise hat J. Halban den protektiven Einfluß der Radiumemanation auf die sekundären Sexualcharaktere der Tritonen nachgewiesen. Halban hielt die knapp vor Beginn der Brunst befindlichen Tiere in Gläsern mit steigendem Gehalt an Radiumemanation. Bei den in stärkeren Dosen gehaltenen Tieren entwickelte sich der Kamm „förmlich über Nacht" und erreichte sehr rasch eine maximale Ausbildung, die von den Kontrolltieren auch später nicht erreicht wurde. Auch persistierte der Kamm bei den Emanationstieren länger als bei den Kontrolltieren.

Eine nachweisbare Schädigung der Keimdrüsen tritt erst bei Einverleibung sehr großer Dosen fester radioaktiver Körper auf. Daß Schädigungen möglich sind, ist schon aus der besonderen Organotropie der festen radioaktiven Körper zu den Keimdrüsen zu schließen. Ich erinnere an die hohe Aktivität, die Plesch und seine Mitarbeiter nach Injektion von Radiumsalz in den Hoden vorfanden. In schöner Weise konnten Rost und Krüger die besondere Empfindlichkeit der Keimdrüsen nach interner Einverleibung von Thorium X bei Kaninchen nachweisen. Während bei alleiniger Einverleibung von Thorium X die Hoden sich als histologisch nicht verändert erwiesen, zeigten sich bei Kombination von Röntgenbestrahlung mit interner Einverleibung von Thorium X viel stärkere Schädigungen, als dies bei den Kontrolltieren durch die Röntgenbestrahlung allein der Fall war. Die samenbereitenden Zellen waren geschwunden, die Spermatogenese hatte sistiert, die Epithelien der Tubuli contorti waren hochgradig geschädigt, während die Sertolischen Zellen unverändert und die Leydigschen Zellen vermehrt waren.

Daß durch direkte äußere Bestrahlung die Keimdrüsen und besonders die Hoden hochgradig geschädigt werden können, habe ich schon früher erwähnt. Spermatogenese und Ovulation können unterdrückt werden. Die histologischen Veränderungen sind besonders von Thaller studiert worden. Klinische Erscheinungen und morphologische Veränderungen sind denen nach Röntgenbestrahlung analog.

8. Wirkung der radioaktiven Substanzen auf den Stoffwechsel.

Ich beginne mit der Besprechung des **respiratorischen Stoffwechsels**. Die ersten Untersuchungen über die Einwirkung von Radiumemanation auf den respiratorischen Stoffwechsel stammen von Silbergleit. Silbergleit untersuchte den Stoffwechsel mit dem Zuntz-Geppertschen Apparat zuerst vor und nach dem Gebrauch radioaktiver Bäder. Diese Versuche zeigten keinen Einfluß, anscheinend waren auch die Bäder sehr schwach aktiv. In späteren Versuchen wurde der Stoffwechsel nach Trinken von Radiogenwasser untersucht. Von den drei untersuchten Personen zeigten zwei eine Steigerung der CO_2-Produktion und des O_2-Verbrauches. Der RQ stieg etwas an.

In Versuchen mit dem Jaquet-Staehelinschen Respirationsapparat konnte Kikkoji den exakten Beweis erbringen, daß bei manchen Personen nach dem Trinken von kleinen Mengen von Radiumemanation (1000 M.-E. pro die) der Gaswechsel deutlich ansteigt. Der gleiche Befund ließ sich auch in Versuchen an einem Hund erbringen. Bei einem dieser Versuche befand sich der Hund in emanationshaltiger Luft (4 M.-E. p. l.).

Untersuchungen bei Verwendung stärkerer Aktivitäten hat S. Bernstein auf meine Veranlassung an unserem Krankenmaterial durchgeführt. Er untersuchte sechs Fälle, von denen drei eine wesentliche Steigerung des Gaswechsels zeigten. Unter den letzten befanden sich zwei Fälle von schwerem chronischem Gelenkrheumatismus und ein Fall von Basedowscher Krankheit. Die unbeeinflußten Fälle betrafen einen Fall von Neurasthenie, einen Fall von Eunuchoidismus und einen Fall von Infantilismus. Die Dosen im Emanatorium lagen zwischen 110 und 800 M.-E. p. l. Auch die unbeeinflußten Personen sind teilweise mit starken Dosen behandelt worden, andererseits trat bei den beeinflußten Personen die Steigerung auch bei Verwendung niedriger Dosen ein. Die Tatsache, daß die Steigerung des Stoffwechsels nicht bei allen Personen eintritt, entspricht den analogen Beobachtungen, daß auch nicht alle Personen mit Hyperleukocytose reagieren. Da wo eine Reaktion eintritt, zeigt sich eine direkte Beziehung zwischen Höhe der Dosen und Stärke der Reaktion. So machte in dem einen Fall Bernsteins die Steigerung des Sauerstoffverbrauchs [1]) bei schwächerer Dosis ca. $6^0/_0$, bei stärkerer ca. $11^0/_0$ aus. Die größte Steigerung, die Bernstein beobachtete, betrug in dem einen Falle unmittelbar nach der Sitzung ca. $24^0/_0$. In diesem Falle, der in einem hochdosierten Emanatorium behandelt wurde (600 M.-E. p. l. Luft), hielt die Steigerung des respiratorischen Stoffwechsels regelmäßig bis in die Morgenstunden des nächsten Tages an und betrug zu dieser Zeit immer noch bis zu $15^0/_0$. In der Nachperiode zeigten sich wieder vollkommen normale Werte. Diese Beobachtung ist sehr bemerkenswert, denn sie zeigt, daß man bei manchen Personen durch tägliche zweistündige Sitzungen im Emanatorium die Wärmebildung während der ganzen Dauer der Kur auf ein höheres Niveau einzustellen vermag.

Der respiratorische Quotient wurde in allen Fällen Bernsteins nicht beeinflußt.

Auch die Untersuchungen von v. Benczur und Fuchs führten zu ähnlichen Resultaten. Sie untersuchten vier Personen, davon zwei unmittelbar nach zweistündigem Aufenthalt im Emanatorium à 20 M.-E. p. l., und zwei nach Trinken von 300 000 resp. 450 000 M.-E. Von diesen vier Personen zeigten drei eine mäßige Steigerung des respiratorischen Stoffwechsels aber keine Beeinflussung des RQ.

Die bisher vorliegenden Untersuchungen stimmen also darin überein, daß zwar nicht in allen, aber in vielen Fällen die Wärmebildung durch Trinken oder Inhalation von Radiumemanation gesteigert werden kann. Nur Staehelin und Maasse fanden bei Darreichung radiumhaltiger alkalischer Wässer eine geringe Herabsetzung des Gaswechsels während der Verdauung, die in einem Falle von Gicht vermißt wurde.

Versuche über die Beeinflussung des respiratorischen Stoffwechsels durch Thorium X liegen von Plesch, Karczag und Keetmann vor. Ich muß auf diese Versuche genauer eingehen, weil sie mit unseren eigenen bisher noch nicht mitgeteilten Versuchen durchaus nicht übereinstimmen. Die Berliner Autoren untersuchten sowohl den Gaswechsel nach Inhalation von Thoriumemanation als auch nach intravenöser Injektion von Thorium X. In diesen Versuchen sahen sie teilweise eine geradezu enorme Steigerung der CO_2-Produktion und der O_2-Aufnahme, dabei stieg der RQ stark an, in manchen Versuchen bis zu theoretisch schwer erklärlichen Werten (bis 1,4).

Bernstein hat auf meine Veranlassung folgende Versuche angestellt:

Beobachtung XXXI.

Hund. Datum	Thorium X	CO_2	O_2	CO_2 p. kg u. Min.	O_2 p. kg u. Min.	RQ
26. II. 1913						
27. II.	500 E. S. E. subkutan					
Nach 2 Stunden		55,52	80,02	3,88	5,60	0,694
Nach $2^1/_2$ Stunden		58,69	83,61	4,10	5,81	0,706
1. III.		61,94	84,94	4,27	5,86	0,729
		62,02	86,41	4,28	5,96	0,718
13. III.		58,66	73,62	4,51	4,66	0,797
	500 E. S. E. intravenös					
Nach 20 Min.		57,71	80,42	4,44	6,19	0,717
Nach 2 Stunden		49,67	72,63	3,82	5,59	0,681
17. III.		55,89	81,14	4,33	6,29	0,689

[1]) Wir können in diesen Fällen aus der Steigerung des Sauerstoffverbrauches auf eine Steigerung der Wärmebildung schließen, da die RQ keine Änderung erfuhren.

Ergebnis: In der ersten Versuchsperiode (26. II.—1. III.) liegen die 2 resp. $2^1/_2$ Stunden nach der subkutanen Injektion gewonnenen CO_2-Werte etwas tiefer als die vorher und zwei Tage später gewonnenen Werte. Bei den O_2-Werten ist der Unterschied nicht so deutlich. Auch beim zweiten Versuch am 13. III. liegt der 2 Stunden nach der intravenösen Injektion gewonnene CO_2-Wert sehr tief. Auch die O_2-Aufnahme sank ab. Der RQ bleibt ziemlich gleich. Wir können also aus diesen Versuchen nur schließen, daß bei diesem Hund 2 Stunden nach der Einverleibung größerer Mengen Thorium X ein leichtes Absinken der Wärmebildung zu beobachten ist.

Die vor der ersten Injektion gewonnenen Werte, die hier nicht mit aufgenommen wurden, stimmen mit dem am 1. III. angeführten Wert sehr gut überein.

Beobachtung XXXII.

R., ca. 30 Jahre alt.

Datum	Thorium X	CO_2	O_2	CO_2	O_2	RQ
				p. kg u. Min.	p. kg u. Min.	
28. II. 1913						
2 Uhr p. m.	500 E. S. E. Thorium X subk.					
29. II.		168,8	232,9	2,68	3,70	0,725
1. III.		181,5	230,1	2,93	3,71	0,789
10. III.	400 E. S. E.					
	Thorium X subk.					
11. III.		158,8	199,8	2,56	3,22	0,793
15. III.		161,6	234,9	2,61	3,79	0,688
		164,4	235,3	2,65	3,71	0,715

Ergebnis: Auch in diesem Versuch liegen die am Tag nach der Injektion gewonnenen Werte für CO_2 deutlich tiefer. Nach der zweiten Injektion ist die Herabsetzung (auch der O_2-Werte) noch deutlicher und zeigt sich noch am vierten Tag, da die vor der ersten Injektion gewonnenen, hier nicht mit aufgenommenen Werte durchschnittlich mit den am 1. III. gewonnenen Werten übereinstimmen. Also auch hier zeigt sich eine leichte Erniedrigung der Wärmebildung. Der RQ wurde nicht wesentlich beeinflußt.

Die Versuchsbedingungen stimmen mit denen von den Berliner Autoren in dem Versuch am Menschen eingehaltenen nicht ganz überein, da wir zwar annähernd die gleichen Dosen verwendeten (die Berliner Autoren injizierten zwischen 140—620 E. S. E.), aber das Thorium X subkutan einverleibten. Wenn aber die Berliner Autoren nicht nur nach intravenöser Injektion so großer Dosen, sondern schon nach Inhalation von 150 E. S. E. die von ihnen beschriebenen Wirkungen erzielten, so hätten wir natürlich bei unserer Versuchsanordnung ebenfalls Erhöhung des Stoffwechsels und des RQ beobachten müssen. Außerdem zeigte auch der intravenöse Versuch am Hund ein ganz anderes Resultat. Wir müssen daher annehmen, daß die abenteuerlichen Zahlen der Berliner Autoren wahrscheinlich infolge ungenügender Schulung der Versuchspersonen nicht richtig sind. Das beweist ja schon die Tatsache, daß der Ausgangswert des RQ in einem Falle höher als 1 liegt.

Die Untersuchungen ergeben somit einen bemerkenswerten Unterschied zwischen der Wirkung der Radiumemanation (in therapeutisch angewendeten Dosen) und derjenigen größerer Thorium X-Dosen auf den respiratorischen Stoffwechsel. Zum Teil mag die Änderung des Gaswechsels mit dem Verhalten des lymphatischen Apparates zusammenhängen, dessen Tätigkeit durch die Radiumemanation angeregt, durch größere Thorium X-Dosen eingeschränkt wird. Auch die Verschiedenheit in der Dosierung ist zu berücksichtigen. Denn in den meisten Versuchen mit Radiumemanation gelangen nur einige E. S. E. im Körper zur Wirkung, während in den Thorium X-Versuchen viele Hunderte von E. S. E. eine langdauernde Wirkung entfalten. Damit dürfte aber noch keine ausreichende Erklärung gegeben sein. Denn durch kleine Thorium X-Dosen wird der Gaswechsel, wie wir uns überzeugten, überhaupt nicht beeinflußt. Es weist also auch dieser Punkt wieder auf eine verschiedene Organotropie der Radiumemanation hin, durch welche die mannigfaltigsten vitalen Prozesse in exquisiter Weise gesteigert werden.

Die Wirkung der radioaktiven Körper auf den **Kohlehydratstoffwechsel** scheint eine sehr geringe zu sein. Im Beginn der radioaktiven Ära wurde mehrfach angegeben, daß die Zuckerausscheidung beim Diabetes mellitus durch Trinken von Radiumemanation herabgesetzt würde. (Armstrong) Paulßon konnte diese Angaben nicht bestätigen, wir selbst haben in einer 1911 erschienenen Publikation angegeben, daß auch bei Anwendung großer Dosen von Emanation eine Verringerung der Zuckerausscheidung der auf eine gleichmäßige Kost eingestellten Diabetiker niemals beobachtet werden konnte, daß wir vielmehr in einzelnen Fällen durch Kuren im stark dosierten Emanatorium Steigerung der Zuckerausscheidung oder der Ketonurie gesehen haben.

Ein analoges Verhalten kann man auch nach Injektion von Thorium X sehen. Ich führe folgendes Beispiel an:

Beobachtung XXXIII.

Ka., 48 Jahre. Eintritt in die Klinik 6. IX. 1912.

Im Januar 1912 Polyurie und Polyphagie, reichlich Zucker im Harne. Beim Eintritt in die Klinik bei Probekost mit 75 g Semmel durchschnittlich 50 g Zucker und deutliche nicht zu starke Azetonreaktion. Der Patient wird dann durch strenge Diät, durch Gemüsetage und einige eingeschaltete Hafertage entzuckert. Von Mitte Oktober an zuckerfrei.

2. XI. Frühportion des Harnes bis 10 Uhr a. m. zuckerfrei. Um 10 Uhr subkutan 500 E. S. E. Thorium X. In der Harnportion von 10—12 Uhr finden sich 1,5 g D., in der von 12—4 Uhr 2,7 g D., von da an wieder zuckerfrei. Der Patient wurde an den vorhergehenden wie an den nachfolgenden Tagen auf strenger Diät gehalten.

Auch Plesch, Karczag und Keetmann berichten über einen Fall von Diabetes mellitus, bei dem durch Thorium X-Injektion die Zuckerausscheidung gesteigert wurde.

Dr. Bernstein hat bei normalen Individuen den Blutzuckergehalt vor und nach intravenöser Injektion von 500 E. S. E. Thorium X untersucht und keine Änderung gefunden.

Die Beeinflussung der Körpertemperatur.

Nach Inhalation von Radiumemanation tritt häufig, wie Fürstenberg und Darms zeigten, ein leichter Anstieg der Körpertemperatur auf. In der Mehrzahl der Fälle erreichte die Körpertemperatur nach ca. einer halben Stunde den Höhepunkt und sank dann allmählich zur Norm ab. Nach den Untersuchungen von Darms erfolgt aber nach Trinken von Emanation ein Abfall der Körpertemperatur. Diese beiden Beobachtungsreihen lassen sich nur schwer in Einklang bringen. Das Auftreten von leichten Temperatursteigerungen im Radiumemanatorium ist jedenfalls nicht selten. Lion sah bei den thermolabilen Phthisikern sogar Temperatursteigerungen um nahezu zwei Grad.

Durch einmalige Thorium X-Injektion wird die Temperatur nicht beeinflußt.

Bei langdauernden Thorium X-Kuren habe ich mehrfach ein Heruntergehen der Körpertemperatur bis um einen Grad beobachtet. 1—2 Wochen nach dem Aussetzen der Kur wurde dann gewöhnlich das frühere Durchschnittsniveau wieder erreicht.

Eine Ausnahme hiervon sah ich nur in dem folgenden, allerdings ganz abnormen Fall.

Beobachtung XXXIV.

Heitz, A. 73 Jahre. Mykosisähnliche Erkrankung. I. med. Klinik. 18. V. 1912. Seit 1909 entwickelte sich eine mykosisähnliche Erkrankung der ganzen Haut des Körpers. (Diagnose von Prof. Riehl auf Grund mikroskopischer Untersuchung eines exzidierten Hautstückes.) Milzpol palpabel. Heftiger Juckreiz. Leukocyten 36 000 (davon 65% Lymphocyten und 5% Eos.). Erythrocyten 4 200 000. Hämoglobin 75%. Temperatur normal.

31. V. 11 Uhr a. m. 150 E. S. E. Thorium X subkutan. 6 Uhr p. m. Temperaturanstieg auf 38,5, leichtes Frösteln. 11 Uhr p. m. Temperatur 39,5, Patient unruhig, deliriert. Schweißausbruch. Leukocyten jetzt 72 000!

1. VI. Temperatur früh 37,5. Allgemeinbefinden wieder besser. Harn o. B. Abend wieder völlig normal.

2. VI. Leukocyten 32 000.

Ergebnis: Durch einmalige Injektion von 150 E. S E. Thorium X kam es in diesem Falle zu bedeutender Temperatursteigerung, zu Frösteln und zu sehr bedeutender Hyperleukocytose. Dieses ganz ungewöhnliche Verhalten dürfte wohl durch die diffuse Hauterkrankung bedingt sein.

Die Erhöhung der Temperatur durch Radiumemanation und die Herabsetzung derselben bei langdauernden Thorium X-Kuren dürfte wohl mit dem analogen Verhalten des Gaswechsels und der Tätigkeit des Leukocytenapparates in ursächlichem Zusammenhang stehen.

Daß bei tödlicher Vergiftung mit Thorium X ante mortem bedeutende Temperatursteigerungen auftreten, habe ich schon früher ausführlich erwähnt.

Über die Beeinflussung des **Purinstoffwechsels** durch Einverleibung radioaktiver Substanzen liegt ein verhältnismäßig reiches Beobachtungsmaterial vor. Gleich im Beginn der Studien über die Emanationsbehandlung hat man Fälle von Gicht herangezogen und versucht, die beobachteten therapeutischen Wirkungen durch Untersuchung des Purinstoffwechsels auf eine experimentelle Grundlage zu bringen.

Ich möchte nun zuerst eine Übersicht über die vorliegenden Beobachtungen geben, wobei ich vorerst die unter dem Einfluß der Radiumemanationsbehandlung gewonnenen Erfahrungen getrennt von denen bei Thorium X-Einverleibung bespreche.

Die Versuche mit Radiumemanation lassen sich in folgenden Punkten zusammenfassen:

1. Durch Trinken oder durch Inhalation von Radiumemanation beobachtet man öfter Ansteigen der Ū-Ausscheidung. Die bei Einverleibung kleiner Dosen gewonnenen Beobachtungen zeigen allerdings meist nur sehr geringe Ausschläge. Die ersten Untersuchungen liegen von Gudzent und Löwenthal vor. Sie betrafen sowohl Gichtfälle wie nichtgichtische Erkrankungen. Unter den vier Fällen mit Gicht stieg die Ū-Ausscheidung nur in einem Fall um ca. 80%. Bei einem Fall von chronischer Arthritis wurde eine Steigerung um ca. 25% beobachtet. Auch Kikoji sah in einem solchen Falle eine Steigerung um ca. 90%. Messernitzky und Kemen sahen bei Gichtkranken nach dem Trinken von Emanation und Radiumbädern recht beträchtliches Ansteigen der Ū-Ausscheidung. Mandel hingegen sah unter sieben Fällen von Gicht, die im Emanatorium zu 7—16 M.-E. p. l. behandelt wurden, nur zweimal eine Erhöhung der Ū-Ausscheidung um ca. 10%. In den anderen Fällen trat keine Erhöhung, manchmal sogar Erniedrigung der Ū-Ausscheidung ein. Auch Kaplan sah nach Trinken radiumhaltiger alkalischer Wässer leichtes Absinken der Ū-Ausscheidung. Schon vorher hatten Mannes und Wellmann keine gleichmäßige Beeinflussung des Purinstoffwechsels durch Einverleibung von

Radiumemanation beobachten können. Auch Skorczewski und J. Sohn hatten eine Beeinflussung der $\overline{U}$-Ausscheidung vermißt. Unsere eigenen Untersuchungen wurden bei Nichtgichtkranken durchwegs unter Verwendung größerer Dosen angestellt. Wir haben schon früher über zwei Fälle (eine rheumatische Polyarthritis und einen akuten Gelenkrheumatismus) berichtet, bei denen bei purinfreier Kost unter dem Einfluß langdauernder Sitzungen im Emanatorium die Harnsäurewerte um über $100^0/_0$ anstiegen. Ich teile hier noch ein Beispiel mit, einen Fall von multipler Sklerose, bei welchem je sechsstündige Sitzungen im Emanatorium die $\overline{U}$-Ausscheidung regelmäßig deutlich ansteigen ließen.

Beobachtung XXXV.

Heubel, Fr. 23 Jahre. Multiple Sklerose. I. med. Klinik.
Vom 19. I. an purinfreie Kost, $+$ 100 g Hühnerfleisch.

20. I. 0,82 $\overline{U}$.
21. I. 0,64
22. I. 0,60
23. I. **0.75** 6 Stunden im Emanatorium zu 20 M.-E. p. l.
24. I. 0,63
25. I. 0,60
26. I. 0,58
27. I. 0,61
28. I. 0,58
29. I. **0,85** 6. Stunden im Emanatorium zu 20 M.-E. p. l.
30. I. 0,64

Mesernitzky und Kemen sahen bei Gichtikern, die mit Trinkkuren (200—400 M.-E. pro die) und gleichzeitig mit Radiumbädern (ca. 10 000 M.-E.) behandelt wurden, beträchtliche Steigerung der $\overline{U}$-Ausscheidung (über $100^0/_0$). Ähnliche Beobachtungen teilten in neuerer Zeit auch Teissier und Rebattu mit.

Auch bei Verwendung großer Dosen erfolgt die Steigerung der $\overline{U}$-Ausscheidung durchaus nicht in jedem Fall. Genau so wie bei der Untersuchung der Leukocytenzahl und des respiratorischen Stoffwechsels zeigt sich auch bei der Untersuchung des Harnsäurestoffwechsels, daß nicht jedes Individuum auf die Einverleibung von Radiumemanation reagiert. Doch dürfte wohl bei den Gichtikern die Steigerung der $\overline{U}$-Ausscheidung häufiger auftreten.

2. Gudzent und Löwenthal führen einen Fall von Gicht an, bei dem die für Gicht typische Verschleppung der $\overline{U}$-Ausscheidung vorhanden war; als dann eine Emanatoriumskur eingeleitet wurde, erfolgte der $\overline{U}$-Anstieg prompt.

3. His und Gudzent sahen bei zahlreichen Gichtikern mit abnorm hohem Harnsäuregehalt des Blutes nach längeren Kuren im Emanatorium die Harnsäure aus dem Blute verschwinden. Brugsch und Brasch haben bei ihren Fällen kein Verschwinden der Blutharnsäure beobachtet.

4. In manchen Fällen von Gicht wurde von His und Gudzent Rückbildung von Tophi im Verlauf der Emanationskur beobachtet. Fofanow erzeugte bei Kaninchen künstlich Tophi und sah bei den in Emanation gehaltenen Tieren eine raschere Resorption als bei den Kontrolltieren.

5. Zweifellos sieht man bei vielen Gichtfällen unter dem Einfluß der Emanationskuren Besserung der klinischen Erscheinungen. Auf diese werde ich im klinischen Teil genauer eingehen. Noch wichtiger als dieses ist für die Frage, ob der Purinstoffwechsel bei Gichtikern durch Radiumemanation beeinflußt werden kann, die Beobachtung, daß sich in manchen Fällen mit dem Beginn der Kur prompt ein akuter Gichtanfall einstellt. Besonders bei schweren Gichtfällen kann man dies öfter beobachten.

Die Beobachtungen über Beeinflussung des $\overline{U}$-Stoffwechsels durch Einverleibung von Thorium X weichen in manchen Punkten von den bei Emanationsbehandlung geschilderten ab.

1. Bei nichtgichtischen Individuen ist nach unseren Erfahrungen die Steigerung der $\overline{U}$-Ausscheidung nach Einverleibung selbst beträchtlicher Dosen von Thorium X nur unbedeutend. Es bezieht sich das sowohl auf den sogenannten endogenen wie exogenen Faktor. Ich werde im klinischen Teil eine Reihe von Beispielen anführen.

2. Bei Gichtikern sahen wir fast regelmäßig mit dem Beginn der Thorium X-Injektionen eine beträchtliche Steigerung der $\overline{U}$-Ausscheidung. (Siehe den klinischen Teil.) Auch Plesch, Karczag und Keetmann teilten einen solchen Fall mit.

Die $\overline{U}$-Ausscheidung nach Zufuhr purinreichen Materials war in unseren Fällen während der Thorium X-Kur ebenfalls verschleppt, die Gesamtsteigerung aber bedeutender.

3. Die Untersuchung über die $\overline{U}$-Ausscheidung bei Leukämien, die mit Thorium X behandelt wurden, führten zu folgendem Resultat: Bei lymphatischer Leukämie ist die Steigerung der $\overline{U}$-Ausscheidung auch bei Injektion großer Dosen von Thorium X nur gering oder kann nahezu fehlen (Nowaczynski). Bei myeloischer Leukämie pflegt die Steigerung, wie schon Plesch in einem Falle beobachtete und wie Nowaczynski in mehreren Fällen beschrieb, bedeutender zu sein. Wenn man aber bedenkt, in welchem Umfang und wie rasch das purinreiche lymphatische Gewebe unter dem Einfluß solcher Injektionen einschmilzt, wenn man berücksichtigt, daß die Zahl der Leukocyten im Blute in wenigen Wochen um Hunderttausende im Kubikmillimeter abnehmen kann, daß große Drüsen verschwinden und enorm vergrößerte Milzen auf einen Bruchteil ihres früheren Volumens zurückgehen können, so muß man die beobachtete Steigerung der $\overline{U}$-Ausscheidung als sehr geringfügig bezeichnen.

4. Das Verschwinden der Blutharnsäure unter Thorium X-Kuren wurde von uns in mehreren Fällen und auch von Gudzent in einem Falle beobachtet. (Siehe den klinischen Teil.)

5. Rückbildung von Tophi bei Gichtikern ist von uns in mehreren Fällen beobachtet worden.

6. Die Rückbildung anderer klinischer Erscheinungen bei der Gicht während der Thorium X-Kuren ist oft eklatant. (Siehe den klinischen Teil.) Auch das Auftreten akuter Anfälle im Beginn der Thorium X-Kuren ist beobachtet worden (Plesch und wir).

Die Reichhaltigkeit des vorliegenden Beobachtungsmaterials läßt es wohl als zweifellos erscheinen, daß durch Einverleibung radioaktiver Substanzen ein mächtiger Einfluß auf den $\overline{U}$-Stoffwechsel ausgeübt werden kann. Dies ist ohne weiteres verständlich, wenn man bedenkt, daß gerade die kernreichen Gewebe sich der Wirkung der Becquerelstrahlen als besonders zugänglich erweisen. Es scheint mir ferner aus den angeführten Beobachtungen der Schluß gestattet, daß sich die Wirkung der therapeutisch verwendeten Dosen von Radiumemanation von derjenigen bei Einverleibung von Thorium X in manchen Punkten nicht unwesentlich unterscheidet. Dafür spricht schon der Umstand, daß bei Nichtgichtikern nach Einverleibung größerer Dosen von Radiumemanation recht oft die $\overline{U}$-Ausscheidung beträchtlich gesteigert wird, während dies nach Einverleibung von Thorium X nicht der Fall ist. Ich möchte dies in dem Sinne deuten, daß die Harnsäure durch die Radiumemanation hauptsächlich mobilisiert wird, während bei Thorium X-Einverleibung neben der Mobilisierung auch eine wesentliche Mehrzerstörung von Harnsäure eintritt [1]).

Für die letztere Annahme spricht die schon früher betonte Tatsache, daß die Steigerung der $\overline{U}$-Ausscheidung bei Leukämien unter Thorium X-Kuren trotz der enormen Einschmelzung purinreichen Gewebes verhältnismäßig gering ist. Auch die nicht unbeträchtliche Steigerung der $\overline{U}$-Ausscheidung bei Gichtikern unter Thorium X scheint mir doch in Anbetracht der großen Mengen von $\overline{U}$, die in solchen Fällen aus den Geweben und dem Blute verschwinden müssen, nicht hinreichend zu sein. Selbst die klinischen Erscheinungen bei Gicht scheinen mir diese Vorstellung zu unterstützen, denn bei schweren Fällen von Gicht sehen wir, daß unter dem Einfluß der Emanationskuren relativ häufig die Harnsäure-Depots nur mobilisiert und dadurch entzündliche Reaktionen ausgelöst werden, ohne daß es zur Befreiung des Organismus von der überschüssigen $\overline{U}$ kommt, während man bei den Thorium X-Kuren in solchen Fällen wenigstens nach meinen Erfahrungen viel häufiger eine wesentliche Besserung erzielt.

Die Ursache dieser verschiedenen Wirkung liegt sicherlich nicht bloß in der Dosierung. Es ist natürlich ohne weiteres klar, daß die in den Emanationskuren tatsächlich zur Wirkung kommende Menge von Energie geradezu verschwindend klein ist gegenüber derjenigen in den Thorium X-Kuren. Wenn wir aber so kleine Thorium X-Mengen verabreichen, so erweisen sie sich als vollkommen wirkungslos. Die Ursache muß daher wohl in einer verschiedenen Organotropie liegen.

Die Frage, wie die radioaktiven Substanzen auf den Purinstoffwechsel einwirken, möchte ich nur kurz berühren. Daß ein Zusammenhang mit den Änderungen in der Funktion des lymphatischen Apparates besteht, ist wohl sehr wahrscheinlich, besonders wenn man bedenkt, daß die Leukocyten Träger wichtiger Fermente sind. Es scheint mir aber daneben auch eine direkte chemische Beeinflussung des Substrates diskutabel. Der Umstand, daß man in den Reagenzglasversuchen chemische Zersetzung der Harnsäure erst bei Anwendung sehr aktiver Präparate sieht, scheint mir nicht geeignet, diese Annahme zu widerlegen; denn einerseits muß ich nochmals darauf hinweisen, daß in den Reagenzglasversuchen der größte Teil der frei werdenden Energie (wenigstens beim Thorium X) nicht zur Wirkung kommt, andererseits dürften sich Versuche mit wässerigen Lösungen oder Aufschwemmungen von Harnsäure oder harnsauren Salzen von den physiologischen Bedingungen weit entfernen. Es ist bekannt, daß harnsaure Salze um so schwerer löslich werden, je öfter sie umkristallisiert werden. Ferner erhöht die Gegenwart von Kolloiden die Löslichkeit der harnsauren Salze um ein Vielfaches. Da die Kolloide andererseits Radiumemanation in hohem Grade zu adsorbieren vermögen, so ist es wohl möglich, daß die Radiumemanation in den kolloiden Gewebssäften viel intensivere Wirkungen entfaltet wie in wässerigen Lösungen. In diesem Sinne sprechen die Untersuchungen von Bechhold und Ziegler, nach denen das Lösungsvermögen inaktivierten Rinderserums für harnsaures Natrium sich bei Gegenwart von Radiumemanation wesentlich erhöht.

---

[1]) Die Annahme, daß der menschliche Organismus die in ihm gebildete Harnsäure zerstören kann, wird bekanntlich von Wiechowski bestritten. Man müßte dann annehmen, daß ein Teil der Purinkörper auf paruratischem Wege abgebaut wird und daß das Thorium X diesen paruratischen Abbau begünstigt. Mit dieser Annahme lassen sich zwar die Verhältnisse bei den Leukämien, hingegen nicht die bei der Gicht erklären.

9. Einfluß auf das Nervensystem.

Die ersten Versuche über die Wirkung der Bestrahlung des Nervensystems mit Becquerelstrahlen stammen von Obersteiner. Wurde der Schädel von Mäusen und Meerschweinchen der direkten Bestrahlung durch 10 resp. 50 mg Radiumbromid ausgesetzt, so gingen die Tiere unter schweren Krämpfen und Lähmungserscheinungen zugrunde. Die mikroskopische Untersuchung ergab tiefgehende Zerstörung der Nervensubstanz, Erweichungsherde, Veränderungen der Ganglienzellen und Hämorrhagien. Die Nervenfasern zeigten sich wesentlich resistenter, wie später auch Okada bei direkter Bestrahlung der peripheren Nerven nachweisen konnte.

Die Erregbarkeit des Nervensystems nimmt bei schwacher Bestrahlung etwas zu, bei starker Bestrahlung kann sie aber nahezu völlig erlöschen. Schoukowski zeigte dies an den motorischen Zentren der freigelegten Hirnrinde, Becq an den peripheren Nerven.

Schwache Bestrahlung hat eine ausgesprochen schmerzlindernde Wirkung, wie Darier bereits 1903 und später Foveau de Courmelles, Raymond und Zimmern u. a. betonten.

Bei Einverleibung radioaktiver Substanzen ergibt sich ein bemerkenswerter Unterschied zwischen den Wirkungen der Radiumemanation und denen von Thorium X. Bei Einverleibung großer Dosen von Thorium X erweist sich nämlich das Nervensystem als ziemlich resistent; wir werden auch später sehen, daß die therapeutischen Versuche mit kleineren oder größeren Dosen von Thorium X bei neuralgischen Prozessen keine überzeugenden Erfolge ergeben. Andererseits ist der schmerzlindernde Effekt der Radiumemanation gleich im Beginn der therapeutischen Versuche allgemein anerkannt worden. Auf die sedative und schlafbefördernde Wirkung der Emanation hat besonders Fürstenberg hingewiesen; hauptsächlich sind es die Schmerzen bei neuralgischen und arthritischen Beschwerden, die günstig beeinflußt werden; doch äußert sich die sedative Wirkung auch beim Pruritus, bei den schmerzhaften Affektionen nach Knochenbrüchen usw. Bei sehr nervösen Individuen kann aber auch eine erhöhte Erregbarkeit, Schlaflosigkeit usw. die Folge der Einverleibung von Emanation sein.

Bei Einverleibung sehr großer Mengen von Emanation zeigten sich im Tierexperiment schwere Schädigungen des Nervensystems. v. Knaffl-Lenz fand bei Ratten, die 40 Stunden in emanationsreicher Atmosphäre (bis 40 000 M.-E. per 1 Luft) gehalten wurden, schwere Veränderungen in den Ganglienzellen, am stärksten im Großhirn. Die Ganglienzellen waren hochgradig geschrumpft, zeigten staubförmigen Zerfall der Tigroide und Vakuolenbildung.

Dieser Unterschied im Verhalten der Emanation gegenüber dem Thorium X findet wohl seine Erklärung in der verschiedenen Organaffinität. Die Emanation ist in lipoiden Substanzen vorzüglich löslich und dürfte sich daher, wie auch v. Knaffl-Lenz hervorhebt, gerade im Nervensystem anreichern. Dies ist wichtig im Hinblick auf die schmerzlindernde Wirkung der Emanation und im Hinblick auf die von G. Spieß und A. N. Bruce studierte Beziehung der Anästhesie zur Entzündungshemmung.

Theoretische Schlußbetrachtungen.

In den vorhergehenden Abschnitten habe ich mich bemüht, die wichtigsten Beobachtungen, die über die biologischen Wirkungen der radioaktiven Substanzen vorliegen, zu schildern. Ich habe besonderes Gewicht auf diejenigen biologischen Wirkungen gelegt, die bei interner Einverleibung der radioaktiven Substanzen festgestellt werden konnten. Zum Schluß sei es mir gestattet, einige allgemein biologische Gesichtspunkte, die sich bei der Sichtung des nun schon bedeutenden Materials ergeben, zu besprechen, wobei ich mich zum großen Teil an mein seinerzeit über diesen Gegenstand erstattetes Referat halten will.

Aus den bisher vorliegenden biologischen Beobachtungen läßt sich ungezwungen ein Grundgesetz erkennen, das sich in dem Satze formulieren läßt, daß die Becquerelstrahlen in kleinen Dosen die im Protoplasma sich abspielenden Prozesse fördern, in großen Dosen auf das Protoplasma zerstörend wirken.

Was die Förderung der biochemischen Prozesse anbelangt, so seien aus der großen Zahl der Beobachtungen nochmals folgende genannt: Die hyperplastischen Veränderungen verschiedener Gewebsarten bei schwacher Bestrahlung der Haut, die namentlich in der Umgebung stark bestrahlter Partien aufzutreten pflegen; ferner die Anregung der Tätigkeit des blutbildenden Apparates und der Keimdrüsen, die Steigerung der Herzarbeit usw. Diese Anfachung der Lebensprozesse kommt, wie wir gesehen haben, in der Steigerung des respiratorischen Stoffwechsels und des Purinstoffwechsels zum Ausdruck. Sie äußert sich in den therapeutischen Versuchen oft in einer Hebung des Allgemeinbefindens, in einer Erhöhung des Kraftgefühls und in einem Verjüngungsgefühl. Am sinnfälligsten tritt sie in der Wachstumsförderung junger Pflanzen und in dem frühzeitigen Austreiben mancher Pflanzenkeimlinge zutage. Auch pathologisch hyperplastisches Gewebe z. B. bei der Leukämie oder bei gewissen Tumoren kann unter dem Einfluß schwacher Bestrahlung zu beschleunigtem Wachstum angeregt werden.

Was nun die destruktiven Prozesse anbelangt, so verweise ich nochmals auf den nekrotischen Zerfall der verschiedenen Gewebsarten, der bei starker Bestrahlung der Haut auftritt, ferner auf die Zerstörung des lymphatischen Gewebes und eventuell auch des Erythrocytenapparates. Die Tätigkeit des Herz-Gefäßapparates wird gestört und erlahmt. Degeneration im chromaffinen Gewebe äußert sich in Herabsetzung des Gefäßtonus, die Erregbarkeit des Nervensystems wird nach vorübergehender Steigerung herabgesetzt, eventuell treten degenerative Prozesse in der Nervensubstanz auf. Die Keimdrüsentätigkeit wird gehemmt, besonders die empfindliche Generationsdrüse zeigt früh ausgesprochene degenerative Veränderungen. Der respiratorische Stoffwechsel sinkt ab und die Einschmelzung kernhaltiger Substanz führt zuerst zu gesteigertem Abbau purinreichen Materials, später wohl zu einer Herabsetzung des Kernstoffwechsels. Bei starker Bestrahlung werden junge Pflanzen in ihrem Wachstum gehemmt und welken frühzeitig.

Besonders deutlich tritt dieser destruierende Prozeß hervor, wenn die Strahlen auf junge oder abnorm rasch wachsende Zellen einwirken. Die junge Pflanze bleibt im Wachstum zurück und verkümmert, junge tierische Organismen zeigen Störungen in ihrer Entwicklung. Das hyperplastische leukocytäre Gewebe bei der Leukämie, das karzinomatös oder sarkomatös entartete Gewebe wird in großem Umfang zur Einschmelzung gebracht.

„Im ersteren Fall finden wir also Steigerung der Vitalität, Steigerung der biochemischen Prozesse mit Überwiegen derjenigen, die endothermal zur Reduktion und Synthese führen, in letzterem Fall tritt der hemmende Effekt auf die Synthese mit gleichzeitiger Steigerung der dissimilatorischen Prozesse in den Vordergrund."

Wenn ich nun versuche, diese Wirkung der Becquerelstrahlen dem Verständnis näher zu bringen, so möchte ich zuerst auf die vielfachen Analogien, die die Wirkung der Becquerelstrahlen mit derjenigen anderer dunkler Strahlen (der Röntgen- und der ultravioletten Strahlen) einerseits und mit der Lichtwirkung andererseits zeigt, hinweisen.

Holzknecht hat vor Jahren in einer geistreichen Hypothese die Ansicht vertreten, daß die biochemischen Wirkungen aller Strahlengattungen im Grunde genommen dieselben sind, indem die ihnen innewohnende Energie in andere Energieformen transformiert wird, wobei aber bei den langwelligen Strahlen erst eine Transformation in kurzwellige vorausgeht. Bei dieser Transformation der langwelligen Lichtstrahlen in kurzwellige spielen die im Tier- und Pflanzenreich sehr verbreiteten Sensibilitatoren eine wichtige Rolle (Tappeiner, Hausmann). Für die Transformation der den dunklen Strahlen innewohnenden Energie ist die Anwesenheit von Katalysatoren nicht notwendig, wenn auch die im Protoplasma sich abspielenden Prozesse durch sie beeinflußt werden. Deshalb sehen wir, daß die Zersetzung organischer Verbindungen, die durch die Becquerelstrahlen direkt erfolgt, unter dem Einfluß der langwelligen Lichtstrahlen erst bei Anwesenheit von Katalysatoren eintritt. Die dunklen Strahlen, auch die ultravioletten Strahlen des Sonnenlichtes, wirken auch bei Abwesenheit von Sauerstoff, während die langwelligen Lichtstrahlen Sauerstoff benötigen. Daß die drei Gattungen der Becquerelstrahlen im Prinzip die gleichen biochemischen Wirkungen haben, glaube ich in den vorausgehenden Ausführungen an zahlreichen Beispielen gezeigt zu haben. Sie lassen sich also alle den dunklen Strahlen in biochemischer Beziehung einreihen. Wenn auch die Bedingungen, unter denen sich die Wirkungen der dunklen Strahlen abspielen, etwas verschieden sind von denen der Lichtstrahlen, so ist der biochemische Effekt im Prinzip derselbe. Ähnlich, wie daher in der chlorophyllhaltigen Pflanze unter dem Einfluß der Lichtstrahlen die Photosynthese gesteigert, bei abnorm starker das gewöhnliche Maß weit überschreitender Belichtung und besonders bei starkem Hervortreten der ultravioletten Strahlen aber unter Umständen gehemmt und die Pflanze zum Absterben gebracht wird, so kann angenommen werden, daß auch die den dunklen Strahlen innewohnende Energie zur Assimilation d. h. zur Speicherung chemisch potentieller Energie verwendet wird, während bei zu großem Überschuß an Energie jeder Molekularverband gelöst und damit das Leben der Zelle zerstört wird; der Unterschied liegt nach dieser Anschauung nur darin, daß die Transformation der dunklen Strahlen einfacher ist als die der Lichtstrahlen.

In der Frage, auf welche Weise die im Protoplasma sich abspielenden dissimilatorischen Prozesse durch die Becquerelstrahlen beeinflußt werden, möchte ich mich der Ansicht jener Autoren anschließen, die die hauptsächlichste Ursache in einer chemischen Labilisierung des Substrates sehen. Ich verweise auf die Ausführungen im Kapitel über die Fermente. Ich möchte hier aber noch auf eine weitere Analogie hinweisen, welche die Becquerelstrahlen mit anderen Strahlengattungen zeigen, weil sie mir den Schlüssel für manche bisher dunkle Punkte in der Erklärung der biologischen Wirkungen zu bieten scheint. Es betrifft dies die Nachwirkung, die wir bei chemischen Umsetzungen beobachten konnten. Ich verweise nochmals auf die Tatsache, daß die hydrolytische Spaltung einer Arrowrootlösung auch nach Entfernung der strahlenden Quelle eine Zeitlang fortschreitet oder auf die Beobachtung von Fernau und Pauli, daß es, nachdem die Entladung des Cerihydroxyds durch die Radiumstrahlen erfolgt ist, auch nach Entfernung des Radiums eine Zeitlang dauert, bis die Koagulation beendet ist. Den von den Radiumstrahlen hervorgerufenen primären Veränderungen des Substrates folgen also sekundäre von der Fortdauer der Bestrahlung unabhängige Umsetzungen. Diese Beobachtungen, die an die Phosphoreszenz und Chemilumineszenz erinnern, lassen sich vielleicht zur Erklärung gewisser Erscheinungen heranziehen, die man bei Bestrahlung von Geweben beobachtet. Ich meine die Latenz, die Fernwirkung und Nachwirkung, Erscheinungen, die bei der Röntgenbestrahlung schon viel früher beobachtet worden sind und, wie schon die Aufstellung zahlreicher Hypothesen zeigt, bisher schwer verständlich waren.

II. Klinischer Teil.

Die Entdeckung, daß die radioaktiven Substanzen intensive biologische Wirkungen hervorzubringen vermögen, hat sehr rasch zu dem Versuch geführt, diese geheimnisvolle Kraft in den Dienst der Medizin zu stellen. Soweit es sich um Versuche handelte, direkt zugängliche Affektionen (Geschwülste, Infektionskrankheiten der Haut usw.) durch Bestrahlung therapeutisch zu beeinflussen, sind die biologischen Studien von vornherein für die Entwicklung der Therapie richtunggebend gewesen. Hier war eine stetige Kontrolle durch die pathologische Anatomie und Histologie möglich und so sehen wir auch, daß sich die Radiumtherapie in diesen Zweigen der Medizin rasch entwickelte. Wenn diese Entwicklung heute zwar noch durchaus nicht abgeschlossen ist, so sind die therapeutischen Bestrebungen doch von vornherein auf eine feste wissenschaftliche Basis gestellt worden. In der inneren Medizin war zwar auch vom Beginn an ein Wegweiser vorhanden, der die Einführung der Radiumtherapie sehr zu erleichtern schien. Die Entdeckung, daß die Quellen vieler altberühmter Kurorte radioaktiv sind, hat hier die ersten therapeutischen Versuche geleitet und die Indikationen, die auf diese Weise erschlossen wurden, sind auch heute noch anerkannt. Die Rheumatismen und Neuralgien gehören heute noch zu dem wichtigsten Indikationsgebiet der Radiumtherapie in der inneren Medizin. Es ist aber kein Zweifel, daß die therapeutischen Versuche, besonders was die wichtige Frage der Dosierung anbelangt, durch biologische Versuche nicht genügend fundiert waren. Außerdem wurden von der Industrie eine Menge von Präparaten auf den Markt gebracht, von denen viele eine so minimale Aktivität besaßen, daß eine therapeutische Wirkung unmöglich war. Endlich kam noch der hohe Preis solcher oft ganz ungenau dosierter Präparate hinzu, der in gar keinem Verhältnis zu dem Gehalt an Aktivität stand. Das waren alles Momente, die das Vertrauen in die neue Heilmethode erschütterten. Von balneologischer Seite wehrte man sich mit Recht dagegen, daß der Emanationsgehalt der Quellen als einziger oder hauptsächlichster Heilfaktor der betreffenden Kurorte angesehen würde. Besonders war es aber der Umstand, daß viele Therapeuten mit den von ihnen verwendeten kleinen Dosen keine überzeugenden Erfolge erzielten, der bald einen Rückschlag erzeugte, der meines Erachtens noch weit über das Ziel hinausschoß. Die mannigfaltigen, den radioaktiven Substanzen und speziell der Radiumemanation zukommenden biologischen Wirkungen, die unterdessen durch sorgfältige Untersuchungen aufgedeckt wurden, gestatten es, diesen Skeptizismus als unbegründet zurückzuweisen; sie sind imstande, das Vertrauen in die neue Heilmethode wieder zu erhöhen. Es schien mir deshalb richtig, der Darstellung der biologischen Wirkungen so viel Raum zu widmen. —

Eine andere Gefahr drohte der Therapie mit radioaktiven Substanzen gerade von der entgegengesetzten Seite. Während man bei den therapeutischen

Versuchen mit Radiumemanation sich zu kleiner Dosen bediente, verfiel man bei den ersten therapeutischen Versuchen mit Thorium X in den entgegengesetzten Fehler und verwendete zu hohe, toxische Dosen. Hier war die Wirksamkeit der Präparate außer allem Zweifel, hingegen erhoben sich bald wegen der Gefährlichkeit dieser Behandlung von vielen Seiten warnende Stimmen. Ich glaube aber in den folgenden Ausführungen zeigen zu können, daß bei sorgfältiger Dosierung und genauer Einhaltung verschiedener Vorsichtsmaßregeln diese Behandlungsmethode nicht so gefährlich ist, als man heute fast allgemein annimmt.

Man hat die Radiumtherapie bei den verschiedensten inneren Erkrankungen versucht, ja man kann sagen, es gibt fast keine Krankheitsgruppe, bei der man sie nicht versucht hätte. Daß es da viele Nieten und wenig Treffer gab, ist begreiflich. Wenn auch heute ein abschließendes Urteil über die Indikationsstellung und den Wert der Methode noch nicht möglich ist, so lassen sich immerhin schon die wichtigsten Richtlinien erkennen. In der Behandlung mancher Krankheitsgruppen hat die Therapie mit radioaktiven Substanzen heute schon festen Fuß gefaßt. Es wird nun meine Aufgabe sein, die einzelnen Krankheitsgruppen zu besprechen, die Indikationen und Kontraindikationen abzugrenzen und, soweit dies bisher möglich ist, Art und Dauer des zu erzielenden Erfolges zu schildern. Vorher möchte ich aber noch im Zusammenhang einige Bemerkungen über die therapeutischen Anwendungsformen der Radioaktivität machen.

Therapeutische Anwendungsformen.

Wie wir schon im biologischen Teil auseinandergesetzt haben, besitzen wir zwei in ihrer Wirkung wesentlich verschiedene Applikationsweisen: Die äußere direkte Bestrahlung und die Einverleibung radioaktiver Substanzen (innere Bestrahlung).

Die direkte Bestrahlung, die in der Dermatologie, Chirurgie und Gynäkologie ausschließlich angewandte Methode, wird bisher in der inneren Medizin verhältnismäßig noch wenig verwendet. Doch hat sich in jüngster Zeit ihr Anwendungsgebiet wesentlich erweitert. Die Anwendung schwacher radioaktiver Präparate ist verhältnismäßig alt. Die Verwendung stark aktiver Präparate ist erst jungen Datums. Während erstere hauptsächlich bei rheumatischen und neuralgischen Prozessen angewandt werden, versucht man in jüngster Zeit letztere dort anzuwenden, wo man in der inneren Medizin bisher Röntgentiefenbestrahlung zu verwenden pflegte. Die spärlichen einschlägigen Beobachtungen sind jedenfalls ermutigend, ja es ist fraglich, ob diese Behandlungsmethode nicht wirksamer als die Röntgentiefenbestrahlung und diese zu verdrängen geeignet ist. Von den Krankheiten, die bisher auf diese Weise behandelt wurden, erwähne ich: Die Leukämie, die nichtleukämischen Lymphdrüsentumoren, die Strumen und das Hypophysenadenom bei Akromegalie.

Nun einige Bemerkungen über die **Technik der Bestrahlung** und die zur Bestrahlung verwendeten Instrumente.

Von praktischer Bedeutung ist nicht der Gehalt eines Bestrahlungsinstrumentes an radioaktiver Substanz, sondern die Strahlenmenge, welche bei der Bestrahlung tatsächlich zur Wirkung kommt. Die französischen Autoren (Wickham und Dégrais, Bayet u. a.) unterscheiden zwischen einer Anfangsaktivität, d. h. der Aktivität des zur Herstellung des Bestrahlungsinstrumentes verwendeten radioaktiven Salzes, und der Nutzaktivität, d. h. der Aktivität nach Herstellung des Instrumentes. Diese wird natürlich wesentlich kleiner sein, da ein Teil der Strahlung vom Firnis, von der Hülse usw.

absorbiert wird. Ferner muß berücksichtigt werden, ob das Instrument gereift ist; ein Radiumsalz besitzt seine volle Strahlungskraft ja erst dann, wenn es mit der Emanation im Gleichgewicht steht, also erst ca. 4 Wochen nach der Herstellung des Instrumentes für den Fall, daß frischgefälltes Radiumsalz zur Herstellung verwendet wurde. Die Nutzaktivität eines Instrumentes hängt ferner davon ab, ob ein Entweichen von Emanation möglich ist oder nicht.

Für die Intensität der Wirkung ist endlich die Gestalt des Instrumentes von Bedeutung. Ich brauche wohl kaum näher auszuführen, daß die Nutzaktivität eine viel größere sein wird, wenn man ein auf die Oberfläche eines zylindrischen Körpers aufgetragenes Radiumsalz in eine Körperhöhle, z. B. in den Uterus einführt, als wenn man mit demselben Instrument ein flächenhaftes Organ von der Seite her bestrahlt. Im ersteren Fall ist die Wirkung eine dreidimensionale, im letzteren Fall entspricht sie nur einem Kugelsegment. Es ist daher schon aus diesem Grunde die Angabe in Milligrammstunden ganz ungenau. In der inneren Medizin kommt vorderhand nur die Bestrahlung flächenhafter Organe (Milz, Schilddrüse usw.) oder die Bestrahlung einzelner Nervenpunkte in Betracht. In ersterem Fall ist es zweckmäßig, flächenhafte viereckige etwa 2 qcm im Umfang haltende Radiumträger zu verwenden. Man teilt die zu bestrahlende Fläche in Schachbrettfelder ein, von denen man eines nach dem andern oder eventuell mehrere gleichzeitig bestrahlt. Wenn es die Gestalt des Organs erlaubt, bedient man sich dabei der Kreuzfeuermethode.

Man verwendet im allgemeinen zwei Typen von Bestrahlungspräparaten:

a) die sogenannten Dominiciröhrchen,
b) Flächenträger, und zwar plane, konvexe und konkave. (Joachimsthaler Träger, Radiumträger der k. k. Radiumstation in Wien, Bayetsche Radiumplatten usw.)

Die Aktivität dieser Präparate soll stets in Milligrammen Radiumelement oder Milligrammen Radiumbromid $2H_2O$ (Kristallwasser) definiert werden. Bei den Flächenträgern ist noch anzugeben, wie viel Milligramm Radium resp. Radiumbromid $2H_2O$ pro qcm vorhanden sind. Angaben wie z. B. $1/4$ g reines Salz oder 0,20 g Barium-Radiumsalz ohne genaue Bekanntgabe des faktischen Radiumgehaltes sind wertlos. Der Radiumgehalt des zur Herstellung der Träger verwendeten Salzes soll nicht durch Auswägung, sondern durch Messung ermittelt werden, da nach den Erfahrungen des Instituts für Radiumforschung in Wien bei der Verwendung von kristallisiertem Radiumchlorid die einzelnen Kristalle nicht immer gleichmäßigen Radiumgehalt aufweisen.

ad a) Auf Grund der bis jetzt gemachten Erfahrungen eignen sich für Zwecke der Bestrahlung in den meisten Fällen weitaus am besten die Dominiciröhrchen. Das gewünschte Quantum Radiumsalz wird in ein kleines Glasröhrchen mit einem Durchmesser von 3—4 mm und in der Regel von einer Länge von 2—3 cm eingefüllt [1]. Das Glasröhrchen enthält am Boden eingeschmolzen einen Platindraht zum Ausgleich der elektrischen Spannungsdifferenzen [2]. Vor dem Zuschmelzen wird das Radium in dem Röhrchen mehrere Stunden lang bei 110—120 Grad getrocknet. Verabsäumt man das Trocknen, so werden die Spuren von Wasser durch die Strahlung des Radiumsalzes in Knallgas zerlegt und eine Explosion des Röhrchens kann gelegentlich erfolgen. Nach dem Trocknen wird das Röhrchen zugeschmolzen und erhält zum Schutz ein dünnes Silberröhrchen von 0,1 mm oder ein Platinröhrchen von 0,2—0,3 mm Wandstärke, über welches eine Schutzkappe von gleicher Wandstärke geschoben

---

[1] Vgl. A. Fischer, Die radioaktiven Substanzen usw. Wien 1917.
[2] Im wesentlichen ist diese Adjustierung derjenigen der Radium-Standardpräparate (nach den Vorschriften der internationalen Radiumkommission) nachgebildet.

wird. Das Silberröhrchen kann nun in ein Filter aus vernickeltem Messing von 1—2 mm Wandstärke und schließlich in eine Hartgummihülse mit einem Durchmesser von 0,75 cm (nach Latzko) kommen. Schon das Glasröhrchen hält die α-Strahlung zurück. Der größere Teil der β-Strahlen wird von dem dünnen Silber- oder Platinfilter zurückgehalten. Das Messingfilter läßt auch die harten β-Strahlen nicht mehr durch, wird aber durch β- und γ-Strahlen zur Emission von Sekundärstrahlen angeregt. Letztere sind durch einige Lagen Papier, Wolle u. dgl. oder durch eine Kautschukhülle unschädlich zu machen. Den gleichen Erfolg erreicht man durch die erwähnte Hartgummihülle. Letztere ermöglicht es, selbst mit dem stärksten Radiumpräparat in die Tiefe zu wirken, ohne daß die oberflächlichen Hautschichten verletzt werden. Die Hartgummihülle erfüllt also einen doppelten Zweck. Sie blendet die Sekundärstrahlen ab und ermöglicht es, durch entsprechendes Distanzieren in die Tiefe zu wirken.

Oft wird das Radium direkt in Metallröhrchen eingefüllt, eine Methode, von der auch A. Fernau abrät. Denn 1. schließen diese Röhrchen, wie durch wiederholte Versuche festgestellt wurde, in den seltensten Fällen absolut dicht, wodurch der Nutzeffekt des Präparates stark herabgesetzt wird; 2. verbindet sich stets ein Teil des Radiums mit dem Metall und kann später weder durch Lösungsmittel noch auf mechanische Weise entfernt werden.

ad b) Es stehen Flächenträger verschiedenster Konstruktion und Herstellungsweise in Verwendung. Zuerst wurden, wenigstens in Österreich, sogenannte Radiumkapseln hergestellt. Dieselben bestehen aus Holz oder Ebonit und besitzen eine muldenartige Vertiefung, in welcher das Radium liegen soll. Ein Glimmerblättchen, durch eine Metallschraube festgehalten, soll das Radium vor dem Herausfallen schützen. Da diese Kapseln nie vollkommen abdichten, so wird auch nie der Maximalwert erreicht. Später versuchte man, das Radiumpräparat mit Hilfe der verschiedensten Klebemittel auf verschieden geformte Träger zu befestigen. Diese Klebemittel sind fortwährend der Wirkung der Radiumstrahlen unterworfen und werden früher oder später zersetzt und infolgedessen brüchig, so daß Verluste leicht eintreten können. Es ist daher davon abzuraten, diese Träger ohne Schutzblech zu verwenden. Die schützende Hülle jedoch beraubt den Träger seiner Hauptwertes, denn sie blendet die α-Strahlen desselben und seine weichen β-Strahlen ab. Auch die Desinfektion eines mit Lack hergestellten Trägers ist stets mit Schwierigkeiten verbunden. A. Fernau hat daher zum Schutze der Lackscheiben die Überkleidung mit Zelluloid von 0,3 mm Wandstärke benutzt. Das Zentralverkaufsbureau für Radiumpräparate verfährt in den letzten Jahren mit Erfolg auf folgende Weise:

Es wird ein kleiner Glasbehälter, in welchem ein kleiner Platindraht eingeschmolzen ist, möglichst flach, genau in der Form des gewünschten Trägers hergestellt. Das Radium wird nun in diese Glasform eingebracht und dieselbe im allgemeinen genau so behandelt wie oben die Dominiciröhrchen. Während die mit Lack hergestellten Träger niemals eine ihrem Radiumgehalt entsprechende Nutzaktivität ergeben, können diese Glasbehälter absolut dicht hergestellt werden, so daß die volle Aktivität des Radiums zur Wirkung kommt. Will man später einmal das Radium umfüllen, so läßt sich dies verhältnismäßig leicht und ohne Verlust durchführen, während beim Umarbeiten von in Lack eingebetteten Radiumsalzen stets beträchtliche Verluste an Radiumsubstanz eintreten. Die flächenartig hergestellten Glasformen können leicht mit federnden Filtern verschiedenen Durchmessers versehen werden, sie erlauben jedoch nicht die α-Strahlung und die weiche β-Strahlung zu verwenden.

In jüngster Zeit hat A. Fernau flächenförmige Radiumträger aus Messing konstruiert, in welche das Radiumbariumkarbonat durch Erhitzen bis auf

180° C eingebrannt ist. In Deutschland verwendet man analoge Porzellanträger. Solche Träger haben den Vorteil leichter Sterilisierbarkeit.

Im allgemeinen ist anzuraten, nur in jenen Fällen, wo geringe Mengen von Radium pro qcm benötigt werden, das Fixieren mittelst Lacks vorzunehmen. Es kann dies sowohl auf Metall als auch auf Leinwand (Auflegepräparate) erfolgen. Ein widerstandsfähiger Lack und eine gute Leinwand können jahrelang der Strahlung schwacher Präparate widerstehen. Wo jedoch pro qcm ein größeres Quantum von Radium zur Wirkung kommen soll, ist von der Herstellung von Lackträgern abzuraten.

Für Tiefenbestrahlung mittelst Radium werden auch die Dominiciröhrchen entsprechend gefiltert und mit der Hartgummihülle nach Latzko versehen verwendet, auch in jenen Fällen, in denen es sich um die Bestrahlung von tiefgelegenen Organen mit großer Oberfläche handelt. In diesen Fällen kann man der Hartgummihülle die gewünschte Flächenform geben.

Die von mir selbst benutzten Träger entstammten der k. k. Radiumstation und enthielten 30 mg Radiummetall auf 4 qcm. Sie wurden mit entsprechender Filterung auf jedem Feld 2 Stunden belassen.

Die Bayetschen Radiumplatten enthalten 0,1 resp. 0,04 Radiumbariumsalz auf 2 qcm resp. 4 qcm. Die Auflegezeit beträgt bei Bestrahlung schmerzhafter Nervenpunkte nur 5 Minuten dreimal an einem Tag.

Was nun die Filterung anbelangt, so muß um so stärker gefiltert werden, je tiefer das Organ liegt, auf das man wirken will.

Dünne Filter sind z. B. Aluminiumfilter in einer Dicke von $^4/_{100}$ mm; diese schließen die α-Strahlen nahezu völlig aus, lassen aber die β- und γ-Strahlen durch.

Mittelstarke Filter: Blei oder Silber von $^1/_{10}$ bis $^5/_{10}$ mm Dicke, wodurch auch die weichen β-Strahlen ausgeschlossen werden.

Dicke Filter: Blei oder Silber bis 2 mm Dicke, die nur die γ-Strahlen und ganz harte β-Strahlen durchlassen (Wickham und Dégrais u. a.).

Nach Keetmann und M. Mayer bedient man sich zur Absorption der β-Strahlen zweckmäßig der Nickelfilter oder vernickelter Messingfilter in einer Stärke von 1—1,5 mm.

Die Bestrahlung durch schwach radioaktive Präparate wird, wie bereits erwähnt, in der inneren Medizin viel häufiger angewandt. Eine direkte äußere Bestrahlung findet auch beim radioaktiven Bad statt. Darauf komme ich später zu sprechen.

Von den Auflegepräparaten erwähne ich:

1. Die Joachimsthaler Säckchen, hergestellt aus Handschuhleder und gefüllt mit Uranerzrückständen [1]).

Nr. 1, 10 × 4 cm, enthaltend 5 Gramm Rückstände, Preis Kr. 14.—
Nr. 2, 9 × 7 „ „ 10 „ „ „ „ 25.—
Nr. 3, 15 × 20 „ „ 50 „ „ „ „ 100,—

2. Die Radium-Auflegepräparate (eingeführt von Darier). Die Auflegepräparate des Zentralverkaufsbureaus für Radiumpräparate in Wien besitzen ungefähr die Aktivität von 1 Milligramm Radiumbromid auf 100 qcm. Man kann sie 24 Stunden auf der schmerzhaften Stelle aufliegen lassen, ohne Verbrennungen befürchten zu müssen. Sie werden leihweise gegen eine Gebühr von 2 Heller pro qcm und Tag abgegeben.

---

[1]) Uranerzrückstände bei G. Brady, Wien I, Fischmarkt 2 in Packungen zu 125, 200, 500 g erhältlich; 1 kg kostet ca. 1800 Kr.

Die unter 1. erwähnten Joachimsthaler Säckchen sind schwer zu desinfizieren. Das radioaktive Pulver schoppt sich leicht zusammen; es ist auch für den Patienten lästig, tagelang Kompressen mit mehreren 100 Gramm Gewicht an eine bestimmte Körperstelle befestigt mit sich herum zu tragen. Viel besser eignen sich zu diesem Zweck die unter 2. erwähnten Auflegepräparate. Die Radiumsalze sind mit Hilfe eines guten Firnisses auf Leinwand fixiert. Diese nach Art von Pflastern hergestellten Präparate schmiegen sich, da sie biegsam sind, den Körperformen an und lassen sich mit Hilfe von Heftpflastern oder Bändern leicht befestigen. Die Desinfektion dieser Präparate ist leicht durchführbar; man hat es ferner in der Hand, jedes beliebige Quantum Radium auf eine bestimmte Fläche aufzutragen. Sie sind in Leinwandsäckchen eingenäht, welche leicht auswechselbar sind. Buxbaum hat sie mit bestem Erfolg bei Neuralgien und bei Ischias angewendet.

Lazarus verwendet radiumhaltige Decken zum Umhüllen der Extremitäten oder des Rumpfes. (Aktivität: 50—60 Elektrostatische Einheiten pro qdm.)

3. Radiogenkompressen, Umschläge mit radioaktivem Wasser oder Packungen mit radioaktivem Schlamm (Straßburger, Görner, Stein, Lazarus u. a.). Die „Radiogenkompressen" enthalten nur spurenweise radioaktive Substanz. Nach Messungen von G. Moßler stehen in Größe 1 (12 × 15 cm) 10 M.-E., in Größe 2 (24 × 15 cm) ca. 20, in Größe 3 (36 × 15 cm) ca. 30 M.-E. zur Verfügung. Noch schwächer sind die Kreuznacher Radioldauerkompressen (nach Moßler bei 118 g nur 4 M.-E.). Wir verwenden gewöhnlich Umschläge mit radioaktivem Wasser (30 000—500 000 M.-E.). Die Umschläge werden durch Billrotbattist abgedichtet. Die natürlichen Schlammarten (Fango, Pöstyén usw.) sind nur schwach radioaktiv. Dasselbe gilt auch von einer Reihe künstlich aktivierter Präparate (Radiogenschlamm, Radiolschlamm usw.). Man kann natürlich allen diesen Schlammsorten durch Hinzufügen von Emanationslösung eine beliebige Aktivität verleihen. Günstige Erfolge haben Freund und Kriser bei Verwendung des von der Auergesellschaft erzeugten Mesothorschlammes gesehen. Man sollte sich aller dieser Präparate nur bedienen, wenn die Aktivität derselben bekannt und nicht zu gering ist.

Als die wichtigsten Lieferanten für Radium resp. Mesothorium und Thorium X erwähne ich:

Radium-Lieferanten.

1. k. k. Montan-Verkaufsamt, Wien IX, Porzellangasse.
2. Zentralverkaufsbureau für Radiumpräparate Dr. Alois Fischer, Wien IX, Günthergasse 1.
3. Allgem. Radiogen-Aktien-Gesellschaft, Berlin.
4. Standard Chemical Co., Pittsbourgh, Pa., U. S. A.
5. Armet de Lisle, Paris.
6. Société Centrale, Paris.
7. Société Française, Paris.

Mesothorium- resp. Thorium X-Lieferanten.

1. Auer-Gesellschaft, Berlin.
2. Knöfler u. Co., Berlin.
3. Zentralverkaufsbureau für Radiumpräparate Dr. Alois Fischer, Wien.
4. Allgem. Radiogen-Aktien-Gesellschaft, Berlin.
5. Kunheim u. Co., Berlin.

3 und 4 liefern auch Aktinium.

Ich muß hier noch des Rademanits Erwähnung tun, den das k. k. Montanamt in Wien durch das Zentralverkaufsbureau (Dr. A. Fischer) in Handel bringt. Es handelt sich um ein Kohlepulver, dessen nähere Zusammensetzung nicht bekannt gegeben wurde. Dasselbe hat die Eigenschaft, Radiumemanation in besonderer Weise (durch Okklusion) zu akkumulieren.

1 g Rademanit kann in reifem Zustand (Reifung in $3^1/_2$ Stunden) die gleiche Aktivität wie 26 mg Radiumbromid besitzen. Es werden flache Träger verfertigt, die den Rademanit in verlöteten Behältern aus Silber oder Magnalium oder Messing enthalten. Natürlich klingt die Aktivität in der gleichen Zeit ab wie die der Radiumemanation (Halbierungszeit 3,8 Tage). Die praktische Bedeutung dieses Präparates liegt darin, daß man das teuere Radium nicht aus der Hand zu geben braucht. H. Schüllers Versuche ergaben, daß die damit erzielten Resultate bei Bestrahlung von Karzinomen mit denen bei Verwendung von Radiumpräparaten völlig übereinstimmen. Wir selbst haben mit Rademanit, den uns das k. k. Montanamt gütigst zur Verfügung stellte, bei Bestrahlung von Lymphomen gute Resultate erzielt. Rademanit von der Aktivität von 1 Milli-Curie kostet 5 Kr.

Man hat versucht, die Gewebe gegen die Strahlenwirkung zu sensibilisieren. Auf die Sensibilisierung durch lokale Injektionen gehe ich nicht weiter ein. Hier sei nur kurz auf die Angabe M. Schrameks hingewiesen, daß nach innerlicher Darreichung von Jodkali durch Radiumbestrahlung Jod an der betreffenden Stelle in den Status nascendi übergeführt werden kann, ein Verfahren, das vielleicht bei der Behandlung tuberkulöser Lymphome von Wert sein kann.

Wir kommen nun zu den **Bade-, Trink- und Inhalationskuren.**

Es dürfte dabei zweckmäßig sein, zwischen natürlicher und künstlicher Aktivität zu unterscheiden. Denn bei Verwendung künstlicher Aktivität stellt diese den alleinigen Heilfaktor dar, während wir bei Verwendung natürlicher Heilquellen meist noch mit der Wirkung anderer, zum Teil noch unbekannter oder wenig erforschter Heilfaktoren rechnen müssen.

Die folgende dem Handbuch von Lazarus entnommene Tabelle gibt eine Übersicht über den Aktivitätsgehalt der bekanntesten Heilquellen.

Radioaktivität der Wildbäder.

1. Wildbad Gastein (36,3 bis 47,1° C)
   Grabenbäcker Quelle . . 155,0 M.-E.
   Elisabethstollen, Hauptquelle . . . . 133,0 „
   Chorinsky-Quelle, Hauptstollen . . . . 121,9 „
   Wasserfall-Quelle . . . 106,0 „
   Rudolf-Stollen . . . . . 68,8 „
   Franz-Joseph-Stollen . . 64,5 „
   Chirurgen-Quelle . . . . 54,5 „
   Fledermaus-Stollen . . . 32,8 „
   Doktor-Quelle . . . . . . 31,5 „
2. Badenweiler
   (22,5 bis 27,5° C) 7,5 bis 10,1 „
3. Warmbrunn
   (36,2° C) 5,2 „ 8,2 „
4. Teplitz-Schönau [1]
   (21,9 bis 32,5° C) 3,13 bis 6,56 M.-E.
5. Johannisbad
   (29° C) . . . . 0,24 „ 4,04 „
6. Wildbad (Württ.)
   (35,8 bis 37,9° C) 1,6 „ 3,3 „
7. Villach
   (29° C) . . . . 0,8 „ 2,0 „
8. Ragaz-Pfäfers
   (37,5° C) . . . . 0,33 „ 0,76 „
9. Vöslau
   (24° C) . . . . 0,7 „ 0,71 „
10. Krapina-Teplitz
    (37 bis 44° C) . 0,665 „

----

[1] Nach neueren Messungen 9—25 M.-E.

Radioaktivität der übrigen bei Gicht und Rheumatismus bewährten Quellen.

Alkalische Trinkquellen.

1. **Karlsbad**
   a) Mühlbrunnen . . . . . 31,5 M.-E.
   b) Vordere Quelle, Schloß-
      brunnen . . . . . . 17,4 „
   c) Felsenquelle . . . . . 4,11 „
   d) Hinterer Mühlbrunnen . 3,11 „
   e) Marktbrunnen . . . . 2,45 „
   f) Franz Josephsquelle . 1,76 „
   g) Sprudel (72,5⁰ C) . . . 0,4 „
2. **Mergentheim** . . . . . 7,10 „
3. **Marienbad**
   a) Waldquelle . . . . . . 4,57 „
   b) Kreuzbrunnen . . . . 4,26 „
   c) Ambrosiusquelle . . . 1,62 „
   d) Rudolphsquelle 1,09 bis 0,66 „
   e) Ferdinandsbrunnen . . 0,66 „
4. **Salzschlirf, Bonifac. ca.** 3,— „
5. **Salzig, Quelle 2** . . . . 1,4 „
6. **Passug, VII Quell. 1,31 bis** 0,73 „
7. **Tarasp**
   a) Carolaquelle . . . . . 1,13 „
   b) Lucius . . . . 1,01 „
   c) Emerita . . . . 0,93 „
   d) Bonifacius . . . . . . 0,2 „
   Vgl. Wiener Tagwässer . . 0,26 „

Kochsalzquellen.

1. **Baden-Baden**
   a) Büttquelle . . . . . . 126,—M.-E.
   b) Murquelle . . . . . . 24,— „
   c) außerdem acht Quellen
      9,9 bis 3,3 „
2. **Kreuznach**
   a) Quelle am Gradierhaus II 56,8 „
   b) „ I 27,9 „
   c) „ V 27,6 „
   d) Inselquelle . . . . . . 32,8 „
   e) Karlshaller Quelle . . 20,— „
   f) Oranienquelle . . . . 17,4 „
   g) Elisabethquelle . . . . 13,— „
3. **Nauheim**
   a) Karlsbrunnen . . . . 28,6 „
   b) Kurbrunnen . . . . . 25,4 „
   c) außerdem drei Quellen
      16,2 bis 0,29 „
      Badestrudel VII . . 1,8 „
      „ XII . . 1,6 „
      „ XIV . . 1,5 „
4. **Münster a. St.**
   a) Hauptbrunnen . . . . 23,4 „
   b) Solquelle 2 . . . . . . 13,65 „
5. **Soden i. T.**
   a) Champagnerbrunnen . 21,9 „
   b—f) die übrigen 5 Quellen
      16,4 bis 0,79 „
6. **Wiesbaden**
   a) Kurzquelle . . . . . . 11,95 „
   b) Kochbrunnen . . . . 1,23 „

   c) Schützenhofquelle . . 7,8 M.-E.
   d) Pariser Hofquelle . . . 3,42 „
   e) Spiegelquelle . . . . . 0,8 „
7. **Homburg**
   a) Elisabethbrunnen . . . 8,0 „
   b, c, d die übrigen 3 Quellen
      4,0 bis 2,3 „
8. **Kissingen**
   a) Maxquelle . . . . . . 4,3 „
   b) Rakoczy . . . . 2,85 „
9. **Sulza, 5 Quellen 5,15 bis** 1,16 „

Schwefelquellen.

1. **Landeck**
   Georgenquelle . . . . . 206,—M.-E.
   Friedrichsquelle . . . . 119,8 „
   Wiesenquelle . . . . . . 53,8 „
   Marienquelle . . . . . . 51,5 „
   Mariannenquelle . . . . 19,4 „
   Trinkquelle „ . 2,6 bis 1,7 „
2. **Talheim** . . . . 16,3 „
3. **Nenndorf**
   Gewölbequelle . . . . . 20,— „
4. **Aachen** . . . . (?)
5. **Pistyan**
   Schöpfbrunnen . . . . . 2,18 „
   Schlammbassin a. d. Oberfl. 4,3 „
   Bodensatz . . . . 8,8 „
6. **Baden b. Wien**
   6 Quellen . . . 7,88 bis 1,94 „
7. **Trenczin-Teplitz**
   Quelle I . . . . 1,02 „
   Gas . . . . 1,59 „
8. **Weilbach i. Taunus 3,40 bis 1,70** „
9. **Alvaneu, 4 Quell. 3,77 bis 0,51** „
10. **Baden b. Zürich**
    15 Quellen . . 0,58 bis 0,03 „

Alkalisch-erdige Quellen.

Wildungen
   Helenenquelle . . . . . ca. 2,5 M.-E.
   Georg-Victor-Quelle . ca. 2,— „

Eisenquellen u. Moorbäder.

1. **Joachimsthal**
   Wernerlauf . . . . 600,—M.-E.
2. **Franzensbad**
   Franzensquelle . . . . . 8,16 „
   Wiesenquelle . . . . . . 3,52 „
   Herkulesquelle . . . . . 3,13 „
   Stephaniequelle . . . . . 3,03 „
   Loimannsquelle . . . . . 2,83 „
   Nataliequelle . . . . . . 2,8 „
   Eisenmineralmoor . . . . 5,92 „
3. **Altheide . . . 2,48 bis** 1,15 „
4. **Kudowa . . . . 22,5 bis** 2,— „
5. **Leukerbad, Lorenzquelle**
   (auch arsenhaltige Gips-
   therme) . . . . 0,26 „

Die Grubenwässer von Joachimsthal sind an der Mündung zum Teil viel stärker aktiv als oben angegeben. Nach den Messungen von Štěp beträgt ihre

Aktivität bis ca. 2900 M.-E. p. l. Eine neuentdeckte Quelle im Barbarastollen enthält sogar 5600 M.-E. p. l. Die Angabe von 600 M.-E. p. l. bezieht sich auf den Gehalt des in der Badeanstalt benützten Wassers nach Durchfließen der Reservoire und des Leitungsrohres (Dautwitz). Endlich wäre noch zu erwähnen, daß die in Brambach i. Vogtland entdeckte Quelle einen Aktivitätsgehalt von 2100 M.-E. besitzt (Temperatur 7⁰ C).

Der Aktivitätsgehalt der stärksten natürlich aktiven Bäder beträgt demnach:

	Aktivitätsgehalt pro Liter in M.-E.	Aktivitätsgehalt eines Bades von 200 l in M.-E.
Joachimstal	600	120 000
Gastein, Grabenbäckerquelle	155	31 000
Teplitz-Schönau	25	5 000
Baden-Baden, Büttquelle	126	25 200
Kreuznach, Inselquelle	32,8	6 560
Landeck	206	41 200
Karlsbader Mühlbrunn	31,5	6 300
Münster a. St.	23,4	4 680
Nauheim, Karlsbrunnen	28,6	5 720
Soden i. T.	21,9	4 380 usw.

Bei der Diskussion der Frage, welchen Anteil die Aktivität mancher Kurorte an deren Heilwirkung hat, darf jedenfalls die Tatsache nicht unberücksichtigt bleiben, daß die Quellgase mancher Quellen viel aktiver sind als die Quellwässer.

Die folgende Zusammenstellung entnehme ich dem Werk Sommers.

Ort	Name der Quelle	Aktivität (in M.-E.)	
		der Quelle	des Quellgases
Gleichenberg	Constantinsquelle	5,70	15,0
Karlsbad	Bernhardsbrunnen	1,58	4,0
,,	Mühlbrunnen (vordere Quelle)	31,5	94,2
,,	Schloßbrunnen	17,4	50,2
Marienbad	Kreuzbrunnen	4,26	8,68
,,	Waldquelle	4,57	10,9
Teplitz-Schönau	Urquelle	4,96	21,9
Vöslau	Hauptquelle	0,71	2,6
,,	Vollbadquelle	0,7	2,48

Sehr stark aktiv ist die Grubenluft in Joachimsthal. Nach den Messungen von Stěp, Dautwitz und H. W. Schmidt ist die „natürliche Zerstreuung" in den Gruben 100—400 mal größer als die der gewöhnlichen atmosphärischen Luft. H. W. Schmidt konnte sogar zeigen, daß in der Grube an einem Sidotblendenschirm die Erscheinungen der Szintillation auftreten. Man kann also wohl annehmen, daß in manchen Quellhallen und Badehäusern nicht unbeträchtliche Mengen von Emanation inhaliert werden. Tatsächlich haben die Messungen von Löwenthal und Dautwitz ergeben, daß die Luft in den Badehäusern von Wiesbaden und Baden-Baden deutlich radioaktiv ist; Dautwitz fand sogar die freie Luft in Joachimsthal ungefähr 10 mal stärker aktiv als die Luft in Wien. Die Aktivität der Quellgase ist überdies schon seit langer Zeit in unbewußter Weise besser auszunutzen versucht worden. So sind z. B. in Landeck von altersher Inhalationshäuschen über den Quellen erbaut worden. —

In manchen Kurorten wird heute in bewußter Weise versucht, die Inhalation der in den Quellen befindlichen Emanation zu befördern. In Joachimsthal werden die Badewannen mit einer Decke aus Pergamentpapier überdeckt, die um den Kopf des Badenden gut schließen. Ein Luftstrom perlt vom Boden der Wanne durch die Flüssigkeit. Die über dem Flüssigkeitsniveau sich sammelnden Gase werden durch ein die Decke durchsetzendes Rohr nach Passage einer Kühlvorrichtung zu einem vor dem Mund des Badenden befindlichen Trichter geführt. Auch Inhalatorien werden durch die Quellemanation gespeist. Genaue Angaben über die Aktivität dieser Emanatorien habe ich nicht finden können.

Auch in manchen anderen Kurorten sind solche Quellemanatorien errichtet worden, so in Teplitz-Schönau, in Landeck, in Kreuznach, in Karlsbad, in Gastein, in Münster a. St. Der Emanationsgehalt dieser Quellemanatorien beträgt ca. 5 M.-E. p. l Luft. In Teplitz-Schönau befindet sich außerdem ein nach den Angaben von Päßler konstruiertes Rieselemanatorium, an dessen Wänden das warme Quellwasser herabrieselt und die Luft mit Wasserdampf sättigt. Dieses wirkt also gleichzeitig als Dampfbad.

In vielen Kurorten wird das radioaktive Quellwasser auch getrunken. Die Menge von Emanation, die dem Körper auf diese Weise zugeführt wird, ist verhältnismäßig gering, bei den stärker aktiven Quellen (Joachimsthal, Gastein, Baden-Baden usw.) muß sie aber doch mitberücksichtigt werden, zumal es sich meist nur um eine Unterstützung der Badekur handelt.

Endlich finden heute auch die **Quellsedimente** resp. der **Quellschlamm** ausgedehnte Verwendung. Die Aktivität mancher Heilquellen ist zum Teil eine Daueraktivität, d. h. sie beruht nicht nur auf dem Gehalt an Radiumemanation, deren Wirkung nach dem Zerfallsgesetz abklingt, sondern auch auf dem Gehalt radioaktiver Salze, Diese Salze pflegen an der Quellmündung rasch zu sedimentieren. Die Aktivität solcher Quellsedimente läßt sich durch chemische Prozeduren leicht steigern. Ich erwähne z. B. nochmals die nach Aschoffs Angaben hergestellten Kompressen aus Kreuznacher Quellsediment. Auch der Fangoschlamm besitzt eine allerdings nur sehr geringe Daueraktivität.

Die **künstlich aktivierten Bäder** sind zuerst von v. Neusser angewandt worden. v. Neusser ließ 5 kg Uranerz-Rückstände durch 14 Stunden in einer Badewanne, die nur zum dritten Teil gefüllt war, liegen. Das Flüssigkeits-Quantum wurde dann auf 200 l aufgefüllt. Ein solches Bad hatte ungefähr die Aktivität eines Gasteiner Bades. Heutzutage verwenden wir gewöhnlich Emanationslösungen von 30 000—500 000 M.-E. Die meisten der im Handel befindlichen Badepräparate sind meiner Ansicht nach viel zu schwach aktiv. Nach den Messungen G. Moßlers besitzt ein Vollbad von 200 l mit dem Badepräparat der „Aqua Radiogeni" pro balneo der Radiogen-Aktien-Gesellschaft 25 M.-E. p. l. = 5000 M.-E. in toto, ein solches mit den Höchster Emanosoltabletten ca. 0,12 M.-E. p. l., ein solches mit den Radium-Keil Badetabletten 10—12 M.-E. p. l. = 2000—2400 M.-E., ein solches mit den Radiozon-Badekapseln der Radiumzentrale Berlin 6 resp. 3,5 resp. 1 M.-E. p. l. usw. Es ist sehr unzweckmäßig, für die Bäder Dauerpräparate in den Handel zu bringen, die sich natürlich viel teurer stellen müssen. So stellen sich die frischen Badepräparate der Wiener Verkaufsstellen auf ca. $^1/_3$—$^1/_6$ Heller pro 100 M.-E., die Dauerpräparate der erwähnten Firmen aber auf mindestens 12 Heller, viele aber sind noch viel teurer. Wenn man die Zerfallskonstante der Emanation berücksichtigt, so ist es leicht, auch für Badekuren in der Provinz jederzeit frische Emanationsbadepräparate von beliebigem Emanationsgehalt zu verwenden.

Die Emanationsbäder wirken einerseits durch direkte Bestrahlung, andererseits dadurch, daß ein kleiner Teil der Emanation vom Patienten eingeatmet wird. Man hat viel darüber gestritten, ob die Emanation auch direkt durch die Haut aufgenommen werden könne. Daß das letztere in geringem Maße

der Fall ist, haben Kemen und Engelmann gezeigt. Zu berücksichtigen ist
auch, daß die beim Zerfall der Emanation entstehende induzierte Aktivität
sich an der Haut niederschlägt.

Als besondere Maßregeln werden empfohlen, daß man die Badewanne
nicht zu sehr anfüllt, so daß die Luft oberhalb des Flüssigkeitsniveaus etwas
reicher an Emanation ist und daß man sich nach dem Bad in dem Baderaum,
der nicht allzugroß sein soll, noch einige Zeit aufhält, um noch etwas von der
Emanation einzuatmen. Besonderen Wert möchte ich darauf legen, daß die
Temperatur des Bades nicht zu hoch ist, 28 oder höchstens 30° R, und daß
die Patienten nach dem Bad eine Zeitlang ruhen und wenn möglich nicht mehr
ins Freie gehen; die Dauer mag 10—45 Min. betragen. Es empfiehlt sich mit
nicht mehr als 3 Bädern und mit 30 000 M.-E. pro Bad in der Woche zu beginnen und allmählich auf 4—6 Bäder und auf höhere Dosen anzusteigen.

Kombination von Emanations- mit Sauerstoff- resp. Kohlensäurebad ist
unzweckmäßig, weil durch die aufperlenden Gase die Emanation mit fortgeführt
wird, während sonst der Emanationsverlust des Badewassers während des Bades
verhältnismäßig gering ist (nach Kemen und Mesernitzky ca. 10—15%).

Zu Thorium X-Bädern verwendet man gewöhnlich Aktivitäten von
50—200 E.-S. E. Ich habe auch mehrfach Bäder mit 1000 E.-S. E. verwendet.
Bei den Thorium X-Bädern handelt es sich wohl nur um direkte Strahlenwirkung, da die Thorium-Emanation sehr kurzlebig ist und daher auf dem
Wege vom Bade bis zum Patienten zum größten Teil zerfällt. Lazarus
empfiehlt die Thorium X-Bäder sehr. Ich habe aber den Eindruck gehabt, daß
bei den Affektionen, bei denen man radioaktive Bäder überhaupt zu verwenden
pflegt, nämlich bei den rheumatischen und neuralgischen Erkrankungen die
Radiumemanationsbäder weit überlegen sind.

Zu den **Trinkkuren** verwendet man gewöhnlich Aktivitäten von 1000
bis 30 000 M.-E. Radiumemanation pro Tag, doch bin ich in letzter Zeit in
vielen Fällen ohne Schaden auf 1 000 000 M.-E. gestiegen. Da die Radiumemanation auf nüchternem Magen genommen rascher resorbiert und rascher
exhaliert wird, so ist es zweckmäßig die Radiumemanation nach den Mahlzeiten trinken zu lassen und in mehrfache Portionen auf den Tag zu verteilen.
Lazarus empfiehlt die Sippingkur, d. h. er läßt das emanationshaltige Wasser
in zahlreichen kleinen Schlucken, auf den Tag verteilt, nehmen. Ich halte
es für sehr wichtig, daß die Patienten jedesmal nach dem Trinken von Radiumemanation sich eine Stunde ruhig halten und nicht ins Freie gehen. Es wird
daher in den meisten Fällen nicht möglich sein, die Emanation öfter als dreimal
im Tag einzuführen (nach dem Frühstück, nach dem Mittagessen und abends
nach dem Zubettegehen).

Wenn die Trinkkur nicht den gewünschten Erfolg hat, so pflege ich zur
Kur im Emanatorium überzugehen oder eventuell Trinkkur und Inhalationskur zu kombinieren.

Auch bei der Trinkkur möchte ich nach unseren Erfahrungen raten, daß
man mit kleinen Dosen (etwa 1000 M.-E. pro die) beginnt und allmählich zu
größeren Dosen übergeht und daß man im Falle, daß sich eine schmerzhafte
Reaktion einstellt, nach einer Pause von mehreren Tagen wieder mit der Dose,
die vorher vertragen wurde, beginnt. Die Dauer einer Trinkkur sollte wenigstens
3—4 Wochen betragen.

Durch die Erfolge, die ich im Laufe der letzten Jahre mit der Einverleibung
großer Emanationsdosen sowohl bei der Trink- wie Inhalationskur erzielte,
wurden die k. k. Radiumstation des allgemeinen Krankenhauses und das Zentralverkaufsbureau für Radiumpräparate veranlaßt, den Preis für die Emanation
wesentlich herabzusetzen, um die Anwendung hochdosierter Emanationskuren

einem größeren Kreis von Kranken zu ermöglichen. Die Preise stellen sich
jetzt in Wien folgendermaßen:

```
    7 500 Mache-Einheiten = (¼ Gastein) . . . . Kr. —,50
   15 000    „      „     = (½     „   ) . . . . .  „  1,—
   30 000    „      „     = (1 fach „   ) . . . . .  „  2,—
   60 000    „      „     = (2    „   „ ) . . . . .  „  3,—
  120 000    „      „     = (4    „   „ ) . . . . .  „  4,—
  180 000    „      „     = (6    „   „ ) . . . . .  „  4,50
  300 000    „      „     = (10   „   „ ) . . . . .  „  5,—
  500 000    „      „     . . . . . . . . . . . . .  „  6,—
1 000 000    „      „     . . . . . . . . . . . . .  „  8,—
```

Man hat schon frühzeitig Apparate konstruiert, die es dem Arzt ermöglichen sollen, sich die Emanation für den täglichen Bedarf selbst zu erzeugen: sogenannte **Emanatoren oder Aktivatoren**. Das Prinzip ist bei allen diesen Apparaten das gleiche. Man verwendet entweder unlösliches oder lösliches Radiumsalz. Ersteres wird in einen im Innern des Apparates befindlichen porösen Tonzylinder (die sogenannte Radiogenkerze), letzteres in eine für Wasser oder Luft, nicht aber für das Radiumsalz durchlässige Membran gebracht. Die Radiumsalze geben beständig an das in den Apparat eingefüllte Wasser oder an die durchgedrückte Luft Emanation ab, welches dann zu Trink- oder Badekuren verwendet resp. in das Emanatorium geblasen wird. Alle diese Apparate haben große Nachteile. Da man bei häufigem Gebrauch nicht warten kann, bis sich immer wieder ein völliger Gleichgewichtszustand hergestellt hat, so ist die anfangs entnommene Flüssigkeit aktiver als die spätere. Es wird dadurch die Dosierung ungenau. Besonders wichtig ist aber, daß sich die Poren der Tonzelle oder der Membran allmählich verstopfen, wenn man nicht destilliertes staubfreies Wasser verwendet, und daß auch bei sorgfältiger Arbeit allmählich geringe Mengen des Radiumsalzes verloren gehen, wodurch der Apparat an Aktivität einbüßt resp. unbrauchbar wird.

Besonders zur Beschickung von Emanatorien werden solche Apparate oft Monate und Jahre gebraucht und hohe Preise für die Sitzungen in diesen Emanatorien verlangt, ohne daß Nachprüfungen stattfinden, die ergeben würden, daß der Apparat ganz wertlos geworden ist. Es ist daher der Vorschlag Riehls sehr zu begrüßen, daß der Betrieb der Emanatorien ebenso wie der der Apotheken unter staatliche Kontrolle gestellt wird. Unter den jetzigen Verhältnissen ist es kein Wunder, wenn man der Emanationstherapie kein Vertrauen entgegenbringt.

Die Emanatorien.

Die durch zahlreiche Untersuchungen festgestellte Tatsache, daß die per os einverleibte Radiumemanation rasch wieder exhaliert wird, hat zur Folge, daß ein gleichmäßiger Emanationsgehalt des zirkulierenden Blutes auf diese Weise nicht erzielt werden kann. Wir sind im biologischen Teil auf die Zirkulationsverhältnisse nach peroraler Einverleibung bereits ausführlich eingegangen und wollen hier nur nochmals hervorheben, daß die im Magen-Darmkanal resorbierte Emanation durch die Pfortader zur Leber, von da zum rechten Herzen und von da in die Lungen gelangt, wo das Blut einen beträchtlichen Teil seiner Emanation an die Atemluft abgibt. Die Konstruktion der Emanatorien hatte den Zweck, diesem Übelstand abzuhelfen; denn es schien wünschenswert, gerade das arterielle Blut emanationsreich zu machen und so die Emanation allen Geweben des Körpers gleichmäßig zuzuführen. Man bringt hiezu die Patienten in einen geschlossenen Raum, dessen Luft eine gewisse Emanationsmenge enthält. Um nicht allzugroße Emanationsmengen zu benötigen, darf dieser Raum nicht zu groß sein. Bei längerem Aufenthalt mehrerer Personen in einem solchen kleinen Raum muß aber für eine Regeneration der Luft

gesorgt werden. Dies geschieht nach dem Prinzip des Regnault-Reiset-
schen Respirationsapparates auf folgende Weise. 1. Durch dauernde Zufuhr von Sauerstoff als Ersatz für den von dem Patienten verbrauchten
Sauerstoff, 2. durch Absorption der produzierten Kohlensäure, indem die
Luft des Emanatoriums dauernd durch mit Natronkalk beschickte Vorlagen gesaugt wird, 3. durch Kühlschlangen, über die der Luftstrom hin-
streicht; diese Kühlschlangen haben den Zweck, einerseits den von dem Patienten produzierten Wasserdampf niederzuschlagen und andererseits die Luft im
Emanatorium dauernd kühl zu erhalten. Der durch den Motor erzeugte Luftstrom sorgt gleichzeitig für eine gleichmäßige Verteilung der Emanation im
Raume. Das Emanatorium ist mit einer Schleusentüre versehen, um für den

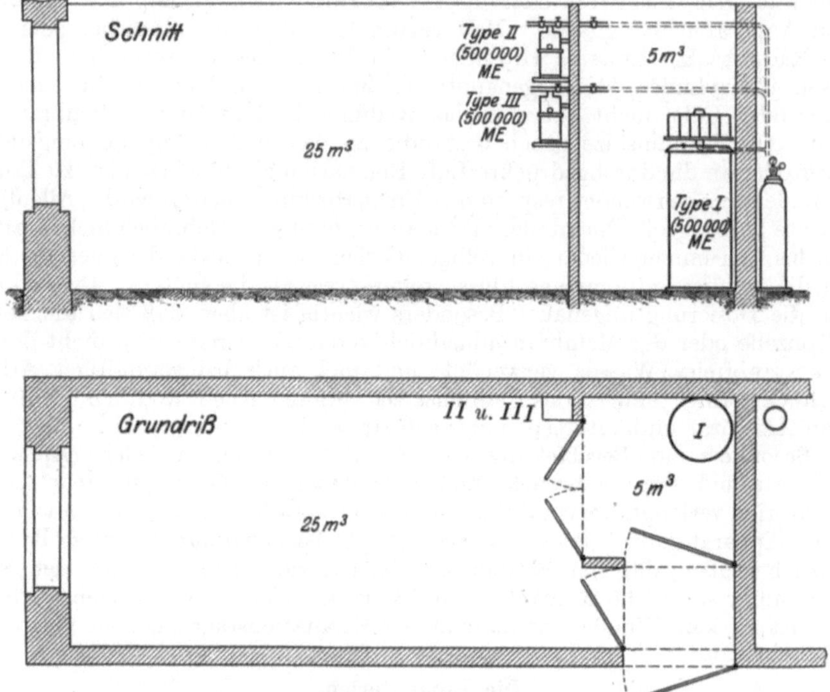

Abb. 5.   Zweikammeremanatorium.

Großes Emanatorium 30 cbm (Thüre zwischen großem und kleinem Emanatorium geöffnet).
Type I: 4 M.-E. p. l.   Type I + II: 33 M.-E. p. l.   Type I + II + III: 50 M.-E. p. l.
Kleines Emanatorium 5 cbm.   Type I: 100 M.-E. p. l.   Type I + II: 200 M.-E. p. l.
Type I + II + III: 300 M.-E. p. l.   Type I + II + III (erholt durch 4 Tage): 350 M.-E.
p. l.   Type I + (II + III erholt durch 4 Tage): 400 M.-E. p. l.

Fall, daß die Türe während der Sitzung geöffnet werden muß, einen allzugroßen Verlust an Emanation zu verhindern. Dieses zuerst an der Hisschen
Klinik von Löwenthal und Gudzent angewandte Prinzip hat allgemeine
Verbreitung gefunden.
    Der Einwand von Lazarus, daß solche Emanatorien nicht hygienisch
sind, trifft wohl nur zu, wenn die Emanatorien nicht nach jeder Sitzung oder
wenigstens einmal in 24 Stunden gründlich gelüftet werden.
    Löwenthal und Gudzent haben ihr Emanatorium ursprünglich nur

mit 2—4 M.-E. p. 1 Luft beschickt. Wenn wir auch der Ansicht sind, daß man
immer in der Lage sein soll, schwache Dosen, etwa 4 M.-E. p. 1, zu verwenden,
da sich bei manchen Erkrankungen, z. B. bei der Behandlung der lanzinierenden
Schmerzen der Tabiker, große Dosen als unzweckmäßig erweisen, so ist diese
Dosis im allgemeinen doch viel zu schwach. Wir haben zuerst an der I. med.
Klinik in Wien sehr viel höhere Dosen in Anwendung gebracht; nach unseren
Erfahrungen müssen wir mit Nachdruck verlangen, daß man in jedem modern
eingerichteten Emanatorium nicht nur sehr viel stärkere Dosen verabreichen
kann, sondern daß man auch in der Lage sein muß, die Dosen innerhalb einer
gewissen Breite in beliebiger Weise zu variieren. Es wird später an zahlreichen
Beispielen gezeigt werden, daß eine solche individualisierende Behandlung

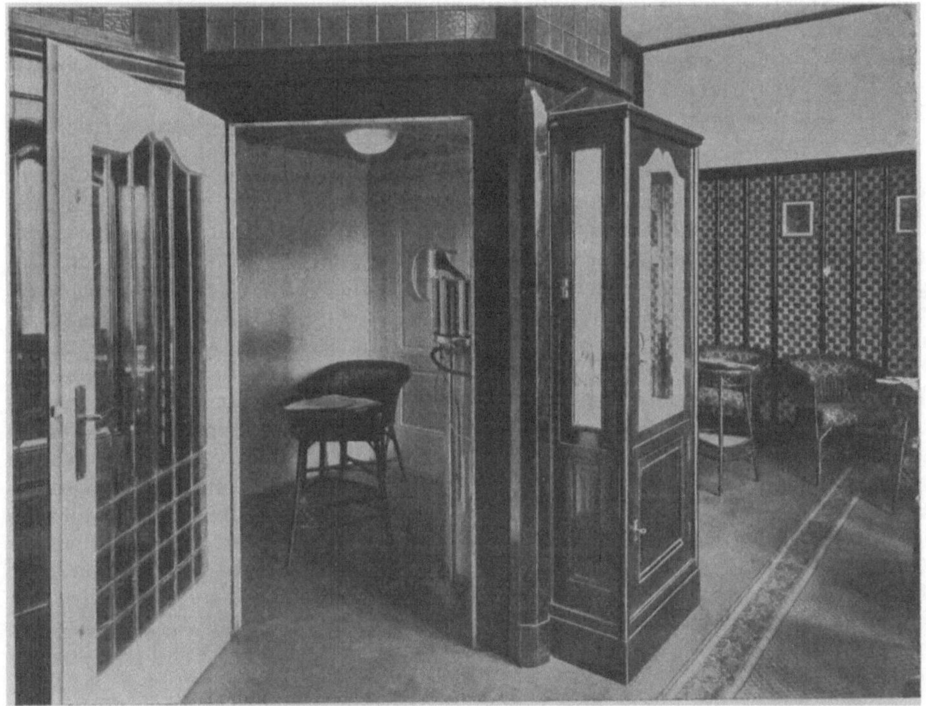
Abb. 6. Zweikammeremanatorium.

und ein sorgfältiges Austasten der optimalen Dose notwendig ist, wenn nicht
bei vielen Fällen durch zu geringe Dosen der Erfolg ausbleiben soll oder wenn
nicht·in anderen Fällen durch zu starke Dosen schmerzhafte Reaktionen oder
mancherlei hauptsächlich nervöse Störungen hervorgerufen werden sollen, die
zu einem frühzeitigen Abbrechen der Kur nötigen.

Um einen allzugroßen Verbrauch an Emanation zu vermeiden und die
Kosten für ein solches Emanatorium erschwinglich zu machen,·hat das Zentralverkaufsbureau für Radiumpräparate auf meine Veranlassung ein zweikamme-
riges Emanatorium konstruiert.

Die Abbildung 6 zeigt ein solches nach dem Zweikammersystem konstruiertes Emanatorium (Dianabad in Wien).

Die an der I. med. Klinik in Wien verwendeten Dosen betragen zwischen

4 und 1200 M.-E. p. l. Luft. Doch dürfte man mit 400 M.-E. p. l. als Maximum auskommen, besonders wenn man in Fällen, die mit starken Dosen behandelt werden sollen, die Inhalationskur mit einer starken Trinkkur kombiniert und die Sitzungen im Emanatorium länger ausdehnt oder täglich 2 Sitzungen verordnet.

Die Dauer der Sitzungen beträgt gewöhnlich 2 Stunden; in einzelnen Fällen haben wir die Patienten 12 Stunden und noch länger im Emanatorium gelassen.

Sehr wichtig ist bei der Inhalationskur ebenso wie bei allen anderen Applikationsmethoden (Trinkkur, Badekur usw.), daß die Patienten nach der Sitzung eine Zeitlang, etwa eine Stunde ruhen und nicht unmittelbar nachher ins Freie gehen. Wir erinnern an die mannigfachen biologischen Wirkungen (Hyperleukocytose, Steigerung des respiratorischen Stoffwechsels usw.), die sich bei vielen Patienten nach dem Gebrauch von Emanation nachweisen lassen. Es ist daher ohne weiteres verständlich, daß sich die gegen atmosphärische Einflüsse empfindlichen Rheumatiker in einem solchen Zustand der Reaktion nicht ins Freie begeben dürfen. Wir wundern uns nicht, daß die Emanationskur oft nur Schaden stiftet, wenn diese so selbstverständliche Vorschrift nicht eingehalten wird.

Um auch bettlägerige Kranke im Emanatorium behandeln zu können, hat das Zentralverkaufsbureau für Radiumpräparate nach unseren Angaben das sogenannte Bettemanatorium konstruiert. Es besteht dies aus einem Gerüst aus Eisenstäben, das mit einem wasserdichten Stoffe überzogen und gegen den Boden zu durch eine dicke Filzplatte abgedichtet ist. Dieses Emanatorium faßt ca. 5 Kubikmeter. Die Dichtung ist vollständig ausreichend, da nach unseren Untersuchungen der Emanationsgehalt der Luft in 2 Stunden höchstens um $15^0/_0$ abnimmt. Besondere Vorrichtungen zur Resorption der Kohlensäure sind nicht nötig, wenn die Sitzungen nicht über 2 Stunden ausgedehnt werden. Die Emanations- und Sauerstoffzufuhr erfolgt von außen, am zweckmäßigsten in der Weise, daß man in die von einer Sauerstoffbombe zum Emanatorium führende Schlauchleitung die Flasche mit Radiumemanationslösung im Beginn der Sitzung für 10 Minuten einschaltet. Diese Flasche ist mit einem doppelt durchbohrten Stöpsel und einem kurzen und einem langen Glasrohr versehen; letzteres wird an der Sauerstoffbombe, ersteres an das Emanatorium angeschlossen. Durch den durchperlenden Sauerstoff wird die Emanation in kurzer Zeit in das Emanatorium hinüber geleitet. Ein Fenster aus Zelluloid belichtet das Kopfende des Bettes genügend, so daß der Patient lesen kann.

Wir haben im Laufe der letzten Jahre eine große Zahl von Patienten in diesem Emanatorium behandelt und haben mit ganz wenigen Ausnahmen nie über schlechte Luft klagen hören; selbst Pneumoniekranke haben sich in diesem Emanatorium wohlbefunden.

Erwähnenswert sind ferner eine Reihe verschiedener Inhalationsapparate, so das Maskenemanatorium von Löwenthal, bei dem Kohlensäure und Wasser durch entsprechende Vorlagen absorbiert und der Sauerstoff von einer Sauerstoffbombe ergänzt wird, ferner der transportable Inhalationsapparat von Bickel, bei dem die Ausatmung in emanationsfreie Luft erfolgt, und der Apparat von Lazarus; bei diesem handelt es sich um ein geschlossenes System, bei dem ebenfalls Kohlensäure und Wasser durch entsprechende Vorlagen absorbiert und aktivierter Sauerstoff zugeführt wird. Die Dosierung ist in diesen Apparaten je nach der Menge des dazu verwendeten Radiumsalzes eine beliebige. In dem Lazarusschen Apparat wird die Luft gewöhnlich bis auf 150 M.-E. p. l. Luft gebracht. Wir haben eine Reihe von Patienten mit dem Lazarusschen Apparat behandelt und haben dabei Vorlagen von

5000 bis eventuell 50 000 M.-E. vorgeschaltet. Die Patienten atmeten am Apparat täglich $^1/_2$ Stunde. In einer Reihe von Fällen haben wir gute Erfolge erzielt, doch ist das Atmen an solchen Apparaten wenig bequem und ermüdet die Patienten, besonders wenn die Kur durch mehrere Wochen fortgesetzt wird.

Man hat versucht, die Wirkung der Emanatorien zu verstärken, indem man die unbekleideten Patienten auf Isolierstühle, die auf ein hohes negatives elektrisches Potential gebracht werden, gesetzt hat und so die elektropositiven Zerfallsprodukte der Emanation in vermehrter Menge auf die Haut niederschlug. In Kreuznach befindet sich ein solches Emanatorium. Nach Aschoff und Haese soll sich nach 2stündigem Aufenthalt 4mal soviel radioaktiver Niederschlag auf der Haut befinden als ohne elektrische Aufladung. Diese Vorrichtung scheint mir doch sehr kompliziert, da man durch eine stärkere Dosierung des Emanatoriums den angestrebten Zweck weit einfacher zu erreichen imstande ist.

Inhalation von Thorium X-Emanation ist unzweckmäßig, da wegen des raschen Zerfalls (Halbwertsperiode 54 Sekunden) die Dosierung ganz ungenau ist.

Man hat endlich versucht, durch Kataphorese die äußere Applikation des Radiums zu verstärken. Haret, Danne und Jaboin benützten negative Elektroden aus Zink und positive aus Kohle, welch letztere mit Kompressen umgeben waren, die mit radiumbromidhaltigem Wasser getränkt waren. Die Stromstärke betrug 30 M.-A. Nach Béclère dringen die Radiumsalze auf diese Weise bis zu 9 cm ins Gewebe ein, akkumulieren sich dort und verweilen längere Zeit daselbst. Zimmern und Fabre benützten diese Applikationsmethode mit Erfolg zur Schmerzstillung. Kohlrausch und später Schnee versuchten im elektrischen Emanationsbad das Eindringen der Emanation in den Körper zu befördern. Kemen weist aber darauf hin, daß dies physikalisch nicht möglich sei.

Injektion von Radiumemanation ist unzweckmäßig, wenn der ganze Körper unter Emanationswirkung gesetzt werden soll, da ein großer Teil der Emanation in den Lungen exhaliert wird und gar nicht ins arterielle Blut gelangt. Hingegen haben sich Injektionen von Emanationslösungen in die Pleura (bei exsudativer Pleuritis) oder in die Peritonealhöhle (bei tuberkulöser Peritonitis) als zweckmäßig erwiesen (siehe später). Bei den Fällen, die ich auf diese Weise behandelte, habe ich Lösungen von 50 000 bis 100 000 M.-E. in 50 ccm physiologischer Kochsalzlösung steril herstellen lassen in Fläschchen mit doppelt durchbohrtem Glasstöpsel, in dem sich 2 Glasröhrchen befanden. Nach Entnahme von 50 ccm des Exsudates wurde das längere bis auf den Boden des Fläschchens reichende Röhrchen direkt an die Punktionsnadel angeschlossen, das kurze Röhrchen mit der entleerten Punktionsspritze in Verbindung gebracht und die Emanationslösung ohne Verlust an Emanation in die betreffende Körperhöhle hinübergepumpt.

Endlich seien noch die Bleibeklysmen mit Emanationslösung (bis 100 000 M.-E.) erwähnt, bei denen die Emanationslösung ebenfalls nach der eben beschriebenen Methode in den Darm gebracht wird.

Einverleibung radioaktiver Salze.

Die interne Einverleibung von Radiumsalz wird bisher verhältnismäßig wenig geübt. Man kann damit einerseits lokale Wirkungen, andererseits Allgemeinwirkungen bezwecken. In ersterem Fall bedient man sich unlöslicher Salze, in letzterem Fall löslicher, doch ist es wahrscheinlich, daß bei subkutaner oder intramuskulärer Injektion löslicher Salze ein Teil rasch in unlösliche Salze umgewandelt wird.

Die Injektion von Radiumsalzen in der Stärke 1—2 E.-S. E. wird oft benützt, um schmerzhafte Residuen arthritischer oder echt gichtischer Prozesse zu beheben (Gudzent, Löwenthal, wir selbst u. a.). Die Injektionen bei Gelenkprozessen sind oft schmerzhaft, weshalb eine Anästhesierung mit Chloräthyl in solchen Fällen angezeigt ist. Injektionen in die Glutaei sind auch zur Behandlung der Ischias verwendet worden.

Injektionen größerer Dosen löslicher Radiumsalze (5—10 E.-S. E.) verwendeten wir mehrfach zur Behandlung von Anämien, es soll später darüber ausführlich berichtet werden. Sterile Ampullen mit 1—10 E.-S. E. pro dosi befinden sich im Handel. (3 Ampullen à 1 E.-S. E. kosten 8 Kr.)

Die Einverleibung von Thorium X erfolgt entweder per os oder subkutan, resp. intramuskulär oder intravenös. Die Auergesellschaft in Berlin bringt in sterilen Ampullen gelöstes Thorium X-Salz in den Handel. Das Präparat heißt Doramad. Eine Phiole enthält 1000 E.-S. E. Thorium X und kostet 10 Mark. Man darf natürlich nicht unberücksichtigt lassen, daß das Präparat in 24 Stunden um ca. $^1/_4$ seines Wertes einbüßt. Die Aktivitätsangabe bezieht sich auf die α-Strahlung. Das von der Firma Knöfler u. Comp. in Plötzensee in den Handel gebrachte Präparat ist in Aktivitätsmengen (γ-Strahlung) angegeben, die der Aktivität von 1 mg Radiumbromid äquivalent sind. Das Knöflersche Präparat war stark sauer und eignete sich daher nicht zu subkutaner resp. intramuskulärer Injektion. Auf unseren Wunsch stellt die Firma jetzt ein geeignetes Präparat her.

Auf die Wertung der verschiedenen Applikationsmethoden des Thorium X soll später genauer eingegangen werden. Hier sei nur folgendes erwähnt: Die perorale Einverleibung ist nach unseren Erfahrungen nicht so wirksam wie die subkutane resp. die intramuskuläre Injektion. Bei den letzteren haben wir entgegen manchen Angaben der Literatur (Plesch) niemals Nekrosen der Haut bei Einverleibung von 100 bis 500 E. S. E. gesehen. Man muß aber mit physiologischer Kochsalzlösung bis auf 2—3 ccm verdünnen. Die Injektionen sind dann nicht schmerzhaft. Was die Dosierung anbelangt, so verwendet man bei Anämien 50 bis höchstens 100 E.-S. E., bei Gicht verwenden wir meist 100 E.-S. E., bei Leukämien, nichtleukämischen Lymphdrüsentumoren usw. 300—500 E.-S. E. Die Behandlung mit den starken Dosen Thorium X ist zweifellos gefährlich; es ist dabei eine Reihe von Momenten sorgfältig zu berücksichtigen, auf die später ausführlich eingegangen werden soll.

Die Applikation von Aktinium X bei Anämien usw. erfolgt in ähnlichen Dosen wie Thorium X (Lazarus).

Andere radioaktive Substanzen (z. B. Polonium) sind noch nicht therapeutisch verwendet worden.

Allgemeine Gesichtspunkte bei der Indikationsstellung.

Die Therapie mit radioaktiven Substanzen ist bei den verschiedensten inneren Erkrankungen versucht worden. Wenn auch heute ein abschließendes Urteil in betreff der Indikationsstellung noch unmöglich ist, so lassen sich doch in dem großen Material, das bereits vorliegt, sichere Richtlinien erkennen und eine Anzahl von Krankheitsgruppen herausgreifen, bei denen die Therapie mit radioaktiven Substanzen indiziert ist und sich zum Teil bereits eingebürgert hat.

Es sind nun meiner Ansicht nach zwei ganz verschiedene Ziele, die die Therapie mit radioaktiven Substanzen in der inneren Medizin verfolgt.

Das eine Ziel der Behandlung liegt darin, gewisse Organe oder Gewebsarten in ihrem Wachstum anzuregen oder zurückzuhalten, resp. sie zu zerstören. Die Anregung der Gewebsproliferation wird verhältnismäßig selten angestrebt (Behandlung der Anämien). Viel häufiger bezwecken wir die Hemmung. Sehr intensive Bestrahlung mit Becquerelstrahlen vermag schließlich jedes organische Gewebe zur Nekrose zu bringen. Wie wir im biologischen Teil gesehen haben, zeichnen sich aber gewisse Gewebsarten durch eine besondere Empfindlichkeit gegenüber den Becquerelstrahlen aus. Es sind dies hauptsächlich jugendliche und abnorme, hyperplastische Gewebe. Wofern solche Organe oder Gewebsarten nahe unter dem Integument gelegen und daher direkt der Bestrahlung zugänglich sind, verwenden wir die direkte Bestrahlung, also jene Behandlungsmethode, die bereits in anderen Gebieten der Medizin: in der Dermatologie, in der Chirurgie, in der Gynäkologie, in der Laryngologie usw. allgemein üblich ist. In der inneren Medizin wurde die direkte Bestrahlung bisher bei verschiedenartigen Strumen (auch bei der Basedowschen Krankheit) bei der Leukämie und den nichtleukämischen Erkrankungen des lymphatischen Apparates angewendet. Bei einigen dieser Erkrankungen kommt aber noch hinzu, daß diese Organe die in die allgemeine Zirkulation gebrachten festen radioaktiven Körper mit einer gewissen Elektivität in sich aufspeichern und so der Behandlung durch interne Einverleibung zugänglich werden. Auch das erythropoietische System gehört unter die Organe, zu denen die festen radioaktiven Körper eine gewisse Organotropie besitzen. Da sich nun überall das Prinzip zeigt, daß schwache Bestrahlung die proliferierende Tätigkeit solcher Organgewebe steigert, während starke Bestrahlung sie hemmt und eventuell das Gewebe zerstört, so werden wir schwache, direkte Bestrahlung oder Einverleibung geringer Dosen dort anwenden müssen, wo wir eine darniederliegende Funktion anregen wollen — dies ist z. B. bei den Anämien der Fall —, während wir dort, wo wir die abnorme Proliferation hemmen resp. das Gewebe zerstören wollen, starke Bestrahlung anwenden resp. große Dosen einverleiben müssen. Es ist dieser großen Gruppe von Krankheiten aber das gemeinsam, daß wir die gewünschten Erfolge bei der Einverleibung nur durch Verwendung fester radioaktiver Substanzen erzielen. Es ist kein bloßer Zufall, daß man bei all diesen Erkrankungen auch durch Röntgentiefenbestrahlung ähnliche, wenn auch nicht immer so intensive Wirkungen hervorzubringen vermag.

Ganz anders verhält sich eine andere große Gruppe von Krankheiten, bei der nach meiner Ansicht die Radiumemanationstherapie die bei weitem überlegene Methode ist, d. h. also die Einverleibung des langlebigen radioaktiven Gases. In diese Gruppe gehören gewisse Gelenkerkrankungen (akute und primär chronische Polyarthritis), der chronische Muskelrheumatismus, ferner die große Gruppe der neuralgischen Erkrankungen (die Ischias, die lanzinierenden Schmerzen der Tabiker usw.). Ich möchte auch hier annehmen, daß es kein bloßer Zufall ist, daß man bei dieser Gruppe, die man schlechtwegs als rheumatische Erkrankungen bezeichnet, gleich von Anfang an die Radiumemanationstherapie bevorzugt hat. Ich bin mir bewußt, daß ich mich mit dieser Formulierung im Gegensatz zu manchen Autoren befinde; denn Bickel, Plesch, Lazarus, v. Noorden u. a. geben an, auch bei solchen Krankheiten mit der Einverleibung fester radioaktiver Substanzen, wie des Thorium X und Aktinium X, Erfolge gesehen zu haben. Unsere ersten einschlägigen Versuche haben uns in dieser Beziehung schon sehr skeptisch gemacht (Kongreß f. Innere Medizin 1912). Im weiteren Verlauf unserer Untersuchungen sind wir aber zur Überzeugung gekommen, daß die Behandlungsmethode mit festen radioaktiven Substanzen, in deren

Abbau nur eine äußerst kurzlebige Emanation eingeschoben ist, bei den erwähnten rheumatischen Erkrankungen auch bei Verwendung sehr schwacher Dosen gegenüber der Radiumemanationsbehandlung inferior ist. Ich will zwar nicht behaupten, daß sich damit nicht gewisse Wirkungen erzielen lassen. Es wäre dies schon deshalb unverständlich,. weil man neuralgische Prozesse unter Umständen auch durch direkte Bestrahlung günstig beeinflussen kann. Wir haben aber ebenso wie Gudzent u. a. bei den vielen Fällen von Rheumatismus, die wir mit Thorium X behandelten, niemals einen so eklatanten Erfolg gesehen, wie man ihn so oft bei der Radiumemanationsbehandlung dieser Erkrankungen beobachtet. Den Einwand, daß man solche Kranke auch mit Emanationsbädern, die hauptsächlich durch äußere Bestrahlung wirken sollen, ebenfalls mit Erfolg behandelt, möchten wir nicht gelten lassen, weil bei den Emanationsbädern Emanation auch eingeatmet wird und weil eine direkte Durchwanderung der Emanation durch die Haut in gewissem Umfang sicher statthat. Es ergibt sich demnach ein weitgehender Unterschied in der Behandlung mit festen radioaktiven Substanzen einerseits und mit der Radiumemanation andererseits und diesem muß eine andere Ursache als die verschiedene Dosierung zugrunde liegen. Wie ich schon im biologischen Teil ausgeführt habe, dürfte es sich um eine besondere Organotropie der Radiumemanation zum Nervensystem handeln, wenn ich auch diese Annahme vorderhand nur als hypothetisch bezeichnen kann.

Endlich muß ich noch eine Krankheit erwähnen, die eine Sonderstellung einzunehmen scheint, insofern, als sie nicht nur durch Radiumemanation, sondern auch durch die Einverleibung fester radioaktiver Substanzen (Thorium X) in exquisiter Weise beeinflußbar ist. Es ist dies die echte Gicht. Wir werden auf diesen Punkt später bei Besprechung der Gicht ausführlich zurückkommen.

I. Gelenkerkrankungen.
(Gemeinsam mit Dr. E. Freund.)

Unter den inneren Erkrankungen, welche bisher in den Indikationsbereich der Radiumtherapie fallen, nehmen die Gelenkerkrankungen die erste Stelle ein. Ich stelle die Besprechung der akuten Formen voran.

1. Der akute Gelenkrheumatismus.

Über die Behandlung des akuten Gelenkrheumatismus mit Radiumemanation liegen bisher nur Mitteilungen aus der Wiener I. med. Klinik vor. In der ersten Mitteilung von v. Noorden und Falta wurde über 10 im Emanatorium behandelte Fälle berichtet. In einer späteren Mitteilung von Falta und Freund sind noch 3 weitere Fälle beschrieben worden. Seither kamen noch eine Reihe von Fällen zur Beobachtung, durch die aber an den früher geäußerten Ansichten über die Wirksamkeit dieser Behandlungsmethode im wesentlichen nichts geändert wurde. Ich möchte vorausschicken, daß nahezu in allen Fällen die Behandlung im Emanatorium stattfand und daß größere Dosen von Emanation oder längerfristige Sitzungen verordnet wurden. Mit kleinen Dosen sahen wir nie einen wirklichen Erfolg. Es mag dies der Grund dafür sein, daß andere Autoren die Emanationsbehandlung beim akuten Gelenkrheumatismus stets als wirkungslos bezeichneten.

Die Behandlung unserer Fälle erfolgte ausschließlich in der Weise, daß die Kranken im Bett liegend täglich 2 oder mehr Stunden im Emanatorium zubrachten. In einem Falle wurde der Kranke zuerst 15 Stunden und am folgenden Tag noch weitere 4 Stunden im Emanatorium gelassen. In einigen

Fällen enthielt das Emanatorium 20 M.-E. p. l. Luft. In anderen sind wir bis 200 resp. bis 400 M.-E. p. l. resp. in einem Falle sogar bis 1200 M.-E. p. l. angestiegen.

Wie in den früheren Mitteilungen bereits ausgeführt wurde, erwies sich diese Behandlung in der Mehrzahl der Fälle als sehr wirkungsvoll. Im Verlauf von mehreren Tagen fiel die Temperatur zur Norm ab, die Schmerzen verschwanden (in einigen Fällen sogar schon nach der ersten Sitzung), die Schwellungen bildeten sich zurück und die Gelenke wurden wieder beweglich. In den Fällen, in denen gleichzeitig eine Endokarditis bestand, wurde diese nicht beeinflußt resp. nicht gebessert. Rezente Endokarditis oder Perikarditis gebieten sogar Vorsicht in der Anwendung stärkerer Dosen und haben bei mehreren Fällen, bei denen Herzklopfen und deutliche Pulsbeschleunigung im Emanatorium auftraten, dazu genötigt, die Behandlung abzubrechen. Wir haben schon früher betont, daß eine Reihe von Beobachtungen darauf hindeuten, daß diejenigen Fälle, bei denen die Emanationsbehandlung günstig wirkt, auch durch Salizyl günstig beeinflußt werden. Denn einerseits fanden sich unter unseren Fällen solche, die bei früheren Attacken prompt auf Salizyl reagiert hatten, und andererseits sahen wir Fälle, die nach der erfolgreichen Behandlung mit Radiumemanation ein Rezidiv bekamen, das nun durch Salizylbehandlung prompt zurückging.

Als einen typischen Fall möchte ich den folgenden anführen:

Beobachtung XXXVI.

Oh. 18 Jahre. **Akuter Gelenkrheumatismus, Endocarditis.**

Erkrankung vor 5 Tagen mit **Angina** und **Fieber** und kurz nachher **Schwellungen verschiedener Gelenke,** besonders des rechten Kniegelenks, des linken Ellenbogengelenks, des rechten Metakarpophalangealgelenks und des linken Handgelenks.

Beim Eintritt 14. III. 1911 Temperatur zwischen 38 und 38,5; die erwähnten Gelenke geschwollen, leises systolisches Geräusch an der Spitze.

Erythrocyten 4 440 000, Leukocyten 16 000, davon 74% Neutrophile.

Vom 15. bis inkl. 17. III. je eine 3stündige Sitzung im Emanatorium à 20 M.-E. p. l. In dieser Zeit rascher Abfall der Temperatur zur Norm, die Schwellung, Rötung und Schmerzhaftigkeit der befallenen Gelenke verschwinden vollständig, die Pulszahl steigt etwas an, das systolische Geräusch wird deutlicher.

Leukocyten 5000, davon 48% Neutrophile.

Von nun an durch 4 Tage je 6 Stunden im Emanatorium à 20 M.-E. p. l. Die Gelenke bleiben dauernd schmerzfrei, doch besteht zeitweise Herzklopfen und leichte Atemnot.

Am 23. III. 4700 Leukocyten, davon 57% Neutrophile.

Am 27. III. 7000 Leukocyten, davon 70% Neutrophile.

8. IV. Austritt. Das systolische Geräusch ist deutlicher als vorher, der Puls ist noch etwas labil.

Während der Kur wurde auch die $\bar{U}$-Ausscheidung bei purinfreier Kost bestimmt. Sie stieg von 0,49 (14. und 15. III.) auf 0,98 (16. III.) und 0,87 (17. und 18. III.) an und sank dann allmählich wieder bis zum 21. III. auf 0,42 ab.

Ergebnis: Die Gelenkschwellungen und das Fieber verschwanden unter der Emanationsbehandlung in diesem Falle ebenso prompt, wie man dies unter Salizylbehandlung sieht. Auch die Hyperleukocytose ging zurück. Vorübergehend trat eine Mononukleose auf. Die $\bar{U}$-Ausscheidung stieg vorübergehend bedeutend an. Die Endokarditis blieb unbeeinflußt.

Ein Fall, der mit Morbus Addisonii kompliziert war, wurde schon früher in der Mitteilung von **Falta** und **Freund** kurz erwähnt. Ich führe hier die Krankengeschichte ausführlich an, weil in diesem Fall neben der prompten Beeinflussung des Gelenkprozesses auch die vorher bestehende Schlaflosigkeit verschwand, ja sogar eine Schlafsucht eintrat, die uns veranlaßte, die Behandlung durch einige Tage auszusetzen.

Beobachtung XXXVII.

Kan., Heinrich. 1. med. Klinik. 42 Jahre. Eintritt 29. XI. 1911. Morbus Addisonii. Rezidivierender akuter Gelenkrheumatismus.

Vor 10 Jahren allmählich zunehmende braune Verfärbung der Haut, die seither in wechselnder Intensität bestand. Der Ernährungszustand war seit dieser Zeit nie gut, der Patient war körperlich wenig leistungsfähig; ein einjähriger Aufenthalt in Davos brachte vorübergehend wesentliche Besserung. Niemals Diarrhöen. In den letzten eineinhalb Jahren Abnahme um 12 kg.

Betreffs der Addisonsymptome siehe W. Falta, Erkrankungen der Blutdrüsen, S. 277. Vor 10 Jahren ein typischer Anfall von Gelenkrheumatismus, der besonders Füße und Zehen betraf. Seither mehrfache Erkrankungen, wobei die verschiedensten Gelenke abwechselnd ergriffen wurden. Diese Anfälle dauerten 3 bis 4 Wochen.

Jetzt besteht ein Rezidiv des Gelenkrheumatismus seit ca. 8 Tagen. Es sind besonders befallen: beide Kniegelenke, rechtes Großzehengelenk, linkes Sprunggelenk, linkes Schultergelenk, rechtes Ellbogengelenk und linkes Handgelenk. Patient kann sich fast nicht bewegen. Seit einigen Tagen völlige Schlaflosigkeit.

Leukocyten 14 300, davon 61% Neutrophile und 8,4% Eosinophile.

2. XII. 2 Stunden im Bettemanatorium à 20 M.-E., nachher sehr schwach, schläft die ganze Nacht und auch den folgenden Vormittag.

3. XII. Temperatur normal, wesentliche Besserung der Schmerzen und der Beweglichkeit, Abnahme der Schwellungen.

4. XII. Eine Stunde im Bettemanatorium à 100 M.-E. Nachher sehr matt, Schlafsucht.

5. XII. Schläft tagsüber sehr viel. Beweglichkeit wesentlich besser.

6. XII. Schmerzhaftigkeit vollständig verschwunden. Die Gelenke frei, nicht mehr druckempfindlich.

Am 6. und 7. XII. noch je eine Sitzung im Bettemanatorium.

10. XII. Leukocyten 8600, davon 48,6% Neutrophile und 0,8% Eosinophile.

Ergebnis: In einem Fall, der schon mehrfach an Attacken von akutem Gelenkrheumatismus gelitten hatte, wurde die Emanationsbehandlung während einer neuerlichen schweren Attacke eingeleitet. Die früheren Anfälle haben immer 3—4 Wochen gedauert. Bei der jetzigen Attacke sind zahlreiche Gelenke befallen, so daß der Patient nahezu unbeweglich ist. Die heftigen Schmerzen machen ihn völlig schlaflos. Schon nach der ersten Behandlung im Emanatorium geht die Schwellung in allen befallenen Gelenken zurück. Es tritt eine förmliche Schlafsucht ein. Die Hyperleukocytose verschwindet.

Das rasche Zurückgehen der Hyperleukocytose sahen wir in allen Fällen, die auf die Emanationsbehandlung gut reagierten. In einzelnen Fällen trat unmittelbar nach den ersten Sitzungen eine vorübergehende Steigerung der Hyperleukocytose auf.

Was die Schmerzen anbelangt, so sind sie in einigen Fällen vorübergehend gesteigert worden, in den meisten Fällen wirkte die Behandlung gleich von Anfang an schmerzlindernd.

In den Fällen, bei denen die $\overline{\text{U}}$-Ausscheidung bei purinfreier Kost verfolgt wurde, zeigte sich regelmäßig in den ersten Tagen eine bedeutende Steigerung (s. auch die Beobachtung XXXVI).

In einigen Fällen von akutem Gelenkrheumatismus erwies sich die Emanationsbehandlung als völlig wirkungslos. In diesen Fällen versagte auch die Salizylbehandlung. Wir haben schon früher mehrere solche Fälle mitgeteilt. Ich führe hier einen weiteren als Beispiel an. Wie in den anderen Fällen hatte auch hier die nachher eingeleitete Antipyrinbehandlung einen prompten Erfolg.

Beobachtung XXXVIII.

Lu. Ga., 24 Jahre. I. med. Klinik. Rezidivierender akuter Gelenkrheumatismus.

Vor 4 Jahren typischer Gelenkrheumatismus.

18. V. Erkrankung mit Schmerzen und Schwellungen in beiden Hüft-

gelenken, im linken Kniegelenk, im rechten Sprunggelenk, in der rechten
großen Zehe.

24. V. Dreistündige Sitzung im Emanatorium mit 200 M.-E. p. l. Blutdruck steigt von 85 auf 125 RR.

27. V. Bisher 3 Sitzungen, nach der dritten Sitzung Herzklopfen. Weder
das Fieber noch die Gelenkaffektionen werden beeinflußt; die Schwellung
greift vielmehr auf das rechte Fußgelenk und den Fußrücken, später auch
auf das rechte Kniegelenk und auf die Hand über.

Die Emanationsbehandlung wird abgebrochen. Nun durch mehrere Tage
täglich 4 g Natr. salic. ohne Erfolg. Dann täglich 4 g Antipyrin mit promptem
Erfolg. Die Temperatur fällt zur Norm ab, die Schmerzen und Schwellungen verschwinden.

Ergebnis: In diesem Falle sind hohe Dosen von Emanation ebenso wie
später Salizylbehandlung erfolglos, während die Antipyrinbehandlung von
promptem Erfolge begleitet ist. Während der ersten Sitzung im Emanatorium
trat eine beträchtliche Steigerung des Blutdruckes ein.

Wenn wir das bisher vorliegende Material überblicken, so ist man wohl
berechtigt, in Anstalten, die über ein entsprechendes Emanatorium verfügen,
bei jedem Fall von akutem Gelenkrheumatismus nicht bloß zur Nachkur einen
Versuch mit der Emanationsbehandlung zu machen. Besonders längerfristige
Sitzungen sind zu empfehlen. Nur eine frische Herzaffektion mit starker
Tachycardie stellt eine Kontraindikation dar. Die Emanationsbehandlung
ist gewiß wesentlich umständlicher als die Salizylbehandlung, es werden aber
dadurch dem Patienten eventuell die toxischen Erscheinungen der Salizylbehandlung erspart. Besonders wird daher die Behandlung bei Kranken, die
Salizyl schlecht vertragen, von Nutzen sein. Nach unseren bisherigen
Erfahrungen ist ein durchgreifender Erfolg nur von der Verwendung
höherer Dosen und nur durch Emanatoriumsbehandlung zu erwarten; auch ist anzunehmen, daß die Behandlung, wenn sie nicht schon
in den ersten Tagen deutlich wirkt, fernerhin erfolglos bleiben wird.

Die Tatsache, daß der akute Gelenkrheumatismus in der Mehrzahl der
Fälle so prompt auf die Emanationsbehandlung reagiert, hat auch ein theo-
retisches Interesse. Sie zeigt uns, daß die Radiumemanation in ähnlicher
Weise wie das Salizyl nur den Gelenkprozeß als solchen beeinflußt, während
der an den Herzklappen lokalisierte infektiöse Prozeß unbeeinflußt bleibt.

Plesch, Keetmann und Karczag geben an, daß sie auch durch Thorium X-Injektionen Fälle von akutem Gelenkrheumatismus geheilt haben.
Wir haben dies mehrfach versucht, ohne ein Resultat zu erzielen.

Anhangsweise sei erwähnt, daß man auch bei den Gelenkschwellungen,
die im Verlauf des Erythema exsudativum multiforme und der Purpura
rheumatica auftreten, mit der Emanationsbehandlung gute Erfolge erzielen
kann. Auch die Hautaffektionen werden durch Umschläge mit Emanationswasser günstig beeinflußt (Riehl und Schramek).

2. Der sekundär chronische Gelenkrheumatismus nach akutem.

Ich will hier gleich die Besprechung des sekundär chronischen
Gelenkrheumatismus anschließen. Die Klassifikation mancher Fälle,
die in späteren Stadien mehr das Bild des primär chronischen Rheumatismus darbieten, stößt oft auf große Schwierigkeiten. In manchen Fällen
erfolgt der Übergang in die chronische Form dadurch, daß nach einem
akuten Anfall Schwellung und Schmerzhaftigkeit in einem oder mehreren
Gelenken zurückbleiben, die dann unter Umständen später zu chronisch
deformierenden Veränderungen der Gelenke führen. In anderen Fällen erfolgen häufig subakute Nachschübe und die Schwellungen werden schließlich
dauernd. Solche Kranke zeigen dann sehr häufig subfebrile Temperaturen

und Milztumor; bisweilen findet sich bei ihnen auch eine chronische Tonsillitis. In noch anderen Fällen entwickelt sich, nachdem ein mehr oder weniger typischer Anfall von akutem Gelenkrheumatismus abgeklungen ist, ganz allmählich das Bild der primär chronischen Arthritis. Bei allen Typen finden sich später häufig trophische Störungen (Verkrümmung und Pigmentierung der Fingernägel, Glanzhaut usw.). Ich habe aus der großen Mannigfaltigkeit der hierher gehörigen Formen nur einige Typen angeführt, um verständlich zu machen, daß der Erfolg der Emanationsbehandlung sehr verschiedenartig sein und daß diese Behandlung eventuell auch ganz versagen kann.

Was den ersten der erwähnten Typen anbelangt, so haben wir von der Emanationsbehandlung bei ansteigenden Dosen besonders bei Behandlung im Emanatorium oft recht gute Erfolge gesehen; besonders in Fällen, bei denen nur in einem Gelenk Schwellungen und Schmerzhaftigkeit zurückgeblieben waren, vermochte eine 3—4wöchige Behandlung das Gelenk wieder herzustellen. Doch können sich auch solche Fälle refraktär verhalten.

Auch in Fällen des 2. Typus sahen wir oft eklatante Erfolge. Einer dieser Fälle wurde schon früher bei v. Noorden und Falta als subakute Form mitgeteilt (Fall A. K.). Ich teile die Krankengeschichte nochmals kurz mit und bemerke hierzu, daß der durch die Behandlung erzielte günstige Zustand ein volles Jahr anhielt.

<h3 align="center">Beobachtung XXXIX.</h3>

Köl., A., 55 Jahre. Subakute Polyarthritis. I. med. Klinik. Mai 1911.

Vor 24 Jahren Gelenkrheumatismus, vor 8 Jahren anscheinend eine Sepsis.

Vor 2 Jahren Rezidiv des Gelenkrheumatismus, Schwellungen und Schmerzen in vielen Gelenken, besonders in den kleinen Gelenken der Hand. Im vergangenen Winter neuerdings Schmerzen und Schwellungen, so daß Patientin 3 Monate im Bett liegen mußte. Aspirin wurde nicht vertragen.

Beginn der Behandlung Anfang März. Sämtliche Extremitätengelenke stark geschwollen. Arme und Beine steif, auch die Wirbelsäule steif. Kann nur mit Unterstützung mühsam und unter heftigen Schmerzen gehen, kann nichts mit der Hand fassen und die Arme kaum heben. Besonders die Kniegelenke sind stark geschwollen. Durch 10 Tage 2 Stunden im Emanatorium zu 20 M.-E. p. l. Dann durch 5 Tage zu 60 M.-E., und dann durch 20 Tage zu 100 M.-E. p. l.

In den ersten Tagen leichte Verschlimmerung, dann allmählich immer zunehmende Besserung, die Schwellungen gingen zurück, die Beweglichkeit kehrte wieder, nur in den Fingergelenken blieben noch geringe Schwellungen. Die Patientin fühlte im Anfang nach den Sitzungen großes Schlaf- und Ruhebedürfnis, schlief nachmittags 2—3 Stunden und außerdem die ganze Nacht. Dabei häufig Schweißausbrüche.

Nach drei Wochen konnte sie sich schon selbst frisieren, nach Schluß der Behandlung war sie vollkommen arbeitsfähig.

Dieser Zustand hielt ein Jahr an, dann trat ein schweres Rezidiv auf, über den weiteren Verlauf ist nichts bekannt.

Ich führe noch zwei weitere Beobachtungen an.

<h3 align="center">Beobachtung XL.</h3>

Radiumambulatorium der I. med. Klinik. Ko., Anna, 48 Jahre. Sekundär chronischer Gelenkrheumatismus.

Mit 15 Jahren das erste Mal Gelenkrheumatismus. Salizylbehandlung, Dauer 14 Tage.

November 1911 Rezidiv. War 3 Wochen auf der I. med. Klinik. Salizylbehandlung ohne eklatanten Erfolg. Die Erkrankungen traten jedesmal nach einer Angina auf. Seither mehrfache Schwellungen der Gelenke ohne Fieber.

Februar 1912. Jetzt wieder Schwellungen. Die Patientin ist blaß, Mitralinsuffizienz. Rechtes Sternoclaviculargelenk stark geschwollen, schmerzhaft, linkes weniger.

Die beiden Schultergelenke vorne druckschmerzhaft, rechts mehr als links. Rechts auch geringe Beschränkung der aktiven Beweglichkeit. Leichte Muskelatrophie. Auch Schmerzen bei Bewegungen in beiden Ellbogengelenken.

Das linke Handgelenk deutlich geschwollen, Beweglichkeit leicht eingeschränkt. Leichte Schwellung des proximalen 3. und 4. Fingergelenks, sowie auch der beiden

Metakarpophalangealgelenke. Leichte Verdickung der Kniegelenke und Schmerzhaftigkeit derselben. Das rechte Chopartsche Gelenk geschwollen und schmerzhaft. Die Dornfortsätze der oberen drei Brustwirbel stark druckschmerzhaft; bei Beugung des Körpers nach vorne bleibt der obere Teil der Wirbelsäule steif. Vom 16. bis 26. II. Sitzungen im Emanatorium zu 20 M.-E. p. l., keine Besserung.

Von da ab bis 29. III. Sitzungen im Emanatorium zu 600 M.-E. p. l.; allmählich wesentliche Besserung, die Schwellungen gehen zurück. Beweglichkeit wird normal. 9. IV. Besserung hält an.

Beobachtung XLI.

Hi., L., 52 Jahre alte Frau. Radiumambulatorium der I. med. Klinik. Subakuter Gelenkrheumatismus.

Mit ca. 32 Jahren zum erstenmal Gelenkrheumatismus. 3 Monate bettlägerig. Später Schlammbäder in Pöstyen.

Vor 2 Jahren wieder Gelenkrheumatismus, Schwellung und Rötung der Sprunggelenke, die sehr schmerzhaft waren. Dauer einige Monate. Im Winter darauf Rezidiv. War seither zweimal in Pöstyen, das letzte Mal ohne wesentlichen Erfolg.

November 1911 Rezidiv. Fast alle Gelenke schmerzhaft. Linkes Ellbogengelenk und Fingergelenke geschwollen, kein Fieber. War fast 3 Monate bettlägerig. Burowumschläge brachten Besserung. Nahm auch viel Aspirin und Salizyl. Seither nie ganz schmerzfrei. Ermüdet sehr leicht.

Mai 1912 Schwellung in zahlreichen Gelenken, die Arme können nicht gehoben werden, Patientin kann sich nicht allein ankleiden, nicht frisieren. Hände kraftlos, sie können in den Handgelenken nicht ganz gestreckt, die Finger nicht zur Faust geballt werden. Hand und Fingergelenke geschwollen.

40 Sitzungen im Emanatorium zu 20 M.-E. p. l., 10 zu 100 M.-E. p. l. Allmählich wesentliche Besserung, die Arme können jetzt gehoben werden. Die Patientin kann sich selbst ankleiden, die Schwellung in den Gelenken ist wesentlich zurückgegangen, die Beweglichkeit der Finger ist fast normal.

Nachkur in Pöstyen.

Beobachtung XLII.

Ha., J., 26 Jahre. Radiumambulatorium der I. med. Klinik. Rheumatismus partialis. Chronische Nephritis, Anämie.

Seit ca. 2 Monaten Schmerzen in den verschiedenen Gelenken, die auf Heißluft sich besserten. Jetzt hauptsächlich Schmerzen im linken Schultergelenk. Kapselverdickung, Beweglichkeitsbeschränkung, Muskelatrophie.

Durch 3 Wochen R.-E.-Kompressen zu 30 000 M.-E. Schmerzen verschwunden, Beweglichkeit fast normal, Arm kann vollständig gehoben werden.

Nach 2 Monaten stellt sich die Patientin wieder vor, Besserung hält an.

Gerade bei diesem Typus finden sich aber auch Fälle, bei denen die Emanationsbehandlung ganz versagen kann. Es sind dies besonders solche mit Milzschwellung und eventuell mit chronischer Tonsillitis. In mehreren solchen Fällen hat die beiderseitige Tonsillektomie nach mehreren Wochen eine wesentliche Besserung gebracht. Eventuelle Residuen wurden dann oft durch die Emanationsbehandlung, die früher wirkungslos war, günstig beeinflußt. Es ist wohl verständlich, daß Fälle, bei denen ein chronischer Infektionsprozeß die Erkrankung in den Gelenken unterhält, unter der Emanationsbehandlung höchstens nur vorübergehend Besserung zeigen können. In vielen Fällen bleiben derartige ätiologische Zusammenhänge undurchsichtig. Was den 3. erwähnten Typus anbelangt, so verhält sich die Wirkung der Emanationsbehandlung ähnlich wie bei der primär chronischen Polyarthritis; ich verweise auf die späteren Ausführungen.

3. Die gonorrhoische Arthritis.

Gudzent gibt an, in Fällen von gonorrhoischer Arthritis bisweilen durch Injektion löslicher Radiumsalze in die Umgebung der erkrankten Gelenke die Schmerzen gebessert und die Beweglichkeit erhöht zu haben. Die Fälle, die wir selbst auf diese Weise oder mit Sitzungen im Emanatorium behandelt haben, waren alle sehr schwer.

Auch wir sahen schmerzlindernde Wirkung von den Injektionen, doch konnten wir nie eine Besserung der Beweglichkeit wahrnehmen. In einigen sehr schweren Fällen von ausgedehnter periartikulärer Schwellung am Sprunggelenk und am Fußrücken erwiesen sich auch die Thorium X-Injektionen als ganz wirkungslos, während die Artigonbehandlung oder die Diathermie wesentliche Besserung brachte.

4. Tuberkulöse und luetische Arthritis.

Die Therapie mit radioaktiven Substanzen hat nach den meisten bisherigen Angaben (Gudzent, Jansen) bei diesen Erkrankungen versagt. Eine gewisse schmerzlindernde Wirkung kann man immerhin bisweilen beobachten. Auch bei der Poncet-Groccoschen Erkrankung kommt die schmerzlindernde und antiexsudative Wirkung der Emanation in Frage, wenn auch die Tuberkulinbehandlung und Höhensonne weit überlegen sein dürften. Der Umstand, daß diese beiden Formen der Arthritis sich gegenüber der Emanationsbehandlung refraktär verhalten, hat ein gewisses diagnostisches Interesse (Gudzent).

5. Die primär chronischen Arthritiden.

Die primär chronischen Arthritiden gehören zu jenen Krankheiten, welche im Beginn der radioaktiven Ära gleich in systematischer Weise mit Radiumemanation behandelt wurden. Die ersten Versuche stellten Löwenthal, Strasser und Selka, Laqueur, Lazarus, E. Kraus, v. Neusser und Dautwitz an, auch Gottlieb hat schon frühzeitig über günstige Erfolge in Joachimsthal berichtet. Überdies gehörte diese Krankheit von jeher in das Indikationsgebiet Gasteins (vgl. E. Wick). Zum erstenmal wurde ein großes Material systematisch an der Hisschen Klinik behandelt, (zahlreiche Mitteilungen von His und Gudzent). Die Anwendung höherer Dosen wurde seit 1911 an der I. med. Klinik in Wien studiert (s. die Mitteilungen von v. Noorden und Falta, Falta und Freund usw.). Außerdem liegen noch weitere zahlreiche Mitteilungen vor von Jansen, von v. Klecki, Benedikt, Benczúr, Fürstenberg, Sommer, Welty u. a. Auch aus Frankreich (Haret) und aus England (Pinch) wurde über günstige Resultate berichtet. Wir können heute schon so viel sagen, daß bei gewissen Formen der primär chronischen Arthritis die Radiumemanationsbehandlung sich eine feste Stellung in der Therapie erworben hat.

Bei der Einteilung der primär chronischen Arthritiden halte ich mich an die Anschauungen, wie sie namentlich von His und Hoffa und Wollenberg vertreten werden.

Nach dem Vorgang dieser Autoren wird die eigentliche Arthritis deformans oder Osteoarthritis deformans von den übrigen primär chronischen Arthritiden abgetrennt. Die Unterscheidung beruht bekanntlich auf klinischen, hauptsächlich aber auch auf anatomischen Merkmalen, die durch die Röntgenphotographie auch in vivo feststellbar sind. Bei der Arthritis deformans, deren Prototyp das Malum coxae senile ist, finden sich nach Hoffa und Wollenberg Gestaltsveränderungen der Gelenke, die bedingt sind: 1. durch aktive Wucherungen der Knochen- und Knorpelsubstanz; 2. durch regressive Vorgänge, die sich im Verfall des Knorpels, in der Aufsaugung und der Rarefikation des Knochens äußern; 3. in der Sklerosierung des Gelenkes. Bei dieser Krankheit werden vorwiegend die großen Extremitätengelenke, Schulter-, Hüft-, Kniegelenk, nicht selten auch die Wirbelsäulengelenke ergriffen.

Hoffa und Wollenberg rechnen auch die neurogene Arthritis bei Tabes und Syringomyelie hierher. Diese Krankheit verläuft immer ohne Fieber.

Demgegenüber ist die primär chronische Polyarthritis anatomisch dadurch charakterisiert, daß die Erkrankung immer zuerst in der Synovialis der Gelenke und in der Kapsel beginnt und auch auf das periartikuläre Gewebe, ja sogar auf Sehnenscheiden und Schleimbeutel übergreift. In den meisten Fällen kommt es anfangs zu Exsudaten in die Gelenke (das Exsudat ist, wenigstens später, dick, schwer verschieblich), später zu Kapselschrumpfung, in anderen Fällen kann die Exsudation am Anfang nur sehr gering sein und die Kapselverdickung gleich von Anfang an stärker hervortreten, wodurch Auftreibungen des Knochens vorgetäuscht werden. Erst sekundär kommt es dann nach Hoffa und Wollenberg zu regressiven Veränderungen im Knorpel: einerseits durch die Ernährungsstörung des Knorpels infolge des Funktionsausfalls und durch den Druck der Gelenkflächen, andererseits dadurch, daß sich „ein pannöses, der Synovialis entstammendes Granulationsgewebe auf den Knorpel erstreckt, welches den letzteren gewissermaßen auffrißt, ihn allmählich substituiert". Dadurch kommt es allmählich zu hochgradigen Deformierungen der Gelenke, zu Atrophie der Knochen, die eventuell sehr bedeutend sein kann, ferner durch die ungleichmäßige Schrumpfung der Kapsel und durch starke Atrophie der einzelnen Muskeln zu Hyperextensionen, Subluxationen, Deviationen und Luxationen, die ihrerseits wieder zu Umformungen der Gelenkenden führen und eventuell dann infolge starker Schrumpfung vollkommene Unbeweglichkeit des Gelenkes bedingen.

In klinischer Beziehung ist bemerkenswert, daß die Erkrankung fast regelmäßig schleichend eventuell nach unbestimmten Prodromen beginnt und gewöhnlich zuerst symmetrisch die kleinen Gelenke der Hand, besonders die Interphalangeal- und Metakarpophalangealgelenke, ergreift und dann allmählich erst auf die proximalen größeren Gelenke übergreift. Die Erkrankung kann ganz fieberlos verlaufen. In anderen Fällen kommt es zu einem schubweisen Fortschreiten; solche Schübe sind oft von leichtem Fieber begleitet. Sehr häufig beginnt die Erkrankung schon in den 20er oder 30er Jahren. Oft erreichen solche Kranke ein hohes Alter und zeigen keine wesentlichen Störungen im Allgemeinbefinden. In anderen Fällen finden sich häufig leichte Temperatursteigerungen und oft Komplikationen von seiten der Haut (Epheliden, Psoriasis usw.), ferner Konjunktivitis, selbst Iridocyklitis, Abmagerung und später Kachexie. In einem solchen Falle konnte Bernstein eine deutliche Steigerung des Grundumsatzes nachweisen. In solchen Fällen fanden wir auch nicht selten Hyperleukocytosen leichten Grades, in anderen, besonders in den vorgeschrittenen Fällen, Leukopenie mit Mononukleose. Herzerscheinungen, Endocarditis sind auch in solchen Fällen selten. Man beobachtet auch bisweilen chronische Affektion des lymphatischen Apparates und in seltenen Fällen Milztumor. Es sind hauptsächlich diese Fälle, welche vom sekundär chronischen Gelenkrheumatismus oft schwer abzugrenzen sind. In anatomischer Beziehung ist wichtig, daß, wie Hoffa und Wollenberg betonen, bei letzterem die Ankylosierungsprozesse und die Synostose ganzer Skelettabschnitte viel stärker hervortreten.

Die sogenannte trockene Form der primär chronischen Polyarthritis findet sich häufiger bei etwas älteren Individuen, besonders bei Frauen im Beginn des Klimakteriums. Hier stehen die Schmerzen oft stark im Vordergrund, auch tritt die Atrophie der Haut, die sogenannte Glanzhaut, oft stärker hervor. Auch die größeren Gelenke sind hier verhältnismäßig früh ergriffen; an diesen läßt sich dann deutliches Knarren nachweisen. Sehr häufig finden sich in solchen Fällen an den betreffenden Extremitäten neuralgische Druckpunkte und Schmerzhaftigkeit der Muskelansätze und des Periosts. In solchen Fällen sind Übergänge zum chronischen Muskelrheumatismus, wie wir später sehen werden, nicht selten.

In manchen Fällen ist die Differentialdiagnose gegenüber der Osteopolyarthritis deformans nicht möglich oder kann die Zugehörigkeit zu der einen oder anderen Gruppe erst nach längerer Beobachtung festgestellt werden. Manche Autoren rechnen diese Fälle zum großen Teil überhaupt zur Osteoarthritis deformans.

In die große Gruppe der primär chronischen Polyarthriden gehören zweifellos manche Fälle der chronischen Wirbelsäulenversteifung, wenn auch, wie schon Pr̆ibram betont, nach dem anatomischen Bild viele Fälle dieser Erkrankung der Arthritis deformans und dem sekundär chronischen Gelenkrheumatismus zugerechnet werden müssen.

Endlich wären die Heberdenschen Knoten zu erwähnen, die der Polyarthritis deformans zugehören, aber zugleich mit den sonstigen typischen Erscheinungen der primär chronischen Polyarthritis vorkommen können. Auch bei echter Gicht können Gebilde auftreten, die den Heberdenschen Knoten sehr ähnlich sind.

Wenn ich nun versuche, die Bedeutung der Emanationsbehandlung für die einzelnen eben beschriebenen Formen der chronischen Gelenkerkrankungen zu skizzieren, so werde ich dabei einerseits die einschlägigen Angaben in der Literatur heranziehen, andererseits kann ich mich auf ein selbst beobachtetes Material von mehr als 1000 Fällen stützen, die ich im Laufe der letzten 6 Jahre beobachtete. Dieselben entstammen größtenteils dem seinerzeit gemeinsam mit Dr. Freund geleiteten Radiumambulatorium der I. med. Klinik, zum Teil sind es auch Fälle, die auf der Klinik lagen, ein Teil endlich entstammt meiner Privatpraxis. Es handelt sich also zum größten Teil um ambulatorisch behandelte Fälle; doch liegen in jedem einzelnen Fall genaue Krankengeschichten vor. Bei einem großen Teil der Fälle, die bei neuerlichen Rezidiven sich wieder vorstellten oder später zur Revision wiederbestellt wurden, erstreckt sich die Beobachtung schon auf mehrere Jahre. In den meisten Fällen wurde ausschließlich die Radiumemanationsbehandlung angewendet. Andere Fälle, besonders jene, bei denen sich nach ein- oder mehrmaliger Behandlung mit Radiumemanation, die eventuell durch Injektion mit Radiumsalz unterstützt worden war, kein befriedigender Erfolg zeigte oder bei denen die Wirkung der Emanation sich später erschöpfte, wurden dann dem von Dr. Freund geleiteten hydrotherapeutischen Institut der Klinik zugewiesen. Auf detaillierte Angaben muß ich in den meisten Fällen verzichten. Hier sollen nur die Richtlinien, die sich aus der Behandlung dieses Materials ergeben haben, angedeutet werden.

Zuerst möchte ich einige Bemerkungen über die spezielle Methodik der Behandlung bei den chronischen Gelenkerkrankungen vorausschicken. In der Mehrzahl der Fälle sind wir so vorgegangen, daß wir vorsichtig mit einer Trinkkur begannen, und zwar bedienten wir uns meist im Beginn kleinerer Dosen, etwa 1000 M.-E. p. die, und stiegen im Verlauf von 2—3 Wochen auf ca. 150 000—300 000 M.-E., in manchen Fällen bis auf 1 000 000 M.-E. an. Wurde durch die Trinkkur kein Erfolg erzielt, so gingen wir dann meist zur Inhalation im Emanatorium über. Gewöhnlich begannen wir in solchen Fällen mit 2stündigen Sitzungen im Emanatorium zu 20 M.-E. p. l. Luft und stiegen dann eventuell zu höheren Dosen (100—400 und eventuell bis 600 M.-E. p. l.)

an. In manchen Fällen wurde dann die Allgemeinbehandlung mit einer lokalen radioaktiven Behandlung einzelner Gelenke (radioaktive Kompressen, Auflege-präparate, Injektionen von Radiumsalz) kombiniert. Auch radioaktive Bäder sind in einer Reihe von Fällen verwendet worden.

Zuerst nun einige Bemerkungen über die sogenannte Reaktion, die man bei der Radiumbehandlung der chronischen Gelenkerkrankungen häufig beobachtet. Man versteht darunter eine Verschlimmerung des Leidens, bestehend in Steigerung der Schmerzen in den erkrankten Gelenken, eventuell sogar in einer leichten Zunahme der Schwellungen, oft verbunden mit einer leichten Störung des Allgemeinbefindens. Ferner können sich, wie auch Jansen betont, subfebrile Temperaturen einstellen. Manchmal tritt eine solche Reaktion auch in Gelenken auf, die früher einmal befallen waren, momentan aber nicht schmerzhaft sind, oder sogar in Gelenken, die bisher anscheinend normal waren. Es kommt zur Manifestation einer latenten Disposition (Strasser und Selka). Diese Reaktion wird von allen Therapeuten, die sich mit der Emanationsbehandlung beschäftigen, erwähnt. Sie war den Balneologen schon vor der radioaktiven Ära wohl bekannt. Schon im Anschluß an die Mitteilung v. Neussers über die Behandlung mit künstlich aktivierten Bädern in der Wiener Gesellschaft der Ärzte wies L. Wick darauf hin, daß sich im Beginn der Gasteiner Kuren bei einer nicht unbeträchtlichen Zahl von Patienten derartige vorübergehende Reaktionen einstellen. Gerke sah sogar rheumatische Episkleritiden von mehrtägiger Dauer auftreten. Auch Gottlieb hat die Reaktion bei der Verwendung der Joachimsthaler Grubenwässer beobachtet. Der Prozentsatz der Fälle, in denen sie auftritt, wird sehr verschieden angegeben. Löwenthal sah sie unter 12 Fällen 11 mal. Laqueur unter 30 Fällen 20 mal, Fürstenberg in der Hälfte der Fälle. Jansen gibt an, daß fast alle seine Fälle eine gewisse Reaktion zeigten. Schon His und Gudzent geben an, daß das Auftreten einer Reaktion einen späteren Erfolg der Kur zwar nicht verbürgt, daß man sie aber im allgemeinen als ein prognostisch günstiges Zeichen ansehen könne.

Nach der Ansicht der meisten Autoren ist es in den meisten Fällen nicht notwendig, beim Auftreten einer Reaktion die Kur abzubrechen.

Unsere eigenen Erfahrungen gehen dahin, daß man in der Mehrzahl der Fälle eine stärkere Reaktion vermeiden kann, wenn man in ganz systematischer Weise mit der Dosis ansteigt. Tritt während des Ansteigens eine leichte Reaktion auf, so ist es zweckmäßig, die Behandlung für einige Tage auszusetzen und dann wieder mit jener Dosis zu beginnen, die vorher reaktionslos vertragen wurde. Wie ich schon an einer anderen Stelle betont habe, kann man dann oft beobachten, daß später viel höhere Dosen ohne Reaktion vertragen werden, daß es also auf diese Weise gelingt, sich mit höheren Dosen gewissermaßen einzuschleichen. Gewiß gibt es Fälle, bei denen jeder Versuch, zu einer höheren Dosis überzugehen, sofort eine starke Reaktion auslöst. Auch Strasser hat dies beschrieben. Bei Einhaltung des eben beschriebenen Verfahrens gehören sie aber zu den seltenen Ausnahmen. Dies ist von wesentlicher Bedeutung, weil man nach unseren Erfahrungen in vielen Fällen nur mit größeren Dosen einen befriedigenden Erfolg erzielt.

Gegen die Anwendung höherer Dosen ist mehrfach Stellung genommen. Zuerst hat Benedict die Ansicht ausgesprochen, daß man mit kleineren osen ebenso gute Erfolge erzielen kann wie mit größeren; er hat zwar selbst nie größere Dosen angewandt, stützt aber seine Ansicht auf den Vergleich kurzer Statistiken über die auf der Berliner resp. Wiener Klinik erzielten Erfolge. Außerdem befürchtet er Schädigung des Organismus durch höhere Dosen. Neuerdings hat auch Gudzent auf Grund vergleichender Versuche sich gegen die größere Wirksamkeit höherer Dosen ausgesprochen. Ich muß auf diese Frage der Dosierung hier gleich ausführlich eingehen, da meiner Ansicht nach die Emanationsbehandlung durch die gedankenlose Art, in der man diese Frage behandelte, großen Schaden erlitten hat und nur auf diese Weise so sehr in Mißkredit gekommen ist.

Der Vergleich kurzer Statistiken von mit kleinen und größeren Dosen behandelten Fällen ist ganz wertlos. Es wäre mir ein leichtes, aus unserem Material Serien von Fällen zusammenzustellen, an denen ich sowohl die Wirksamkeit höherer Dosen als auch das Gegenteil demonstrieren könnte. Bei der ungeheuren Mannigfaltigkeit der Fälle sind solche Zusammenstellungen ganz willkürlich. Schon die Einreihung der Fälle in Kategorien von unbeeinflußten, gebesserten, wesentlich gebesserten und geheilten Fällen stößt auf die größten Schwierigkeiten. Die sorgfältige Beobachtung einzelner Fälle in ihrem Verlauf ist hier von viel größerer Wichtigkeit. Wenn wir zahlreiche Fälle sehen, die trotz wochen-, selbst monatelanger Behandlung mit kleinen Dosen nicht oder nur unwesentlich besser werden und bei denen dann die Behandlung mit größeren und sehr großen Dosen einen ausgezeichneten Erfolg hervorbringt, so berechtigen uns solche Beobachtungen, wenn sie zahlreich sind, zu dem Schluß, daß große Dosen wirkungsvoller sein können. Ich werde dies später an einzelnen Beispielen zeigen. Gegen die Gudzentschen Vergleichsserien muß ich einwenden, daß seine großen Dosen nach unseren Begriffen nicht als solche bezeichnet werden können. Wir haben viele Fälle gesehen, bei denen wir mit 50, ja 100 M.-E. p. l. Luft im Emanatorium nicht weiter gekommen sind, bei denen vielmehr erst die 10fache Dosis (also das 20fache der von Gudzent empfohlenen großen Dosis) wirkte. Es wäre auch höchst merkwürdig und würde allen Anschauungen der Pharmakologie widersprechen, wenn ein Mittel in Dosierungen, die sich um das 100- oder 200fache unterscheiden, dieselben Wirkungen hervorbrächte. Wie ich schon früher an anderer Stelle betont habe, ist das Argument Gudzents, daß höhere Dosen keine stärkere Hyperleukocytose erzeugen als kleinere, hinfällig, da höhere Dosen eher Leukopenie erzeugen und da kaum anzunehmen ist, daß die Radiumemanation bei den chronischen Gelenkerkrankungen hauptsächlich auf dem Wege der Hyperleukocytose wirkt, vielmehr angenommen werden muß, daß Gelenke und Nerven direkt durch die Emanation beeinflußt werden.

Ich halte es für notwendig, mit allem Nachdruck immer wieder auf diese Frage zurückzukommen, solange hier nicht gründlich Wandel geschaffen ist. Als die Radiumbehandlung modern wurde, sind eine Unzahl von Emanatorien in Kliniken, Sanatorien und Instituten errichtet worden. Sie stehen heute größtenteils leer, weil man sich mit homöopathischen Dosen begnügte und weil mit den geringen Erfolgen der Enthusiasmus rasch verflogen ist. Und doch bin ich der Überzeugung, daß die Emanationsbehandlung bei manchen der eben besprochenen Krankheitsformen zu dem Wirksamsten gehört, was wir in dieser Beziehung besitzen, und in einzelnen Fällen alle andern Behandlungsmethoden übertrifft.

Was den Einwand der Schädlichkeit großer Dosen von Radiumemanation anbelangt, so kann ich es mir ersparen, auf diesen Punkt ausführlicher einzugehen. Die in der ersten Zeit der Emanationsbehandlung mehrfach mitgeteilten Beobachtungen, daß bei den Patienten Eiweiß im Harn aufgetreten sei, sind später nie mehr gemacht worden. Wir selbst haben bei unserem Material niemals beobachten können, daß auch durch sehr große Dosen eine bestehende Albuminurie verschlechtert worden wäre oder daß bei nierengesunden Menschen Zeichen einer Nierenreizung aufgetreten wären. Gewiß gibt es eine Reihe von

Kontraindikationen gegen die Emanationsbehandlung. Hierher gehören z. B.: Frische Endocarditis oder andere rezente Herzerkrankungen, wie schon bei der Besprechung des akuten und subakuten Gelenkrheumatismus hervorgehoben wurde. Ferner Neigung zu Blutungen, besonders bei Tuberkulösen, die frühere schon einmal einen Blutsturz durchgemacht haben (s. später die Besprechung des Respirationstraktes), ferner bei Hämophilie, bei hämorrhagischer Diathese, bei blutendem Ulcus ventriculi usw. Zur Vorsicht mahnen ferner schwere Neurasthenie oder Hysterie (bei Hysterie sahen wir in einem Fall Dämmerzustände ausgelöst werden), besonders gewisse Neurosen des vegetativen Nervensystems (s. die Besprechung der Nervenkrankheiten), ferner hochgradige Dysmenorrhöe usw. Bei all diesen Zuständen ist schon bei Verwendung kleiner Dosen große Vorsicht geboten, Verwendung großer Dosen ist überhaupt kontraindiziert. Aber auch sonst wird man bei Fällen, bei denen die Anwendung hoher Dosen nicht direkt kontraindiziert ist, gut tun, nicht sofort mit zu hohen Dosen zu beginnen, sondern, wie ich schon mehrfach ausführte, nur allmählich mit der Dosis anzusteigen, um einerseits stärkere Reaktionserscheinungen in den erkrankten Gelenken, andererseits nervöse Erregungszustände, Störung des Schlafes usw. zu vermeiden. Ich kann nur immer wieder betonen, daß man bei der Emanationsbehandlung wie bei jeder anderen Behandlungsmethode streng individualisieren muß.

Von diesem Gesichtspunkt aus halten wir es auch für überflüssig zu diskutieren, ob die Trinkkur der Kur im Emanatorium vorzuziehen sei oder umgekehrt. Es gibt Fälle, bei denen man mit der Trinkkur allein gut auskommt. Sicherlich gibt es andererseits Fälle, die die Kur im Emanatorium schlecht vertragen. Es sind dies hauptsächlich Neurastheniker, doch gilt dies nicht für jeden Fall von Neurasthenie. Bei anderen Fällen sahen wir erst einen Erfolg auftreten, wenn wir zu Kuren im Emanatorium übergingen. Hier müssen alle theoretischen Spekulationen gegenüber der Macht der empirisch festgestellten Tatsachen verstummen.

Wenn wir nun zu einer Besprechung der einzelnen Formen der chronischen Gelenkerkrankungen übergehen, so stimmen alle Autoren in dem Punkte überein, daß die primär chronischen Polyarthriden sich für die Behandlung mit Radiumemanation am geeignetsten erweisen. Von diesen sind es wieder die Fälle der exsudativen Form, besonders Fälle, bei denen das Exsudat noch nicht allzu lange besteht und bei denen die Schrumpfungsprozesse an der Kapsel, die sekundären Destruktionen an den Gelenkenden und die Deviationen noch nicht zu weit vorgeschritten sind. In solchen Fällen kann man oft im Verlauf einer mehrwöchigen Kur sehen, daß die Exsudate und die Schmerzhaftigkeit verschwinden und daß die Beweglichkeit der Gelenke wieder normal wird. Dabei kann sich das Allgemeinbefinden bessern; die Patienten fühlen sich frischer, schlafen wieder gut, kurz es kann sich ein Zustand entwickeln, den man als eine Restitutio ad integrum bezeichnen kann. Sehr frühzeitig pflegen auch solche Patienten anzugeben, daß sich das Gefühl von Kraft in den Muskeln wieder einstellt. Es finden sich unter solchen günstig verlaufenden Fällen oft auch solche, die schon die verschiedensten Kuren (Schwefel- und Schlammbäder, Fangopackungen, Thermalbäder, Heißluftbehandlung, Kuren mit den verschiedensten Antipyreticis und Antineuralgicis usw. usw.) erfolglos durchgemacht haben. Häufiger ist allerdings, daß die erwähnten Kuren bei den ersten Schüben des Leidens gut wirkten, daß sich aber dann deren Wirkung allmählich erschöpfte und daß dann die bei einer neuerlichen Exazerbation eingeleitete Emanationsbehandlung einen ausgezeichneten Erfolg bringt.

Bei den schwereren Fällen ist Bettruhe während der Kur sehr vorteilhaft, wie auch Gudzent betont.

Wie aus den später angeführten Beispielen hervorgeht, kann in manchen solchen Fällen der Erfolg von beträchtlicher Dauer sein. Wir verfügen doch schon über eine ganze Reihe von Fällen, bei denen sich während einer mehrjährigen Beobachtung kein Rezidiv eingestellt hat oder bei denen es höchstens gelegentlich zu Schmerzen in einem oder anderem Gelenk kam, neuerliche Schwellungen aber ausblieben. Auch Gudzent berichtet in einer aus der Hisschen Klinik stammenden Statistik über solche Dauererfolge. In der Mehrzahl der Fälle muß man sich allerdings zufrieden geben, wenn es gelingt, den Zustand für Jahre oder Monate zu bessern, und wenn ein Rezidiv durch eine neuerliche Kur günstig beeinflußt werden kann.

Daß auch in den ganz schweren, ich möchte sagen, malignen Formen der primär chronischen Polyarthritis noch beträchtliche Besserungen erzielt werden können, zeigt der Fall S. (Beobachtung LIII). In solchen Fällen haben wir allerdings nur durch Verwendung sehr hoher Dosen Erfolge erzielen können.

Die Fälle, bei denen der Gelenkprozeß von Anfang an in der trockenen Form auftrat oder die nach anfänglichen Attacken mit Exsudation dann weniger Exsudation zeigten, geben von vornherein eine etwas ungünstigere Prognose. Bei diesen Fällen muß man beim Ansteigen mit der Dosis vorsichtiger sein, da sie mehr zu schmerzhaften Reaktionen und zu allgemein nervösen Reaktionen neigen als die Fälle mit deutlicher Exsudation. Wir haben häufig den Eindruck gehabt, daß man bei solchen Fällen mit Trinkkuren besser vorwärts kommt als mit Kuren im Emanatorium, doch ist dies nicht durchaus die Regel. Man kann auch hier Fälle finden, die erst bei stärkeren Kuren im Emanatorium besser werden.

Das gleiche gilt auch von jenen Fällen von primär chronischer Arthritis, die in einem oder mehreren großen Gelenken lokalisiert sind.

Was nun endlich die Fälle von primär chronischer Polyarthritis, bei denen es schon zu hochgradigen Deformationen gekommen ist, anbelangt, so ist hier natürlich der Erfolg von vornherein beschränkt. Auch hier können die Schmerzen gebessert werden, es können an verschiedenen Gelenken vorhandene Exsudate zurückgehen, es kann auch die Beweglichkeit in manchen Gelenken wieder gebessert werden. Die hochgradigen Destruktionen, die auf starker Kapselschrumpfung und Umlagerungen resp. Atrophie der Gelenkenden der Knochen beruhen, sind natürlich irreparabel. Bei solchen Fällen kann man aber nicht selten leichte subfebrile Temperaturen verschwinden sehen, auch kann das Allgemeinbefinden günstig beeinflußt werden. Unter diesen Fällen gibt es allerdings manche mit anämischem, kachektischem Aussehen, die jeder Behandlung trotzen.

Auch die Störungen von seiten der Haut (Epheliden usw.) werden meist kaum beeinflußt.

Was das Lebensalter der Patienten anbelangt, so weisen His und Gudzent darauf hin, daß die Fälle im Senium im allgemeinen eine weniger gute Prognose geben, während die sonst so schwer beeinflußbaren primär chronischen Arthritiden des Kindesalters oft ausgezeichnet reagieren. Unsere eigenen Erfahrungen stimmen damit überein.

Was nun das Verhältnis der Emanationsbehandlung zu den andern Behandlungsmethoden der primär chronischen Arthritiden anbelangt, so ist kaum anzunehmen, daß die Emanationsbehandlung die andern Methoden verdrängen wird. Sie ist nicht die, sondern nur eine Behandlungsmethode dieser Krankheit. Es ist aber für uns auf Grund unserer Erfahrungen zweifellos, daß die Emanationsbehandlung in der größeren Zahl der Fälle die wirksamste Behandlungsmethode ist und daß es manche Fälle gibt, die auf andere Behandlungsmethoden nicht oder nicht mehr reagieren oder sogar durch dieselben verschlechtert werden, während ihnen die Emanationsbehandlung Besserung, ja sogar manchmal an Heilung grenzende Besserung bringt. Es sind dies hauptsächlich Fälle, die gegen jede Art von angreifenden Prozeduren sehr empfindlich sind. Heiße Schlamm- oder Schwefelbäder, heiße Fangopackungen oder Heißluft sind durchaus nicht in jedem Fall von primär chronischer Arthritis zu empfehlen. Wir haben viele Fälle gesehen, bei denen im Verlauf solcher Prozeduren die vorhandenen Schwellungen nicht nur nicht zurückgingen, sondern sogar zunahmen oder andere bisher gesunde Gelenke ergriffen, während eine später eingeleitete Emanationskur den gewünschten Erfolg brachte.

Im allgemeinen möchten wir empfehlen, die Emanationsbehandlung, besonders dann, wenn der Fall zum erstenmal mit Emanation behandelt wird, möglichst wenig mit andern Behandlungsmethoden zu kombinieren. Die Polypragmasie ist vielleicht bei keiner andern Krankheitsgruppe so verbreitet wie bei den chronischen Gelenkerkrankungen. Gerade hier kann man aber durch ein Zuviel sehr leicht schaden. Es ist ja auch für späterhin wichtig, sich ein klares Urteil zu bilden, ob die Emanationsbehandlung bei den betreffenden Patienten einschlägt oder nicht. Hingegen ist oft sehr zweckmäßig, nach absolvierter Emanationskur noch eine Nachbehandlung mit einer der verschiedenen andern Behandlungsmethoden einzuleiten. Doch würden wir auch hier empfehlen, dies erst nach einem Intervall von einigen Wochen zu tun, da sich ja bekanntlich nach Beendigung der Kur oft eine Nachwirkung einstellt. Ja man kann Fälle sehen, die während der Kur nicht oder ungünstig beeinflußt werden und nach dem Aussetzen der Behandlung sehr günstig verlaufen.

Im allgemeinen ist es auch zweckmäßig, Antipyretika und Antineuralgika während der Emanationsbehandlung möglichst einzuschränken, schon deshalb, weil uns der Grad der Schmerzen auch in der Dosierung leiten soll. Freilich wird dies nicht in allen Fällen möglich sein.

Wir kommen nun endlich zu einem sehr wichtigen Punkt. Neben der älteren Methode der Behandlung mit Radiumemanation wurden neuerdings auch die festen radioaktiven Substanzen, wie Thorium X und Aktinium X, zur Behandlung der chronischen Gelenkerkrankungen versucht und zum Teil empfohlen. Was die Inhalation von Thorium-Emanation oder Aktinium-Emanation anbelangt, so scheint sie von vornherein unzweckmäßig, da bei der Kurzlebigkeit dieser Gase schon ein beträchtlicher Teil während der Zuleitung zerfällt und die Dosierung dadurch ungenau wird. Man ist auch bald davon abgekommen. Hingegen ist die perorale Einverleibung oder intravenöse resp. intramuskuläre Injektion von Thorium X- oder Aktinium X-Salzen von Bickel und Plesch, von v. Noorden und von Lazarus empfohlen worden. Unsere eigenen Versuche ließen uns gleich im Beginn den Erfolg als unsicher, ja meist als zweifelhaft erscheinen (Kongreß für Innere Medizin 1911). Bei Fortsetzung der Versuche ergab sich, daß wir in keinem einzigen Fall einen wirklich eklatanten Erfolg erzielten, wie man ihn bei der Radiumemanationsbehandlung so häufig sieht. Auch Gudzent, Kahn, Benczúr sahen selbst bei Verwendung von Thorium X-Dosen, die weit über die höchsten von uns in der Radiumemanationstherapie verwendeten Dosen hinausgehen, keine durchschlagenden Erfolge. Wir haben eine ganze Reihe von Fällen systematisch mit Thorium X ohne Erfolg behandelt, und dann bei ihnen nach mehrwöchiger Pause von der Radiumemanationsbehandlung recht gute Wirkungen gesehen. Hier muß also ein durchgreifender Unterschied bestehen; der wahrscheinlich, wie schon mehrfach betont, in der verschiedenen Organotropie dieser Substanzen seinen Grund hat. Wir halten es für völlig unberechtigt, die Thorium X-

Therapie bei den primär chronischen Gelenkerkrankungen zu verwenden. Ganz besonders aber müssen wir uns, wie auch Görges es tut, gegen die Verwendung höherer toxischer Dosen aussprechen. Die Erfolge, über die Plesch, Keetmann und Karczag seinerzeit berichteten, sind uns unverständlich; nach unseren eigenen Erfahrungen müssen wir diese nicht ungefährliche und nutzlose Methode ablehnen.

Ich führe nun eine Reihe von Krankengeschichten von primär chronischer Arthritis an, um zu zeigen, wie sich verschiedenartige Fälle unter der Emanationsbehandlung verhalten. Ich brauche dabei kaum darauf hinzuweisen, daß nicht alle Fälle so günstig verlaufen wie die angeführten. Wenn wir schon Statistik treiben wollen, so möchte ich sagen, daß ca. 70—80$^0/_0$ der Fälle eine günstige Beeinflussung zeigen, daß allerdings höchstens in 15—20$^0/_0$ der Erfolg eklatant ist, daß ferner unter diesen 15—20$^0/_0$ der Erfolg höchstens in zwei Drittel der Fälle länger als ein Jahr anhält, mehrere Jahre vielleicht nur in einem Drittel der Fälle. Es handelt sich bei diesen Zahlen um eine ganz grobe Schätzung. Dabei ist aber zu bemerken, daß sie sich größtenteils auf Fälle aus den ärmeren Bevölkerungsschichten bezieht. Bei rezenten Fällen aus gut situierten Klassen, die sich schonen können, sind die Dauererfolge viel zahlreicher.

<h3 style="text-align:center">Beobachtung XLIII.</h3>

W., H. 28 Jahre. Prim. chron. exsud. Polyarthritis. Rezenter Fall. Radiumambulatorium.

Juni 1913. Vor ca. 7 Wochen traten Schmerzen im Zeigefinger links und dann im Goldfinger auf. Dann allmählich Schwellungen der Fingergelenke, der Metakarpophalangealgelenke und der Handgelenke. Der ganze linke Arm war sehr schmerzhaft und konnte nicht gehoben werden. Später die gleichen Erscheinungen auch in der rechten Hand. Auf den Gebrauch von Steinsalzbädern und trockener Wärme Besserung, besonders links.

Jetzt fast sämtliche kleine Gelenke der Finger beiderseits an der Streckseite leicht geschwollen und verdickt, hauptsächlich Kapselverdickung. Faustbildung links unmöglich, rechts erschwert.

Nach 14 Tagen Trinkkur 3 × 330 bis 3 × 1000 M.-E. Restitutio ad integrum. Über den weiteren Verlauf ist nichts bekannt.

<h3 style="text-align:center">Beobachtung XLIV.</h3>

Wi., K. 43 Jahre. Prim. chron. exsud. Polyarthritis. Radiumambulatorium der I. med. Klinik.

Vor 3 Jahren Beginn mit Schmerzen, besonders nachts, und Steifigkeit in der Wirbelsäule. Einreibungen. Nach ca. 2 Monaten Besserung.

Im Dezember 1910 treten allmählich Schwellungen und heftige Schmerzen im linken Sprung- und Kniegelenk, später auch im rechten Kniegelenk auf. Zu gleicher Zeit Lungenspitzenkatarrh; 3 Monate in Bad Hall, war nachher wieder hergestellt. Von Ende Februar 1912 an Rezidiv. Zuerst in den Sprung- und Kniegelenken beiderseits. Seit ca. 14 Tagen auch Schwellungen und Schmerzen in den Hand- und Fingergelenken. Wegen der Schmerzen nahezu schlaflos.

Status Mai 1911: Schlecht genährte blasse Frau. Struma, Aortendehnung. Fast sämtliche kleine Gelenke der Finger und Zehen, ferner die Sprung- und Handgelenke geschwollen und schmerzhaft. Beweglichkeitsbeschränkung. Ferner an beiden Kniegelenken Schwellung und Kapselverdickung. Bewegung daselbst schmerzhaft.

Trinkkur durch 5 Wochen von 3 × 330 auf 3 × 10 000 M.-E. ansteigend. Vom Ende der 2. Woche an Besserung, die am Ende der Kur eklatant ist. Schwellungen verschwunden, Beweglichkeit nahezu normal, nur noch zeitweise geringe Schmerzen.

Über den weiteren Verlauf ist nichts bekannt.

<h3 style="text-align:center">Beobachtung XLV.</h3>

Ho. 29jährige Frau. Primär chronische exsudative Polyarthritis. Radiumambulatorium der I. med. Klinik. November 1911.

Vor 10 Jahren linksseitige Ovariektomie. Bis vor 5 Jahren häufig starke Anginen, die nach Behandlung auf der laryngologischen Klinik sistierten.

Schon seit vielen Jahren besonders im Winter Schmerzen in beiden Armen und in der Wirbelsäule. Dabei Schwellungen in den Schultergelenken und in den Fingergelenken. Während solcher Attacken können die Arme nur sehr unvollkommen gehoben werden und die Seitwärtsbewegung des Kopfes ist infolge der Schmerzen erschwert. Besonders heftig sind die Attacken, seitdem die Patientin in ein neues Haus zog. Im Sommer 1911 ging es ihr besonders schlecht.

Jetzt ist das rechte Schultergelenk und das rechte Handgelenk deutlich geschwollen und die Bewegung des rechten Armes stark beschränkt.

Seit 3 Jahren keine Menses mehr.

Trinkkur 3 × 5000 M.-E. täglich durch 4 Wochen. In den ersten Tagen nach dem Trinken häufig Schweißausbruch, der etwa eine halbe Stunde dauert, dabei Schmerzen wesentlich verstärkt. Dann allmählich Besserung. Nach ca. 14 Tagen kann sich die Patientin schon selbst frisieren und die Röcke binden. Nach weiteren 10 Tagen kann der Arm völlig zur Vertikalen gehoben werden, was seit einem Jahre nicht möglich war. Die Schwellung am Schultergelenk ist verschwunden, auch die Finger sind wieder normal beweglich. Gegen Ende der Kur trat die Periode auf.

Allgemeinbefinden ausgezeichnet. Nur vorübergehend noch das Gefühl der Spannung im Schultergelenk.

Besserung anhaltend.

Katamnese Ende 1913: Hat seither wiederholt Attacken von Schmerzen im Rücken und in den Gliedern gehabt, aber nie wieder einen schweren Anfall mit Schwellungen. Gutes Aussehen, Menses seither nicht wieder aufgetreten.

Beobachtung XLVI.

Po, Emilie. 48 Jahre. Primär chronische Polyarthritis sicca. I. med. Klinik. Eintritt 24. XII. 1911.

Juli 1910 Schwellungen der Fingergelenke, rechts mit Beweglichkeitsbeschränkung. Gefühl von Kribbeln und starke Schmerzen in der Hand.

Patientin schreibt seit 5 Jahren täglich Nachmittag mehrere Stunden. Auf Schwefelbäder leichte Besserung,

Juni 1911 Rezidiv; die Schmerzen strahlen jetzt bis ins Schultergelenk aus. Jetzt brachten die Bäder keine Besserung mehr.

Seit 1910 Menopause.

Keine Schwellungen, aber Krepitieren in den Gelenken. Beweglichkeitsbeschränkung.

Trinkkur von 3 × 330 auf 3 × 10 000 M.-E. ansteigend. Zuerst Schmerzen stärker, dann verschwinden sie nahezu vollständig. Die Beweglichkeit normal. Nach zwei Jahren Besserung noch anhaltend.

Anfang 1914 Rezidiv mit starken Schmerzen, wurde aus äußeren Gründen nicht weiter behandelt.

Beobachtung XLVII.

Pom., F. 39 Jahre. Arthritis unklarer Form, vielleicht sekundär chronisch. Radiumambulatorium der I. med. Klinik.

Seit 1 Jahr Schmerzen und Gefühl des Absterbens in den Fingern, deren Gelenke allmählich anschwollen, später auch Schmerzen in den Schulter- und Ellbogengelenken, besonders rechts. Der rechte Arm konnte längere Zeit überhaupt nicht bewegt werden. Beim Liegen auch Schmerzen in der Halswirbelsäule. Vor 1 Jahr auch vorübergehend Schmerzen in den Hüftgelenken.

Jetzt heftige Schmerzen in den Knien und in den beiden oberen Extremitäten. Die Hände sind kraftlos, sie vermag nichts damit aufzuheben; die rechte Hand kann nicht zur Faust geballt werden. Halswirbelsäule sehr druckempfindlich. Auch Schmerzen in den Zehen. In der letzten Zeit oft wegen Schmerzen schlaflos.

Ziemlich blasses Individuum. Systolisches Geräusch an der Herzspitze, 2. Pulmonalton akzentuiert. Milz vergrößert, hart. Zahlreiche Gelenke der rechten und linken Hand geschwollen, links weniger, daselbst einzelne Gelenkkapseln schlaff. Streckseite der rechten Hand deutlich geschwollen. Zehen in Beugestellung, ihre Gelenke leicht geschwollen. Keine Temperatursteigerung.

Trinkkur zu 3 × 1000 M.-E. täglich, dann ansteigend auf 3 × 2500 M.-E. täglich. Nach einer Woche fühlt sie sich frischer, kräftiger,

Mitte Juli: Die bohrenden Schmerzen haben nachgelassen, Gelenke großenteils abgeschwollen. Beweglichkeit wesentlich gebessert.

3. VIII. Schwellungen vollkommen verschwunden. Beweglichkeit normal, keine Schmerzen mehr.

Nach 2 Monaten leichter Rückfall, leichte Schwellung und Schmerzen der linken Hand. Zuerst Trinkkur von 3 × 1000 auf 3 × 2500 M.-E. Ab Mitte November 25 Sitzungen im Emanatorium, zuerst zu 20, dann zu 100 M.-E. p. l. Schwellungen wieder verschwunden, nur ganz geringe Schmerzen.

Beobachtung XLVIII.

An., A. 53jährige Frau. Primär chronische exsudative Arthritis. Radiumambulatorium der I. med. Klinik.

Seit 5 Jahren Menopause, seit dieser Zeit auch rheumatische Beschwerden im rechten Bein. Knie-, Fuß- und Hüftgelenke waren geschwollen, erstere auch gerötet. Dann Schmerzen und Schwellungen in den oberen Extremitäten, besonders rechts. Seit 3 Wochen ist die rechte Hand besonders stark geschwollen. Faustballen schmerzhaft. Hebung des Armes beschränkt. Hände kraftlos. Seit 1 Monat auch Schmerzen und Schwellungen im linken Bein. Schwellung des Kniegelenks schon seit $1^1/_2$ Jahren. Jetzt auch Fußgelenke und dritte und vierte Zehe geschwollen. Auch Schmerzen in der Wirbelsäule, die Wirbelgelenke sind teilweise druckschmerzhaft.

Die Kreuzschmerzen wurden seinerzeit durch Schwefelbäder gebessert. Sonst kein Erfolg. Zuerst 35 Sitzungen zu 20, dann 15 zu 100 M.-E. p. l. Schon in der 3. Woche Besserung beginnend, am Schluß der Kur Schwellungen und Schmerzen verschwunden, Beweglichkeit wesentlich gebessert.

Über den weiteren Verlauf nichts bekannt.

Beobachtung XLIX.

Schr., J. 30 Jahre. Primär chronische Polyarthritis exsudativa. Radiumambulatorium der I. med. Klinik.

Vor $3^1/_2$ Jahren erste Attacke mit Schmerzen und Schwellungen in den Fingergelenken. War damals 3 Wochen im Krankenhaus. Seit dieser Zeit immer Beschwerden. Oft gehen die Schmerzen bis in die Schulter hinauf. In der letzten Zeit auch leichte Temperatursteigerungen.

März 1913: Sämtliche Fingergelenke und Hände beiderseits an der Streckseite deutlich geschwollen; an den meisten auch durch Palpation Exsudat nachweisbar. Die Finger können nicht ganz gestreckt werden. Rechts sind auch die Metakarpophalangealgelenke stark geschwollen. Beginnende Deviation der Finger nach außen. Ferner leichte Schwellungen des rechten Handgelenks.

Zuerst durch 4 Wochen Trinkkur. 3×1000, später 3×5000 M.-E. Schmerzhafte Reaktion, daher zurück auf 3×330, und dann allmählich auf 3×2500 M.-E., keine Besserung, die Schwellungen haben vielmehr zugenommen.

Von Anfang Mai an zuerst Sitzungen im Emanatorium und zwar 29 Sitzungen zu 20, später 16 Sitzungen zu 100 M.-E. p. l. Allmählich Besserung. Die Gelenke sind schließlich ganz abgeschwollen. Beweglichkeit normal, nur hier und da geringfügige Schmerzen.

Katamnese 1914: Besserung hat angehalten, kein Anfall mehr, sieht sehr gut aus.

Ergebnis: In diesem Falle war die Trinkkur erfolglos, es trat vielmehr eine Verschlechterung des Zustandes ein. Erst beim Übergang zu einer Kur im Emanatorium trat dann ein sehr befriedigender Erfolg ein, der auch noch nach einem Jahre anhielt.

Beobachtung L.

Pro., F. 38 Jahre. Primär chronische Arthritis. Radiumambulatorium der I. med. Klinik.

Vor 12 Jahren Beginn des Leidens mit Schmerzen in verschiedenen größeren Gelenken, hauptsächlich in den Hand- und Sprunggelenken. Leichte Schwellungen, ganz allmählicher Beginn, kein Fieber. Salizyl ohne Erfolg. Später eine Kur in Pöstyen mit sehr gutem Erfolg, der ca. 3 Jahre andauert. Dann ein 2. Anfall, später auch ein 3. und 4., die alle durch Kuren in Pöstyen günstig beeinflußt werden.

Beim 5. Anfall vorigen Sommer blieb die Kur in Pöstyen wirkungslos.

Dezember 1911: Den ganzen Winter Schmerzen, linkes Handgelenk jetzt deutlich geschwollen, Beweglichkeit stark beschränkt, leichte Muskelatrophie. Der gleiche Befund auch am rechten Talocruralgelenk.

Nach 30 Sitzungen im Emanatorium zu 20 M.-E. p. l. sind die Schwellungen und die Schmerzen verschwunden, die Beweglichkeit wesentlich gebessert.

Kann jetzt stundenlang ohne Schmerzen gehen. Nach 4 Monaten Rezidiv.

Beobachtung LI.

Anna Ha. 61 Jahre alt, Ingenieurswitwe. Primär chronische Arthritis, seit $1^1/_2$ Jahren bestehend. I. med. Klinik.

In der Anamnese Lues. Pruritus senilis.

Befallen sind hauptsächlich die Finger- und Zehengelenke, Kniegelenke und in geringerem Grade die Schultergelenke.

Vom 10. V.—30. V. 1911 täglich 2 Stunden im Emanatorium zu 100 M.-E. p. l. Nach den ersten Sitzungen keine Veränderung. Nach weiteren 10 Sitzungen wesentliche Besserung. Patientin kann schon die Finger zur Faust ballen.

Nach weiteren 10 Sitzungen ist die Schwellung an den Fingergelenken bis auf Spuren verschwunden, beide Hände können vollkommen zur Faust geballt werden, auch die Schmerzen in den Knien und Zehen sind gering. Der Pruritus hat vollständig aufgehört.

Patientin stellt sich nach 14 Tagen wieder vor. Es bestehen ab und zu Schmerzen in den Gelenken, doch ist der Zustand viel besser als vor der Behandlung.

Nochmals 18 Sitzungen im Emanatorium zu 2 Stunden à 100 M.-E. p. l. Keine weitere Besserung.

Ergebnis: Primär chronische Arthritis, hauptsächlich der kleinen Gelenke. Guter Erfolg. Auch Pruritus günstig beeinflußt.

Beobachtung LII.

Primär chronische Arthritis sicca. Radiumambulatorium der I. med. Klinik. 16. I. 1912.

Früher sehr häufig Anginen; seit 4 Jahren nicht mehr.

Beginn des Leidens 1892 mit Schmerzen und Schwellungen in den Knien und Sprunggelenken. Seit 1906 auch Schmerzen im linken Schultergelenk und Ellbogengelenk mit leichten Schwellungen und teilweiser Beweglichkeitsbeschränkung. Seit 1911 auch Schmerzen und Schwellungen in den Gelenken der rechten Hand, besonders in den Fingern. Kann die Hand nicht zur Faust schließen und nur schwer das Eßbesteck in der Hand halten. Häufig Kältegefühl in der rechten Hand und nachts das Gefühl des Eingeschlafenseins der Hände und Ameisenlaufen in den Händen.

Im Laufe der Jahre Badekuren in Teplitz, Pöstyen, Baden, Karlsbad, Gastein mit wechselndem, meist geringem Erfolg.

Zuerst 7 Sitzungen im Emanatorium zu 4 M.-E., dann 18 zu 20 M.-E. p. l. Nachlassen der Schmerzen, Rückgang der Schwellungen und wesentliche Besserung der Beweglichkeit, kann jetzt die Hand zur Faust schließen und die Arme heben.

Anfang 1913 stellt sich die Patientin wieder vor. Die Besserung hat im großen und ganzen angehalten.

Ich führe nun einen Fall von sehr schwerer primär chronischer Arthritis an, bei dem erst sehr große Dosen und eine Kur von langer Dauer zu einem Erfolg führten.

Beobachtung LIII.

S., 62 Jahre, Offizier. Schwere primär chronische Polyarthritis. Eintritt in die Klinik 16. I. 1914.

Hat früher mehrfach an Nierenkoliken gelitten. Im Winter 1912 litt der Patient an Schlaflosigkeit.

Im Frühjahr 1913 traten allmählich Schmerzen in den verschiedensten Gelenken auf. Die Schmerzen wanderten, dabei stellte sich wieder Schlaflosigkeit ein. Im Mai traten zuerst Schwellungen der Gelenke auf.

Das Leiden wurde zuerst für Gicht gehalten. Atophan und später die verschiedensten Antirheumatika blieben alle, auch in großen Dosen, ohne Erfolg. Auch eine Kur in Gastein im Juli brachte keine Besserung. Umschläge mit essigsaurer Tonerde wirkten noch am ehesten lindernd. Vom Herbst an steigerten sich die Schmerzen in den verschiedensten Gelenken des Körpers derartig, daß der Patient jetzt nicht imstande ist, das Bett zu verlassen. Auch eine Radiumtrinkkur zu Hause brachte keine Besserung. Zeitweilig bestanden Temperatursteigerungen bis gegen 38⁰.

Der Patient ist jetzt sehr mager, beim Herunterhängen sind die Hände und Füße livid verfärbt. Herz und Lunge normal. Leber und Milz nicht vergrößert.

Gelenke: Die Konturen des linken Schultergelenkes verstrichen, das Gelenk aktiv immobil, bei passiven Bewegungen heftige Schmerzen; auch Knarren fühlbar, Abduktion des Armes nur bis zu einem Winkel von 15 Grad möglich. Linkes Ellbogengelenk frei. Konturen des linken Handgelenkes verstrichen. Periartikuläre Schwellungen radial und ulnar. Beweglichkeit fast aufgehoben. Ebenso die Finger links kaum beweglich. Alle Fingergelenke hauptsächlich periartikulär geschwollen, sehr schmerzhaft. Grobschlägiger Tremor. Muskulatur der linken oberen Extremität sehr atrophisch.

Rechte obere Extremität: Konturen des rechten Schultergelenkes erhalten, bei Bewegungen Knarren daselbst. Heben des Armes wenn auch mit Anstrengung fast in normalen Grenzen möglich. Muskulatur nicht atrophisch. Ellbogengelenk frei. Rechtes Handgelenk geschwollen. Volarflexion normal, Dorsalflexion nur wenig über die Mittelstellung möglich, dabei starke Schmerzen. Haut über dem Handgelenk teigig, aber nicht

livid verfärbt wie links. Auch hier fast alle Fingergelenke periartikulär geschwollen.
Streckung erschwert. Tremor nicht so stark wie links.

   Leukocyten 12 000.

Vom	17. I.—22. I.	6 mal	2 Stunden im Bettemanatorium	à 600 M.-E. p. l.
„	23. I.—27. I.	5 mal	2 „ „ „	à 100 M.-E. p. l.
„	28. I.—31. I.	4 mal	2 „ „ „	à 200 M.-E. p. l.
„	1. II.—15. II.	30 mal (2 mal täglich)	2 „ „ „	à 300 M.-E. p. l.
„	16. II.—21. III.	61 mal (2 mal „)	2 „ „ „	à 400 M.-E. p. l.
„	12. III.—20. III.	8 mal	2 „ „ „	à 600 M.-E. p. l.

  Außerdem erhielt der Patient vom 10. II. an 3 mal täglich 5000 M.-E. per os, vom
29. II. an 3 × 10 000 und vom 10. III. an 3 × 20 000 M.-E.

   Decursus. 15. II. Vor dem Eintritt bestand vollständige Schlaflosigkeit. Morphium
0,02 brachte höchstens 2 Stunden Schlaf. Die starken Schmerzen in den Schultergelenken
und in den beiden Händen sind besser geworden. Mit 0,01 Morphium wird jetzt mehr-
stündiger Schlaf erzielt. Die Beweglichkeit in der linken Hand ist besser geworden, namentlich in den Karpophalangealgelenken. Schwellung im Hypotenar rechts zurückgegangen.
Hingegen ist im rechten Sprunggelenk eine neue Schwellung aufgetreten. Die Hand färbt
sich beim Herunterhängen nicht mehr blau. Nacken ist jetzt nicht mehr schmerzhaft.
Heben des linken Armes jetzt möglich bis zur Vertikalen. Die klonischen Zuckungen in
Händen und Füßen haben nachgelassen. Aufsetzen, das früher ganz unmöglich, ist jetzt
mit Unterstützung möglich.

   28. II. Leukocyten 14 000. Metakarpophalangealgelenk viel weniger geschwollen.
Faustballen beiderseits möglich. Im Liegen Heben des rechten Armes im Schultergelenk
bis zur Vertikalen, Heben des linken Armes bis zum Ohr möglich. Dorsalflexion des linken
Handgelenkes ist nicht möglich. Auch links ist jetzt Faustballen möglich, aber der Daumen
kann noch nicht in die Faust eingeschlossen werden. Sprunggelenk rechts abgeschwollen,
aber noch druckschmerzhaft. Tremor der Hände hat aufgehört.

   12. III. Rechter Arm im Schultergelenk frei. Rechtes Handgelenk noch in der
Bewegung beschränkt. Faustbildung normal, Linker Arm kann fast bis zur Horizontalen
gehoben werden. Die Finger können bis ans Hinterhaupt geführt werden. Der Patient
kann jetzt stehen und sich niedersetzen. Beim Eintritt war jede Berührung der Arme
schmerzhaft, jetzt Stützen auf beide Arme ohne Schmerzen möglich.

   15. III. Rasieren, Anziehen von Strümpfen und Schuhen jetzt möglich, auch Anziehen des Rocks.

   20. III. Gebrauchsfähigkeit der Arme und Hände bei den alltäglichen Verrichtungen
wesentlich gebessert. Auch Sitzen im Bett gut möglich, doch treten noch zeitweise neuerliche Schmerzen in verschiedenen Gelenken auf.

   Austritt 29. III.

   Anfang Mai. Seit dem Austritt allmählich fortschreitende Besserung. Zeitweise
allerdings, besonders bei Witterungswechsel, wieder mehr Schmerzen und auch leichte
Schwellungen in verschiedenen Gelenken, die aber vorübergehen. Der Patient kann jetzt
jedenfalls ganz gut gehen, bei Tisch sitzen und sich selbst ankleiden.

  Nun seien einige Fälle der trockenen Form angeführt.

Beobachtung LIV.

   Ida Co. 51 Jahre. Chronische Polyarthritis sicca. Heberdensche
Knoten. Radiumambulatorium der I. med. Klinik. Juni 1912.

   Seit 1½ Jahren im Wechsel. Seit 2 Jahren Steifheit der Gelenke und Mattigkeit.
Seit 1 Jahr Knötchenbildung, Verdickungen und Schmerzen an den Fingern. Morgens
können die Hände nicht zur Faust geballt werden. Kur mit Schwefel- und Jodbädern ohne
Erfolg.

   Typische, leicht gerötete Heberdensche Knoten, Verdickungen der proximalen Fingergelenke. Auch linkes Handgelenk in der Beweglichkeit beschränkt.

   Zuerst Trinkkur von 3 × 1000 M.-E., später 3 × 2500 M.-E. durch ca. 3 Wochen.
Deutliche Besserung. Dann durch 4 Wochen Sitzungen im Emanatorium zu 20 M.-E. p. l.
Die Schmerzen lassen nach. Beweglichkeit gebessert. Die Heberdenschen Knoten un-
verändert. Allgemeinbefinden wesentlich gebessert.

   Besserung noch nach einem Monat anhaltend.

   Anfang 1914 wieder in Behandlung, bis vor kurzem Besserung anhaltend, jetzt
wieder stärkere Schmerzen.

Beobachtung LV.

   Bar. Primär chronische Polyarthritis, trockene Form. I. med. Klinik.
Anfang 1912.

Niemals akuter Gelenkrheumatismus. Schon 1896 und 1897 zeitweise rheumatische Beschwerden, die durch Heißluft gebessert werden, dabei nacheinander Schwellungen in den einzelnen Fingergelenken. In der letzten Zeit Schmerzen in den Hüften. In den letzten beiden Jahren Kuren in Gastein.

Fast sämtliche kleine Fingergelenke geschwollen. Kapselverdickung. Deviation leichten Grades. Beweglichkeit erhalten. Heberdensche Knoten, Knarren in beiden Kniegelenken.

30 Sitzungen im Emanatorium zu 20 M.-E. p. l. Wesentliche Besserung. Schmerzen verschwunden.

Im Sommer 1912 in Gastein, guter Erfolg, Besserung anhaltend.

Beobachtung LVI.

Lö., R.   38 Jahre.   Primär chronische Polyarthritis.

Seit ca. 6 Jahren stechende Schmerzen im rechten, später auch im linken Sprunggelenk. Im letzten halben Jahr sind die Schmerzen fast konstant. Besonders nach längerem Sitzen oder Liegen sind sie heftiger, so daß dann Patient zuerst nur schwer gehen kann. Ebenso seit einem halben Jahr Schmerzen in den Schultern, Armen, Fingern und im Kreuz. In beiden Sprunggelenken deutliches Knarren.

Behandlung der Sprunggelenke mit Mesothorschlamm durch 4 Wochen und später Sitzungen im Emanatorium zu 20, später zu 100 M.-E. p. l. Wesentliche Besserung, die auch nach mehreren Monaten noch anhält.

Nun einige Fälle mit chronischer Polyarthritis weniger großer Gelenke.

Beobachtung LVII.

Scha., F.   45 Jahre.   Rechte Schulter.   Radiumambulatorium der I. med. Klinik. Februar 1912.

Seit September 1911 Steifigkeit im rechten Arm, heftige Schmerzen bei Bewegungen, in letzter Zeit Beginn auch im linken Arm. Die rechte Schulter steht etwas tiefer, leichte Atrophie der Schultermuskeln, der rechte Arm kann nur unvollständig gehoben werden (etwa 25 Grad fehlen zur Vertikalen), die Skapula geht infolge der Muskelspannung oder Exsudation mit. Heißluftbäder, elektrische Bäder, Dunstumschläge und Einreibungen brachten keinen Erfolg.

24 Sitzungen im Emanatorium zu 20, später 13 zu 100 M.-E. p. l. Beweglichkeit im Arm wieder normal ohne Schmerzen. Nachher noch durch 2 Wochen Kompressen zu 20 000 M.-E.

Beobachtung LVIII.

Frau Go.   50 Jahre.   Gonitis dextra exsudativa.   Radiumambulatorium der I. med. Klinik.   Eintritt Februar 1912.

Seit Juli 1911 Schwellung des rechten Kniegelenkes, Steifigkeit und Schmerzen. Starke Behinderung im Gehen. Heißluftbehandlung ohne Erfolg.

Zuerst Trinkkur von 3 × 2500 auf 3 × 10 000 M.-E. täglich ansteigend. Nach 3 Wochen Besserung.

Dann Sitzungen im Emanatorium zu 20 M.-E. p. l durch 4 Wochen. Wesentliche Besserung. Schwellung des Knies verschwunden, nur noch geringe Schmerzen bei Überanstrengung. Beweglichkeit normal.

Nun durch 8 Tage Heißluftbehandlung, die die Schmerzen völlig zum Verschwinden bringen.

Besserung nach einem Monat noch anhaltend.

Gelenkerkrankungen im Bereich der Wirbelsäule.

Die chronische Wirbelsäulenversteifung.

Wofern die chronische Wirbelsäulenversteifung auf primär chronischen arthritischen Prozessen beruht, ist sie durch die Emanationsbehandlung oft recht gut beeinflußbar, besonders wenn es sich um rezente oder leichte Fälle handelt. Auch Fälle von sekundär chronischer Gelenkentzündung können gut beeinflußt werden. Die beiden folgenden Fälle mögen als Beispiele dienen.

Beobachtung LIX.

Silb., B., Lehrerin.   49 Jahre.   Arthritis der Halswirbelsäule Radiumambulatorium.   März 1912.

Leidet schon seit ca. 20 Jahren an rheumatischen Beschwerden. Ziehende Schmerzen in den Gelenken. Schwefelbäder in Baden brachten immer Besserung. Vor ca. 8 Jahren ischiadische Beschwerden links, die trotz verschiedener Kuren mehrere Monate andauerten.

Ein Jahr darauf wieder eine Kur in Baden, während welcher sich zum erstenmal Schmerzen im Nacken einstellten. Diese Schmerzen sind seither nie ganz verschwunden, sie ist zwar oft durch Tage oder Wochen schmerzfrei, doch kehren die Schmerzen immer wieder zurück und sind bei Witterungswechsel besonders stark. Sie sind bohrend und ziehend. Moor- und Alkoholumschläge, Heißluft, Jodpinselung, verschiedene Antirheumatika, Arsen brachten nur wenig Erfolg.

Die Halswirbel und obersten Brustwirbel sind leicht druckschmerzhaft, bei Bewegung fühlt und hört man leichtes Knarren.

45 Sitzungen im Emanatorium zu 20—400 M.-E. p. 1 zuerst kein Erfolg, dann nach 3 Wochen allmählich wesentliche Besserung, die noch nach einem Jahr anhält.

Katamnese Anfang 1914: Seit 2 Monaten wieder Schmerzen in der Wirbelsäule, Knarren daselbst fühlbar. Neuerliche Behandlung im Emanatorium. Radium-Auflegepräparate wirken besonders schmerzlindernd.

<h3 style="text-align:center">Beobachtung LX.</h3>

Rib., J., Oberförster. 64 Jahre. Arthritis der Halswirbelsäule. Radiumambulatorium der I. med. Klinik.

Seit 1890 stechende Schmerzen in der Halswirbelsäule, Moorbäder und verschiedene Antirheumatika ohne Erfolg. Die Schmerzen sind von der Witterung sehr abhängig. Seit mehreren Jahren muß er im Frühjahr besonders wegen der heftigen Schmerzen mehrere Tage liegen, seit ca. 3 Jahren auch Schmerzen in beiden Kiefergelenken.

Seit ca. 8 Jahren jährlich Kuren in Baden, das letzte Mal daselbst Verschlechterung. Bei Bewegungen der Halswirbelsäule fühlt man daselbst deutliches Knarren.

Drei Wochen Trinkkur, zu 3 × 2500 M.-E.

Wesentliche Besserung.

Handelt es sich jedoch um Fälle, bei denen es zu Synostosen der Bandscheiben und eventuell der Gelenkfortsätze gekommen ist, so ist natürlich kein durchschlagender Erfolg zu erwarten. Es ist aber auch in solchen Fällen bisweilen eine Besserung der Schmerzen und dadurch eine bessere Ausnützung der noch vorhandenen Bewegungsmöglichkeiten zu erzielen, wie der folgende Fall zeigt.

<h3 style="text-align:center">Beobachtung LXI.</h3>

Bud., Leopold. 62 Jahre. Morbus Bechterew. Radiumambulatorium der I. med. Klinik. Juni 1912.

Seit 10 Jahren allmählich zunehmende Steifigkeit der Hals- und der oberen Brustwirbelsäule. Jetzt völlige Starrheit. Beim Versuch, den Kopf zu beugen oder nach links und rechts zu drehen, heftige Schmerzen.

Röntgenbefund: Synostose der Bandscheiben und der Gelenksfortsätze.

Zuerst 4 Sitzungen im Emanatorium zu 100 M.-E. Dann 16 Sitzungen zu 200 M.-E. p.1.

Wesentliche Besserung. Die Schmerzen in der Halswirbelsäule haben nachgelassen; eine leichte Bewegung des Kopfes nach rechts und links, etwa in einem Winkel von 10 Grad ist jetzt möglich, ebenso vermag das Kinn jetzt um ca. 2 cm nach abwärts gebracht werden.

Im Laufe der nächsten 2 Jahre mehrfache Kuren im Emanatorium, die immer nur leichte Besserung der Schmerzen, aber keine weitere Zunahme der Beweglichkeit brachten.

Die Arthritis deformans sensu strictiore.

Bei der echten Arthritis deformans ist eine direkte Beeinflussung des Prozesses nicht zu erwarten, doch kann man in manchen Fällen die Schmerzen lindern. In solchen Fällen hat sich uns meist nur die lokale Behandlung (emanationshaltige Kompressen, Radiumauflegepräparate, Packungen mit Zirkonschlamm und endlich Injektionen von Radiumsalz in die Umgebung des Gelenkes) als nützlich erwiesen. Nur in einzelnen Fällen war auch die Trinkkur von gewissem Erfolg. Als Beispiel diene der folgende Fall.

<h3 style="text-align:center">Beobachtung LXII.</h3>

Fa., R. 60 Jahre. Radiumambulatorium der I. med. Klinik.

Arthritis deformans auf Grund einer infektiösen Gonnitis vor 16 Jahren. Das Bein wurde damals in Narkose gestreckt. Verschiedene Kuren in Pöstyen, Baden usw., die auf die Schmerzen lindernd wirkten.

1913 auch leichte Schwellung in den Fingergelenken und Auftreten Heberdenscher Knoten.

März 1913: In letzter Zeit wieder heftige Schmerzen im Knie, die beim Gehen hinderten. Radiumkompressen zu 30 000 M.-E. ohne Erfolg.

Dann 40 Sitzungen im Emanatorium zu 20, später zu 100 M.-E. p. l. Leichte Besserung.

Dann im Verlauf eines Monats, als die Schmerzen stärker wurden, 5 Injektionen von Radiumsalz zu je 2 E.-S. E. in die Umgebung des erkrankten Gelenkes. Deutliche Besserung, die noch 2 Monate anhielt. Dann neuerlich Schmerzen, wieder 5 Injektionen mit vorübergehendem Erfolg.

Heißluft wurde nicht vertragen.

Nach vierteljährlicher Pause Wiederholung.

Anfang 1914: Die Kur wurde bisher 4mal wiederholt und hat immer gut getan.

II. Erkrankungen des Nervensystems.

Es wurde schon im biologischen Teil ausgeführt, daß den Becquerelstrahlen in hohem Grade eine analgesierende Wirkung zukommt. Es gilt dies sowohl für die direkte Bestrahlung als auch für die interne Einverleibung von Radiumemanation. Es wurde auch darauf hingewiesen, daß die interne Einverleibung fester radioaktiver Substanzen, wie Radiumsalze, Thorium X-Salze usw. nach unseren Erfahrungen viel weniger wirksam ist. Es scheint dies, wie schon im biologischen Teil betont wurde, darauf hinzuweisen, daß die Organotropie der Radiumemanation sich nicht unwesentlich anders verhält als die der festen radioaktiven Substanzen. Infolge des großen Löslichkeitsvermögens der lipoiden Substanzen für Radiumemanation und infolge des großen Gehaltes der Nervenzellen an lipoiden Substanzen scheint bei Einverleibung von Radiumemanation diese im besonderen Maße in der Nervenzelle aufgespeichert zu werden.

1. Allgemeine Nervosität.

Von besonderem klinischen Interesse ist die allgemeine sedative Wirkung der Emanationsbehandlung bei nervösen Zuständen. Fürstenberg hat zuerst auf die schlafbefördernde Wirkung der Emanation hingewiesen. Diese Angabe hat von allen Seiten Bestätigung gefunden. Zahlreiche Kranke, die sich aus irgend einem Grunde einer Emanationsbehandlung unterziehen, geben spontan an, daß sie viel besser schlafen; es sind dies nicht nur Patienten, die vorher an starker Schlaflosigkeit gelitten haben. In vielen Fällen, bei denen die Schlaflosigkeit durch Schmerzen hervorgerufen worden ist, läßt sich die schlafbefördernde Wirkung der Emanation ja ohne weiteres durch die günstige Beeinflussung der Schmerzen erklären. Ich erinnere z. B. an den Fall Ka. (Beobachtung XXXVII) mit akutem Gelenkrheumatismus. Hier kann man annehmen, daß durch das rasche Abschwellen der Gelenke und durch die Beseitigung der Schmerzen auch das Hindernis für den Schlaf beseitigt wurde, wenn auch die eintretende hochgradige Schlafsucht dadurch nicht ohne weiteres ihre Erklärung findet. In sehr vielen Fällen wird jedoch der Schlaf durch die Emanationsbehandlung günstig beeinflußt, ohne daß vorher irgendwelche Schmerzen bestanden haben. Abgesehen von der Beförderung des Schlafes wirkt die Emanationsbehandlung auch sonst beruhigend auf nervöse und neurasthenische Individuen ein. Daraus resultiert dann oft eine Hebung des Allgemeinbefindens, des Appetits usw. und das Gefühl der Erfrischung. Kemen hat bei mehreren Patienten beobachtet, daß dieses Gefühl der Erfrischung ausblieb, wenn sie, ohne es zu wissen, gewöhnliche warme Bäder statt der Emanationsbäder bekamen. Allerdings muß man gerade bei nervösen Individuen mit der Dosierung sehr vorsichtig sein, da man bei Verwendung größerer Dosen unter Umständen das Gegenteil erzielt und den nervösen Zustand steigert. Solche Patienten klagen

dann über Kopfdruck, Schwindel, Aufregungszustände, Verschlechterung des
Schlafes, sie fühlen sich müde und angegriffen; kurz man ist gezwungen die
Kur abzubrechen. Besondere Vorsicht in der Dosierung ist bei den verschiedensten Neurosen des vegetativen Nervensystems geboten. Auch die sogenannten
nervösen Magen-Darmleiden vertragen eine höher dosierte Emanationskur nicht.

Was die Applikationsweise anbelangt, so haben wir bei solchen nervösen
Zuständen die besten Erfolge von einer schwach dosierten Trinkkur oder von
schwach aktiven Bädern gesehen. Bei den letzteren kommt natürlich noch die
beruhigende Wirkung hinzu, welche warme Bäder an sich besitzen. Bekanntlich
wirken auch die radioaktiven Wildbäder sedativ resp. bei besonders sensiblen
Personen eventuell in unerwünschter Weise erregend. Es dürfte daher an dem
sogenannten Brunnenrausch die Radioaktivität einen gewissen Anteil haben,
wenn auch daneben viele andere Faktoren in Betracht kommen. Auch Straßburger hat dem völlig ablehnenden Standpunkt, den Löwenthal in dieser
Frage einnimmt, nicht beigestimmt.

Bemerkenswert ist auch, daß nach unseren Erfahrungen nervöse Personen schwach dosierte Trinkkuren meist viel besser vertragen als Kuren im
Emanatorium. Besonders gilt dies von Frauen im Klimakterium, bei denen
die Kuren im Emanatorium sehr häufig verstärkte Wallungen erzeugen.

Wie ich schon oben erwähnte, besitzen Thorium X-Trinkkuren eine solche
sedative Wirkung nicht oder in viel geringerem Grade. Sehr instruktiv ist in
dieser Beziehung der Fall Hilda G. (Beobachtung CV), den ich später bei Besprechung der Anämie genauer anführe. Es handelt sich hier um eine Chlorose,
die durch eine Thorium X-Trinkkur rasch gebessert wurde. Die in diesem
Falle bestehende Schlaflosigkeit wurde so gut wie nicht beeinflußt, besserte
sich aber sofort, als die Thorium X-Trinkkur mit einer schwachen Radiumemanationstrinkkur kombiniert wurde.

2. Die Polyneuritis.

Ich habe schon früher in einer Publikation mit E. Freund einen Fall
von Polyneuritis erwähnt, der während einer Kur in einem Emanatorium sehr
rasch abheilte. Ich teile diesen Fall hier ausführlicher mit.

Beobachtung LXIII.

Zam., J., Schmied. 36 Jahre. Polyneuritis. I. med. Klinik. Eintritt 26. X. 1911.

Im Juli 1911 rheumatische Schmerzen in den Füßen und anderen Gelenken mit
Schwellung. Temperatur bis über 40⁰.

Später nach 2 Monaten wieder rheumatische Schmerzen. In Pöstyen Besserung.
Ende August Ekzeme im Gesicht.

Anfang Oktober traten plötzlich Schlucklähmung und allmählich eine Parese der
oberen und unteren Extremitäten auf.

Es besteht jetzt eine rechte Rektusinternusparese (Doppelbilder). Eine linksseitige deutliche Ptose. Eine Fazialisparese, rechts deutlicher als links. Rechtsseitige
Hypoglossusparese. Eine beiderseitige Glossopharyngeusparese. Hochgradige Parese
der oberen und unteren Extremitäten mit Ataxie; Patient kann nur mit Unterstützung
einige Schritte gehen. Muß gefüttert werden. Patellarreflexe fehlen.

Chronische arthritische Veränderungen in den Karpometakarpalgelenken und Pha-
langealgelenken und in den Schultergelenken. Patient wurde im Oktober und November
mit Enesol behandelt (letzte Injektion 25. XI.). Der Zustand verschlechterte sich dabei
so, daß Patient im Rollstuhl gefahren werden mußte und nur äußerst mühsam das Bett
verlassen konnte. Nur die Doppelbilder sind verschwunden.

Vom 1. XII. an täglich 2 Stunden im Emanatorium zu 20 M.-E. p. l. Reagiert
mit Hyperleukocytose (z. B. von 5200 auf 9600). Nun tritt eine allmähliche, aber rasch
fortschreitende Besserung ein, so daß er am 10. XII. schon die Beine vom Bett abheben
und die Finger spreizen kann.

Am 18. XII. kann er schon von 2 Personen unterstützt, am 25. XII. mit Hilfe des
Stockes gehen. Kann jetzt schon allein essen.

Er verläßt am 29. I. 1912 geheilt die Klinik.

Ergebnis: Wenn wir auch diesen Fall mit großer Reserve betrachten müssen, so war doch für jeden Beobachter das zeitliche Zusammenfallen der Besserung mit dem Beginn der Emanationsbehandlung höchst auffallend.

Jansen gibt an, daß er in zwei Fällen von alkoholischer Polyneuritis durch eine Emanationskur keine Besserung erzielte. In einem Falle trat vielmehr eine Steigerung der Schmerzen auf.

Auch isolierte Neuritiden verhalten sich sehr verschieden. Es ist dies wohl verständlich, wenn man bedenkt, wie verschieden die Ätiologie dieser Krankheit sein kann. Neuritiden, die auf Lues oder Malaria beruhen, haben sich nach unseren Erfahrungen völlig refraktär verhalten. Nur Fälle von diabetischer Neuritis sind bisher fast immer günstig beeinflußt worden.

3. Die Ischias.

Ein großes Beobachtungsmaterial liegt bereits über die Radiumbehandlung der Ischias vor. Die ersten Versuche wurden mit direkter Bestrahlung gemacht. Wickham und Degrais, Foveau de Courmelles, Raymond und Zimmern, Buxbaum u. a. haben die Austrittsstelle des Ischiadicus und die Glutäalgegend mit Radium bestrahlt oder starke Auflegepräparate verwendet. Wir selbst verwendeten zu diesem Zweck Radiumauflegepräparate oder Säckchen, die mit getrocknetem und pulverisiertem Zirkonschlamm gefüllt waren (vgl. die Publikation von Freund und Kriser). Die Erfolge können ausgezeichnet sein. Buxbaum sah bei 5 Fällen von Ischias 3 mal Heilung und 1 mal Besserung. Auch Bayet sah gute Erfolge bei Bestrahlung mit der früher beschriebenen Radiumplatte. Ich führe als Beispiel einen Fall an, der von uns mit Zirkonschlamm behandelt wurde.

Beobachtung LXIV.

Schu., L. Radiumambulatorium der I. med. Klinik.

Seit 3 Monaten eine schwere rechtsseitige Ischias, ausgesprochene Skoliose, Laséguesches Symptom stark positiv. Ischiadicus im ganzen Verlauf sehr schmerzhaft.

Bisher Dunstumschläge, Dampf-, Wannen- und Heißluftbäder ohne wesentlichen Erfolg.

Durch 4 Wochen hindurch Bestrahlung mit Zirkonschlamm täglich 2 Stunden.

Schon nach der 2. Bestrahlung ließen die Schmerzen für einige Stunden nach und das Gehen war erleichtert. Nun besserte sich der Zustand von Tag zu Tag, so daß der Patient nach 3 Wochen seinem Berufe nachgehen konnte. Er kam dann noch 14 Tage abends zur Bestrahlung. Schließlich war er vollkommen schmerzfrei, die Skoliose bestand noch. Nachbehandlung mit Bewegungsbädern, die auch die Skoliose zum Verschwinden brachten.

16. III. 1914. Der gute Erfolg hat angehalten, Skoliose verschwunden.

Ebenso zahlreiche Mitteilungen liegen über die Behandlung der Ischias mit interner Einverleibung von Radiumemanation vor. Löwenthal, Strasser und Selka, v. Klecki, Jansen, v. Benczur, Benedict, Gottlieb und wir selbst haben über eine Reihe von Beobachtungen berichtet. Über ein größeres Material berichtet Sommer (1910). Von 73 Ischiaskranken wurden 40 geheilt, 23 gebessert, 10 nicht gebessert. Kemen erzielte bei 70 Fällen 38 mal Heilung, 26 mal Besserung, 12 mal blieb der Erfolg aus.

Im allgemeinen sahen fast alle eben erwähnten Autoren nur bei einem Bruchteil der von ihnen behandelten Fälle gute Erfolge. Ich bin der Überzeugung, daß das Gesamtresultat deshalb kein sehr günstiges ist, weil die erwähnten Autoren alle nur schwache Dosen anwandten. Bei keiner Erkrankung ist aber nach unseren Erfahrungen die Wirkung starker Dosen so eklatant, wie bei den schweren und besonders den veralteten Fällen von Ischias. Rezente und leichte Fälle reagieren meist auch auf schwache Trinkkuren oder auf schwache Kuren im Emanatorium. Bei den schweren Fällen erweisen sich diese aber fast immer als wirkungslos, während starke Kuren nach unseren Erfahrungen zu dem Wirksamsten gehören, was wir an therapeutischen Maßnahmen bei der Ischias besitzen, ja in einzelnen Fällen, in denen alle andern Methoden versagten, noch vollen Erfolg brachten.

Ich führe eine Reihe von Beispielen an und möchte betonen, daß bei der Mehrzahl der Fälle der Verlauf weiter verfolgt werden konnte.

Die ersten beiden Fälle sollen als Beispiel dafür dienen, daß in manchen Fällen auch mit einer schwachen Trinkkur gute Erfolge erzielt werden können.

Beobachtung LXV.

Schi., Marie. 45 Jahre. Radiumambulatorium der I. med. Klinik. März 1912.

Seit Mai 1911 rechtsseitige Ischias. Schwefelbäder, Umschläge, Massage, Heißluftbäder, Salbenkuren, Antipyretika ohne wesentlichen Erfolg.

Jetzt typisches Laséguesches Symptom rechts. Ischiadicus schmerzhaft. Gehen wegen Schmerzen sehr erschwert, leichte Atrophie rechts.

Radiumtrinkkur täglich $3 \times 10\,000$ M.-E.

Nach 3 Wochen wesentliche Besserung.

Durch weitere 3 Wochen $3 \times 15\,000$ M.-E. Schmerzen verschwunden, die Patientin kann wieder ihrem Beruf nachgehen,

Mai 1914: Bisher kein Rezidiv, ist völlig arbeitsfähig.

Ergebnis: In diesem Fall von typischer Ischias waren die verschiedensten therapeutischen Maßnahmen ohne wesentlichen Erfolg. Eine sechswöchige Trinkkur brachte vollständige Heilung.

Beobachtung LXVI.

Pim., Therese, Fuhrmannsgattin. 42 Jahre alt. Ischias. Radiumambulatorium der I. med. Klinik. Eintritt 9. VIII. 1911.

Seit ca. 6 Wochen Ischias. Laséguesches Symptom deutlich positiv. Die typischen Druckpunkte und der Ischiadicus in seinem Verlauf schmerzhaft.

Sitzungen im Emanatorium à 20 M.-E. p. l.

17. VIII. Nach der zweiten Sitzung Zunahme der Schmerzen.

30. VIII. Bisher täglich Sitzungen, nun wird ausgesetzt, da keine Besserung. Später Trinkkur auf 15 000 M.-E. täglich ansteigend.

7. IX. Wesentliche Besserung, kann jetzt viel besser stehen und gehen.

14. IX. Kein weiterer Fortschritt. Von nun ab Trinkkur ansteigend auf 30 000 M.-E. täglich.

30. IX. Ist arbeitsfähig, schmerzfrei.

Katamnese Mitte 1913: Bisher schmerzfrei geblieben.

Die nun folgenden Fälle wurden im Emanatorium behandelt.

Beobachtung LXVII.

U., Karl. 37 Jahre. Ischias. I. med. Klinik. Eintritt 29. I. 1914.

Vor 10 Wochen traten heftige Schmerzen im rechten Bein auf, die sich besonders beim Heben schwerer Säcke bemerkbar machten. Anfangs arbeitete er noch weiter, da die Schmerzen bei der Arbeit erträglich waren, wenn er sich dann aber abends hinsetzte, so wurden die Schmerzen äußerst heftig. Allmählich steigerten sich die Schmerzen derartig, daß er nicht mehr auftreten konnte, 3 Wochen nach Beginn der Krankheit mußte er überhaupt im Bett bleiben. Er hatte Dampfbäder versucht, konnte aber nach dem 2. Bad überhaupt nicht mehr gehen. Auch eine Salbe brachte keine Besserung. Später bildete sich eine Wulst in der rechten Lumbalgegend, auf den ein Vesicans gelegt wurde, ohne Erfolg. Er wurde auch ohne Erfolg elektrisiert. Seit 5 Wochen bildete sich auch eine Verkrümmung der Wirbelsäule aus. In der letzten Zeit versuchte er zu Haus Sitzbäder, die wenigstens etwas Besserung brachten.

Beim Eintritt findet sich eine deutliche Skoliose der Lendenwirbelsäule mit deutlichem Muskelwulst links. Auf der rechten Seite ist das Laséguesche Symptom sehr deutlich ausgesprochen; wenn das gestreckte Bein nur um ca. 10 cm von der Unterlage aufgehoben wird, werden schon heftige Schmerzen geäußert. Der Ischiadicus im ganzen Verlauf äußerst druckschmerzhaft, auch die Austrittsstelle des

N. cluneus superior intensiv druckschmerzhaft. Der Wadenumfang beträgt rechts 32, links 33 cm. Der Patellarreflex rechts stark herabgesetzt.

Vom 31. I. an täglich im Bettemanatorium à 100 M.-E. p. l.

Wegen Schlaflosigkeit 2 Bromuraltabletten à 0,5.

3. II. Die Schmerzen sind etwas geringer, das Laséguesche Symptom weniger deutlich.

Vom 7. II. an täglich 2 Stunden im Bettemanatorium à 400 M.-E. p. l.

12. II. Wesentliche Besserung, schläft jetzt die ganze Nacht ohne Schlafmittel.

18. II. Der Patient kann bereits stehen und gehen, hat aber beim Sitzen noch Schmerzen. Der Muskelwulst ist verschwunden, doch besteht die Skoliose noch.

20. II. Beim Sitzen nur noch geringe Schmerzen.

23. II. Von heute ab außer den Sitzungen im Emanatorium noch Trinkkur 3 × 5000 M.-E. pro die.

24. II. Das Laséguesche Symptom tritt erst bei einer Beugung von über 45 Grad auf. Treppensteigen noch schmerzhaft. Das rechte Bein zittert dabei etwas. Der Patient kann noch nicht lange auf der rechten Seite liegen.

5. III. Von heute ab 2 Stunden im Emanatorium à 600 M.-E. p. l.

9. III. Treppensteigen nicht mehr schmerzhaft. Skoliose nur noch angedeutet.

12. III. Kein Laséguesches Symptom mehr. Gang vollständig normal. Radiumbehandlung wird ausgesetzt.

27. III. Wadenumfang beiderseits 33 cm. Wirbelsäule gerade. Patient wird geheilt entlassen.

Anfang Mai stellt sich der Patient wieder vor. Er ist vollkommen arbeitsfähig und hat keine Schmerzen mehr.

Ergebnis: Dieser Fall ist für die ausgezeichnete Wirkung der Emanationsbehandlung bei Ischias völlig überzeugend. Er hat 7 Wochen vor seinem Eintritt das Bett hüten müssen und war in der letzten Zeit wegen der Schmerzen nahezu schlaflos. Es ist wohl kaum nötig hervorzuheben, daß er ausschließlich mit Emanation behandelt wurde. Im Verlauf von 40 Tagen bildeten sich alle Symptome zurück.

Beobachtung LXVIII.

El., O. 33 Jahre. Radiumambulatorium der I. med. Klinik. März 1912.

Mit 20 Jahren typische Ischias links, Dauer 1 Jahr. Mit 27 Jahren Rezidiv, ebenso mit 30 Jahren.

Seit einem Monat Ischias rechts, kann nur mit großen Schmerzen liegen oder sitzen, Schlaflosigkeit. Strecksymptom beiderseits positiv, rechts stärker.

Zuerst 21 Sitzungen im Emanatorium zu 20 M.-E. p. l. Wesentliche Besserung, schläft jetzt gut. Dann 27 Sitzungen zu 100 M.-E. p. l. Die Schmerzen im rechten Bein vollkommen verschwunden, links Strecksymptom noch schwach positiv.

Oktober 1912 Rezidiv im rechten Bein.

12 Sitzungen zu 400 M.-E. p. l. Prompte Besserung.

Katamnese 1914: Bis vor wenigen Wochen schmerzfrei geblieben, jetzt in Heißluftbehandlung.

Beobachtung LXIX.

Ag,, J., 41 Jahre. Ischias. Radiumambulatorium der I. med. Klinik.

Vor 2 Jahren Ischias des rechten Beines. Durch 2 Monate Heißluft, die besserte. Doch traten die Schmerzen bei schlechtem Wetter immer wieder auf.

Seit 14 Tagen wieder Rezidiv, Beugung erschwert, auch Sitzen nur mit halbgestrecktem Bein möglich. Laségue positiv. Rechtes Bein fühlt sich wärmer an, ist hyperästhetisch. Zuerst 23 Sitzungen im Emanatorium à 4 M.-E. p. l. Allmähliche Besserung, dann 7 Sitzungen zu 20 M.-E. p. l. Vollkommen wiederhergestellt.

$^1/_2$ Jahr später stellt sich Patient wieder vor. Vollkommen schmerzfrei.

Beobachtung LXX.

Ste., A. 38 Jahre. Ischias. I. med. Klinik. Eintritt 3. IV. 1911.

Vor 4 Jahren heftige reißende Schmerzen im linken Oberschenkel und im Verlauf des N. ischiadicus, die in heftiger Weise 4 Wochen dauern. Warme Bäder, Einpackungen und Schwitzkuren besserten den Zustand allmählich, so daß Patient wieder berufsfähig wurde.

Im Mai 1910 nach einem Jagdausflug abermals heftiger Anfall. Mesothan besserte nicht, es trat vielmehr ein Ekzem auf, das erst nach mehrwöchiger Behandlung zurückging.

Ende Mai 1910 ging Patient zur Erholung aufs Land und fühlte sich während dieser Zeit ziemlich wohl. Im November kehrte er nach Wien zurück und versuchte durch Zimmergymnastik sein Leiden zu lindern. Dies hatte anfangs scheinbar Erfolg. Januar und Februar 1911 fühlte er sich fast beschwerdefrei. Dann nahmen die Beschwerden wieder etwas zu.

Vor 14 Tagen trat nach einer Angina abermals ein heftiges Rezidiv auf. Die Schmerzen waren so heftig, daß er nur auf der linken Seite liegen konnte. Die geringste Bewegung verursachte heftige Schmerzen. Die Nächte sind größtenteils schlaflos.

Die Untersuchung ergibt eine Scoliosis dextro-convexa der unteren Brust und oberen Lendenwirbelsäule. Austrittsstelle und Verlauf des linken N. ischiadicus intensiv druckschmerzhaft. Laséguesches Symptom sehr stark positiv. Muskulatur des Oberschenkels links schwächer, Umfang links 49,5, rechts 51 cm.

3. IV. Erythrocyten 4 800 000, Leukocyten 11 750, davon N. 63%, Eos. 5,3%.

4. IV. Nach 2 Stunden im Emanatorium zu 20 M.-E. p. l. Erythrocyten 6 200 000, Leukocyten 11 000, davon N. 72,3% und Eos. 0,5%.

Bis 7. IV. täglich 2 Stunden im Emanatorium zu 20 M.-E. p. l.

Bis 10. IV. 3 Stunden im Emanatorium zu 20 M.-E. p. l.

Bis 14. IV. täglich 2 Stunden zu 40 M.-E. p. l.

Dann Pause von mehreren Tagen und dann bis 11. V. täglich 2 Stunden im Emanatorium zu 100 M.-E. p. l.

Während der ersten Sitzungen wurde der Blutdruck nach Riva Rocci und Gärtner untersucht und regelmäßig ein leichtes Steigen beobachtet.

Schon nach den ersten Sitzungen trat eine ausgesprochene Besserung ein, die überraschend schnell fortschritt, nach wenigen Tagen konnte Patient wieder auf dem Rücken und auch später auf der linken Seite liegen. Der Schlaf war ausgezeichnet.

Nach 14 Tagen steht der Patient bereits auf, wurde entlassen und ambulatorisch weiter behandelt.

Anfang Mai nur noch geringe Parästhesien, kein Lasègue mehr.

Am 11. V. wurde die Behandlung abgebrochen.

3 Monate später stellte sich der Patient vollkommen schmerzfrei wieder vor.

17. III. 1914. Leichtes Rezidiv, das bald wieder zurückging, seither fleißiges Turnen und Wandern. Zeitweise leichte Schmerzen, doch vollkommen arbeitsfähig.

Beobachtung LXXI.

Pre., A. 41 Jahre. Ischias. I. med. Klinik.

Vor 5 Jahren erster Anfall, durch Elektrisieren gebessert. Vor 4 Jahren Rezidiv, das 4 Monate dauerte.

Seit 5 Monaten sehr heftige Ischias des rechten Beins, hat in einem Emanatorium in der Stadt bereits 80 Sitzungen à 4 M.-E. absolviert, ohne jeden Erfolg. Zuerst ambulatorische Behandlung, im Emanatorium zu 200 M.-E. p. l. Zuerst etwas Besserung, dann stärkere Schmerzen. Juni 1912 Aufnahme auf die Klinik. Strecksymptom stark positiv, Skoliosis; täglich 2 Stunden Emanatorium, zuerst zu 100, dann später zu 600 M.-E. p. l. In den ersten Tagen keine Besserung, dann Besserung allmählich fortschreitend. Ende Juni vermag der Patient schmerzfrei zu gehen, dann noch Massage des Muskelwulstes, die die letzten Beschwerden beseitigt.

April 1914. Patient ist vollkommen arbeitsfähig, nur zeitweise leichte Kreuzschmerzen, die ihn aber in seinem Beruf als Portier nicht hindern.

Wenn wir die angeführten Fälle überblicken, so wird man zugeben müssen, daß die Therapie mit radioaktiven Substanzen, speziell die Radiumemanationsbehandlung, bei der Ischias außerordentlich wirksam ist. Besonders überzeugend sind jene veralteten und schweren Fälle, die auf die verschiedensten anderen Behandlungsmethoden nicht mehr reagierten und dann durch die Radiumtherapie wiederhergestellt wurden. Da sich bei manchen Fällen die Beobachtung nun schon auf Jahre erstreckt, so kann man wohl mit Recht von Heilung sprechen. Nochmals hervorgehoben sei hier, daß sich in solch veralteten Fällen nur sehr hohe Dosen als wirksam erwiesen. Gerade bei der Ischias tritt die Differenzierung in der Wirkungsweise der intern einverleibten Radiumemanation einerseits und fester radioaktiver Substanzen andererseits am deutlichsten hervor. Denn, wenn die Frage der Dosierung allein ausschlaggebend wäre, so müßte man durch die Thorium X-Behandlung, bei der es leicht möglich ist, sehr hohe Dosen einzuverleiben, mindestens ebenso eklatante Erfolge erzielen wie durch die Emanationsbehandlung. In dem nun folgenden Fall könnte man versucht sein, der Thorium X-Behandlung einen ausschlaggebenden Erfolg zuzuschreiben. Bei genauerer Analyse des Falles sieht man aber, daß die während der hochdosierten Radiumemanationsbehandlung beginnende Besserung dann durch Nachwirkung weiter fortschreitet und sicher nicht auf die an die Emanationsbehandlung anschließende Thorium X-Behandlung zu beziehen ist; denn sonst hätte die Thorium X-Behandlung bei dem Monate später einsetzenden Rezidiv ebenfalls wirken müssen. Im Sinne dieser Auffassung sprechen jedenfalls auch andere Fälle von Ischias, die wir erfolglos mit Thorium X behandelt haben.

Beobachtung LXXII.

Jel., H. 33 Jahre. Ischias. I. med. Klinik 2. XI. Mai 1912 Angina. Im Anschluß daran Ischias, links. Eine Karlsbader Kur und Elektrisieren bewirkte für kurze Zeit Erleichterung. Im Juli wieder heftige Schmerzen. Antipyrin, Salizyl, Sajodin ohne Erfolg. Im August Kur in Gastein ohne Erfolg. Atophan brachte zuerst Linderung, dann wirkungslos. Seit Anfang August kann die Patientin nicht mehr auftreten, ist bettlägerig. Hat konstant Schmerzen, Schlaf nur auf Narkotika.

3 tägige Bestrahlung mit Zirkonschlamm (4 Stunden täglich) vorübergehend schmerzlindernd. Dann nehmen die Schmerzen wieder zu.

Nun 28 mal 2 Stunden im Bettemanatorium zu 400 M.-E. p. l, die letzten 12 Tage außerdem 15 000 M.-E. p. os. Schmerzen geringer, Schlaf besser, doch kann sie noch nicht sitzen und auftreten.

Vom 16. XII. bis 2. I. 8 Injektionen von Thorium X von 300—400 E.-S. E. Die Besserung schreitet allmählich fort, Anfang Januar kann die Patientin bereits den ganzen Korridor am Stock gehen. Dann Massage und Bewegungsbäder, die die Schmerzen vollkommen beseitigen. Austritt am 15. II. 1913.

11. IV. Hat sich 3 Wochen ganz wohl gefühlt, dann nach 2 Solbädern heftiges Rezidiv. Jetzt Muskulatur rechts deutlich atrophisch. 6 Thorium X-Injektionen zu je 500 E.-S. E. ohne wesentlichen Erfolg; dann Massage verordnet.

Die typische Ischias, die mit Störungen der Hautsensibilität und der Reflexe und mit Atrophie der Muskulatur einhergeht, wird heute von der Mehrzahl der Autoren als Neuritis ischiadica aufgefaßt. Die Emanationstherapie wirkt bei ihr wohl in der Weise, daß sie die Aufsaugung geringer Infiltrate herbeiführt. Auch die häufig bei der Ischias vorkommenden regionären Myalgien werden günstig beeinflußt. Bei der symptomatischen Ischias (Kompression durch Tumoren usw.) können wir von der Emanationstherapie höchstens eine vorübergehende schmerzlindernde Wirkung erwarten.

4. Die Tabes.

Auch in der Behandlung der Tabes dorsalis mit radioaktiven Substanzen spielt die Emanationsbehandlung die Hauptrolle. Während aber bei der Ischias wenigstens in den schweren veralteten Fällen die Anwendung großer Dosen notwendig ist, haben wir bei der Tabes gerade von den schwachen Dosen die besten Erfolge gesehen. Allerdings beziehen sich diese Erfolge meist nur auf die lanzinierenden Schmerzen. Die gastrischen Krisen werden nur selten günstig beeinflußt. In den schweren Fällen, die mit Kachexie einhergehen, bleibt die Emanationsbehandlung meist völlig erfolglos. Von den übrigen Symptomen der Tabes möchten wir nur noch die Blasenbeschwerden erwähnen, die sich in manchen Fällen unter dem Einfluß der Emanationsbehandlung besserten. Hingegen wurde die Ataxie in keinem unserer Fälle gebessert. Die beste Wirkung erzielt man in verhältnismäßig rezenten Fällen, bei denen sich noch keine stärkere Kachexie entwickelt hat. Bei solchen Fällen kommt neben der Besserung der lanzinierenden Schmerzen und eventuell der gastrischen

Krisen noch die Hebung des Allgemeinbefindens, des Appetits, Zunahme des Körpergewichts und eine günstige Beeinflussung der Psyche in Betracht.

Einschlägige Mitteilungen sind recht zahlreich. Strasser und Selka haben schon über günstige Fälle berichtet. Besonders einer ihrer Fälle war sehr eklatant. Dieser hatte Jahre hindurch wegen der heftigen Schmerzen größere Dosen von Pyramidon oder Morphium nehmen müssen. Schon vom 2. Tag der Emanationskur an konnten die Medikamente eingestellt werden. Der Patient blieb während der weitere Monate währenden Beobachtung schmerzfrei und zeigte eine wesentliche Besserung der Potenz.

Über weitere günstige Erfolge berichteten Löwenthal, Gottlieb, v. Benczur, His und Gudzent, Sommer, wir selbst u. a.

Die folgenden Beispiele mögen genügen:

Beobachtung LXXIII.

Mu., K. 34 Jahre. Tabes incipiens. Eintritt in die Beobachtung Januar 1911.

Seit 1½ Jahren lanzinierende Schmerzen, jetzt Anisokorie, linksseitige Pupillenstarre, hypästhetische Stelle unterhalb der Mamilla, Hypotonie beider Beine, starke lanzinierende Schmerzen, Gürtelgefühl. Hat eben eine Kur mit Quecksilberinjektionen ohne Erfolg durchgemacht. 5 Sitzungen im Emanatorium zu 4 M.-E. p. l. Zuerst etwas stärkere Schmerzen, dann verschwinden dieselben vollständig.

Oktober 1911. War bis vor kurzem schmerzfrei. 14 tägige Kur im Emanatorium zu 4 M.-E. p. l. Die Schmerzen verschwinden wieder.

Januar 1912. Seit einigen Wochen wieder Schmerzen, eine 14 tägige Kur im Emanatorium zu 4 M.-E. läßt die Schmerzen wieder verschwinden.

9. X. 1913. Seit 3 Wochen wieder Schmerzen, namentlich nachts.

28. XI. Bisher täglich 2 Stunden im Emanatorium zu 4 M.-E. p. l. Die Schmerzen besserten sich bald nach Beginn der Behandlung.

26. III. 1914. Seit 14 Tagen wieder Schmerzen.

11. V. 1914. Bisher 28 Sitzungen im Emanatorium zu 20 M.-E. p. l. Die Schmerzen sind fast völlig verschwunden. Subjektives Wohlbefinden.

Ergebnis: Dieser Fall stand 3 Jahre in Beobachtung. Es gelang regelmäßig, die lanzinierenden Schmerzen durch eine schwache Emanationskur zu beseitigen oder wenigstens wesentlich zu bessern.

Beobachtung LXXIV.

Pe., F. 47 Jahre. Tabes dorsalis. Radiumambulatorium der I. med. Klinik. Mai 1911.

Mit 21 Jahren Lues, vor ca. 10 Jahren heftige Kopfschmerzen und Haarausfall durch ca. 8 Monate.

Vor 3 Jahren gastrische Krisen, damals auf der Klinik v. Neusser, wo er eine Kur mit Radiumwassern und Radiumbädern machte. Seither leidet der Patient hauptsächlich an lanzinierenden Schmerzen, Schlaflosigkeit und Obstipation. Hat in 7 Jahren um ca. 40 kg abgenommen.

Ferner zeitweise Incontinentia urinae. Auch häufig gastrische Krisen.

Pupillen starr, ungleich, Romberg, leichte Ataxie.

25. VII. Bisher 35 Sitzungen zu 20 M.-E. p. l. Die lanzinierenden Schmerzen sind verschwunden, vorige Woche drei Tage hindurch gastrische Krisen, aber nicht so stark wie früher, ist jetzt arbeitsfähig.

Oktober 1912. Seit Juli gar keine Schmerzen mehr, Befinden ausgezeichnet.

23. Juli 1913. Erst seit einigen Wochen wieder leichte gastrische Krisen und lanzinierende Schmerzen. Durch 3 Wochen Trinkkur 3 × 1000 M.-E. p. d., die guten Erfolg hat.

Ergebnis: Die schweren gastrischen Krisen sind in diesem Fall durch die Emanationskur sehr günstig beeinflußt worden, ebenso verschwanden die lanzinierenden Schmerzen. Der Erfolg hielt 2 Jahre an, dann trat ein Rezidiv auf, das wieder günstig beeinflußt werden konnte.

Beobachtung LXXV.

Pot., J. 53 Jahre. Tabes. Radiumambulatorium der I. med. Klinik. Vor 17 Jahren Lues, Schmierkur.

Vor ca. 8 Jahren lanzinierende Schmerzen, ein Gefühl von Schwere in den Füßen.

Seit ca. 2 Jahren Erschwerung der Miktion. Abmagerung.
Jetzt, Juni 1912, Anisokorie, ataktischer Gang, Pupillenstarre, Areflexie.
18 Sitzungen im Emanatorium zu 20 M.-E. p. l. Wesentliche Besserung der
Harnbeschwerden und der lanzinierenden Schmerzen, die aber nur einige Monate
anhält.
März 1913 Trinkkur mit 1000 M.-E. p. d., ohne wesentlichen Erfolg.

Ergebnis: In diesem Falle wurden die lanzinierenden Schmerzen und
die Blasenbeschwerden günstig beeinflußt. Ein Jahr später trat ein
Rezidiv auf. Eine Trinkkur brachte jetzt keinen Erfolg.

Beobachtung LXXVI.

Smo., Marie. 46 Jahre. Tabes dorsalis. I. med. Klinik.
Mit 27 Jahren Lues. Seit 6 Monaten gastrische Krisen, die sich immer mehr
steigerten und in der letzten Zeit ca. jeden 2. Tag auftraten und den ganzen Tag andauerten.
Heftiges Erbrechen galliger Massen, die Schmerzen dabei so heftig, daß sie sich im Bett
krümmt und mit angezogenen Beinen liegen muß. Pupillenstarre. Patellarreflexe noch
vorhanden, auch Romberg noch negativ.
Juli 1911 Eintritt. Bis zum 23. VIII. 20 Sitzungen im Emanatorium zu 20 M.-E. p. l.
Gleich vom Beginn der Behandlung wesentliche Besserung, die ersten beiden Tage keine
Krise. Dann am 21. eine schwache Krise von kurzer Dauer. Am 23. und 24. vollkommen
schmerzfrei, am 25. eine schwache Krise, die nach 2 Stunden abgeklungen ist. Von da
an keine Krise mehr. April 1912 stellt sich die Patientin wieder vor.

Ergebnis: In diesem Fall sind die gastrischen Krisen günstig beeinflußt worden.

Daß die Emanationsbehandlung bei ihrer exquisit analgesierenden Wirkung
die lanzinierenden Schmerzen der Tabiker und eventuell auch andere Reizerscheinungen günstig beeinflußt, ist nicht wunderbar. Der Umstand aber,
daß diese Wirkung oft jahrelang anhalten kann, weist wohl darauf hin, daß
ähnlich wie bei den chronischen Arthritiden chronisch entzündliche Vorgänge,
speziell die von vielen Neurologen angenommene Periradiculitis, direkt beeinflußt und wenigstens teilweise zur Aufsaugung gebracht werden. Eine Erklärung, warum gerade bei der Tabes nur kleinere Dosen gut wirken, während
größere intensive Reizerscheinungen verursachen, vermag ich nicht zu geben;
jedenfalls müssen wir uns in unserem therapeutischen Handeln von dieser empirisch festgestellten Tatsache leiten lassen. Die Beobachtungen bei der Behandlung der Tabes mit Radiumemanation stimmen völlig mit den von alters her
in Gastein gemachten Erfahrungen überein (Wick, Gerke). Gerke betont,
daß gerade bei der Tabes große Vorsicht in der Verordnung der Gasteiner Bäder
geboten sei, da bei zu starken Kuren heftige Schmerzen auftreten. Auch blei-
bende Verschlimmerung wird unter diesen Umständen beobachtet.

5. Isolierte Neuralgien.

Bei den typischen Formen von isolierten Neuralgien scheint die direkte
Bestrahlung mit stärkeren Dosen der internen Einverleibung der Emanation
überlegen zu sein. Allerdings dürfte die Ätiologie der Neuralgie hier von Bedeutung sein. Eine exakte Durcharbeitung der Indikationsstellung von diesem
Gesichtspunkt aus liegt aber noch nicht vor.
Es sind hauptsächlich französische Autoren (Darier, Fovau de Courmelles, Raymond und Zimmern, Wickham und Dégrais u. a.), welche
zuerst über günstige Beeinflussung verschiedener Neuralgien (Okzipitalneuralgie,
Orbitalneuralgie, Trigeminusneuralgie, Interkostalneuralgie, Hauthyperästhesie
nach Herpes zoster usw.) berichten. Von deutschen Autoren erwähne ich besonders Wichmann, Buxbaum, Dautwitz, Falta und Freund, Freund
und Kriser.
Die Bestrahlung erfolgte entweder durch Radiumträger oder Radium-
auflegepräparate oder durch Mesothoriumsäckchen.

Nach früheren persönlichen Mitteilungen von Schramek über die auf der k. k. Radiumstation bei Neuralgien gewonnenen Erfahrungen und speziell über die dabei angewendete Technik haben sich kurzdauernde Bestrahlungen als besonders wirksam erwiesen. Durch die Art der Träger, die die Radiummenge in einem Sack ohne jegliche weitere Umhüllung eingeschlossen enthielten, kamen dabei hauptsächlich weiche β-Strahlen zur Verwendung. Namentlich dann, wenn der schmerzhafte Druckpunkt im Verlauf der Nerven stark ausgesprochen war, gelang es durch Bestrahlung des Hautbezirkes, in dem der Punkt gelegen war, ein Aufhören der Schmerzen zu erreichen. In manchen Fällen war der Erfolg überraschend, in andern aber nur vorübergehend und gering.

Die Behandlung mit interner Einverleibung von Radiumemanation erweist sich leider nur in sehr wenigen Fällen als wirkungsvoll. Ich teile die beiden folgenden Fälle als Beispiele mit.

Beobachtung LXXVII.

Kie., Therese. 47 Jahre. Neuralgia brachialis sinistra. Alte Spitzentuberkulose. Radiumambulatorium der I. med. Klinik.

Seit ca. 7 Jahren bekommt Patientin alljährlich im Herbst neuralgische Schmerzen im linken Arm. Das Schultergelenk ist dabei äußerst schmerzhaft, deutliche Beweglichkeitsbeschränkung. Die Schmerzen pflegen im Sommer zu verschwinden. Solbäder, Aspirin, Salizyl ohne Erfolg.

Oktober 1912. Seit einigen Wochen wieder heftige Schmerzen. Plexus brachialis und Verlauf der großen Nervenstämme am Arm schmerzhaft. Schlaf infolge der Schmerzen sehr schlecht.

Zuerst Trinkkur zu 7500 M.-E. täglich ansteigend bis 15 000 M.-E. Schmerzen bei Tag noch gleich stark, doch schläft Patientin nachts.

Nach 14 Tagen Sitzungen im Emanatorium zu 20 M.-E. p. l bis 11. XII. Zuerst schmerzhafte Reaktion, dann allmähliche Besserung, endlich wird die Beweglichkeit des Armes normal. Die Druckschmerzhaftigkeit des Plexus und der Nerven verschwindet. Schlaf gut.

Beobachtung LXXVIII.

Po., M. 42 Jahre. Neuralgie des Trigeminus. Radiumambulatorium der I. med. Klinik.

Seit etwa $^1/_4$ Jahr 2—3 heftige Anfälle im Tag. Auch in der Nacht heftige Schmerzen, Schlaf nur mit Morphium.

Vorübergehend Besserung durch Elektrisieren und schwache Radiuminhalation.

14 Sitzungen im Emanatorium zu 20 M.-E. p. l. Wesentliche Besserung.

Ich möchte jedenfalls nicht unerwähnt lassen, daß man bei schweren Fällen von Neuralgie durch hochdosierte Emanationskuren besonders durch Kuren im Emanatorium schwere Reaktionen auslösen kann, die auf Wochen hinaus den Zustand des Patienten wesentlich verschlimmern können. Es ist daher große Vorsicht geboten.

Von Thorium X-Injektionen haben wir gar keinen Erfolg gesehen.

Sehr bemerkenswert sind die Erfolge, die man bei den neuralgischen Schmerzen bei und nach Herpes zoster durch kurzdauernde Bestrahlung erzielt hat (Bayet, Riehl und Schramek u. a.). Auch Umschläge mit Emanationswasser (30 000—100 000 M.-E.) wirken in solchen Fällen oft ausgezeichnet.

6. Der Pruritus.

Die Therapie des Pruritus mit radioaktiven Substanzen bedarf keiner längeren Besprechung. Es ist heute allgemein bekannt, daß man die verschiedenen Formen des Pruritus oft außerordentlich günstig durch die Becquerelstrahlen beeinflussen kann, ja man kann sagen, daß die hier erzielten Erfolge bisweilen geradezu verblüffend sind. Bei Patienten, die oft monatelang in fürchterlicher Weise durch den Juckreiz gequält werden und dadurch schlaflos sind, genügt oft eine kurze Bestrahlung oder die einmalige Applikation eines Radium- oder Mesothoriumauflegepräparates oder einer emanationshaltigen Kompresse, um das Leiden für immer zu beseitigen.

Als Beispiel führe ich folgenden Fall an.

Beobachtung LXXIX.

A. K. 53 Jahre alt. Magenkarzinom, Pruritus.

Februar 1913. Seit ca. einem halben Jahr Magenbeschwerden und zunehmende Blässe, geringe Gewichtsabnahme. Die Patientin ist fettleibig. In den letzten 4 Monaten allmählich an Intensität zunehmender Pruritus vulvae. Die Beschwerden hauptsächlich nachts. Die Patientin ist seit Wochen nahezu schlaflos. Hat einmal versucht, sich aus dem Fenster zu stürzen und mußte in der letzten Zeit von ihren Angehörigen sorgfältig bewacht werden.

5. II. Abends zwischen 7 und 9 Uhr wurde ein Mesothoriumsäckchen auf die Vulva aufgebunden. Während dieser Zeit verschwand der Pruritus allmählich. Die Patientin schlief die ganze Nacht.

Vorsichtshalber wurde ihr am 6. II. abends das Präparat nochmals 2 Stunden aufgelegt. Der Pruritus kehrte nicht wieder und blieb bis zu dem $^3/_4$ Jahre später erfolgendem Tode der Patientin dauernd weg.

Leider erzielt man derartig günstige Erfolge durchaus nicht in allen Fällen. Bei manchen ist die Wirkung nur vorübergehend, andere Fälle verhalten sich refraktär.

Bayet berichtete zuerst über ein größeres Material. Von 12 Fällen von Pruritus analis wurden 9 geheilt. In einem Falle hatte die Affektion 18 Jahre gedauert. In manchen Fällen genügte eine einmalige Bestrahlung (Auflegen der Radiumplatte durch 5 Minuten), meist mußte durch mehrere Tage bestrahlt werden. In manchen Fällen traten Rezidive auf, die dann meist rascher beeinflußt werden konnten als bei der ersten Behandlung. Von 7 Fällen von Pruritus vulvae wurden 4 geheilt (darunter ein Fall mit Diabetes). 5 Fälle von Pruritus scrotalis wurden sämtlich geheilt. Bayet berichtet auch über Fälle von Herpes zoster, die durch kurzdauernde Bestrahlung günstig beeinflußt resp. geheilt wurden.

In der k. k. Radiumstation in Wien wurde die kurz dauernde Bestrahlungsmethode mit Ausnützung der weichen β-Strahlung, wie sie vorher bei den Neuralgien beschrieben wurde, auch bei den lokalisierten juckenden Affektionen verschiedenster Art angewendet. Bei manchen Fällen der verschiedenen Pruritusformen, bei denen von seiten der Internisten wie der Dermatologen alle bisher gebräuchlichen Hilfsmittel vergeblich in Anwendung gebracht worden waren, konnte durch eine 15—20 Minuten lange Bestrahlung jetzt schon jahrelang andauernde Heilung erreicht werden.

Auch das Juckgefühl bei Ekzemen wird oft günstig beeinflußt.

Aber auch bei generalisierten juckenden Erkrankungen kann man bisweilen nach meinen Erfahrungen durch eine Emanationstrinkkur ausgezeichnete Erfolge sehen. Als Beispiel erwähne ich folgenden Fall von Urticaria.

Beobachtung LXXX.

Fr. M. 26 Jahre alt. Juni 1913.

Leidet seit Jugend an sehr belästigenden Anfällen. In den letzten Jahren wiederholen sich die Anfälle 5—6 mal im Jahre, dauern immer 2—3 Wochen.

Die Erkrankung ist familiär. Mutter und mehrere Geschwister haben dasselbe Leiden. Anfang Juni ein neuerlicher Anfall, durch zwei Nächte hindurch Schlaf stark gestört. Äußerst heftiger Juckreiz, Allgemeinbefinden wesentlich beeinträchtigt.

6. VI. wurde abends ein Schlafmittel verordnet (2 g Bromnatrium). Dadurch Schlaf zwar besser, aber am 7. VI. wieder neue Eruptionen. In der Nacht vom 7. auf 8. VI. wieder Brom, das etwas half.

8. VI. abends 2000 M.-E. vor dem Abendessen. Das Jucken verschwand nach 2—3 Stunden, in der Nacht ruhiger Schlaf ohne Brom.

9. VI. Keine neuen Eruptionen mehr, die alten heilen im Verlauf der nächsten
Tage ab. 9., 10. und 11. VI. wurden noch je 2000 M.-E. zugeführt.

20. VI. Rezidiv. Nachdem der Zustand 2 Tage gedauert hat, wird neuerlich eine
Emanationstrinkkur à 2000 M.-E. verordnet. Die Eruption hört sofort auf, vollkommenes
Wohlbefinden. Nun wird die Trinkkur durch 3 Wochen fortgesetzt.

7. Sonstige Erkrankungen des Nervensystems.

Von der Radiumbehandlung sonstiger Erkrankungen des Nervensystems ist
nicht viel zu berichten. Fabre und Toulard haben mehrere Fälle von Syringomyelie zu behandeln versucht, indem sie die Wirbelsäule dort, wo die syringo-
myelischen Veränderungen vermutet wurden, bestrahlten. Angeblich soll besonders bei 3 Fällen eine Besserung erzielt worden sein. Marinescu berichtet,
daß von 3 Fällen mit multipler Sklerose 2 durch Bestrahlung der Wirbelsäule gebessert wurden. Wir haben eine Reihe von Fällen von multipler
Sklerose und von Syringomyelie mit Radiumemanation teils mit Trinkkur
teils im Emanatorium behandelt, ohne einen deutlichen Erfolg gesehen zu haben.
Löwenthal gibt an, daß er bei zwei Apoplektikern etwa ein halbes Jahr
nach der Apoplexie durch Kuren im Emanatorium eine Besserung der Lähmungserscheinungen erzielt habe. Wir selbst haben nie einen sehr deutlichen
Erfolg in solchen Fällen erzielt, wenn auch eine Hebung. des Allgemeinbefindens in manchen Fällen zugegeben werden kann. Man wird bei Apoplektikern mit der Anwendung größerer Dosen vorsichtig sein müssen, um nicht
eine neuerliche Blutung zu provozieren. In solchen Fällen dürften schwache
Emanationsbäder am ehesten zu empfehlen sein.

Anhangsweise sei auf die **Trophoneurosen** hingewiesen. Bei mehreren
Fällen von Sklerodermie hat v. Benczur durch Emanationstrinkkuren
zum Teil beträchtliche Besserung erzielt. Die Haut wurde an den erkrankten
Partien weicher und ließ sich wieder in Falten ziehen. Der Erfolg dauerte
aber leider nicht sehr lange an. Riehl und Schramek sahen in 5 Fällen von
Sklerodermie, hauptsächlich Fälle der diffusen Form, die mit hochdosierten
Bädern und Emanationsumschlägen behandelt wurden, Nachlassen der Spannung und bessere Beweglichkeit der Haut, aber auch keine Dauererfolge. Auch
durch Thorium X-Injektionen haben Plesch, Karczag und Keetmann
bei Sklerodermiekranken Besserung erzielt.

Mendel sah in einem Fall von Raynaudscher Krankheit nach Injektion
von radioaktivem Wasser Dilatation der Gefäße und Besserung der Beschwerden
eintreten. In einem Fall von Erythromelalgie trat ebenfalls eine Dilatation
der Gefäße, damit aber eine Verschlimmerung auf. Bei mehreren Fällen von
Erythrose sahen wir ebenfalls während der Sitzungen im Emanatorium ein
Deutlicherwerden der Erythrose.

III. Die Erkrankungen der Muskeln.

Die akuten myositischen Prozesse werden durch die Radiumbehandlung
wohl kaum jemals günstig beeinflußt, verhältnismäßig auch selten die
schmerzhaften chronischen mit Bildung von Schwielen einhergehenden Myo-
sititen, bei denen man von der Auflegung von Radiumemanationskompressen
oder sogenannten Auflegepräparaten bisweilen einen schmerzstillenden und
resorptionsbefördernden Effekt sieht; soweit es sich um herdförmige chronisch
entzündliche Veränderungen auf Grund von Ablagerungen harnsaurer Salze
handelt, verweise ich auf das Kapitel Gicht.

Hingegen spielt die Radiumbehandlung eine wichtige Rolle beim sogenannten **chronischen Muskelrheumatismus.** Die Ansichten über das Wesen

des chronischen Muskelrheumatismus weichen heute noch stark voneinander ab, vor allem in dem Punkt, ob beim chronischen Muskelrheumatismus regelmäßig objektiv nachweisbare Veränderungen in den Muskeln vorhanden sind (Muskelschwielen, Insertionsknötchen usw.). Ad. Schmidt, dem wir in jüngster Zeit mehrere Arbeiten auf diesem Gebiet verdanken, hält diese Befunde weder für charakteristisch noch für konstant, vertritt vielmehr die Ansicht, daß der Muskelrheumatismus nicht auf lokal entzündlichen Veränderungen im Muskelgewebe, sondern auf einer Neuralgie der sensiblen Muskelnerven beruhe. Da sich in dem großen Material von Rheumatikern, das wir im Laufe der letzten 10 Jahre zu sehen Gelegenheit hatten, zahlreiche Fälle von Muskelrheumatismus befanden, so hat uns dieses Problem schon aus diesem Grunde immer sehr interessiert. Besonders wertvoll für uns war aber eine sich nun schon über 9 Jahre erstreckende genaue Selbstbeobachtung eines Arztes. Wir beabsichtigen, an anderer Stelle ausführlich auf diese Frage einzugehen, und möchten uns hier nur auf einige kurze Bemerkungen beschränken. Nach unseren Beobachtungen ist es nicht selten, daß beim Muskelrheumatismus nicht allein die Muskeln, sondern auch die Nervenstämme Sitz der Schmerzen sind. Es handelt sich dabei sowohl um spontanen Schmerz als um Druckschmerz; die spontanen Schmerzen sind nie so heftig und treten auch nie in so ausgesprochenen Paroxysmen auf wie bei den echten isolierten Neuralgien. Druckschmerzhaft können die Nerven in ihrem ganzen Verlauf sein, oft sind es aber nur die bekannten für die Neuralgien typischen Druckpunkte. Bei gleichzeitiger starker Druckschmerzhaftigkeit der Muskeln sind diese Druckpunkte oft nur sehr schwer mit Sicherheit festzustellen. Doch gelingt dies leicht in Fällen, bei denen die Neuralgien viel stärker hervortreten oder, wie wir dies im Beginn der Erkrankung bisweilen zu beobachten Gelegenheit hatten, eine Zeitlang nahezu isoliert vorkommen. Die mit solchen polyneuralgischen Beschwerden einhergehenden Fälle von Muskelrheumatismus zeichnen sich auch oft durch Hyperästhesie gewisser Hautbezirke und parästhetische Beschwerden aus, wie sie Peritz beim chronischen Muskelrheumatismus beschrieben hat. Dazu kommen meist noch gewisse vasomotorische Erscheinungen (fleckweise Kälte der Haut usw.). Meist tritt in allen diesen Fällen später das Bild der chronischen Myalgie viel deutlicher hervor, das durch das schubweise Auftreten von Hexenschüssen und später durch die dauernde wenn auch in ihrer Intensität wechselnde Druckschmerzhaftigkeit der Muskeln und besonders der Muskelansätze am Knochen charakterisiert ist. In manchen besonders den initialen Fällen sind aber die neuralgischen Beschwerden so vorherrschend, daß sie mehr den Namen Polyneuralgie als Polymyalgie verdienen. Bemerkenswert ist ferner, daß wir in manchen solchen Fällen auch Übergänge zur chronischen exsudativen Polyarthritis beobachteten.

Diese Beobachtungen erweitern die Anschauungen von Ad. Schmidt; denn sie zeigen, daß nicht nur die sensiblen Nerven des Muskelapparates, sondern auch des Gelenkapparates (Schmerzen in den Gelenken, zu denen sich eventuell später Schwellungen hinzugesellen) und endlich auch die Nerven der Haut (kurz also die Gesamtheit der sensiblen Nerven) neuralgisch erkranken können. Das, was wir gewöhnlich als chronischen Muskelrheumatismus bezeichnen, ist unserer Ansicht nach eine generalisierte milde Neuralgie, die sich durchaus nicht immer nur auf die Tiefensensibilität, sondern auch auf die Hautsensibilität erstreckt.

In ätiologischer Hinsicht sei nur kurz erwähnt, daß ebenso wie nach den Erfahrungen von Päßler, Ad. Schmidt u. a. auch nach den unsrigen beim chronischen Muskelrheumatismus oft rezidivierende oder chronische Affektionen des Nasenrachenraumes (chronische Tonsillitis, häufige Schnupfen usw.) eine große Rolle spielen.

Wir haben ca. 60 Fälle von chronischem Muskelrheumatismus mit Radium-emanation behandelt. Wir beschränken uns darauf, einige Beispiele kurz anzuführen, um an ihnen die Wirkung der Emanationstherapie zu besprechen.

Beobachtung LXXXI.

42 jähriger Arzt. Chronischer Muskelrheumatismus (chronische Polyneuromyalgie). Mit 23 Jahren linksseitige Lumbago, die unter Massage schon nach 24 Stunden verschwand. Sonst früher nie rheumatische Beschwerden. Seit den Jünglingsjahren Neigung zu ungewöhnlich heftigen Schnupfenattacken, die immer 6—8 Tage dauerten, 3—4 mal jährlich auftraten und später oft durch eine Angina eingeleitet wurden. Mit 31 Jahren (1908) auf einer Reise starke Erkältung und im Anschluß daran rheumatische Beschwerden in den Extremitäten und im Rumpf; warme Seebäder brachten die Beschwerden zum Verschwinden. Seither Neigung zu Rheumatismus, besonders häufig ischiadische Beschwerden. Laségue immer negativ.

Im Juni 1911 nach einer fieberhaften Angina heftige neuralgiforme Schmerzen im Rücken, besonders links interkostal in der Höhe des 6. Dorsalwirbels, später häufig neuralgi-forme Schmerzen im ganzen Körper, dabei Hyperästhesie und parästhetische Beschwerden (Prickeln und Brennen) in umschriebenen Hautpartien und Schmerzhaftigkeit fast aller Nervenstämme und besonders der für die Neuralgien charakteristischen Druckpunkte.

Ende Juni wird chronische Tonsillitis festgestellt. Anfang September Ektomie beider Tonsillen.

Im Winter 1911/12 keine unmittelbare Besserung. Die Neigung zu den heftigen Schnupfenattacken besteht weiter. Nach solchen Attacken sind die rheumatischen Beschwerden immer gesteigert. Oft eiskalte Füße. Die Nervendruckpunkte bestehen in wechselnder Intensität weiter.

Im Juni 1912 nach einer Bergtour Auftreten von Schwellungen in mehreren kleinen Gelenken der Hand. Sonnenbäder und später Moorbäder verschlechtern den Zustand.

Im Winter 1912/13 sehr häufig Attacken von akuten Hexenschüssen, besonders von Lumbago, ferner wieder häufig Hauthyperästhesie und Parästhesien, oft heftiges Brennen der Fußsohlen und der Hohlhände, oft regionäre Kälte der Haut.

Im Beginn des Jahres 1913 eine mehrmonatige Radiumemanationsbadekur, 3—4 mal wöchentlich ein Bad von 100 000 bis 300 000 M.-E., außerdem Trinkkur mit $3 \times 10\,000$ bis $3 \times 50\,000$ M.-E. Allmähliche Besserung. Zuerst verschwinden die Schwellungen der Gelenke fast vollständig. Dann werden auch die Nervendruckpunkte weniger schmerzhaft.

Im Winter 1913/14 Wiederholung der Badekur. Die Gelenke werden jetzt ganz normal. Auch die Neigung zu den Schnupfenattacken nimmt allmählich ab. Die Nerven-punkte weniger oft schmerzhaft, doch treten im Sommer 1914 die Schmerzen in den Muskeln stärker hervor; wieder häufige Hexenschüsse. Eine Massagekur mit besonderer Berück-sichtigung der Nervendruckpunkte brachte wesentliche Besserung.

Im Winter 1915/16 und 1916/17 oft heftige Schmerzen in fast allen Muskeln, jetzt die Ansätze der Muskeln am Knochen oft sehr deutlich schmerzhaft. Die Neigung zu Schnupfen ist weiterhin geringer geworden.

Im Sommer 1917 systematisches Turnen. Jetzt werden kühle Duschen und sogar kurzdauernde Flußbäder vertragen. Eine Moorbadekur bringt weitere Besserung.

Ergebnis: Initiales Hervortreten der polyneuralgischen Beschwerden mit Hyperästhesie der Haut und Parästhesien, ferner vasomotorische Erschei-nungen. Kombination mit chronischer Polyarthritis, erst später tritt das Bild der Polymyalgie in den Vordergrund. Daß die Tonsillektomie nicht sofort Heilung brachte, ist verständlich, da die Neigung zu den Affektionen des Nasen-rachenraumes weiter bestand. Einen wesentlichen Fortschritt brachte die Emanationsbehandlung. Der rheumatische Prozeß wurde aber nicht gleich-mäßig beeinflußt: am besten und entscheidend die Polyarthritis, weniger die Polyneuralgie, die Polymyalgie hat sich später erst deutlich entwickelt. In-wieweit die Änderung der rheumatischen Disposition mit der Radiumkur in Beziehung steht, wage ich nicht zu entscheiden.

Beobachtung LXXXII.

Ma., K. 38 Jahre. Polyneuromyalgie. Radiumambulatorium der I. med. Klinik. Dezember 1911. Seit mehreren Jahren rheumatische Beschwerden in Armen und

Schultern, seit dem Herbst auch im linken Bein, jetzt auch im rechten Bein. Aspirin, Schlammpackungen ohne Erfolg.

Die Schmerzen sind ziehend, die Gelenke sind dabei vollkommen frei, hingegen typische Druckpunkte in den Fossae supraclaviculares und supraspinatae, dann in den Achselhöhlen, an den Durchtrittsstellen der Nn. intercostales, ferner der Nn. clunei, lumbales und der ischiadici. Verlauf der Nn. radiales und ischiadici druckschmerzhaft. Laségue negativ, die Muskelansätze sind nur wenig schmerzhaft.

Tonsillitis chronica beiderseits mit Pfröpfen.

3 Sitzungen im Emanatorium zu 20 M.-E. p. l, 2 zu 100 später mehrere zu 400 M.-E. p. l. Zuerst etwas Besserung, dann mehr Schmerzen. Beiderseitige Tonsillektomie, in den nächsten Monaten allmählich wesentliche Besserung.

30. I. 1912. Der Zustand ist besser als vor 10 Monaten, die Druckpunkte sind aber noch vorhanden. Besonders pseudoischiadische Schmerzen. Aspirin, Novatophan, Schwitzkuren bringen keine Besserung, darauf durch ca. 2 Monate wöchentlich 3 Radiumbäder zu 100 000 M.-E., die wesentlich bessern.

Die Patientin bleibt bis Anfang 1914 in Beobachtung. Mehrfach Rezidive mit Schmerzen in verschiedenen Körperteilen, später auch leichte Schwellungen in den kleinen Gelenken der Finger. Mehrfach Kuren mit Radiumbädern, die regelmäßig bessern, in letzter Zeit auch Heißluft und Massage. Das Leiden besteht auch heute noch, wenn auch in milderer Form, weiter.

Ergebnis: Polyneuromyalgie, später auch Polyarthritis. Auf starke Kur im Emanatorium Reaktion. Beiderseitige Tonsillektomie bringt allmähliche Besserung, die 10 Monate nachher durch eine Radiumbadekur beschleunigt wird. Doch treten später mehrfach Rezidive und selbst Schwellungen in den kleinen Gelenken auf. Radiumbadekur bringt immer Besserung.

Beobachtung LXXXIII.

Jo., F. 64 jährige Frau. Polyneuromyalgie. Radiumambulatorium der I. med. Klinik. Januar 1913.

Vor ca. 10 Jahren traten in beiden Beinen und im Kreuz reißende und ziehende Schmerzen auf. Schwefelbäder brachten damals bedeutende Besserung. Seit 6 Jahren bestehen ähnliche Schmerzen in beiden Armen, besonders rechts. Die Schmerzen im Kreuz sind besonders heftig geworden. Nach längerem Sitzen kann Patientin nur sehr schwer aufstehen, beim Nähen treten sehr bald Schmerzen im rechten Arm auf. Seit 1—2 Jahren sind die Finger der rechten Hand etwas geschwollen. Sehr schlechter Schlaf.

Typische Druckpunkte und Druckschmerz im Verlauf der Nerven an Stamm und Extremitäten.

Zuerst 4 wöchige Trinkkur von 3 × 330 auf 3 × 5000 M.-E. ansteigend; dann 3 Wochen täglich 2 Stunden im Emanatorium zu 20 M.-E. Dann mehrere Sitzungen zu 100, die aber nicht vertragen werden. Dann wieder ca. 4 Wochen Sitzungen zu 20 M.-E. p. l.

Besserung des Allgemeinbefindens und besonders des Schlafes. Auch die neuralgischen Schmerzen werden günstig beeinflußt, wenn auch nicht vollständig behoben.

Ergebnis: Polyneuromyalgie. Starke Kur im Emanatorium erzeugt heftige Reaktion, schwache Kur bringt Besserung.

Beobachtung LXXXIV.

Sme.. 34 jährige Frau. Polyneuromyalgie.

Mai 1912. Das Leiden der Patientin begann vor 7 Jahren. Damals traten ganz allmählich ziehende Schmerzen im Rücken auf, die zeitweise für Wochen und selbst Monate wieder verschwanden, dann aber oft auch monatelang andauerten. Seit die Beschwerden heftiger sind, stellt sich in der Nacht Steifigkeit im Rücken ein, die dann früh beim Aufwachen lästig empfunden wird. Diese verschwindet gewöhnlich erst, wenn die Patientin ein bis zwei Stunden außer Bett ist.

In den letzten beiden Jahren kamen dazu ziehende Schmerzen in den Hüften, zuerst links, dann auch rechts, und in den Ischiadici.

Die Patientin ist sehr empfindlich gegen Wind; wenn das Wetter windig ist und sie beim Gehen nur etwas in Schweiß gerät, so pflegen die Schmerzen mit erneuter Heftigkeit einzusetzen.

Bisher alle Kuren erfolglos. (Moorbäder in Marienbad vor ein und vor drei Jahren, ferner eine Kur in Trenczin-Teplitz.) Lichtbäder brachten entschieden Verschlimmerung, in letzter Zeit auch Fangopackungen, die ebenfalls die Schmerzen steigerten.

Heute objektiv nicht viel nachweisbar, keine Beweglichkeitsbeschränkung, leichte Druckschmerzhaftigkeit der Dornfortsätze der Brustwirbel. Herz gesund.

13. V. Bisher 6 Sitzungen zu 20 M.-E. p. l. Nach der 3. Sitzung Reaktion. Starke ischiasähnliche Beschwerden im rechten Bein. Die interkostalen Druckpunkte vorne und hinten sehr empfindlich. Die Gelenke auch heute vollkommen frei.

18. V. Schmerzen wesentlich gebessert, kann jetzt eine kurze Zeit ohne Beschwerden täglich ausgehen. Von nun ab Sitzungen zu 100 M.-E. p. l.

29. V. Wesentliche Besserung.

9. I. 1913. Die Patientin hatte nach der Radiumkur 5 Wochen in Grado zugebracht. Sonnenbäder brachten erst Besserung, dann ließ sie sich verleiten, zu baden; darauf wieder heftige Schmerzen in Rücken, Armen und Beinen. Nachher 3 Wochen in Gastein, daselbst Besserung. In den letzten 2 Monaten wieder mehr Schmerzen. Heute die typischen Druckpunkte größtenteils stark druckschmerzhaft. Die Patientin gebraucht nun eine Badekur, wöchentlich vier Bäder zu 100 000 M.-E., verbunden mit einer schwachen Trinkkur (3 × 1000 M.-E. pro die). Diese Kur wurde bis Ende Mai fortgesetzt, während dieser Zeit Befinden sehr gut, nur zeitweise leichte Anfälle von Schmerzen, die 2—3 Tage dauern.

Im Sommer 1913 ging die Patientin wieder nach Grado. Sie badete diesmal nicht und fühlte sich sehr wohl, in der letzten Woche hatte sie eine starke Angina und unmittelbar im Anschluß an diese kam es zu einem heftigen Rückfall, bis zum Oktober war sie nie schmerzfrei. Von da an waren die Schmerzen durch eine Zeitlang wie weggeblasen.

Anfang Dezember begannen die Schmerzen, besonders im Rücken, von neuem.

Die Untersuchung Anfang Januar ergab wieder, daß die Gelenke vollkommen frei sind, die typischen Druckpunkte jetzt verhältnismäßig nur wenig empfindlich, es wurde neuerdings eine Trinkkur und Badekur verordnet, die Besserung brachte.

Ergebnis: Typische Polyneuromyalgie. Emanationsbäder bringen immer wesentliche Besserung.

<h3 align="center">Beobachtung LXXXV.</h3>

Dr. H. M. 40 Jahre. Polyneuromyalgie. I. med. Klinik. April 1911.

Vor 5 Jahren Schmerzen in der rechten Schulter, die sich nach einer Angina so sehr steigerten, daß Patient den Arm nicht mehr bewegen konnte. Vor 3 Jahren trat angeblich eine linksseitige Ischias hinzu. In Pöstyen zuerst so bedeutende Verschlimmerung, daß Stehen und Gehen unmöglich wurde. Dann aber rasche wesentliche Besserung. Im selben Jahre wieder Schmerzen, besonders diesmal in der Gegend des rechten Ischiadicus. Vor 2 Jahren in Pöstyen nur vorübergehende Besserung. Seither bestehen diese Beschwerden mit Intervallen bis heute. Öfter auch Lumbago, so daß Patient oft 2 Tage lang im Bett liegen bleiben muß. Jetzt große Druckempfindlichkeit der sensiblen und gemischten Nerven am Stamm und an den Extremitäten. Typische Druckpunkte. Außerdem besteht ein entzündlicher Plattfuß rechts.

Ernährt sich seit längerer Zeit mit purinfreier Kost.

5. IV. 0,6 $\overline{\text{U}}$.

6. IV. Leukocyten 9000, davon 46,4% Neutrophile und 2,6% Eosinophile. Nach 5 Stunden im Emanatorium zu 20 M.-E. p. l. 17 500 Leukocyten, davon 40,3% Neutrophile und 2,2% Eosinophile. Von jetzt ab täglich bis 9. IV. 5 Stunden im Emanatorium zu 20 M.-E. p. l., vom 10.—19. IV. 5 Stunden im Emanatorium zu 40 M.-E. p. l.

Die neuralgischen Schmerzen in beiden Ischiadici und in beiden Armen wurden wesentlich gebessert.

Die Druckpunkte sind weniger schmerzhaft. Die mit dem entzündlichen Plattfuß zusammenhängenden Schmerzen verschwanden erst durch eine entsprechende Einlage.

Die $\overline{\text{U}}$-Ausscheidung bei purinfreier Kost betrug am 5. IV. 0,56, von da ab mit dem Beginn der Behandlung am 6. IV. 0,54, am 7. IV. 1,10, am 9. IV. 1,25, am 10. IV. 0,85, am 11. IV. 0,85 g.

Ergebnis: Polyneuromyalgie durch Radiumemanation wesentlich gebessert. Nach der ersten Sitzung bedeutende Hyperleukocytose (hauptsächlich Lymphocytose). Starke Vermehrung der $\overline{\text{U}}$-Ausscheidung.

Wir haben, wie aus den angeführten Krankengeschichten ersichtlich ist, nur solche Fälle von chronischem Muskelrheumatismus hier herangezogen, bei denen auch polyneuralgische Symptome vorhanden waren resp. stark in den Vordergrund traten. Die Unterscheidung in polyneuralgische und polymyalgische Formen scheint uns auch praktisch wichtig zu sein. Denn wir haben die Erfahrung gemacht, daß die Formen, bei denen die polyneuralgischen Symptome vorherrschen, gegen eingreifende Prozeduren (heiße Moorbäder, Heißluft usw.) viel empfindlicher sind und oft dadurch verschlimmert werden, besonders so lange sie sich noch in einem gewissermaßen subakuten Stadium befinden. Auch der Erfolg der Emanationsbehandlung wird durch dieses Moment beeinflußt.

Die guten Erfolge, die man von altersher in radioaktiven Wildbädern und Kochsalzthermen (Gastein, Teplitz, Wiesbaden usw.) beim chronischen Muskelrheumatismus erzielte, haben der Emanationstherapie von vornherein eine günstige Prognose stellen lassen. Tatsächlich wurden auch sehr bald befriedigende Erfolge gemeldet (Davidsohn u. v. a.). Wir möchten aber auch bei dieser Krankheit eine sorgfältig individualisierende Behandlung empfehlen.

In Fällen, bei denen der Reizzustand in den sensiblen Nerven von irgend einem im Körper befindlichen Infektionsherd unterhalten wird, ist es verständlich, daß die Emanationsbehandlung keinen durchschlagenden Erfolg erzielen kann. In solchen Fällen sieht man daher oft nur vorübergehende Besserung der Schmerzen, oft aber Verschlimmerung, wenn man mit der Dosierung nicht sehr vorsichtig ist. Als besonders günstig hat sich die Emanationsbehandlung erwiesen, wenn nach der Tonsillektomie das Leiden sich zwar besserte, aber doch in geringem Grade weiter bestand. Bei Übergang in Polyarthritis wurde dieses Leiden durch die Emanationsbehandlung in mehreren Fällen ausgezeichnet beeinflußt.

Was die spezielle Technik anbelangt, so haben sich durch lange Zeit fortgesetzte Badekuren und auch schwache Trinkkuren meist als viel wirksamer gezeigt als hochdosierte Kuren, besonders Kuren im Emanatorium. Doch gibt es auch davon Ausnahmen.

Anhangsweise sei hier erwähnt, daß man auch in manchen Fällen von **Tendovaginitis** durch die lokale radioaktive Behandlung Besserung herbeiführen kann, wie der folgende Fall zeigt.

Beobachtung LXXXVI.

Pe., S. 29 Jahre. Klavierspieler. Radiumambulatorium der I. med. Klinik.

Seit ca. $^1/_2$ Jahr allmähliche Entwicklung einer beiderseitigen Tendovaginitis an den Vorderarmen. Kann seit 4 Wochen wegen Schmerzen nicht mehr spielen. Duschen, Massage brachten eher Verschlechterung.

Erhält durch 4 Wochen Packungen mit Zirkonschlamm. Die Schwellungen sind etwas zurückgegangen, die Schmerzen verschwunden, vermag wieder zu spielen.

Besserung nach 1 Jahre noch anhaltend.

Nach $1^1/_2$ Jahren schweres Rezidiv, nichts weiter bekannt.

Die Erfahrungen, die man mit der Radiumbehandlung bei den eben besprochenen drei Krankheitsgruppen, nämlich bei den Gelenkerkrankungen, den Erkrankungen des Nervensystems und den Muskelerkrankungen gemacht hat, möchte ich in folgenden Sätzen zusammenfassen:

1. In jeder dieser Krankheitsgruppen gibt es Fälle, die sich der Therapie mit radioaktiven Substanzen als zugänglich erweisen, und andere, die sich refraktär verhalten.

2. Was die interne Einverleibung radioaktiver Substanzen anbelangt, so können wir heute als sicherstehend betrachten, daß die Radiumemanationstherapie bei diesen drei Krankheitsgruppen der Einverleibung fester radioaktiver Substanzen weit überlegen ist.

3. Die Radiumemanationstherapie kann bei diesen Erkrankungen zu einer Reaktion, d. h. zu einer Verschlimmerung der bestehenden Erscheinungen führen. Bei sorgfältigem Ansteigen der Dosis kann man aber in den meisten Fällen eine stärkere Reaktion vermeiden.

4. Wenn man auch in jedem einzelnen Fall in bezug auf die Dosierung individualisieren, d. h. also die optimale Dose aus-

probieren muß, so lehrt die Erfahrung doch schon, daß bei manchen Krankheiten gewöhnlich kleine Dosen, bei andern größere Dosen Erfolg versprechen. Bei der Tabes z. B. sind nur kleine Dosen angezeigt, größere Dosen wirken stark reizend; auch der chronische Muskelrheumatismus verhält sich in dieser Beziehung ähnlich. Bei den schweren veralteten Fällen von Ischias hingegen ist nur von großen Dosen ein deutlicher Erfolg zu erwarten. Bei der primär chronischen Polyarthritis genügen in leichteren und rezenten Fällen eventuell kleine Dosen, doch sind wir auch hier meist später zu größeren Dosen übergegangen, bei den schweren malignen Formen und beim akuten Gelenkrheumatismus dürften nur größere Dosen zum Ziele führen.

5. Es ist daher die Forderung berechtigt, daß in allen Instituten, die sich mit der Emanationstherapie beschäftigen, eine individualisierende und das bisher übliche Maß weit übersteigende Dosierung möglich ist.

Wir haben nun noch die Frage zu diskutieren, welchen Anteil der **Aktivitätsgehalt der Heilquellen** an deren Heilerfolgen besitzt.

Es ist eine alte Erfahrung, daß die Quellwässer der Kurorte nicht dieselbe Wirkung ausüben, wenn sie versandt werden, als wenn die Kranken sie an Ort und Stelle trinken. Die Entdeckung der Radioaktivität der Mineralquellen ließ diese Erfahrung in einem neuen Licht erscheinen. Der „Brunnengeist" schien eine wissenschaftliche Erklärung gefunden zu haben. Löwenthal, der nach v. Neusser die Anwendung künstlich aktivierter Bäder vielfach versuchte, ging im ersten Enthusiasmus soweit zu erklären, daß die häusliche Behandlung besonders bei rheumatischen und gichtischen Erkrankungen imstande sei, die teure Badereise in vollem Umfang zu ersetzen. Gegen diese Auffassung wurde bald Einspruch erhoben. L. Wick hatte schon im Anschluß an die erste Mitteilung v. Neussers auf manche Unterschiede in der Wirkung der Gasteiner Kuren und derjenigen der künstlich aktivierten Bäder hingewiesen. Auch später hat L. Wick auf Grund seiner großen Erfahrung den Standpunkt vertreten, daß die Radioaktivität der Gasteiner Quellen nur einen Faktor in dem Komplex verschiedener Heilfaktoren darstelle. Auch Gerke schließt sich dem an. Vor allem sprach aber die Tatsache, daß viele gerade gegen rheumatische Leiden altbewährte Heilquellen einen minimalen Aktivitätsgehalt haben, von Anfang an gegen eine Verallgemeinerung der mit der künstlichen Aktivität gemachten Erfahrungen. Lazarus betont dies mit Recht. Der Sprudel in Karlsbad hat z. B. nur eine Aktivität von 0,4 M.-E., aber auch die Aktivität mancher besonders bei rheumatischen Erkrankungen altbewährter Wildbäder wie Krapina-Teplitz ist nicht viel größer. Auch Fr. Kraus spricht sich mit Entschiedenheit dagegen aus, daß die Behandlung mit radioaktiven Stoffen einfach an die Stelle der Heilbäder gesetzt werde.

Die vorhergehenden auf eigene Erfahrung gegründeten Ausführungen über die Dosierung gestatten uns, diese Frage von einem bestimmten Gesichtspunkt aus zu diskutieren.

Ein Punkt bedarf heute keiner Diskussion mehr. Wir wissen, daß die Radioaktivität nur einen Heilfaktor in der Behandlung rheumatischer und gichtischer Erkrankungen darstellt. Es ist daher nicht zu verwundern, wenn auch Heilquellen mit sehr geringer Aktivität sich als sehr wirksam erweisen. Es wird heute niemanden mehr einfallen, die Heilkraft der Kurorte ausschließlich nach Mache-Einheiten einschätzen zu wollen. Die Ausführungen von Lazarus scheinen mir aber doch in mancher Beziehung den Verhältnissen nicht gerecht zu werden. Ich brauche nicht nochmals den Standpunkt, den ich in der Dosierungsfrage einnehme, zu wiederholen. Alle unsere Erfahrungen weisen darauf hin, daß man, um wirksame Radiumtherapie betreiben zu können, über große Dosen verfügen muß und daß man ohne solche gerade bei den schweren Fällen meist nicht auskommt. Andererseits muß ich aber immer wieder betonen, daß auch sehr niedrige Dosen bei vielen Fällen vorzüglich wirken können und daß gerade die erfrischende belebende Wirkung der Behandlung mit schwachen Dosen eigen ist. In dieser Hinsicht möchte ich die schwache Aktivität mancher Heilquellen nicht unterschätzt wissen. Es wurde früher erwähnt, daß die Quellgase mancher Quellen besonders emanationsreich sind. Den Badehäusern und Trinkhallen vieler Kurorte kann man zweifellos die Wirkung schwacher Emanatorien zuerkennen.

Was aber nun die stark radioaktiven Heilquellen anbelangt, so liegt eigentlich kein Grund vor, in ihrer Radioaktivität nicht ihren wichtigsten Heilfaktor zu sehen. In Gastein mögen noch klimatische Verhältnisse mitspielen. Gerke hat besonders auf die durch den Wasserfall erzeugte starke Ionisierung der Luft hingewiesen. Daß die Wärme des Bades eine unterstützende Rolle hat, wird niemand bezweifeln wollen. Jedenfalls scheint mir die Aktivität der Thermen groß genug, um ihre Wirkung wenigstens zum größten Teil zu erklären. Die Unterschiede, die man in der Wirkung Gasteins und der Behandlung mit künstlich aktivierten Bädern hat finden wollen, scheinen mir nicht prinzipiell zu sein. L. Wick hat darauf hingewiesen, daß die sogenannte Reaktion in Gastein weniger häufig eintrete. Das wundert mich nicht; denn in Gastein ruhen die Patienten nach dem Bad und führen eine rationelle, der Kur angepaßte Lebensweise.

Betreffs Joachimsthals scheint mir aber nicht der geringste Grund gegen die Annahme vorzuliegen, daß dort die Radioaktivität für die Heilerfolge ausschlaggebend ist. Denn das Joachimsthaler Wasser unterscheidet sich — abgesehen von der hohen Radioaktivität — von gewöhnlichem Quellwasser nur durch einen etwas höheren Eisengehalt.

Ganz anders aber möchte ich die Frage beantworten, wenn sie so formuliert wird, ob **Radiumemanationskuren — ceteris paribus — zu Hause oder in einem Kurort wirkungsvoller sind.** Ich bin auf diese Frage in meinem „Karlsbader Vortrag" ausführlich eingegangen und möchte hier nur nochmals betonen, daß zu einer Radiumemanationskur unbedingt Ruhe gehört, daß denjenigen, die sich während der Kur nicht schonen können, sondern ihrem Beruf nachgehen müssen, die Kur oft statt der erhofften Besserung nur eine Exazerbation ihres Leidens bringt. Es sollten daher auch jene Kurorte, die nicht über stärkere natürliche radioaktive Quellen verfügen, dafür sorgen, daß beliebig dosierbare Kuren mit Radiumemanation dort möglich sind. Für die schweren Fälle aber, bei denen der Organismus mit Radiumemanation überflutet werden muß, scheint mir Bettruhe und daher die Behandlung in einer Anstalt (Klinik oder Sanatorium) oder eventuell, wenn dies technisch möglich ist, zu Hause das einzig Richtige zu sein.

IV. Erkrankungen des Nasen-Rachenraumes und des Respirationstraktus.

Die Therapie der Erkrankungen des Nasen-Rachenraumes mit radioaktiven Substanzen sei hier nur kurz erwähnt, da bisher nur wenig Angaben darüber vorliegen. So gibt z. B. Nagelschmidt an, daß er in 3 Fällen von **Ozäna** durch Spülungen mit emanationshaltigem Wasser gute Erfolge gesehen habe. Bulling sah Besserung bei Fällen von **Katarrhen der Kiefer- und Stirnhöhlen.**

Jansen gibt an, daß Fälle von **Larynxtuberkulose** durch Inhalation oder durch Einblasen von Emanation anscheinend gut beeinflußt wurden.

Auch über die Behandlung **chronischer Laryngitiden und Bronchitiden** liegen bisher nur spärliche Angaben vor (Bulling). Eine günstige Beeinflussung dieser Erkrankungen möchten wir durchaus für möglich halten. Mehrere unserer Patienten gaben an, daß das Sekret lockerer wurde und daß später eine deutliche Sekretionsbeschränkung eintrat.

Nach den bisherigen Erfahrungen kann man die **Lungentuberkulose** nicht als geeignet für die Emanationstherapie halten. Die Angaben von Bernheim über die Erfolge mit Dioradin (radioaktives Jodmenthol) müssen schon wegen der minimalen Radioaktivität des Präparates abgelehnt werden. Alle gewissenhaften Beobachter verzeichnen nur negative Resultate. Lungentuberkulose mit Neigung zur Hämoptöe stellt sogar eine strikte Kontraindikation gegen die Emanationsbehandlung dar, da in solchen Fällen durchaus nicht selten frische Blutungen auftraten (Jansen, Mesernitzky, Mendel, Ország, wir selbst u. a.). Auch durch Thorium X-Injektionen wurde die Lungentuberkulose nicht beeinflußt (Plesch). Hingegen berichtete Lazarus, in einem mit einem pleuritischen Exsudat kompliz¹erten Falle von Lungentuberkulose im III. Stadium durch starke Bestrahlung der erkrankten Lungenpartien von außen einen günstigen Einfluß ausgeübt zu haben. Das Fieber fiel rasch ab, die katarrhalischen Erscheinungen gingen zurück, die Dyspnoe verminderte sich und nachträglich hob sich auch das Allgemeinbefinden und das Körpergewicht. Man wird weitere Untersuchungen in dieser Richtung abwarten müssen. Die modernen Bestrebungen, die Lungentuberkulose mit Röntgenstrahlen zu behandeln, bewegen sich ja in gleicher Richtung.

Etwas ausführlicher muß ich auf die Beobachtungen, die bei der Emanationsbehandlung mehrerer Fälle von **croupöser Pneumonie** gemacht wurden, eingehen. Freund und ich haben schon früher berichtet, daß in 3 Fällen von schwerer croupöser Pneumonie, die mit großen Dosen von Radiumemanation im Bettemanatorium behandelt wurden, ein verfrühter lytischer Abfall der Temperatur und auffallend rasche Lösung des Exsudates beobachtet werden konnte.

Die beiden folgenden Fälle sollen als Beispiele dienen.

Beobachtung LXXXVII.

Ka., Leo. 36 Jahre. Biliäre Pneumonie. I. med. Klinik. Eintritt 23. X. 1911. Im 21. Jahre luetische Infektion, Schmierkur.

Seit drei Wochen angeblich leichter Ikterus. Vor 2 Tagen Schüttelfrost. Seither schwer krank. Dyspnoe. Stechen rechts seitlich. Wird benommen auf die Klinik gebracht. Febris continua 39—40° C. Diarrhoische Stühle. Typisch pneumonischer Auswurf, ikterisch verfärbt. Pneumonie des linken Unterlappens. Ikterus.

24. X. Nachmittags hochgradig benommen, sehr dyspnoisch. Im Harn Eiweiß 2⁰/₀₀, Leukocyten 17 700.

Eine Stunde im Bettemanatorium à 100 M.-E. p. l. Atmet leichter. Nachher Leukocyten 26 000.

25. X. In der Nacht gut geschlafen, morgens wirft er helles, sehr reichliches Sputum aus. Temp. früh 37,2. Über dem linken Unterlappen reichlich klingende Rasselgeräusche. Nachmittag wieder Temp. bis 38,2. Leukocyten 22 000. Kommt wieder auf eine Stunde ins Emanatorium à 100 M.-E. p. l. Nachher 29 000 Leukocyten.

26. X. Temp. 37,3. Wohlbefinden, Pneumonie löst sich. Nun reichliches nahezu rein eitriges Sputum. Mittags noch Temperatursteigerungen bis 37,9. Nachmittag 1 Stunde im Bettemanatorium à 100 M.-E. p. l. Nachher Leukocyten 30 000.

27. X. früh. Temp. 36,4, Wohlbefinden, reichlich eitriges Sputum. Von nun ab einige Tage hindurch höchste Temp. 37,2, dann normale Temp. Leukocytenzahl wird normal. Patient erholt sich rasch. Über dem linken Unterlappen bleibt noch lange Zeit Schallverkürzung und kleinblasiges Rasseln.

Ergebnis: Schwere biliäre Pneumonie. Nach der ersten Sitzung im Emanatorium lytischer, staffelförmiger Abfall der Temperatur. Wesentliche Erleichterung des Atmens, rasche Einschmelzung des Exsudats mit so massenhattem, rein eitrigem Auswurf, daß wir an einen Lungenabszeß dachten, aber Restitutio ad integrum. Nach jeder Sitzung im Emanatorium enorme Steigerung der Hyperleukocytose.

Beobachtung LXXXVIII.

Kol. 22 Jahre. Asthma bronchiale, Pneumonie. I. med. Klinik.

Früher mehrfalls wegen typischen Asthmas auf der Klinik.

Seit 13. III. hohes Fieber, blutiges Sputum, initialer Schüttelfrost. Jetzt Pneumonie des linken Oberlappens.

24. III. Massige Infiltration des linken Oberlappens, immer noch rostfarbiges Sputum. Die Temperatur war am 21. III. auf 38 herabgegangen, stieg am 29. III. wieder auf 39 und schwankte am 31. III. zwischen 39 und 40° C.

2 Stunden im Bettemanatorium zu 20 M.-E. p. l. Vorher Leukocyten 16 200 mit 73,2 % Neutrophilen. Nachher 10 200 mit 71,4 % Neutrophilen. Nachher Erleichterung. Temperatur sank um einen Grad.

25. III. 4 Stunden im Emanatorium zu 20 M.-E. p. l. Subjektives Wohlbefinden, Temperatur 39, beginnende Lösung.

26. III. 5 Stunden im Emanatorium zu 20 M.-E. p. l. Temperatur 38. In der folgenden Nacht steigt die Temperatur nochmals auf 38,7.

27. III. Temperatur um 8 Uhr 37,8, Leukocyten 14 200. Davon 71,2% Neutrophile, 25,6% Lymphocyten, 1,8% Mononukleäre und 1,4% Eosinophile.

5 Stunden im Emanatorium zu 20 M.-E. p. l. Nachher Temperatur 38,2, Leukocyten 10 400, davon 40% Lymphocyten. Ungewöhnlich rasche Lösung der Pneumonie.

28. III. Temperatur 37,1 resp. nach 5 Stunden im Emanatorium 36,9. Dämpfung verschwunden, bereits vesikuläres Atmen.

29. III. 5 Stunden im Emanatorium zu 20 M.-E. p. l. Temperatur zwischen 36,3 und 36,8. Von nun ab fieberfrei.

Anfang Mai wird das Blutbild nochmals unter dem Einfluß der Emanation untersucht.

Vorher 10 000 Leukocyten mit 50,3% Neutrophilen, 40% Lymphocyten, 3,3% Eosinophilen und 6,4% gr. Mononukleären.

Nach 2 Stunden im Emanatorium zu 100 M.-E. p. l. = 16 000 Leukocyten mit 45,6% Neutrophilen und 14,7% Eosinophilen.

Ergebnis: Unter dem Einfluß der Emanationsbehandlung auffallend rasche Lösung der Pneumonie mit allmählichem aber ziemlich raschem Abfall des Fiebers. Die Hyperleukocytose wird in diesem Fall während des akuten Stadiums durch den Aufenthalt im Emanatorium regelmäßig herabgedrückt.

Als nach 5 Wochen nur noch die gewöhnlichen Symptome des Asthmas bestanden, bewirkte der Aufenthalt im Emanatorium Hyperleukocytose und Hypereosinophilie.

Die Deutung dieser Beobachtungen ist schwierig. Wir finden in allen Fällen eine Beeinflussung des Leukocytenapparates und zwar meist vorübergehende Steigerung der bestehenden Hyperleukocytose, später mit der Herabdrückung des Fiebers auch ein rasches Heruntergehen derselben. Man kann sich also einerseits vorstellen, daß auf diesem Wege der infektiöse Prozeß selbst irgendwie beeinflußt und die Dauer desselben abgekürzt wird. Andererseits würde die rasche Lösung des pneumonischen Exsudates auch auf eine Beschleunigung der autolytischen Vorgänge hinweisen. Plesch, Karczag und Keetmann geben an, daß sie auch durch Thorium X-Injektionen bei zwei Pneumoniekranken auffallend rasche Lösung des Exsudates gesehen haben. In dem einen Fall wurden 100, in dem andern 173 E.-S. E. verabreicht; bei jenem trat die Krise am 3., bei diesem am 5. Tage ein. Wir konnten uns zur Anwendung größerer Thorium X-Dosen bei Pneumonie nicht entschließen.

Wenn wir auch auf die eben gegebene Deutung kein großes Gewicht legen möchten, so scheinen doch unsere Beobachtungen dazu zu ermutigen, dort. wo es möglich ist, die Emanationsbehandlung der croupösen Pneumonie zu versuchen, schon aus dem Grund, weil in allen von uns bisher behandelten Fällen durch den Aufenthalt im Emanatorium die Dyspnoe gebessert wurde und die Patienten sich frischer fühlten.

Über die Beeinflussung der **kardialen Dyspnoe** durch Heilversuche mit radioaktiven Substanzen siehe das Kapitel über Herzerkrankungen.

Wenig versucht, aber aussichtsreich scheint mir die Radiumemanations-behandlung der **Pleuritis.** v. Neusser behandelte 2 Fälle von tuberkulöser Pleuritis mit radioaktiven Bädern von der Stärke eines Gasteiner Bades und sah rasche Resorption. Bei Salzmann (zitiert bei Löwenthal) findet man ferner die Angabe, daß pleuritische Exsudate, Adhäsionen und besonders die Schmerzen durch radioaktive Kompressen günstig beeinflußt werden. Viel zweckmäßiger scheint mir bei pleuritischen Exsudaten die direkte Injektion von emanationshaltigem Wasser in die Pleurahöhle

Ich teile hier einen solchen Fall mit.

Beobachtung LXXXIX.

R. 24 Jahre. Pleuritis exsudativa. I. med. Klinik. Eintritt 14. Juni.

Vor 6 Wochen stechende Schmerzen auf der rechten Thoraxseite, die allmählich zunahmen. 14 Tage später fühlte der Patient Reiben bis vor ca. 3 Wochen. Das Reiben verschwand dann, seither zunehmende Dyspnoe.

Beim Eintritt findet sich ein pleuritisches Exsudat r. h. u. bis zum 8. Dornfortsatz, seitlich bis ca. zur 5. Rippe, vorn bis zum Ansatz der 6. Rippe reichend, gedämpfter Schall, abgeschwächtes resp. fehlendes Atemgeräusch, stark abgeschwächter Pektoral-fremitus. Kein Fieber. Rechte Spitze: Schall relativ leicht gedämpft, Atemgeräusch etwas abgeschwächt, vereinzelte feuchte Rasselgeräusche. Das Röntgenbild zeigt die rechte Spitze etwas weniger hell und unten einen Schatten, der dem Perkussionsbefund entspricht.

Am 16. VI. wurden mit einer großen Probepunktionsspritze 50 ccm des Exsudates entzogen und statt dessen 50 ccm einer 100 000 M.-E. enthaltenden sterilen physiologischen Kochsalzlösung injiziert [1]). Exsudat hämorrhagisch. Spez. Gew. 1023.

23. VI. Der Patient gibt an, wesentlich freier zu atmen. Es findet sich jetzt in der Axillarlinie deutliches vesikuläres Atmen und auch rückwärts ist das Atemgeräusch, wenn auch abgeschwächt, bis zum 10. Dornfortsatz hörbar. Der Perkussionsschall ent-sprechend aufgehellt. Auch im Röntgenbild findet sich r. h. u. nur noch eine geringe Verdunkelung.

Ich habe später eine Reihe von Fällen mit exsudativer Pleuritis auf diese Weise behandelt. Eventuell wurde die Injektion von Radiumemanation in 3—4 tägigen Intervallen mehrfach wiederholt. In mehreren Fällen war ein entscheidender Erfolg zu beobachten; in Fällen, bei denen gleichzeitig tuber-kulöse Infiltration einer oder beider Lungenspitzen bestand, wurde ein deutlicher Erfolg immer vermißt.

V. Erkrankungen des Herzens und der Gefäße.

Bei Erkrankungen des Herz-Gefäßsystems wird die Therapie mit radio-aktiven Substanzen bis heute noch wenig angewendet. Nach Löwenthal soll speziell die **chronische Myocarditis** durch die Emanationstherapie unter Umständen günstig beeinflußt werden. Wir selbst haben eine Reihe von Fällen mit **Koronarsklerose** behandelt. Bei einzelnen war der Erfolg unverkennbar, indem die Anfälle von Angina pectoris sich besserten; in diesen Fällen wurden entweder Trinkkuren oder Sitzungen im Emanatorium verordnet. Bei anderen Fällen blieb aber jeder Erfolg aus.

Ich teile hier einen der günstig beeinflußten Fälle mit.

Beobachtung XC.

Mit., Franz. 67 Jahre. Atherosklerose, Erweiterung des Aortenbogens, Myo-carditis, Koronarsklerose, intermittierendes Hinken, Parästhesien an der Außenseite der Oberschenkel, Lebercirrhose?, früher starker Potus. I. med. Klinik. 1911.

---

[1]) Genaueres über die Technik siehe S. 79.

In den letzten Wochen mehrfach nachts heftige Anfälle von stechenden Schmerzen in der Herzgegend. Tagsüber Schwindel und vorübergehende Anfälle von Bewußtlosigkeit. Sklerose der sichtbaren Arterien, Blutdruck nicht erhöht.

Mit dem Beginn der Behandlung (täglich eine 2stündige Sitzung à 20 M.-E. p. l.) hörten die beschriebenen Anfälle auf, der Schwindel besserte sich, subjektives Wohlbefinden, gute Stimmung, fühlte sich „wie neugeboren". Auch die Parästhesien verschwanden und das intermittierende Hinken besserte sich.

Katamnese: Besserung hat bis Mitte 1913 angehalten. Zu dieser Zeit wieder in Behandlung mit leichten Erscheinungen von Herzinsuffizienz, die durch Kohlensäure-bäder wesentlich gebessert wurden.

Plesch, Keetmann und Karczag teilen mit, daß sie auch durch Thorium X-Injektionen die Anfälle bei Koronarsklerose günstig beeinflußt haben.

Großes Interesse erregten die Versuche, in Fällen von **vaskulärer Hypertonie** durch die Therapie mit radioaktiven Substanzen eine Herabsetzung des Blutdrucks zu erzielen. Leider ist der therapeutische Erfolg in den meisten Fällen recht unbefriedigend. Man sieht zwar nicht selten bei Fällen mit Hypertonie während der Behandlung im Emanatorium nach kurzer anfänglicher Steigerung den Blutdruck absinken. In manchen Fällen verbindet sich damit bei den Patienten das Gefühl subjektiver Erleichterung. Meist ist dieser Erfolg jedoch nur vorübergehend und bleibt bei Wiederholung der Kur später aus.

Ich teile hier einen solchen Fall mit.

Beobachtung XCI.

Kön., K. 46 Jahre. Typische Schrumpfniere. I. med. Klinik.

Am Tage des Eintritts Blutdruck nach Gärtner 230, nach Riva Rocci nicht meßbar. Puls 116.

Nach $1/_2$ Stunde im Emanatorium zu 200 M.-E. p. l. Blutdruck nach Gärtner 208.

Nach Schluß der 2stündigen Sitzung Blutdruck nach Gärtner 200, nach R. R. 195. Puls 108.

$1^1/_2$ Stunden später Blutdruck nach Gärtner 195. Bedeutende subjektive Erleichterung, Kopfschmerzen verschwunden.

Am nächsten Tage die gleichen Beschwerden, daher Venaesectio. Nach dieser der Blutdruck nach Gärtner durch ca. 2 Wochen auf 190.

Mehrere Sitzungen im Emanatorium hatten keinen deutlichen Einfluß mehr auf den Blutdruck. Hingegen trat einmal im Emanatorium Herzklopfen und Beklemmung auf.

Die Behandlung der Hypertonie mit Thorium X-Injektionen, für die sich besonders Plesch und seine Mitarbeiter eingesetzt haben, ist auch nach unseren Erfahrungen wenigstens in einigen Fällen wirksamer. Bei Verwendung kleiner Dosen ist die Wirkung allerdings meist unzuverlässig. Bei größeren Dosen (bis 500 E.-S. E. intravenös) kann man aber bisweilen ein deutliches und länger dauerndes Heruntergehen des Blutdrucks beobachten. Der folgende Fall ist in dieser Beziehung recht instruktiv.

Beobachtung XCII.

Schö., A., Bäcker. 52 Jahre. Hypertonie, Eintritt in die I. med. Klinik 10. VI. 1914.

Mit 30 Jahren Lues, keine Kinder. Wassermann jetzt negativ. Früher Potator und starker Raucher.

Bis zum Frühjahr 1913 gesund. Damals traten heftige Atembeschwerden besonders nachts auf. Bis zum Juli 1913 war er nach arbeitsfähig, magerte aber stark ab (angeblich um 15 kg). Er setzte die Arbeit aus, der Zustand besserte sich etwas, er nahm wieder um 7 kg zu. Im Dezember 1913 wieder stärkere Atembeschwerden, reißende Schmerzen besonders in den oberen Extremitäten, ferner Ödeme. Spitalaufenthalt, bis zum Mai wesentliche Besserung, die Ödeme verschwanden, doch bestand immer noch zeitweise Atemnot.

Status 10. VI. Sehr kräftiger Mann, Pupillen reagieren prompt, Spitzenstoß im VI. Interkostalraum, 3 Querfinger außerhalb der Mammillarlinie, sehr resistent, hebend.

Herzschatten röntgenologisch enorm verbreitert: 19 cm. Puls enorm gespannt: Blutdruck (Riva-Rocci) 230. II. Aortenton stark klingend. Im Harn Spur Eiweiß.

27. VI. Blutdruck (R. R.) 235.
         200 E. S. E. Thorium X intravenös.
         Blutdruck nach $\frac{1}{2}$ Stunde 220 (R. R.).
                  nach 1 Stunde   210 (R. R.).
                  nach 2 Stunden 200 (R. R.).
                  nach 6 Stunden 205 (R. R.).
28. VI. Blutdruck (24 Stunden nach der Injektion) 200 (R. R.).
 2. VII. Blutdruck 192 (R. R.).
         300 E. S. E. Thorium X intravenös.
         Nach 1 Stunde Blutdruck 185.
         Nach 6 Stunden Blutdruck 205.
 3. VII. Blutdruck 195.

Hingegen konnten wir uns von einer wirklich günstigen Beeinflussung der Diurese bei **kardialem Ödem** nicht überzeugen. Wir haben eine Reihe von inkompensierten Herzfehlern und Myocarderkrankungen, die hochgradige Stauungserscheinungen darboten und an schwerer Dyspnoe litten, mit intravenösen Injektionen von Thorium X (bis 500 E.-S. E., eventuell mehrfach in 3—4 tägigen Intervallen) behandelt. Ich verzichte auf die Wiedergabe der Krankengeschichten und bemerke nur, daß wir nie eine Entwässerung der Patienten oder eine Besserung der Dyspnoe beobachteten, während später die Digitalisbehandlung prompt wirkte. Zu noch höheren Dosen haben wir uns nicht entschließen können.

Zusammenfassend möchten wir bemerken, daß wir im großen und ganzen den Eindruck gehabt haben, daß bei leichten Graden von Arteriosklerose und von Coronarsklerose manchmal günstige Erfolge mit Emanationsbädern oder eventuell in schwach dosierten Emanatorien zu erzielen sind. Zu stärkeren Dosen sind wir nur selten übergegangen. Objektiv lassen sich die Erfolge kaum nachweisen, doch geben die Pat. wie schon erwähnt, oft an, daß sie sich erfrischt fühlen und ihre Beschwerden nachlassen. Bei hochgradiger Hypertonie kann man eventuell durch intravenöse Injektion von Thor X Herabsetzung des Blutdruckes erzielen. Doch sind unsere eigenen Erfahrungen zu gering, um diese Behandlung empfehlen zu können.

VI. Erkrankungen des Intestinaltraktus.

Manche Zahnärzte verwenden Spülungen mit emanationshaltigem Wasser, mit schwachen Thorium X- oder mit Radiumlösungen bei **Gingivitiden, Stomatitiden, Alveolarpyorrhöe** usw. (Trauner, M. Levy u. a.). M. Levy betont, daß bei Stoffwechselkrankheiten, namentlich bei Gicht, sehr häufig Alveolarpyorrhöe vorkomme und daß in solchen Fällen gleichzeitige innere Behandlung mit Radiumemanation den Erfolg der lokalen Behandlung wesentlich unterstütze.

Bei den **Magenkrankheiten** hat die Therapie mit radioaktiven Substanzen bisher noch wenig Anklang gefunden. v. Noorden gibt an, durch kleine Dosen von Thorium X per os (30—50 E.-S. E.) bei Hyperazidität die Beschwerden günstig beeinflußt zu haben. Über Versuche bei chronischem Magenkatarrh ist mir nichts bekannt. Der Erfolg, den ich in Fällen von schwerer chronischer Colitis mit Einläufen von Radiumemanation sah, läßt es mir nicht unwahrscheinlich erscheinen, daß auch bei chronischen Gastritiden Einverleibung von Emanation günstig wirken könne.

Von den zahlreichen Fällen von **chronischer Colitis,** die mit Einläufen von Radiumemanation behandelt wurden, führe ich folgenden Fall als Beispiel an.

Beobachtung XCIII.

Hof., Kamilla, Kontoristin. 16 Jahre. Colitis gravis. I. med. Klinik. Eintritt 29. I. 1913.

Seit 3 Wochen allmählich Auftreten von massenhaften eitrigen und blutigen Stühlen und hohem intermittierendem Fieber. Bedeutende Abmagerung. Starke Schmerzen. Die bakteriologische Untersuchung ergibt nur Bacterium faecalis alcaligenes. Die serologische Untersuchung auf Dysenterie, Typhus, Paratyphus negativ.

Rektoskopisch findet sich die Schleimhaut hochgradig gerötet und geschwollen und mit zahlreichen Erosionen bedeckt. Erythrocyten 2 800 000, Sahli 50%.

Durch weitere 8 Wochen hohes intermittierendes Fieber, täglich 10—12 eitrig blutige Entleerungen. Der Prozeß ist therapeutisch nicht zu beeinflussen.

Von Mitte März bessert sich der Zustand ganz allmählich, die Temperatur sinkt langsam ab und ist von Mitte April an normal. Die Zahl der Stühle verringert sich.

Bis Mitte Juni besteht dann ein stationärer Zustand, in dem täglich 1—4 breiige, später zeitweise auch feste Stühle, entleert werden, die regelmäßig etwas Schleim und Blut beigemengt haben. Der Allgemeinzustand ist dabei ein recht guter, das Körpergewicht steigt allmählich um ca. 5 kg an. Nur bestehen täglich heftige Schmerzen im Leib, welche die Patientin sehr deprimieren. Dieser Zustand ist therapeutisch nicht zu beeinflussen. Man hat im Gegenteil den Eindruck, daß jede therapeutische Maßnahme (hohe Eingießungen von Acid. tannicum, von Tannalbin, Dermatol usw.) infolge großer Empfindlichkeit der Patientin schädlich ist.

Am 11. IX. 1913 tritt Patientin wieder ein. Das Körpergewicht hat um weitere 7 kg zugenommen. Die Patientin klagt aber immer noch über die gleichen Schmerzen und Beschwerden: sie hat täglich 1—3 teils breiige, teils geformte Stuhlgänge, denen immer blutiger Schleim anhaftet, bisweilen wird auch nur blutiger Schleim entleert. Der Schleim enthält massenhaft Eiterkörperchen.

Ein neuerlicher Versuch von Eingießungen mit Acid. tannicum muß wegen Schmerzen aufgegeben werden.

Während 10 Tage ausschließliche Ernährung mit Yoghurt. Körpergewicht stationär. Keine Besserung.

Der Patientin wird jetzt die temporäre Colostomie geraten, sie kann sich aber dazu nicht entschließen.

Vom 29. IX. an werden täglich hohe Eingießungen mit 30 000 M.-E. Radiumemanation in körperwarmer physiologischer Kochsalzlösung gemacht, die erst schlecht, dann aber allmählich sehr gut vertragen werden. Die Schmerzen bessern sich allmählich. Die Beimengungen von Schleim nehmen ab; das Körpergewicht steigt bis zum 2. XI. um weitere 5 kg. In der letzten Zeit sind die Stühle immer geformt.

Patientin verläßt die Klinik, setzt aber die Eingießungen mit Radiumemanation durch weitere 3 Monate fort.

Ende Januar 1914 stellt sie sich wieder vor. Die Schmerzen haben vollständig aufgehört, Schleimbeimengungen nur selten. Die Patientin kann ihrem Berufe als Kontoristin schon seit 2 Monaten gut nachkommen.

Katamnese: Mai 1914 völlig gesund.

Ergebnis: Es handelt sich um einen Fall von Colitis gravis, der anfangs ganz unter dem Bild einer Dysenterie verlief, dann sich allmählich bessernd in einen stationären Zustand chronischer Colitis überging. Dieser Zustand blieb durch ca. 6 Monate stationär. Er war dabei therapeutisch nicht zu beeinflussen, da alle versuchten Mittel stark reizten. Tägliche hohe Eingießungen mit Radiumemanation brachten im Verlauf von nicht ganz 2 Monaten nahezu völlige Heilung, die nach einem halben Jahr noch anhielt.

Ich habe seither eine große Zahl von Fällen mit schwerer und leichter chronischer Colitis auf diese Weise behandelt. Später waren es besonders Soldaten von chronischer Colitis nach Dysenterie. Die Zahl dieser Fälle übersteigt 50. Über die Technik siehe S. 79. Es wurden 30 000 bis 100 000 M.-E. injiziert. Ich kann diese Behandlung auf Grund meiner Erfahrungen empfehlen. Während in vielen hartnäckigen Fällen Eingießungen mit Tanninpräparaten heftige Reizerscheinungen machen, wurden die Eingießungen mit Radiumemanation meist gut vertragen und wirkten lindernd auf die Beschwerden ein. Mit der Beruhigung des Darmes tritt dann auch meist Besserung der Stühle ein. Doch gibt es auch Fälle, bei denen ebenfalls Reizerscheinungen ausgelöst werden und die Behandlung abgebrochen werden muß.

Zu weiteren Versuchen ermutigt ein Erfolg, den Přibram bei einem auf der I. med. Klinik befindlichen Fall von **tuberkulöser Peritonitis** erzielte. Es wurden mehrfach intraperitoneale Injektionen von Radiumemanation (100 000—250 000 M.-E. in 100 ccm sterilem Wasser) vorgenommen. Nach jeder Injektion ging die Temperatur herunter und allmählich trat wesentliche Besserung ein.

VII. Erkrankungen der Nieren und der Blase.

Versuche über Beeinflussung von Nieren- und Blasenleiden durch die Radiumbehandlung sind ziemlich spärlich. Gottlieb, Strasser und Selka, Löwenthal u. a. weisen darauf hin, daß sich bei Emanationskuren häufig vermehrter Harndrang einstellt. Auch in Gastein und Joachimsthal sind derartige Beobachtungen häufig. Leider ist diese diuretische Wirkung bei Patienten mit Insuffizienzerscheinungen von seiten der Nieren nur gering. Grin gibt zwar an, daß er durch eine Trinkkur (5000 M.-E. p. d.) in zwei Fällen reichlichere Diurese erzielte. Nach unseren eigenen Erfahrungen können wir die Emanationskur aber kaum als wirksames Diuretikum bei Nierenerkrankungen bezeichnen.

Die diuretische Wirkung der Emanationskuren bei Nicht-Nierenkranken kann unter Umständen sogar unangenehme Folgen haben. Ich kenne 2 Fälle von Prostatahypertrophie, bei denen sich in Joachimsthal Retentio urinae einstellte und von da ab Katheterismus notwendig wurde.

Auch von größeren Thorium X-Dosen haben wir bei insuffizienter Wasserausscheidung der Niere nie einen sehr deutlichen Erfolg gesehen. Anwendung sehr großer Dosen möchte ich hier entschieden widerraten, weil im Tierexperiment und auch beim Menschen Erscheinungen von hämorrhagischer Nephritis beobachtet wurden. Ich verweise auf den schon früher erwähnten Fall von Plesch.

Nagelschmidt hält es nach seinen Erfahrungen an 5 Fällen von chronischem Blasenkatarrh für möglich, daß diese Erkrankung durch die Emanationstherapie günstig beeinflußt werde. Da die peroral oder per inhalationem einverleibte Emanation nur zu minimalen Teilen durch die Nieren ausgeschieden wird, da andererseits die Ausscheidung des Thorium X zum größten Teil durch den Darm erfolgt, so wäre wohl Instillation einer emanationshaltigen Flüssigkeit in die Blase zweckmäßiger.

Die Versuche, die Hypertonie bei Schrumpfniere durch radioaktive Substanzen zu beeinflussen, habe ich schon bei Besprechung der Herz- und Gefäßerkrankungen erwähnt.

Über sytematische Versuche, Kranke mit Neigung zu Nierensteinbildung mit Radiumemanation zu behandeln, ist mir nichts bekannt. Gewiß finden solche Kranke in Gastein und Joachimsthal usw. oft Besserung ihrer Beschwerden. Doch ist es fraglich, wieweit die Emanation dabei mitwirkt, da wie eben erwähnt nur ein minimaler Teil in den harnleitenden Apparat gelangt. v. Noorden meint, daß ein vermehrter Andrang von Harnsäure zu den Nieren eigentlich eine Kontraindikation bilde und daß man jedenfalls während der Kur Alkali in vermehrter Menge zuführen müsse. Bestehende Neigung zu Blutungen muß wohl als Kontraindikation gelten. Wir haben 2 Fälle gesehen, bei denen die Blutung mit dem Beginn der Emanationsbehandlung rezidivierte.

Auf die Behandlung der Blasen- und Prostatakarzinome und der Prostatahypertrophie durch Radiumbestrahlung sei hier nur kurz hingewiesen.

VIII. Die Stoffwechselkrankheiten.

Die Einwirkung der radioaktiven Substanzen auf den Stoffwechsel ist, wie im biologischen Teil ausgeführt wurde, eine sehr mannigfaltige und tiefgehende. Trotzdem hat sich die Therapie mit radioaktiven Substanzen bisher nur bei einer Stoffwechselkrankheit, nämlich bei der Gicht, als wertvoll erwiesen. Eine spezifische Radium- resp. Thoriumbehandlung des Diabetes mellitus und der Fettsucht gibt es nicht. Es genügt daher, diese beiden Krankheiten mit wenigen Worten abzutun.

Der Diabetes mellitus.

Die in den Beginn der radioaktiven Ära fallenden Angaben einzelner Autoren, daß die Zufuhr von Radiumemanation die Zuckerausscheidung bei Diabetikern herabsetze, konnte nicht bestätigt werden. Bei Verwendung etwas höherer Dosen (Sitzungen in starken Emanatorien oder Injektionen von mehreren Hunderten von E.-S. E. von Thorium X) sieht man vielmehr in manchen Fällen Steigerung der Glykosurie und eventuell auch ungünstige Beeinflussung der Ketonkörperbildung. Einen gewissen therapeutischen Wert kann man Sitzungen in schwachen Emanatorien oder niedrig dosierten Trinkkuren mit Radiumemanation oder Emanationsbädern beim Diabetes mellitus nur insofern zuerkennen, als dadurch das Allgemeinbefinden gehoben und eventuell vorhandene nervöse Erscheinungen gebessert werden. Besonders bei den neuralgischen Schmerzen der Diabetiker erweisen sich die Emanationskuren oder Auflegepräparate oft als recht wirksam.

Die Fettsucht.

Die Tatsache, daß Emanationstrink- oder Inhalationskuren die Wärmebildung bei vielen Personen steigern, hat die Vermutung nahe gelegt, daß solche Kuren bei Fettsüchtigen die Abmagerung befördern könnten. Bisher liegen exakte derartige Beobachtungen in der Literatur aber nicht vor. Auch unsere eigenen Versuche haben ein völlig negatives Resultat ergeben. Niemals haben wir gesehen, daß Fettsüchtige durch Emanationskuren ohne Änderung der Diät an Körpergewicht verloren haben. Auffallenderweise haben wir auch nicht den Eindruck gewonnen, daß die Emanationskuren die diätetische Behandlung unterstützt hätten. Doch ist dies natürlich sehr schwer zu beurteilen. Etwas genauer müssen wir auf die Thorium X-Behandlung eingehen, weil hier Angaben von Plesch, Karczag und Keetmann vorliegen. Diese Autoren fanden nach Thorium X-Injektion gewaltige Steigerung des respiratorischen Stoffwechsels und geben nun an, daß sie nach 2—3 maliger Einverleibung von verhältnismäßig geringen Dosen von Thorium X (bis 314 E.-S. E.) in manchen Fällen von Fettsucht enorme Gewichtsabnahmen eintreten sahen. Sie führen nur ein Beispiel ausführlich an. Bei einer 50 jährigen Frau fiel das Körpergewicht nach peroraler Einverleibung von ca. 190, dann von 240 und später noch von 312 E.-S. E. im Verlaufe von 5 Wochen von 114 auf 94,8 kg ab. Sonstige Angaben über das Allgemeinbefinden, über die Kost und die Eiweißbilanz fehlen. Ferner liegt noch die Angabe v. Noordens vor, daß sehr fette Leute, die während einer Diätkur täglich 20—40 E.-S. E. Thorium X per os erhielten, sich viel frischer und leistungsfähiger fühlten.

Schon die theoretischen Voraussetzungen, von denen sich die Berliner Autoren bei ihren die Fettsucht betreffenden therapeutischen Bestrebungen leiten ließen, treffen nicht zu. Denn die gewaltige Steigerung des respiratorischen Stoffwechsels durch Thorium X konnte in keinem unserer Versuche bestätigt werden. Wir wollen hier gleich hinzufügen, daß wir auch die klinische

Seite dieser Angaben nicht bestätigen können. Gewiß kann man durch hochdosierte Thorium X-Injektionskuren Körpergewichtsverlust herbeiführen. Wir werden später bei Besprechung der Thorium X-Behandlung der Leukämien ausführlich darauf eingehen. Diese Körpergewichtsverluste sind aber ein **Vergiftungssymptom** und sind daher sorgfältig zu vermeiden. Bei Fettsüchtigen könnte es ja anders sein. Wir haben aber nie einen Fettsüchtigen gesehen, der auf so kleine Dosen von Thorium X mit Gewichtsabnahme reagiert hätte. Vor großen Dosen müssen wir aber warnen, sie wirken nur durch die Vergiftung des Organismus. Besonders bei Fettsüchtigen mit Fettherz treten auch bei nicht sehr hohen Dosen leicht unangenehme Erscheinungen von seiten des Herzens hervor. Als eine ideale Abmagerungskur können wir nach alledem die Thorium X-Kur nicht bezeichnen.

Die Gicht.

Die echte Gicht gehörte von jeher in das Indikationsgebiet der Gasteiner Kur. Die ersten Versuche einer bewußten Radiumbehandlung der Gicht fallen daher schon in den Beginn der radioaktiven Ära. Bereits Gottlieb gibt an, bei Fällen von Gicht günstige Erfolge von dem Gebrauch radiumhaltiger Bäder in Joachimsthal gesehen zu haben. Aber erst die Arbeiten auf der Hisschen Klinik über die Beeinflussung des Purinstoffwechsels normaler und gichtischer Individuen durch die Radiumemanation haben die Aufmerksamkeit der ärztlichen Welt in hohem Maße auf die Radiumbehandlung der Gicht gelenkt. Von den Erkrankungen, die in den sich allmählich erweiternden Indikationsbereich der Therapie mit radioaktiven Substanzen fallen, ist die Gicht diejenige, bei der zuerst eine experimentelle Basis durch die Arbeiten von Löwenthal, His und Gudzent, Mesernitzky u. a. geschaffen wurde, wenn auch die Angaben dieser Autoren nicht unbestritten geblieben sind. Diese Angaben erstrecken sich ausschließlich auf die Behandlung mit Radiumemanation. Die Thorium X-Behandlung der Gicht kam naturgemäß später auf. Plesch, wir selbst und Gudzent haben über günstige Erfolge berichtet. Die Mitteilungen sind bisher vereinzelt geblieben, obwohl ich später mehrfach darauf hingewiesen habe, daß die Thorium X-Behandlung der Gicht in mancher Beziehung der Radiumemanationsbehandlung überlegen ist. Es ist überhaupt gerade bei der Radiumbehandlung der Gicht éine Skepsis aufgekommen, die uns durchaus nicht berechtigt zu sein scheint. Wir hoffen durch die zahlreichen guten Erfolge, die wir hier mitteilen wollen, wieder in höherem Grade die Aufmerksamkeit auf diese Behandlungsmethode auch außerhalb der radioaktiven Wildbäder zu lenken.

Die Beeinflussung des Purinstoffwechsels normaler und gichtischer Individuen durch Einverleibung radioaktiver Substanzen ist schon im biologischen Teil ziemlich ausführlich behandelt worden. Wir werden nur stellenweise auf dieselben zurückkommen und wollen uns jetzt hauptsächlich mit den klinischen Erscheinungen befassen.

Es ist naturgemäß oft mißlich, bei einer so chronischen Erkrankung, wie es die Gicht ist, Änderungen im klinischen Verlauf, die sich während einer Behandlung einstellen, direkt auf die Behandlung zu beziehen. Setzt die Behandlung z. B. während eines akuten Anfalls ein und klingt der Anfall mehr oder weniger rasch ab, so muß man die Möglichkeit in Berücksichtigung ziehen, daß der Anfall auch ohne Behandlung in gleicher Weise abgeklungen wäre. Wenn ferner nach einer Kur ein sehr langes anfallsfreies Stadium folgt, so muß bedacht werden, daß die anfallsfreien Intervalle bei der Gicht auch ohne jede Behandlung oft außerordentlich verschieden lang sind. Ferner darf nicht vergessen werden, daß während einer Kur meist die Lebensbedingungen andere sind, daß die Ruhe und Einhaltung diätetischer Vorschriften und eventuell noch andere therapeutische Maßnahmen an sich schon einen günstigen Einfluß auf die Stoffwechselstörung ausüben können. Hierin liegen zweifellos Momente, die zu möglichster Skepsis berechtigen und bei der Bewertung der Kur möglichst sorgfältig berücksichtigt werden müssen. Wir werden uns daher bemühen, aus den in der Literatur vorliegenden Mitteilungen und auch aus dem eigenen Material einzelne besonders wichtige Momente herauszugreifen und bei der Darstellung eines jeden derselben die eben angedeuteten Einwände zu berücksichtigen.

1. Eine Tatsache müssen wir vorerst als sicher stehend betrachten, da eine große Anzahl einschlägiger Beobachtungen bereits vorliegt. Es ist dies die Tatsache, daß bei Gichtikern die Einleitung einer Therapie mit radioaktiven Substanzen im anfallsfreien Stadium nicht selten einen akuten Anfall auslöst. Bei der Radiumemanationstherapie wurden solche Erfahrungen zuerst von His und Gudzent gemacht. In manchen Fällen kommt es nur zu einem rudimentären Anfall, indem in den chronisch gichtisch veränderten Gelenken Schmerzen oder erhöhte Schmerzhaftigkeit auf Druck auftreten, wie auch H. Mandel angibt. In anderen Fällen kommt es aber zu einem typischen akuten Anfall mit intensiver Schwellung und Rötung eines oder mehrerer Gelenke. His und Gudzent warnen sogar vor der Emanationstherapie in ganz veralteten Fällen mit gewaltigen Ablagerungen, da es hier immer wieder von neuem zu akuten entzündlichen Erscheinungen kommen könne, ohne daß eine wesentliche Besserung nachfolgt.

Solche akute Anfälle wurden in den Fällen von His und Gudzent durch verhältnismäßig kleine Dosen bei schwachdosierten Inhalationskuren hervorgerufen. Sie treten nach unseren Erfahrungen auch bei stark dosierten Inhalationskuren auf.

Als ein besonders instruktives Beispiel möchte ich den folgenden Fall kurz anführen.

Beobachtung XCIV.

Dr. H., Arzt. 50 Jahre alt. Schwere Gicht.

Schon seit nahezu 20 Jahren typische Anfälle von Gicht, die sich in der ersten Zeit in größeren Intervallen einstellten und monartikulär waren, während sie in den letzten Jahren meist polyartikulär auftraten und sich jährlich 1—2mal wiederholten. Patient lebt durch Jahre hindurch bei purinarmer resp. oft wochenlang purinfreier Kost und vermeidet Alkohol. Der letzte Anfall vor 2 Monaten.

Juni 1912. Die Untersuchung zeigt an vielen Gelenken schwere gichtische Veränderungen, besonders befallen sind die Großzehengelenke, an denen sich mächtige Auftreibungen und weißlich durchschimmernde Tophi finden, ferner die Sprunggelenke, die verdickt und in der Beweglichkeit beschränkt sind, ferner die Handgelenke, besonders einzelne Interphalangealgelenke; auch das rechte Kniegelenk zeigt deutliche Auftreibungen. Die Röntgenuntersuchung des linken Fußes zeigt in typischer Weise Einlagerungen von Harnsäure und Konsumption des Knorpels. Ferner finden sich beiderseits Gichtperlen am Ohr.

Der Patient ist nach Wien gekommen, um hier eine Kur im Emanatorium zu absolvieren. Da er nur 2 Wochen bleiben kann, so rieten wir ihm davon ab, da mit der Möglichkeit eines akuten Anfalls zu rechnen wäre. Er wollte sich aber auf eigene Verantwortung der Kur unterziehen. Als nach 2 Sitzungen im Emanatorium zu 20 M.-E. p. l. kein Anfall auftrat, verlangte er, die Sitzungen im Emanatorium zu 100 M.-E. p. l. fortsetzen zu dürfen, was wir ihm dringend widerrieten. Nach 3 stärkeren Sitzungen stellte sich über Nacht ein typischer Gichtanfall mit heftigen Schmerzen und hochgradiger Schwellung in der rechten Hand ein. Tagsdarauf verschlimmerte sich der Zustand, auch das rechte Sprunggelenk und das rechte Kniegelenk schwollen an. Der Patient brach die Kur ab.

Wenn man eine Reihe solcher Beobachtungen gemacht hat, so wird auch

9*

der geringste Zweifel daran beseitigt, daß hier ein zufälliges Zusammentreffen vorliegen könne.

Auch durch Kuren von Thorium X können akute Anfälle ausgelöst werden. Wir möchten hier gleich betonen, daß nach unseren Erfahrungen auch bei schweren veralteten Fällen von Gicht diese Anfälle nicht so heftig sind wie bei Kuren im Emanatorium, wenn man nicht allzugroße Dosen von Thorium X verwendet. Bei Verwendung sehr großer Dosen von Thorium X kann es allerdings auch zu schweren polyartikulären Anfällen kommen, wie der Fall von Plesch, Karczag und Keetmann zeigt. Schon 3 Stunden nach intravenöser Injektion von 560 E.-S. E. traten heftige Schmerzen, am nächsten Tag ein typischer Anfall in einem Gelenk, am folgenden in einem zweiten und später in einem dritten Gelenke auf. Bei der von uns durchwegs angewandten Dosierung von täglich 50 bis 100 E.-S. E. Thorium X haben wir solche schwere Anfälle nie gesehen.

Als Beispiel führe ich den folgenden Fall an:

Beobachtung XCV.

C. B. 65 Jahre. Kaufmann. Gicht.

Mai 1912. Vor 2 Jahren erster Anfall in der rechten Ferse. Vor einem halben Jahr ein zweiter typischer Anfall in beiden Großzehengelenken, gleichzeitig wieder Schmerzen in der Ferse, an der eine deutliche Verdickung zurückgeblieben ist.

Mehrere Kuren in Karlsbad und Gastein.

Jetziger Befund: Gichtperle am rechten Ohr, 2 Tophi an der rechten Hand, Großzehenballen rechts verdickt, leicht gerötet, schmerzhaft. Durch 3 Wochen Trinkkur mit Radiumemanation von 1000 auf 3000 M.-E. ansteigend. Keine wesentliche Besserung. Nun durch 3 Wochen täglich Sitzungen im Emanatorium zu 20 M.-E. p. l. Wesentliche Besserung, die Schwellung im Großzehengelenk geht zurück. Nachher Kur in Karlsbad.

24. III. 1914. War 2 Jahre völlig verschont. Vor 14 Tagen ein typischer Anfall im rechten Großzehengelenk, der ihn durch 10 Tage ans Bett fesselte. Jetzt immer noch Schwellung und Rötung und Schmerzhaftigkeit. Vom 25. III. an täglich 3 × 30 E. S. E. Thorium X per os. Nach 5 Tagen heftige Exazerbation. Rötung und Schwellung des ganzen rechten Fußes, besonders auch des Talocruralgelenks. Thorium X-Kur wird ausgesetzt. Nach 14 Tagen ist der Anfall nahezu abgelaufen. Nun 4wöchige Thorium X-Kur, die sehr gut vertragen wird. Allgemeinbefinden ausgezeichnet. Keine Schmerzen im Fuß mehr.

Ergebnis: Die Emanationskur im Jahre 1912 hatte hier einen guten Erfolg, da die chronisch entzündliche Verdickung, die schon seit einem halben Jahr bestand, zurückging. Sicherlich hat die Thorium X-Kur im Jahre 1914 den bestehenden Anfall von neuem angefacht. Ob dann nach der Wiederaufnahme der Trinkkur die rasche Restitutio ad integrum auf die Kur zurückzuführen ist, ist natürlich nicht mit Sicherheit zu sagen.

Sehr bemerkenswert erscheint uns, daß in mehreren veralteten Fällen schwerer Gicht, die wir seit 1—2 Jahren in Behandlung haben, die mehrfachen Thorium X-Kuren entweder gar keinen Anfall oder nur rudimentäre monoartikuläre Anfälle hervorriefen, während diese Patienten früher Jahre hindurch an schweren polyartikulären, sich jährlich mehrfach wiederholenden Anfällen gelitten hatten.

Als Beispiel führe ich folgenden Fall an:

Beobachtung XCVI.

Hli., G. 47 Jahre. Gicht. I. med. Klinik. Juni 1913.

1892 trat ganz unvermittelt ein typischer Gichtanfall im rechten Großzehengelenk auf, der den Patienten 3 Wochen ans Bett fesselte. 4 Jahre später ein Anfall in beiden Knien und in den Sprung- und Zehengelenken von geringerer Intensität. Dauer 14 Tage. 2 Jahre später ein ähnlicher schwächerer Anfall. 1901 und 1902 je ein polyartikulärer Anfall, der Knie-, Sprung-, Zehen-, Ellbogen-,

Hand- und Fingergelenke betraf, dabei hohes Fieber, Dauer 6—8 Wochen, nach diesen Anfällen blieben Verdickungen der Gelenke und Tophi zurück. Auch an den Ohren entwickelten sich Tophi. Der Patient blieb jedoch noch arbeitsfähig. Damals gingen auch kleine Nierensteine ab. Seit jener Zeit häuften sich die Anfälle, anfangs zweimal jährlich, dann sogar vierteljährlich; die Anfälle sind immer fieberhaft. Seit 1904 sind die dauernden Veränderungen so hochgradig, daß der Patient Zeige- und Mittelfinger immer nur mit Schmerzen bewegen kann; seit 1907 ist er arbeitsunfähig, 1911 wurde ein großer Tophus der großen Zehe operativ eröffnet, da er ihn am Gehen hinderte; 1912 brach ein Tophus am Großzehengelenk spontan auf; seither daselbst eine eiternde Fistel; in ähnlicher Weise brachen auch Tophi an beiden Fersen, an der kleinen linken Zehe und an den Fingergelenken auf.

Vor dem Beginn der Krankheit aß Patient sehr viel Fleisch, trank ca. 3 l Bier und etwas Schnaps, später hat er zeitweise purinfrei gelebt.

1901 machte er eine Zitronenkur durch, 1907 eine Kur in Teplitz. Seit 1907 nimmt er nur sehr selten (einmal wöchentlich) Fleisch zu sich.

Aus dem Status führe ich an: an beiden Ohrmuscheln reichlich Ohrperlen, an beiden Ellbogengelenken zahlreiche bis haselnußgroße Tophi; die hochgradigsten Veränderungen finden sich an den Händen, die durch mächtige Tophi ganz verunstaltet sind. Die Finger sind spindelförmig aufgetrieben, die Tophi sind größtenteils hart. Die Finger sind fast vollkommen unbeweglich, röntgenologisch finden sich hochgradige Destruktionen und cystenartige Aufhellungen der spindelförmig aufgetriebenen Knochen. Auch über beiden Kniegelenken finden sich kleinere Tophi. Die Füße sind durch bis taubeneigroße Tophi hochgradig verunstaltet. Mehrere Narben und eitrige Fisteln. Leberrand 3 Querfinger unterm Rippenbogen palpabel, auch der Milzpol ist fühlbar. Im Harn $1^{1}/_{2}^{0}/_{00}$ Eiweiß, Leukocyten 21 500.

Aus der Bursa olecrani werden operativ mehrere Konkremente entfernt, die intensiv die Murexidreaktion geben. In 100 ccm Blut 9 mg $\bar{u}$.

Vom 14. Juni bis 4. Juli erhält der Patient täglich subkutan 100 E.-S. E. Thorium X, die Ernährung war zu dieser Zeit wie vorher purinfrei. Die $\bar{u}$-Ausscheidung ergab folgende Werte:

15. VI.	0,36.		22. VI.	0,623.	
16. VI.	0,342.		23. VI.	0,483.	
17. VI.	0,336.		24. VI.	0,600.	
18. VI.	0,391.		27. VI.	0,576.	
19. VI.	0,532.	Anfall.	28. VI.	0,540.	
20. VI.	0,585.		29. VI.	0,575.	400 g Fleisch.
21. VI.	0,525.		30. VI.	0,529.	

Am 19. trat ein Anfall im rechten Handgelenk und in mehreren Fingergelenken auf, daselbst Rötung und Schwellung; Temperaturanstieg bis 38,3. Die Leukocyten, die am 11. VI. auf 11 400 abgefallen waren, stiegen wieder auf 15 000 an. Der Anfall dauerte bis ca. zum 28. VI. Am 30. VI. betrug die Zahl der Leukocyten 6000.

Am 4. Juli wurde der Patient ohne wesentliche Besserung entlassen.

Wiedereintritt am 11. September. Er gibt an, daß er sich seit dem Austritt wesentlich besser wie früher gefühlt hätte, er könne besser gehen und habe weniger Schmerzen. Kein Anfall mehr. Mehrere Tophi an Fingern und Zehen seien kleiner geworden, andere seien ohne entzündliche Erscheinungen durchgebrochen. Von nun an Standardkost mit 250 g rohgewogenem Fleisch.

12. IX.	In 100 ccm Blut Spur Harnsäure.			
15. IX.	0,36 $\bar{u}$.			
16. IX.	0,38			
17. IX.	0,36	200 g Bries.		
18. IX.	0,55			
19. IX.	0,44			
20. IX.	0,552	100 E.-S. E. Thorium X.		
21. IX.	0,50	„		
22. IX.	0,38	„		
23. IX.	0,575	„		
24. IX.	0,63	„		
25. IX.	0,63	„	200 g Bries.	
26. IX.	0,77	„		
27. IX.	0,92	„		
10. X.	Leichter Anfall im linken Handgelenk, der 3 Tage dauerte.			

Vom 12. bis 29. XI. täglich subkutan 100 E.-S. E. Thorium X. Guter Erfolg der Kur, fühlt sich leichter, kann besser gehen, die Ohrtophi sind größtenteils verschwunden.

Leukocyten vor Beginn der Kur 8700.

20. II. 1914 tritt der Patient wieder ein, er hat in der Zwischenzeit nur einen leichten Anfall gehabt und bekommt bei Beginn der Thorium X-Kur einen Anfall im rechten Handgelenk, der nach wenigen Tagen wieder abklingt.

Ergebnis: Es handelt sich um einen Fall von Gicht, der ungewöhnlich schwer ist. Die erste Stoffwechseluntersuchung bei purinfreier Kost ergibt zuerst trotz der Thorium X-Injektionen ziemlich tiefe Werte, dann setzt aber ein Anfall ein und damit kommt es zu einer protrahierten Steigerung der $\overline{U}$-Ausscheidung, die Zulage von 400 g Fleisch kommt wenigstens in den ersten beiden Tagen in der Harnsäurekurve nicht zum Ausdruck.

Die zweite Stoffwechseluntersuchung bei Standardkost (zuerst ohne Thorium X) ergibt ebenfalls niedrige Werte und eine sehr geringe verschleppte $\overline{U}$-Steigerung nach Zulage von Bries. Mit dem Beginn der Thorium X-Kur setzte aber eine Steigerung der $\overline{U}$-Ausscheidung ein, die später nach Zulage von 200 g Bries beträchtliche Werte erreicht.

In beiden Versuchen kommt also die $\overline{U}$-mobilisierende Wirkung des Thorium X schön zum Ausdruck.

Vom klinischen Standpunkt ist nun besonders bemerkenswert, daß seit dem Beginn der intermittierenden Thorium X-Behandlung, also seit ca. $^3/_4$ Jahren, ein schwerer polyartikulärer Anfall, an denen der Patient früher litt, nicht mehr auftrat. Es kommt nur zu einer Reihe leichter, kurz dauernder Anfälle, ja die Thorium X-Behandlung löst gewöhnlich einen solchen Anfall selbst aus. Das Allgemeinbefinden und besonders die Gehfähigkeit des Patienten besserten sich.

Bemerkenswert ist auch der Umstand, daß das Blut, das anfangs einen hohen Überschuß an Harnsäure aufwies, später nur Spuren von Harnsäure enthielt.

Endlich sei nochmals auf die bedeutende Zunahme der Beweglichkeit in den Fingern und in den Hand- und Fußgelenken hingewiesen.

Wir müssen nun zuerst die Frage diskutieren, ob in dem Umstand, daß die Therapie mit radioaktiven Substanzen bei vielen Gichtikern Anfälle auslöst, eine Kontraindikation gegen dieselbe zu erblicken ist. Gewiß haben His und Gudzent recht, wenn sie vor der Einleitung einer Emanationsbehandlung bei sehr schweren veralteten Gichtikern warnen. Hier scheint es tatsächlich vorkommen zu können, daß schwere akute Erscheinungen auftreten, ohne daß damit für die Patienten etwas gewonnen wird. Für die Thorium X-Therapie scheint dies aber nach unseren bisherigen Erfahrungen nicht zu gelten. Es kommt in solchen Fällen zwar auch eventuell zu akuten, aber nicht sehr schweren Erscheinungen und es kann (allerdings erst bei öfterer Wiederholung der Kur) doch eine allmähliche Besserung des Allgemeinzustandes eintreten, wie der eben beschriebene Fall (Beobachtung XCVI) und der später zu beschreibende Fall Be. Beobachtung CII) zeigen. Bei den weniger schweren Fällen ist aber ein solches Bedenken weder für die Emanationstherapie noch für die Thorium X-Behandlung berechtigt. Es ist anzunehmen, daß, wenn in solchen Fällen ein Anfall ausgelöst wird, dieser sich doch später eingestellt hätte, also nur antezipiert wurde und daß damit eine gründliche Reinigung des Organismus von der im Überschuß vorhandenen Harnsäure herbeigeführt wurde.

2. Als sicher stehend können wir ferner die Tatsache betrachten, daß der Purinstoffwechsel durch die Behandlung mit radioaktiven Substanzen beeinflußbar ist. Es wurde auf diesen Punkt schon im

biologischen Teil ausführlich eingegangen; hier seien noch einige eigene Beobachtungen mitgeteilt.

Bei normalen Individuen führt eine Radiumemanationskur häufig zu Steigerungen der sogenannten endogenen $\overline{U}$-Ausscheidung. Bei Gichtikern scheint diese Steigerung in erhöhtem Maßstab stattzufinden. Diese Annahme wird schon dadurch gestützt, daß die meisten beträchtlichen Steigerungen der $\overline{U}$-Ausscheidung, über die in der Literatur berichtet wird, gerade Fälle von Gicht betreffen. Noch deutlicher tritt, wenn wir von den Fällen von Leukämie absehen, der Unterschied zwischen Nichtgichtikern und Gichtikern bei der Thorium X-Behandlung hervor.

Wir möchten dafür einige Beispiele geben:

Beobachtung XCVII.

Kel., J. 22 Jahre.

Stoffwechselgesund. Nervöses Herzklopfen, in der letzten Zeit Schlaf sehr schlecht, Patient ist oft ganz schlaflos.

Datum	Diät	$\overline{U}$-Ausscheidung	
11. XII. 1913.	Standardkost	0,58	
	(150 g Fleisch roh)		
12. XII.		0,56	
13. XII.		0,60	
14. XII.	+ 200 g Bries	0,63	3 diarrhoische Stühle
15. XII.		0,60	
16. XII.		0,60	
17. XII.		0,62	
18. XII.	+ 200 g Bries	1,168	
19. XII.		0,72	
20. XII.		0,70	
21. XII.		0,59	
22. XII.		0,54	
23. XII.			100 E.-S. E. Thorium X subk.
		0,66	,,
24. XII.	+ 200 g Bries	1,160	,,
25. XII.		0,97	,,
26. XII.		0,74	,,
27. XII.		0,54	,,

Ergebnis: Bei der ersten Zulage von Bries war die Resorption anscheinend durch Diarrhöen gestört. Bei der zweiten Zulage ist die $\overline{U}$-Steigerung prompt und bedeutend.

Während der Thorium X-Behandlung ist ein deutlicher Einfluß auf die $\overline{U}$-Kurve kaum zu konstatieren.

Beobachtung XCVIII.

Lud. 47 Jahre. Chronische Arthritis (tuberkulöse Basis?). I. med. Klinik.

Seit 16 Jahren „gichtleidend". Schmerzhafte Schwellungen, der Reihe nach die verschiedensten Gelenke ergreifend. Die Exsudation war anscheinend immer gering, hauptsächlich periartikuläre Verdickungen und jetzt leichte Deviationen. Hat die verschiedensten Kuren (Heißluft, Baden, Pöstyen, Sonnen- und Sandbäder) durchgemacht, war auch mehrere Jahre Vegetarianer.

September 1913. An fast sämtlichen Gelenken finden sich leichte Verdickungen, Deformationen, Knarren und Beweglichkeitsbeschränkung. Schmerzhaftigkeit bei Bewegungen. Temperatur normal.

Datum	Kost	$\overline{U}$-Ausscheidung
25. IX.	Standardkost	0,45
	(150 g Fleisch roh	
	gewogen	
26. IX.	,,	0,42
27. IX.	,,	0,45
28. IX.	+ 200 g Bries	0,84

Datum	Kost	Ū-Ausscheidung	
29. IX.		0,69	
30. IX.		0,55	
1. X.		0,49	100 E.-S. E. Thorium X subk.
2. X.		0,60	,,
3. X.		0,525	,,
4. X.	+ 200 g Bries	0,90	,,
5. X.		0,75	,,
6. X.		0,525	,,
7. X.		0,455	,,

Ergebnis: Prompte Ausscheidung des zugeführten Purins. Während der Thorium X-Behandlung kein wesentlicher Unterschied, die Ū-Werte liegen nur um wenige hundertstel Gramm höher.

Wir verfügen über eine Reihe solcher Untersuchungen, die alle das gleiche Resultat zeigen. Dieses Resultat steht im Widerspruch mit der Angabe v. Noordens, daß die Ū-Ausscheidung während der ersten 2—5 Tage einer Thorium X-Kur (ca. 50 E.-S. E. täglich) fast ausnahmslos um 0,2—0,4 g ansteigt. Solche Verhältnisse haben wir bei den Radiumemanationskuren gefunden.

Nun noch einige Beispiele für die Wirkung der Thorium X-Kuren auf die Ū-Ausscheidung bei Gicht.

Beobachtung XCIX.

Dr. Z. Hereditär schwer belastet. Vater des Patienten hatte eine schwere echte Gicht. Patient hat 5 Brüder. Ein Bruder bekam bereits im 22. Jahre einen typischen Gichtanfall. Ein zweiter Bruder leidet ebenfalls an typischer Gicht (Gichttophi). Bei einem dritten Bruder sind bisher zwar keine typischen Gichtanfälle aufgetreten, es bestehen aber „gichtische Beschwerden". Siehe die folgende Krankengeschichte. (Beobachtung C.)

Erster Gichtanfall im 20. Jahr. Fiel damals auf das Knie, nachher trat eine schmerzhafte Rötung und Schwellung mit Fieber auf. Seither fast jedes Jahr zwei typische Gichtanfälle, letzter Anfall im September 1912. Ferner entwickeln sich mehrere größere torpide Tophi, so einer in der Haut des Rückens, einer am Ellbogengelenk. In der anfallsfreien Zeit im allgemeinen Wohlbefinden, doch bestehen zeitweise rheumatoide Beschwerden in verschiedenen Gelenken.

Im Januar 1913 durch 2 Wochen Trinkkur mit täglich 100 E.-S. E. Thorium X. Dabei sehr gutes Allgemeinbefinden.

Während des vorigen Sommers kein Anfall. Die Tophi am Ellbogen sollen etwas kleiner geworden sein.

November 1913 zweite Thorium X-Kur.

Datum	Diät	Harnmenge	Ū-Ausscheidung	
31. X.	Standardkost	1640	0,49	
	(150 g Fleisch roh)			
1. XI.	+ 200 g Bries	1375	0,48	
2. XI.		1810	0,72	
3. XI.		1330	0,60	100 E.-S. E. Thorium X subk.
4. XI.		1430	0,71	,,
5. XI.	+ 200 g Bries	1525	0,77	,,
6. XI.		1530	0,69	,,
7. XI.		1630	0,734	,,
8. XI.		1530	0,612	,,

Ergebnis: Zulage von 200 g Bries zur Standardkost führt zu einer sehr geringen Steigerung der Ū-Ausscheidung. Mit dem Beginn der Thorium X-Kur steigen die Ū-Werte wesentlich. Die Ū-Steigerung nach Bries ist auch jetzt verschleppt.

Im ganzen wurden 20 Injektionen zu 100 E.-S. E. verabreicht. Das Allgemeinbefinden war dabei ausgezeichnet.

Februar 1914. Im Januar bestanden durch eine Zeit hindurch Schmerzen im Kreuz, sonst war das Befinden gut.

In diesem Fall ist jedenfalls bemerkenswert, daß seit der ersten Thorium X-Kur im ganzen jetzt durch 16 Monate kein Anfall mehr aufgetreten ist, während früher durch viele Jahre hindurch jährlich 2 Anfälle eintraten. Daß die gichtische Stoffwechselstörung noch latent weiter besteht, zeigt der Stoffwechselversuch vom Oktober. Die Thorium X-Kur führt zu einer bedeutenden Steigerung der $\overline{U}$-Ausscheidung.

Beobachtung C.

E. Z. 42 Jahre. Bruder des Dr. Z.

Hatte bisher keinen typischen Anfall, hat aber häufig Kopfschmerzen und rheumatoide Beschwerden und ist dann seelisch deprimiert.

Leichte Hypertonie (Blutdruck zwischen 140 und 150 R. R.), Leberschwellung. Oktober 1913 Thorium X-Kur.

Datum	Diät	Harnmenge	$\overline{U}$-Ausscheidung	
31. X.	Standardkost	1900	0,475	
	(150 g Fleisch roh)			
1. XI.	+ 200 g Bries	1600	0,48	
2. XI.		1500	0,675	
3. XI.		1500	0,75	100 E.-S. E. Thorium X subk.
4. XI.		1400	0,77	
5. XI.	+ 200 g Bries	1780	0,80	
6. XI.		1500	0,60	
7. XI.		1350	0,675	
8. XI.		1350	0,608	

Ergebnis: Die beiden Stoffwechselversuche zeigen einen überraschenden Parallelismus. Obwohl es bei E. Z. nie zu einem typischen Anfall gekommen ist, so sehen wir die Verschleppung nach Brieszulage noch deutlicher ausgeprägt, ferner tritt bei ihm die gleiche Harnsäureflut unter der Thorium X-Behandlung auf. Wir können daher wohl mit einer gewissen Wahrscheinlichkeit annehmen, daß hier eine latente Gicht besteht.

In diesem Fall wurden nur 10 Injektionen gemacht, da leichte Herzbeschwerden auftraten.

Februar 1914 stellt sich der Patient wieder vor. Mehrfache Messungen des Blutdrucks in der Zwischenzeit haben Werte zwischen 115 und 125 ergeben.

Beobachtung CI.

Fi., B. 62 Jahre. Gicht. I. med. Klinik. Eintritt Dezember 1913.

1902 Attacke mit Schwellung und Rötung im linken Kniegelenk. Später mehrfach Attacken in den Großzehengelenken. In der anfallsfreien Zeit meist keine Beschwerden. Eine Kur in Teplitz brachte vorübergehend Besserung. In den letzten 3 Jahren Kuren in Baden.

Jetzt heftige Schmerzen im linken Sprunggelenk, rechtem Kniegelenk und in der linken großen Zehe. Im linken Großzehengelenk leichte Schwellung; kann schlecht gehen. Eine Gichtperle am Ohr.

Stoffwechselversuch:

Datum	Diät	Harnmenge	Sp. Gew.	Harnsäure	
14. XII.	purinfrei	900	1019	0,32	
15. XII.	„	1300	1020	0,41	
16. XII.	„	900	1016	0,22	
17. XII.	„	1100	1009	0,26	
18. XII.	„	1600	1014	0,31	
19. XII.	„	1200	1010	0,35	
20. XII.	„	1700	1012	0,28	
21. XII.	20 g Na. nucl.	2300	1015	0,87	
22. XII.	purinfrei	1700	1015	0,34	
23. XII.	„	2400	1017	0,47	3 × 30 E.-S. E. Thorium X p. os
24. XII.	„	2200	1015	0,76	
25. XII.	„	2600	1010	0,43	

Datum	Diät	Harnmenge	Sp. Gew.	Harnsäure	
26. XII.	20 g Na. nucl.	2200	1015	0,45	3×30 E.-S. E. Thorium p. os
27. XII.	purinfrei	2300	1015	0,48	,,
28. XII.	,,	2000	1016	0,52	,,
29. XII.	,,	2700	1014	0,58	,,
30. XII.	,,	2200	1016	0,56	,,
2. I. 1913.	,,	2200	1016	0,62	,,
3. I.	,,	2200	1014	0,89	,,
4. I.	,,	2400	1013	0,53	,,
5. I.	,,	2100	1020	0,56	,,

Ergebnis: Der endogene Faktor liegt etwas tief. Zulage von 20 g Na. nucl. führt zu prompter Steigerung der $\overline{U}$-Ausscheidung. Trotzdem möchten wir den Fall als echte Gicht ansehen, dafür spricht die Anamnese, der klinische Befund, die Gichtperle am Ohr und endlich auch die bedeutende Steigerung des endogenen Faktors bei der Thorium X-Kur. Während der Kur verschwanden die Schmerzen in den Gelenken, Patient konnte gut gehen, als er die Klinik verließ.

In einem Fall von Gicht haben wir auch durch intramuskuläre Injektionen von Radiumsalzen Steigerung der $\overline{U}$-Ausscheidung erzielt.

Wenn wir die angeführten Fälle nochmals überblicken, so zeigt sich, daß bei einem stoffwechselgesunden Individuum (Fall Kel., Beobachtung XCVII) und bei einem Fall von chronischer Arthritis (Fall Lud., Beobachtung XCVIII) durch tägliche Injektion von 100 E.-S. E. Thorium X der endogene Faktor der $\overline{U}$-Ausscheidung nur unwesentlich gesteigert wird. Hingegen sehen wir bei den angeführten Fällen von Gicht (Dr. Z., Beobachtung XCIX, E. Z., Beobachtung C, Fi., Beobachtung CI) unter derselben Behandlung den endogenen Faktor ganz bedeutend ansteigen.

Auch in dem vorher geschilderten schweren Fall von Gicht (Hli., Beobachtung XCVI) war der endogene Faktor während der Thorium X-Kur wesentlich erhöht. Nur im Falle Be. (Beobachtung CII) traf dies nicht zu. Hier trat aber nach Zufuhr von Natr. nucleinicum zwar eine verschleppte, aber beträchtliche Ausscheidung von Harnsäure ein. Auch Plesch und seine Mitarbeiter haben in dem schon mehrfach herangezogenen Gichtfall nach der Injektion von Thorium X eine mächtige Steigerung der $\overline{U}$-Ausscheidung beobachtet.

Was den exogenen Faktor anbelangt, so geben Gudzent und Löwenthal an, daß sie in einem Fall von Gicht, der vor der Kur bei Zulage purinhaltigen Materials eine beträchtliche Verschleppung der $\overline{U}$-Ausscheidung gezeigt hatte, unter dem Einfluß einer schwach dosierten Inhalationskur bei Wiederholung des Versuchs prompte Ausscheidung gesehen haben. Wir verfügen über keine einschlägigen Beobachtungen mit der Emanationskur. Bei den Thorium X-Kuren sahen wir in mehreren Fällen zwar keine prompte Ausscheidung nach Zulage purinhaltigen Materials, hingegen war die Gesamtsteigerung wesentlich höher als in den entsprechenden Vorversuchen (Dr. Z., Beobachtung XCIX, E. Z., Beobachtung C, und Fall Hli. (Beobachtung XCVI).

Was nun das Verhalten der Harnsäure im Blut anbelangt, so haben His und Gudzent an einem großen Material gezeigt, daß der Überschuß an Harnsäure im Blut auch durch schwache Emanationskuren bei einem großen Teil der Fälle verschwinden könne. Diese Beobachtungen sind von Klemperer, Hoffmann, Kowarski, Leidner bestätigt worden, während Brugsch und Brasch keinen Einfluß auf die Blutharnsäure sahen. Neuerdings berichtet Gudzent über 13 weitere Fälle von Gicht, von denen 10 ein Verschwinden der Blutharnsäure nach 30 bis 40 Sitzungen im Emanatorium zu 4 bis eventuell 35 M.-E. p. l. Luft zeigten.

Auch die Beobachtungen bei der Thorium X-Kur sprechen in gleichem Sinne. In dem später zu erwähnenden Fall Be. betrug der Harnsäure-Gehalt des nüchtern entnommenen Blutes 6,2 mg auf 100 ccm. 3 Wochen nach Einleitung der Thorium X-Kur ließen sich nur noch Spuren Harnsäure im Blut nachweisen. Auch Gudzent berichtet von einem mit Thorium X behandelten Fall von Gicht, bei dem die Harnsäure aus dem Blut verschwand. Besonders interessant ist unser Fall Hli. (Beobachtung XCVI), bei dem vor Beginn der Kur 9 mg Harnsäure gefunden wurden und 3 Monate später sich nur Spuren von Harnsäure im Blut nachweisen ließen, besonders interessant deshalb, weil es sich um einen sehr schweren Fall handelte. Man wird alle diese Befunde gewiß nur mit Vorsicht verwenden können. His selbst gibt an, daß ein völliger Parallelismus zwischen Harnsäuregehalt des Blutes und Befinden der Patienten nicht existiert. Man kann auch Besserung konstatieren, ohne daß die Harnsäure aus dem Blut verschwindet, und andererseits gibt es Fälle mit typischen Gichtknoten und gehäuften Anfällen, ohne daß Harnsäure im Blut nachweisbar ist. Letzteres ist nicht unverständlich, da das Auftreten der Anfälle uns nur anzeigt, daß es in den einmal angelegten Depots von Harnsäure aus irgend einem Grunde zu einer entzündlichen Reaktion kommt, die schließlich die Aufsaugung der eingelagerten Harnsäure herbeiführt. Es scheint uns sehr wichtig, daß die Frage der Blutharnsäure gerade bei der Thorium X-Kur an einem größeren Material studiert würde, da diese unserer Überzeugung nach der Behandlung mit Radiumemanation überlegen ist. Wenn man auch heute den vermehrten Harnsäuregehalt des Blutes nicht mehr als streng pathognomisch für die Gicht ansehen kann, da es andere Zustände (Hypertonie, Urämie usw.) mit dauernd hohem Harnsäuregehalt des Blutes bei purinfreier Kost gibt, so muß man andererseits doch dem vermehrten Harnsäuregehalt des Blutes bei Gichtikern eine große Bedeutung zuerkennen und muß die Beobachtung, daß das Blut während einer Behandlung mit radioaktiven Substanzen die Hyperurikämie verlieren kann, hoch einschätzen. Dies weist darauf hin, daß die Störung im Purinstoffwechsel wenigstens vorübergehend gebessert wird.

3. Wir kommen nun endlich zur Betrachtung der klinischen Erscheinungen. Hier werden wir zweckmäßig zwischen der Beeinflussung des akuten gichtischen Anfalls und zwischen derjenigen der chronisch gichtischen Veränderungen unterscheiden. Über die Beeinflussung akuter gichtischer Anfälle durch die radioaktive Therapie liegen wenig präzise Angaben vor; in den meisten Fällen handelte es sich eben um Patienten, bei denen seit einiger Zeit entzündliche Schwellungen bestanden, als die Therapie mit radioaktiven Substanzen eingeleitet wurde. Daß in solchen Fällen akute Exazerbationen vorkommen können, haben wir schon erwähnt. In andern Fällen führte, wie ebenfalls schon erwähnt wurde, die Einleitung der radioaktiven Therapie zu einem akuten Anfall. An und für sich ist es sicher schwer zu beurteilen, ob bei einem spontan entstandenen Anfall die nun eingeleitete Therapie mit radioaktiven Substanzen den Anfall abkürzt, die entzündliche Schwellung des Gelenkes rascher beseitigt und die eingelagerte Harnsäure rascher entfernt. Viel leichter ist eine solche Beurteilung möglich bei subakut verlaufenden Anfällen, die schon seit längerer Zeit bestehen. Wir verfügen über einen solchen Fall von schwerer Gicht, bei dem die Thorium X-Behandlung zu einer

Zeit begonnen wurde, als er schon mehrere Wochen hindurch wegen eines schweren polyartikulären Anfalles das Bett hüten mußte.

Beobachtung CII.

Be., A. 43 Jahre. Gicht. 29. X. 1912.

Die erste Thorium X-Kur bei diesem Fall wurde bereits in der Wiener klinischen Wochenschrift Nr. 50 beschrieben.

Beginn der Erkrankung vor 13 Jahren mit einem leichten Anfall im linken Großzehengelenk. Ein Jahr später folgte ein schwerer Anfall im linken Ellbogengelenk. Lag damals 6 Wochen zu Bett. Zwei Jahre später ein schwerer Anfall im rechten Knie- und rechten Fußgelenk, welcher den Patienten 16 Monate ans Bett fesselte. Nach dieser Zeit hatte er jedes Jahr mehrere Anfälle, bald in diesem, bald in jenem Gelenk, die manchmal 2 bis 3 Wochen andauerten, manchmal monoartikulär, häufig aber polyartikulär waren. Einmal in 7 Gelenken zugleich. 1903 war auch die Halswirbelsäule befallen. Vor 3 Jahren ein besonders schwerer Anfall. Die letzten Monate vor seinem Eintritt hatte der Patient fast dauernd in irgend einem Gelenk Schmerzen, verbunden mit Rötung und Schwellung. Die letzten Wochen mußte er fast immer im Bette zubringen. Als der Patient in die Klinik gebracht wurde, hatte er Schwellungen in beiden Fußgelenken und in mehreren Metatarsophalangealgelenken, ferner war das linke Knie geschwollen, ferner waren die beiden Schultergelenke, die Fingergelenke, das rechte Handgelenk und auch das rechte Ellbogengelenk befallen. An beiden Ohrmuscheln fanden sich zahlreiche Gichtperlen, die nach Angabe des Patienten schon seit einem Jahr bestanden. Es sollen immer neue aufgetreten sein, während sich andere eröffneten und eine weiße breiige Masse entleerten. Seit 10 Tagen hatte der Patient bei purinfreier Kost gelebt.

Im nüchtern entnommenen Blut fanden sich auf 100 ccm 6,2 mg Harnsäure.

In den ersten Tagen erhielt der Patient Aspirin, der Zustand wurde aber immer schlechter.

Vom 12. November an erhielt er täglich 3×30 E.-S. E. Thorium X per os, diese Behandlung wurde mit kurzen Unterbrechungen bis zum 3. I. 1913 fortgesetzt. Gleich im Beginn der Behandlung besserte sich der Zustand des Patienten bedeutend, die Gelenkschwellungen verschwanden allmählich, nur im rechten Handgelenk und im 1. Interphalangealgelenk des Mittelfingers blieb die Schwellung länger zurück, verschwand aber schließlich auch vollkommen. Der Patient wurde wieder vollkommen bewegungsfähig, das Körpergewicht stieg von ca. 61 kg beim Eintritt auf 66,7 kg beim Austritt (21. Januar). Die Ohrtophi brachen im Beginn der Behandlung teilweise auf. Das rechte Ohr säuberte sich vollständig, am linken Ohr waren noch einige Ohrtophi vorhanden.

Eine neuerliche Untersuchung des nüchtern entnommenen Blutes ergab bereits am 3. XII. nur noch Spuren von Harnsäure.

Die Leukocyten gingen vorübergehend bis auf 4400 herunter, doch stiegen sie später wieder auf ca. 7000 an.

In der 2. Hälfte Dezember während der Thorium X-Trinkkur wurde bei purinfreier Kost ein Stoffwechselversuch durchgeführt, der einen niedrigen endogenen Faktor und nach Zulage von 20 g Natrium nucleinicum eine starke Verschleppung der $\bar{u}$-Ausscheidung ergab. Die betreffenden Werte waren: 0,27 — 0,265 — 0,33 — 0,41 — 0,46 — 0,66 — 0,27 — 0,35 usw.

Mitte Februar 1913 kam der Patient mit einem neuerlichen Anfall auf die Klinik. Rechtes Handgelenk, beide Knie und beide Fußgelenke waren geschwollen, Leukocyten 8000.

Nach 4 Injektionen von Thorium X zu 100 E.-S. E. sind die Schwellungen zurückgegangen; der Patient konnte bald das Bett verlassen.

17. II. im nüchtern entnommenen Blut 2 mg Harnsäure auf 100 ccm.

Im ganzen wurden 16 Injektionen gegeben, die Leukocyten fielen bis auf 2700 ab und betrugen beim Austritt am 18. III. wieder 6000. Der Patient verspürte beim Austritt nur noch leichte Schmerzen im linken Talocruralgelenk, war aber dabei vollkommen arbeitsfähig.

Patient wird im Juli 1913 zu einer neuerlichen Thorium X-Kur wiederbestellt. Es ist ihm seit seinem Austritt sehr gut gegangen, er hat gearbeitet, erhält jetzt im Verlauf von 20 Tagen 10 Injektionen zu 100 E.-S. E. und wurde in der Hydrotherapie ambulatorisch behandelt.

3. XI. 1913. Wiedereintritt, seit einiger Zeit schwillt die rechte Hand beim Arbeiten etwas an, auch der rechte Fuß schmerzt etwas im Sprunggelenk. Objektiv läßt sich daselbst eine leichte Schwellung feststellen, an der linken Ohrmuschel finden

sich nur zwei stecknadelkopfgroße Tophi, außerdem finden sich größere Tophi bds. über dem Olecranon, die früher schon vorhanden waren. Körpergewicht jetzt 69,3 kg.

Patient wird zuerst auf eine Standardkost gesetzt mit 150 g roh gewogenem Fleisch, die aber nicht gut vertragen wird. Er macht dann später bei purinarmer Kost eine Thorium X-Kur (10 Injektionen zu 100 E.-S. E.) durch.

Bemerkenswert ist ein Schüttelfrost, den der Patient ohne jede weitere Veranlassung hatte, dabei hatte er Schmerzen in beiden Sprunggelenken, am nächsten Tag fühlte er sich wieder vollkommen wohl, die Temperatur war bis 38,3 angestiegen.

Austritt am 8. XII. 1913.

Wiedereintritt am 15. II. 1914. Hat die ganze Zeit gearbeitet. Körpergewicht 70 kg. Hat zeitweise etwas Schmerzen in Hand- und Fußgelenken. Erhält 10 Injektionen Thorium X. à 100 E.-S. E.

Ergebnis: Es handelt sich um einen schweren Fall von Gicht, bei dem schon seit 13 Jahren typische meist polyartikuläre Anfälle, die an Häufigkeit und Heftigkeit immer zunahmen, aufgetreten waren. Als die Behandlung einsetzte, bestanden schon seit Monaten abwechselnd entzündliche Schwellungen, die in den letzten Wochen zahlreiche Gelenke ergriffen hatten. Mit der Einleitung der Thorium X-Therapie besserte sich der Zustand rasch und im Verlauf von ca. 2 Monaten war in allen Gelenken die Beweglichkeit normal. Schon 3 Wochen nach Beginn der Thorium X-Behandlung war die anfänglich vorhandene starke Vermehrung der Blutharnsäure bis auf Spuren verschwunden. Das Allgemeinbefinden hat sich im Verlauf der Behandlung ganz wesentlich gebessert. Einen Monat nach Beendigung der 1. Behandlung trat ein Rezidiv auf. Der Anfall war diesmal zwar auch polyartikulär, aber wesentlich schwächer. Die Vermehrung der Blutharnsäure war nur gering. Schon nach wenigen Injektionen waren die Gelenkschwellungen verschwunden und nach 4 wöchiger Kur war der Patient arbeitsfähig. Nach 5 Monaten wurde eine 3. Kur prophylaktisch durchgeführt, nach weiteren 3 Monaten eine 4. Kur und nach weiteren 3 Monaten eine 5. Kur. Es ist kein Zweifel, daß sich im Lauf der $1^1/_2$jährigen Beobachtung durch die mehrfache Behandlung der Zustand des Patienten wesentlich gebessert hat, was schon daraus erhellt, daß der Patient, der die Jahre vorher nur wenig arbeitsfähig war und oft viele Monate hindurch seine Arbeit aussetzen mußte, nun gut seinem Beruf nachgehen konnte.

Bemerkenswert ist in diesem Falle auch, daß sich zahlreiche kleine Ohrtophi zurückgebildet haben.

Um nun wieder auf unsere Ausführungen zurückzukommen, so muß man es in diesem Falle als höchst wahrscheinlich bezeichnen, daß der schwere polyartikuläre Anfall, der beim Beginn der Thorium X-Kur bestand, unter dem Einfluß dieser Kur rasch abgeklungen ist.

Was die Behandlung mit Radiumemanation anbelangt, so liegen in der Literatur mehrfache Angaben vor, daß chronisch-entzündliche gichtische Schwellungen unter dem Einfluß der Behandlung sich wesentlich bessern und verschwinden können. (Löwenthal, His, Gudzent, Mesernitzky, Mandel u. a.) Allerdings scheint bei Anwendung der meist üblichen kleinen Dosen diese Besserung langsam zu erfolgen. So gibt Gudzent an, daß bei einem großen Teil seiner Gichtfälle erst 3 bis 4 Wochen nach Beginn der Behandlung Besserung des subjektiven Befindens und dann Verschwinden der Schmerzen und Rückgang der Schwellungen (in manchen Fällen noch später) eingetreten sei. Bei Verwendung höherer Dosen sahen wir die Wirkung in unseren Fällen rascher eintreten. Als Beispiel führe ich folgenden Fall an:

Beobachtung CIII.

Je., Karl, Diener. 50 Jahre. Gicht. Eintritt Mai 1912.

Vor 10 Jahren der erste typische Anfall im linken Großzehengelenk, der sich 5 mal wiederholte. Dann vor 4 Jahren im rechten Großzehengelenk. Seither jedes Jahr. Dabei immer starke Schwellung des linken Knies.

Seit Februar 1912 Schmerzen in den Finger-, Hand- und Ellbogengelenken. Beide Arme können seitlich nicht abgehoben werden, dabei Schmerzen in den Schultergelenken.

Mehrfache Kuren mit Schwefelbädern ohne wesentlichen Erfolg. Auch Aspirin hilft nicht.

Jetzt Schwellung und Rötung des rechten Großzehengelenkes. Schmerzen und Beweglichkeitsbeschränkung des rechten Schultergelenkes.

Nach 8 Sitzungen im Emanatorium à 20 M.-E. p. l. Schmerzen und Schwellungen verschwunden.

Dann ansteigend bis 600 M.-E. p. l. (14 Sitzungen à 600 M.-E. p. l.).

Bleibt $1\frac{1}{2}$ Jahre vollständig schmerzfrei.

Was das Verhalten der Tophi anbelangt, so wurde zuerst von His und Gudzent die Beobachtung mitgeteilt, daß Tophi unter dem Einfluß der Emanationsbehandlung kleiner werden und sich eventuell zurückbilden können. Auch Mesernitzky hat ähnliche Beobachtungen gemacht. Andere Beobachter haben nichts Ähnliches gesehen und sich gegenüber den erwähnten Beobachtungen sehr skeptisch verhalten. Es ist nun vor allem klar, daß man bei vielen Tophi eine Rückbildung überhaupt nicht erwarten kann. Wenn es sich um schon seit langer Zeit bestehende, in narbiges Bindegewebe eingebettete Tophi handelt, so ist eine Rückbildung von vornherein ausgeschlossen. Wir selbst haben in mehreren Fällen unter dem Einfluß von Thorium X-Kuren zweifellos Rückbildung von Ohrperlen gesehen. Im Falle Be. (Beobachtung CII) hatten sich im Lauf eines Jahres an beiden Ohren eine Reihe von Ohrperlen gebildet, während der 1. Thorium X-Kur brachen sie teilweise auf, teilweise bildeten sie sich zurück; es blieben nur noch wenige, anscheinend ältere Tophi übrig, seither ist der Zustand nahezu stationär geblieben. Im Falle Hli. (Beobachtung CXVI) brachen im Laufe der mehrfachen Thorium X-Kuren eine ganze Reihe großer, im Unterhautzellgewebe der Füße und der Hände und in der Umgebung der Ellbogengelenke gelegener kleinerer und größerer Tophi auf und entleerten ihren Inhalt nach außen. Mehrere andere bildeten sich zurück, so daß, wie in der Krankengeschichte beschrieben wurde, die Beweglichkeit der Finger und Zehen bedeutend zunahm. Bei einem schon seit vielen Jahren stationären resp. sich allmählich verschlimmernden Zustand, wie es hier der Fall war, scheint es uns bei der größten Skepsis schwierig, die deutliche Besserung auf andere Ursachen als auf die Behandlung zurückzuführen. Wenn wir uns auch gerade bei den von uns beobachteten Besserungen in Fällen schwerster Gicht ein abschließendes Urteil nicht erlauben wollen, so scheinen uns die Beobachtungen zu einer breiteren Anwendung dieser Therapie aufzufordern, als dies bisher der Fall ist.

Ferner müssen wir noch einige Bemerkungen über die Veränderungen im subjektiven Befinden und im allgemeinen Ernährungszustand unter dem Einfluß der Therapie mit radioaktiven Substanzen hinzufügen. Bekanntlich pflegt sich schon einige Zeit vor einem akuten Anfall das subjektive Befinden der Gichtiker zu verschlechtern, während sich nach überstandenem Anfall das Gefühl der Gesundung und des Wohlbefindens einstellt. Man vermutet wohl mit Recht, daß durch den Anfall in solchen Fällen eine gründliche Reinigung des Organismus stattgefunden hat und der Organismus von der überschüssigen Harnsäure befreit wird. Von Gichtikern, die sich einer Behandlung mit radioaktiven Substanzen unterziehen, obwohl sie schon längere Zeit keinen Anfall mehr gehabt haben, hört man nun oft, daß einige Zeit nach Beginn der Kur eine wesentliche Umstimmung ihres Befindens zum Besseren eingetreten ist; sie fühlen sich freier, schlafen gut, haben guten Appetit und fühlen sich auch geistig regsamer. Jenes Verjüngungsgefühl, das manche Patienten, die sich einer Emanationsbehandlung unterziehen, angeben, scheint nach unseren Erfahrungen ziemlich häufig gerade bei den Gichtikern einzutreten. Wenn wir auch in vielen Fällen der Suggestion einen großen Einfluß zuschreiben müssen, so schiene es uns doch verfehlt, wenn man dies in allen Fällen tun wollte. Schließlich können wir an den nun schon recht zahlreichen Beobachtungen einer Verminderung der überschüssigen Blutharnsäure bei der Gicht nicht einfach vorbeigehen. Damit erscheinen aber solche auffallende Besserungen im subjektiven Befinden recht plausibel.

Mit der Besserung des subjektiven Befindens geht meist auch eine solche des ganzen Ernährungszustandes einher. Gerade bei den schweren Fällen von Gicht, bei denen sich einer Aufmästung bekanntlich meist große Schwierigkeiten entgegenstellen, haben wir Zunahme des Körpergewichtes um 5—6 kg und mehr beobachtet. So im Falle Be. (Beobachtung CII), der um $5^{1}/_{2}$ kg zunahm und sich auch später, trotzdem er arbeitete, auf diesem Körpergewicht erhielt.

Am schwierigsten ist jedenfalls die Frage zu beantworten, welche Dauer die durch die radioaktive Therapie bei der Gicht erzielten Erfolge haben können. Bei dem eminent chronischen Charakter dieser Krankheit und bei den oft anscheinend willkürlichen Remissionen von ganz verschiedener Dauer ist man in dieser Beziehung auch bei großer Vorsicht leicht Täuschungen ausgesetzt. Es gibt ja viele Fälle, bei denen nach dem ersten oder zweiten Anfall oft viele Jahre vergehen, bevor sich ein neuer Anfall einstellt. Immerhin geben Fälle, wie der von uns beschriebene Fall Je. (Beobachtung CIII), zu denken. Hier bestand die Gicht seit 10 Jahren. Seit 4 Jahren kam regelmäßig jedes Jahr ein Anfall. $1^{1}/_{2}$ Jahre nach der hochdosierten Emanationskur war der Patient noch völlig schmerzfrei. In dem Falle Dr. Z. (Beobachtung XCIX) traten in den letzten Jahren fast immer zwei typische Gichtanfälle auf, der letzte 4 Monate vor der ersten Thorium X-Kur (Januar 1913). Seither ist der Patient anfallsfrei, obwohl die Störung im Purinstoffwechsel noch latent weiter besteht. Mesernitzky berichtet über 3 Fälle, bei denen nach einer Emanationstrinkkur über 2 Jahre kein Rezidiv auftrat. Gudzent über 2 Fälle, bei denen das Blut nach Jahresfrist sich als harnsäurefrei erwies. Gudzent veröffentlicht 1913 eine Nachuntersuchung von 50 Fällen. 21 Fälle wurden 1911 behandelt. Von diesen hatten 4 nach $^{1}/_{4}$ Jahr, 5 nach 1 Jahr neuralgische Anfälle, die übrigen sind beschwerdefrei geblieben. Von den 1912 behandelten Fällen konnten 23 nachuntersucht werden. Von diesen wurden 4 nach $^{1}/_{4}$ Jahr, 2 nach 1 Jahr rezidiv, die übrigen blieben beschwerdefrei. Mesernitzky bezeichnet seine Fälle als geheilt. Diesen Ausdruck möchten wir auch bei den günstigsten Fällen vermeiden. Es genügt, auf den vorher beschriebenen Stoffwechselversuch bei Dr. Z. hinzuweisen, bei dem sich nach einem $1^{1}/_{2}$jährigen anfallsfreien Intervall eine deutliche Verschleppung in der Ausscheidung der Harnsäure im Belastungsversuch nachweisen ließ. Überdies bedarf es derartiger Versuche nicht. Die klinische Erfahrung zeigt zur Genüge, wie groß die Differenzen in der Dauer der anfallsfreien Intervalle sein können. Die Diskussion über die Frage, ob Heilung möglich ist, ist bei einer so jungen Behandlungsmethode verfrüht und vom praktischen Standpunkt auch überflüssig. Wenn die Annahme zutrifft, daß durch die Behandlung mit radioaktiven Substanzen, besonders bei Verwendung höherer Dosen eine Reinigung des Organismus von der im Überschuß zirkulierenden und in den Geweben abgelagerten Harnsäure eintreten kann, so ist es auch verständlich, daß dadurch der Organismus eventuell wieder in die Lage versetzt wird, auch auf lange Zeit hinaus nicht allzu großen Anforderungen zu genügen. Der Vergleich mit dem Diabetiker leichten Grades drängt sich hier auf, der, von dem Überschuß an Blutzucker befreit, lange Zeit hindurch bei Anforderungen, denen sein Organismus in früheren Zeiten nicht gewachsen war, zuckerfrei bleiben kann.

Auch bei sehr günstigem Befinden des Gichtikers wird jedenfalls eine prophylaktische Wiederholung der Kur wünschenswert bleiben.

Was nun endlich die schweren Fälle von Gicht, bei denen es bereits zu Einlagerung großer Tophi und Verunstaltung der Hände und Füße gekommen ist, anbelangt, so möchten wir nochmals hervorheben, daß auch bei solchen Fällen nach unseren bisherigen Erfahrungen eine oft in die Augen fallende Besserung möglich ist. Wir haben solche allerdings bisher nur bei der Thorium X-Kur und meist nur bei mehrfacher Wiederholung der Kur gesehen. Schwere polyartikuläre Anfälle können rasch abklingen, chronische schon lange währende entzündliche Schwellungen können sich zurückbilden, auch hier kann das Blut vom Harnsäureüberschuß wenigstens für einige Zeit befreit werden. Tophi können sich zurückbilden oder in beschleunigtem Tempo aufbrechen, wodurch die Beweglichkeit der Gliedmaßen wieder besser werden kann, das Allgemeinbefinden und der Ernährungszustand können sich heben und endlich kann es vorkommen, daß bei solchen Patienten die schweren polyartikulären Anfälle ausbleiben oder wenigstens in milderer Form auftreten.

Endlich müssen wir noch der larvierten Gichtfälle gedenken. His hat mit Nachdruck betont, daß Fälle von Myalgien in Nacken-, Schulter- und Lendenmuskeln auf Gicht beruhen können. His berichtet von einem korpulenten Mann mit multiplen Myalgien, bei dem sich vor der Kur 7 mg Harnsäure im Blut fanden. Ferner sollen sich manche Fälle von Neuralgien oder von Migräne, endlich Fälle mit streng symmetrischer, schleichender Entzündung der kleinen Gelenke, die klinisch als Rheumatismus imponieren, durch den Nachweis von überschüssiger Harnsäure im Blut als echte Gicht erweisen. Mit dieser Annahme wird man vorsichtig sein müssen, sofern gleichzeitig vaskuläre Hypertonie besteht, da wir in zahlreichen, noch nicht veröffentlichten Fällen von Hypertonie dauernd hohe Blutharnsäurewerte fanden, wie man sie bei Gicht nur selten sieht. Ein Versuch mit Radiumemanation oder Thor X kann aber in keinem Fall schaden und erweist sich auch nach unseren Erfahrungen oft als sehr wirksam. Besonders gilt dies von der Thorium X-Kur, die sonst bei rheumatischen Prozessen nicht einzuschlagen pflegt.

Was endlich die verschiedenen Applikationsweisen anbelangt, so dürfte bei leichten und mittelschweren Fällen die Radiumemanationskur ebenso wirksam sein wie die Thorium X-Kur. Gudzent meint, daß die Trinkkur versage, dagegen sprechen aber die günstigen Erfahrungen Mesernitzkys und Straßburgers. Die Thorium X-Trinkkur ist nach unseren eigenen Erfahrungen sicher wirksam. Im allgemeinen möchten wir höher dosierten Kuren im Emanatorium (bis 600 M.-E. p. l. Luft) bei den leichten und mittelschweren Fällen den Vorzug geben. Nach His und Gudzent und auch nach unseren Erfahrungen beschleunigen ferner Injektionen von Radiumsalz (etwa 1—2 E.-S. E.), in die Umgebung chronisch entzündlicher Gelenke appliziert, die Abschwellung oft in auffallender Weise. Bei den schweren Fällen von Gicht halten wir die Thorium X-Kur (besonders die Thorium X-

Injektionen zu ca. 100 E.-S. E. p. d.) der Emanationsbehandlung für überlegen. Schädliche Nebenwirkungen haben wir bei dieser Dosierung. bisher vermißt. Nur in einem Fall (E. Z., Beobachtung C) traten leichte Herzbeschwerden auf, die mit dem Aussetzen der Behandlung rasch wieder verschwanden.

Ein sicheres Urteil über den Wert der Therapie mit radioaktiven Substanzen ist bei der Gicht ebenso wie bei allen andern bisher in den Indikationsbereich gezogenen Erkrankungen dadurch so sehr erschwert, daß die meisten Autoren nur ein kurzes Resümé über ihre Erfolge resp. Mißerfolge zu geben pflegen. Die Angabe, daß so und so viele Fälle gebessert wurden, genügt nicht, um die tief eingewurzelte Skepsis gegen die neue Therapie zu beseitigen und zu einer Nachprüfung zu ermutigen. Wiedergabe ausführlicher Krankengeschichten und besonders langfristiger Beobachtungen kann hier allein Wandel schaffen. Nach unseren Erfahrungen glauben wir bei aller Reserve berechtigt zu sein, der Behandlung der Gicht mit radioaktiven Substanzen ein günstiges Prognostikon zu stellen.

IX. Erkrankungen des blutbildenden Apparates.

1. Die Anämien.

Im biologischen Teil ist ausführlich dargelegt worden, daß die Becquerelstrahlen in nicht zu großen Dosen einen stimulierenden Einfluß auf den Erythrocytenapparat ausüben. Dies gilt in gewissem Sinn ja auch von den Röntgenstrahlen. Nicht nur daß man bei der Röntgenbehandlung der Leukämien oder nichtleukämischer Lymphdrüsentumoren gewöhnlich unter dem Einfluß der Behandlung Erythrocyten und Hämoglobin ansteigen und eventuell leichte Grade von Hyperglobulie auftreten sieht, es liegen vielmehr Angaben vor, daß auch perniziöse Anämien vorübergehend gebessert worden sind (Krause, Flesch). Dies scheint auch für die direkte Radiumbestrahlung nach den neuesten Angaben von A. Schüller und eigenen Beobachtungen zuzutreffen.

Was nun die interne Einverleibung von radioaktiven Substanzen anbelangt, so zeigen die bisherigen Erfahrungen einen Unterschied in der Wirkung der Radiumemanation einerseits und der festen radioaktiven Substanzen andererseits. Gewiß muß man annehmen, daß auch die Radiumemanation einen gewissen stimulierenden Einfluß auf den Erythrocytenapparat hat. Ich erinnere an die Befunde von leichter Hyperglobulie, die wir bei Personen, die sich berufsmäßig lange Zeit hindurch mit Radiumemanation befaßten, erhoben haben und die der bei Röntgenologen von v. Jagič, Siebenrock und Schwarz festgestellten Hyperglobulie analog sind. Allein für gewöhnlich kann man auch bei hochdosierten Kuren im Emanatorium nur einen sehr geringen Einfluß in dieser Richtung wahrnehmen und unsere Bemühungen, Fälle von Anämie oder Chlorose durch Behandlung in stark dosierten Emanatorien zu bessern, sind bisher erfolglos geblieben.

Ein viel intensiverer Einfluß auf den Erythrocytenapparat kommt zweifellos den festen radioaktiven Substanzen zu. Der Grund hierfür mag, wie schon früher erwähnt, in der besonderen Organotropie dieser Substanzen zum Knochenmark gelegen sein. Schon in meiner ersten Mitteilung auf dem Kongreß für innere Medizin 1912 erwähnte ich, daß bei einem anämischen Fall von Sarkom die Erythrocyten während der Behandlung mit Thorium X sehr bedeutend anstiegen, und Fr. Kraus hat in der anschließenden Debatte über eine bemerkenswerte Besserung bei einem Fall von perniziöser Anämie durch Thorium X berichtet. Es folgten dann die Mitteilungen von A. Bickel, J. Plesch, Gudzent, G. Klemperer und H. Hirschfeld, Prado-Tagle, Fr. Kahn und andern über therapeutische Erfolge mit Thorium X bei Fällen von perniziöser und sekundärer Anämie. Ich habe dann später im Anschluß an die experimentellen Untersuchungen von Brill und Zehner darauf hingewiesen, daß auch durch Injektion von Radiummetall günstige Erfolge zu erzielen sind. Dies gilt, wie wir später sehen werden und, wie v. Noorden betont, auch von den Chlorosen. Nach einer kurzen Mitteilung von Lazarus scheint auch das Aktinium X bei Anämien therapeutisch verwendbar zu sein.

Es scheint mir zweckmäßig, die perniziöse Anämie, die sekundäre Anämie und die Chlorose getrennt zu besprechen. Den therapeutischen Bemühungen bei allen drei Krankheiten ist jedenfalls gemeinsam, daß man Erfolge nur bei Verwendung verhältnismäßig kleiner Dosen — sogenannter Reizdosen — gesehen hat.

Die perniziöse Anämie.

Es unterliegt keinem Zweifel, daß bei manchen Fällen von perniziöser Anämie die Behandlung mit kleinen Dosen Thorium X bemerkenswerte Erfolge zeitigt. Ich möchte einige Beispiele aus der Literatur genauer anführen. A. Bickel sah in einem Fall von perniziöser Anämie, der sich, als die Behandlung begonnen wurde, in einem sehr schlechten Zustande befand, nach Einverleibung von Thorium X (3 $\times$ 50 E.-S. E. per os nach den Mahlzeiten) die Erythrocyten von ca. 900 000 auf 4 600 000 und das Hämoglobin von 50 auf $90\,^0/_0$ ansteigen. 4 Monate später trat, obwohl die Behandlung weiter fortgesetzt wurde, ein Rezidiv ein; die Erythrocyten fielen im Verlauf von 14 Tagen von 4 900 000 auf 2 080 000. Beim 2. Fall, der 2 Jahre hindurch nicht mehr arbeitsfähig war, stiegen die Erythrocyten im Verlauf von 6 Wochen von 1 200 000 auf 5 200 000 an; der Patient wurde wieder arbeitsfähig. In einem Fall von perniziöser Anämie, den Plesch, Karczag und Keetmann beschreiben, stieg die Zahl der Erythrocyten im Verlauf von $2^1/_2$ Monaten von 340 000 auf 4 100 000 an. 5 Monate nach Beginn der Behandlung betrug sie noch 4 000 000, dann sank sie trotz weiterer Einspritzungen allmählich ab. In 3 weiteren Fällen war der Erfolg aber nur gering oder blieb nahezu völlig aus. Plesch betont auch später, daß die Erfolge bei perniziöser Anämie nicht anhaltend sind. Gudzent sah in einem Fall einen eklatanten Erfolg (erste Attacke!). Klemperer und Hirschfeld sahen nur in einem Fall einen wirklich guten Erfolg, sonst nur eine vorübergehende Wirkung auf das Blutbild. Prado-Tagle sah in einem Fall von perniziöser Anämie, der 4 Monate hindurch mit 50 E.-S. E. Thorium X behandelt wurde, die Erythrocyten von 1 600 000 auf 4 990 000 ansteigen. Er hält diesen Fall für geheilt, weil sich das Blutbild nicht nur qualitativ, sondern auch quantitativ gebessert habe. Fr. Kahn teilt 4 Fälle mit. Bei dem 1. stieg die Erythrocytenzahl im Verlauf von 6 Wochen von 1 500 000 auf 3 700 000, das Hämoglobin von 35 auf $65\,^0/_0$ an, das Körpergewicht nahm um 9 kg zu, der Patient wurde arbeitsfähig. In einem 2. Fall stieg die Erythrocytenzahl sogar von 900 000 auf 3 700 000, das Hämoglobin von 18 auf $63\,^0/_0$. In einem 3. Fall von schwerer aplastischer Anämie, bei dem Arsenmedikation und intramuskuläre Blutinjektionen erfolglos waren, stieg unter kleinen Dosen von Thorium X die Erythrocytenzahl von 900 000 auf 3 000 000 und das Hämoglobin von 20 auf $65\,^0/_0$. In den beiden Fällen kam es vorübergehend zu den sogenannten Blutkrisen. In einem 4. sehr schweren Fall wurde kein nennenswerter Erfolg erzielt. v. Benczûr sah in 5 Fällen Besserung eintreten. Ich selbst habe in 5 schweren Fällen von perniziöser Anämie nur vorübergehende Besserung des Blutbildes ohne deutlichen Einfluß auf den Kräftezustand der Patienten gesehen. Auch G. Brückner sah in 3 Fällen von perniziöser Anämie, die allerdings in ganz ungewöhnlicher Weise mit nur einmaliger resp. zweimaliger Injektion behandelt wurden, keinen Erfolg.

Die Chlorose.

Wir haben in den Jahren 1913 und 1914 einige Fälle von Chlorose mit radioaktiven Substanzen behandelt und von dieser Therapie überzeugende Erfolge gesehen. Bisher ist das Material noch zu klein, um ein abschließendes Urteil über diese Behandlungsmethode zu gestatten, doch glauben wir, auf Grund unserer Erfahrungen einen Versuch empfehlen zu können. Irgendwelche unangenehme Nebenerscheinungen haben wir bisher nicht beobachtet. Die günstig beeinflußten Fälle waren solche von typischer Chlorose, hingegen haben wir in 2 Fällen von chloroseähnlichem Blutbefund bei tuberkulöser Spitzenaffektion keinen Erfolg gesehen. Auch v. Noorden hat in 7 Fällen von Chlorose, die mit Trinkkuren von Thorium X (täglich 40—100 E.-S. E.) behandelt wurden, gute Erfolge gesehen.

Als Beispiele echter Chlorosen führe ich die beiden folgenden Fälle an, von denen der eine mit Injektionen von Radiummetall, der andere mit einer Thorium X-Trinkkur behandelt wurde.

Beobachtung CIV.

De., Katharina, Dienstmädchen. Chlorose. I. med. Klinik (Abteilung Doz. v. Müller). Eintritt 19. I. 1914.

Vor einem Jahre häufig Nasenbluten, Schwindel, Schwäche, mußte im Bett liegen. Seither mehrfach solche Zustände. Seit einiger Zeit Schwächegefühl im Fuße, leichte Schwellungen an den Knöcheln. Vor 8 Tagen erste Menstruation.

Haut und Schleimhäute sehr blaß. Sichtbare Venenpulsationen am Hals. Nonnensausen. Weiches systolisches Geräusch an der Spitze. Hochstand des Zwerchfells. Milz eben palpabel.

Erythrocyten 3 750 000, Leukocyten 8400, Hämoglobin 58%.
24. I. Subkutan Radiumchloridlösung mit 5 E.-S. E.
26. I. Patientin fühlt sich kräftiger, Appetit gut.
Erythrocyten 4 400 000, Leukocyten 10 000, Hämoglobin 65%.
28. I. Subkutan Radiumchloridlösung mit 5 E.-S. E.
Ödeme verschwunden.
30. I. Erythrocyten 3 950 000, Leukocyten 7000, Hämoglobin 63%.
2. II. Erythrocyten 4 200 000, Hämoglobin 64%. Sehr guter Appetit.
5. II. Erythrocyten 5 000 000, Hämoglobin 73%.
6. II. Subkutan Radiumchloridlösung mit 5 E.-S. E.
Das systolische Geräusch an der Herzspitze noch vorhanden.
8. II. Erythrocyten 4 500 000, Hämoglobin 64%.

Beobachtung CV.

Hilda G. 20 Jahre alt. Chlorose.

War mit 16 Jahren sehr bleichsüchtig. Erholte sich nach einem halben Jahr wieder, leidet aber seit Jahren an Müdigkeit, Schlaflosigkeit, an kalten Füßen. Im letzten halben Jahr nahmen alle diese Beschwerden zu, sie sieht auch jetzt blässer aus und ist besonders geistig sehr ermüdbar.

9. I. 1913. Guter Ernährungszustand, Gesichtsfarbe blaß, sichtbare Schleimhäute ebenfalls blaß.

Menstruation seit dem 14. Lebensjahr regelmäßig mit ziemlich starken Blutungen.

Weiches systolisches Geräusch über der Herzspitze, Nonnensausen über den Jugulares, Hochstand des Zwerchfells (1 Querfinger).

3 600 000 Erythrocyten, 60% Hämoglobin, geringe Poikilocytose, Leukocyten 8000, darunter nur 53% Neutrophile.

Vom 12. I. bis 14. II. Arsenkur. Allgemeinbefinden etwas besser, aber Schlaf immer noch schlecht, immer noch große Ermüdbarkeit.

Erythrocyten 3 900 000, Fleischl 9,5 g (65%), Leukocyten 6800, davon 60% Neutrophile.

22. II. Zustand unverändert. Von nun ab täglich 50 E.-S. E. per os.

28. III. Zustand hat sich wesentlich gebessert, sieht viel frischer aus, gute Gesichtsfarbe, geistig leistungsfähiger.

Erythrocyten 4 600 000, Fleischl 11,82 g, Leukocyten 7000, Kur wird fortgesetzt.

6. IV. Erythrocyten 5 000 000, Fleischl 12,46 g, Leukocyten 7400.

Allgemeinbefinden sehr gut. Nur die Schlaflosigkeit immer noch störend. Mit der Thorium X-Behandlung wird ausgesetzt und statt dessen eine Radiumemanationstrinkkur (3 × 2500 M.-E. p. d.) verordnet.

1. V. Nun Allgemeinbefinden sehr gut, Blutbefund normal, der Schlaf seit Beginn der Emanationstrinkkur zufriedenstellend.

Ergebnis: Der Erfolg der Thorium X-Trinkkur ist in diesem Fall völlig überzeugend, da an den Lebensbedingungen der ambulant behandelten Patienten sonst nichts geändert wurde. Sehr interessant ist in diesem Fall die Differenzierung der Thorium X- und der Radiumemanationswirkung. Ich habe auch sonst vom Thorium X nie eine schlafbefördernde Wirkung gesehen, durch die Besserung der Chlorose wurde der Schlaf zwar in geringem Grade günstig beeinflußt, aber erst die Emanationstherapie brachte auch in dieser Beziehung einen befriedigenden Erfolg.

Überblicken wir nun die herangezogenen Beispiele, so ist, wie schon erwähnt, in manchen Fällen ein günstiger Einfluß unverkennbar. Bekanntlich kommt es in rezenten Fällen von perniziöser Anämie oft spontan oder nach Einleitung anderer therapeutischer Maßnahmen zu Remissionen, die eventuell viele Monate anhalten können und mit einer Besserung des Blutbildes und des Kräftezustandes einhergehen. Man würde wohl die Skepsis zu weit treiben, wenn man annehmen wollte, daß die Thorium X-Behandlung bei den günstigen Fällen gerade immer in den Beginn einer solchen Remission gefallen sei. Der stimulierende Einfluß der radioaktiven Substanzen auf den Erythrocytenapparat ist ja feststehend und es ist daher durchaus verständlich, daß in Fällen, in denen der Erythrocytenapparat noch stimulationsfähig ist, eine Besserung eintritt oder eventuell die Remission antezipiert wird. In den schweren und veralteten Fällen ist das Anpeitschen der Knochenmarktätigkeit jedenfalls erfolglos. Man könnte sich übrigens auch vorstellen, daß die nach Eppingers Annahme in der Milz angreifende Noxe durch die Affinität des Thorium X zur Milz irgendwie beeinflußt wird.

In praktischer Hinsicht scheint mir jedenfalls bei der perniziösen Anämie immer ein Versuch mit kleinen Dosen Thorium X (etwa 50—100 E.-S. E. p. die) oder mit Radiumsalzinjektionen (von 5—10 E.-S. E. in ca. 5—8 tägigen Intervallen) indiziert, da man damit nicht schaden, eventuell aber recht erfreuliche Remissionen erreichen kann. Es wäre auch zu versuchen, ob die von Eppinger, v. Decastello und andern empfohlene Milzexstirpation nicht noch günstiger wirkt und leichter ausführbar ist, wenn sie im Zustand einer solchen Remission ausgeführt würde.

Wie schon erwähnt, haben wir von Radiumsalzinjektionen ebenfalls günstige Erfolge gesehen. In einem Falle (Beobachtung CIII) stieg nach 3 maliger Injektion von je 0,0104 mg Radiummetall, die in Intervallen von 5 Tagen vorgenommen wurde, im Verlauf von 5 Wochen die Zahl der Erythrocyten von 1 400 000 auf 4 200 000, das Hämoglobin von 20 auf 65 %, auch das Allgemeinbefinden und der Kräftezustand besserten sich erheblich, vorher bestehende leichte Ödeme verschwanden, das Körpergewicht nahm um 6 kg zu. Auch qualitativ hatte sich das Blutbild erheblich gebessert. 8 Wochen nach der letzten Injektion dauerte dieser günstige Zustand noch an, dann haben wir die Patientin aus den Augen verloren.

In einem zweiten Fall von perniziöser Anämie blieb der Erfolg allerdings nahezu ganz aus. Es ist dies der folgende:

Beobachtung CVI.

Fr., Anna, Wirtschafterin. 47 Jahre alt. Anaemia perniciosa. I. med. Klinik. Eintritt 17. V. 1912.

Mit 24 Jahren Magenkatarrh, der sich seither öfters wiederholte. In der letzten Zeit zunehmende Blässe und Schwäche. Vor 8 Jahren Menopause.

Hochgradige Blässe der Haut und Schleimhäute. Leber und Milz palpabel. Hochgradig abgemagert. Am Bauch, Brust und Extremitäten ausgebreitete braune Pigmentierungen, besonders an den Beugefalten der Finger. Am harten Gaumen vereinzelte Pigmentierungen. Puls kaum fühlbar. Blutdruck Gärtner 45 mm Hg, Blutzucker 0,49. Leises systolisches Geräusch an der Herzspitze. Körpergewicht 38 kg. Erythrocyten 1 124 000, Hämoglobin 25%, Leukocyten 5200. Hochgradige Poikilocytose. Zahlreiche Megaloblasten und Normoblasten, punktierte Erythrocyten.

	Erythrocyten	Leukocyten	Sahli
23. V. vor der Injektion	1 000 000	2600	20%
Injektion von 0,0104 mg Radiummetall			
23. V. 5 Uhr Nachmittag	2 000 000	6800	
25. V.	2 000 000	4000	25%
26. V.	1 700 000	7200	
27. V.	1 600 000	5600	
28. V.	1 500 000	3400	
29. V.	2 000 000	7000	
30. V.	1 800 000	5700	28%
Injektion von 0,0104 mg Radiummetall			
31. V.	1 800 000	4000	
1. VI.	2 000 000	5000	
3. VI.	1 700 000	3200	
4. VI.	2 200 000	5600	
5. VI.	2 000 000	4200	
7. VI.	2 000 000	5000	
8. VI.	1 800 000	3300	25%
10. VI.	1 600 000	5600	
12. VI.	1 400 000	4000	

18. VI. Zunehmende Herzschwäche. Temperatursteigerungen. Pneumonie des rechten Unterlappens.

21. VI. Exitus.

Obduktionsbefund: Allgemeine Anämie. Atrophie des Duodenums, Jejunums und des Dickdarms. Zahlreiche kleinste Schleimhauterosionen im unteren Ileum. Hämorrhagische Veränderung der mesenterialen Lymphdrüsen. Bronchopneumonie rechts. Akutes Lungenödem. Zystitis und akute interstitielle Nephritis.

Sekundäre Anämien.

Über Behandlung sekundärer Anämien mit radioaktiven Substanzen liegen nur wenig Angaben in der Literatur vor. Plesch, Keetmann und Karczag sahen in einem Fall von sekundärer Anämie bei Granularatrophie der Niere keine Besserung durch Thorium X. H. Straus sah bei einem Fall mit hochgradigem Erschöpfungszustand des Erythrocytenapparates nach Magenblutung — der Zustand war seit 2 Jahren stationär — von einer Trinkkur mit Thorium X keinen Erfolg. Gudzent sah aber in einem Fall von sekundärer Anämie Beschleunigung der Blutregeneration unter der Thorium X-Behandlung. Auch Bickel gibt an, daß bei Fällen von sekundärer Anämie ohne bösartige Ursache die Thorium X Kuren besonders günstig wirkten. Er beschreibt einen Fall, bei dem im Verlauf einer 10 wöchigen Kur die Erythrocytenzahl von 1 700 000 auf 5 200 000 und das Hämoglobin von 45 auf 80% anstieg.

Unsere eigenen Erfahrungen beziehen sich fast durchwegs auf die Behandlung mit Injektionen von Radiummetall. Sie haben uns gezeigt, daß in manchen Fällen wenige Injektionen genügen, um den torpiden Zustand der Knochenmarkstätigkeit zu überwinden. In wenigen Wochen können Erythrocytenzahl und Hämoglobin zur Norm ansteigen, die Poikilocytose verschwinden, indurierte Ödeme an den Knöcheln sich zurückbilden, der Kräftezustand mit dem erwachenden Appetit sich bessern und das Körpergewicht wesentlich ansteigen. Die einzigen Nebenerscheinungen, die wir bisher beobachteten, waren in einem Fall leichte Herzbeschwerden, Ich führe daher diesen Fall mit als Beispiel an. In demselben war der Erfolg insofern nur ein unvollständiger, als die Erthyrocyten von 3 400 000 auf 5 400 000 anstiegen, das Hämoglobin aber nicht so stark in die Höhe ging. In dem zweiten angeführten Fall ist der Erfolg ein eklatanter, er hat auch, wie uns spätere Nachforschungen gezeigt haben, nach Monaten noch angehalten.

Beobachtung CVII.

Ha., Franz, Schmied. 46 Jahre alt. Sekundäre Anämie. I. med. Klinik. Eintritt 8. XI. 1912. Körpergewicht 69 kg.

Seit 8 Jahren Hämorrhoidalblutungen und hartnäckige Obstipation. Öfters Herzklopfen. Zunehmende Anämie. In den letzten 8 Wochen Verschlimmerung, besonders Herzklopfen, Kopfschmerzen und Schwindel; geringer Appetit, große Blässe, leichtes Emphysem. Rechts Spitzendämpfung. Herzdämpfung im Röntgenbilde 13,5 cm, Aortaschatten 6 cm. Leises systolisches Geräusch an der Herzspitze. Leises diastolisches Geräusch über der Aorta. Puls von vermehrter Spannung.

Zahlreiche kreisförmig angeordnete Hämorrhoidalknoten, rektoskopisch weit hinaufreichend. Schleimhaut normal, nur anämisch.

Erythrocyten 4 000 000, Hämoglobin 35%.

Geringe Poikilocytose und Anisocytose.

Blutdruck R. R.: 165 Hg.

Arsen innerlich bis 28. XII.

28. XII. Körpergewicht auf 73,5 kg angestiegen. Erythrocyten 3 800 000, Hämoglobin 24%, Leukocyten 5000. Im Augenhintergrund rechts eine kleine Hämorrhagie. Wassermann negativ.

8. I. 1913. Erythrocyten 3 600 000, Leukocyten 5200. Blutdruck R. R.: 130 Hg.

20. I. Erythrocyten 3 400 000, Leukocyten 4000. Subkutan Radiumchloridlösung mit 5 E.-S. E. (1 E.-S. E. = 0,0085 Radiummetall).

22. I. Körpergewicht 74,2 kg, Erythrocyten 4 800 000.

24. I. Erythrocyten 4 600 000, Hämoglobin 42%. Subjektives Wohlbefinden. Bessere Färbung.

26. I. Blutdruck R. R.: 130 Hg.

28. I. Erythrocyten 4 800 000, Leukocyten 4000.

30. I. Erythrocyten 4 000 000.

Subkutan Radiumchloridlösung mit 10 E.-S. E.

31. I. Blutdruck R. R.: 130 Hg, Körpergewicht 75 kg. Klagt über Herzklopfen, leichte Arrhythmie.

1. II. Erythrocyten 5 400 000.

4. II. Die Hämorrhagien im Augenhintergrunde verschwunden.

5. II. Erythrocyten 5 000 000, keine Herzbeschwerden.

7. II. Erythrocyten 5 200 000, Hämoglobin 40%.

10. II. Erythrocyten 5 000 000, Anusolzäpfchen wegen zeitweiser Hämorrhoidalblutungen.

19. II. Erythrocyten 4 700 000.

6. III. Erythrocyten 4 500 000, Augenhintergrund normal.

14. III. Erythrocyten 5 460 000, Hämoglobin 46%.

29. III. Erythrocyten 5 400 000, Körpergewicht bleibt bei 75,8 kg.

Ergebnis: Sekundäre Anämie infolge von Hämorrhoidalblutungen. Zuerst Arsenmedikation, keine Beeinflussung des Blutbildes, vielmehr weiterer Abfall der Erythrocyten, aber Zunahme des Körpergewichte.

Nach Injektionen von Radiumsalzlösungen starker Anstieg der Erythrocyten. Nach der zweiten Injektion noch stärkerer Anstieg. Der Hämoglobingehalt wird aber wenig beeinflußt. Einmal vorübergehend Herzklopfen und Arrhythmie.

Beobachtung CVIII.

Schu., Franz, Bankbeamter. 59 Jahre alt. Schwere sekundäre Anämie. I. med. Klinik (Abteilung Doz. v. Müller). Eintritt 4. IX. 1913.

Lebte in letzter Zeit in sehr dürftigen Verhältnissen, ist stark unterernährt. Bis vor 4 Wochen angeblich nie krank. In den letzten Monaten Schwäche, besonders seit 4 Wochen zunehmende Blässe. Jetzt Ernährungszustand sehr reduziert. Kleine Blutextravasate an den Extremitäten. Indurierte Ödeme an den Knöcheln. Kein Blut im Stuhl. Zeitweise obstipiert. Kein Anhaltspunkt für Karzinom. Herz und Lunge normal.

Erythrocyten 2 000 000.
Hämoglobin 42% (Sahli).
Färbeindex 110.
Mikroskopisch: Blutbild einer sekundären Anämie.
Körpergewicht 51 kg. Arsen innerlich.
13. IX. Erythrocyten 1 800 000, Hämoglobin (Sahli) 35.
14. IX. Körpergewicht 49,5 kg.
19. IX. Hämoglobin 40%, Arsen wird ausgesetzt.
Subkutan Radiumsalzlösung mit E.-S. E.
20. IX. Körpergewicht 48,3 kg.
21. IX. Hämoglobin 50%
23. IX Hämoglobin 45%
26. IX. Hämoglobin 62%, Erythrocyten 3 200 000, Leukocyten 10 200. Färbeindex 1.
Subkutan Radiumsalzlösung mit 5 E.-S. E.
27. IX. Körpergewicht 47,3 kg.
2. X. Hämoglobin 60%.
4. X. Körpergewicht 51 kg.
6. X. Subkutan Radiumsalzlösung mit 5 E.-S. E.
10. X. Die Blutextravasate verschwunden. Subjektiv Wohlbefinden, guter Kräftezustand.
11. X. Körpergewicht 54 kg.
13. X. Erythrocyten 3 500 000, Leukocyten 7200, Hämoglobin 63%.
14. X. Subkutan Radiumsalzlösung mit 5 E.-S. E.
17. X. Erythrocyten 3 600 000, Hämoglobin 70%.
18. X. Körpergewicht 56,8 kg.
20. X. Hämoglobin 74%.
25. X. Hämoglobin 79%, Körpergewicht 61 kg.

Ergebnis: Schwere sekundäre Anämie. Arsenmedikation ohne Erfolg. Weitere Abnahme des Körpergewichts. Mit dem Beginn der Radiuminjektionen rasche Besserung des Blutbildes. Körpergewichtszunahme um 13 kg.

2. Die Leukämien.

Die große Ähnlichkeit in der Wirkung der Radium- und Röntgenbestrahlung hat von vornherein den Gedanken nahegelegt, daß man auch die Leukämien mit Becquerelstrahlen behandeln könne. Unsere ersten diesbezüglichen Versuche reichen bis in das Jahr 1911 zurück. Ausgehend von unserer Beobachtung, daß man durch Inhalation von Radiumemanation bei vielen Individuen Hyperleukocytose, bei Verwendung größerer Dosen aber eventuell leichte Leukopenie zu erzeugen vermag — in den schon mehrfach erwähnten Tierversuchen von Bouchard, Curie und Balthazard war beträchtliche Leukopenie erzielt worden —, versuchten wir damals eine Behandlung der Leukämien im hochdosierten Radiumemanatorium, wobei wir vermuteten, daß das pathologisch hyperplastische Gewebe vielleicht schon unter diesen Umständen eine Einschmelzung zeigen würde. Diese Vermutung hat sich nicht bestätigt, wie aus den beiden folgenden Beispielen hervorgeht:

Beobachtung CIX.

Rup, F. 9 Jahre. Lymphatische Leukämie. I. med. Klinik.

Typische Leukämie mit multiplen Drüsenschwellungen, großer Milz und Infiltrationen der Haut.

Datum	Erythrocyten	Leukocyten				
6. IV.	5 300 000	62 000	davon	92,5%	Lymphocyten	
29. IV.	4 040 000	51 000	„	89 %	„	
2. V.	3 200 000	70 500	„	87,7%	„	nach 2 Stunden im Emanatorium zu 100 M.-E. p. l.
9 V.	3 200 000	96 500	„	84,2%	„	nach 2 Stunden im Emanatorium zu 100 M.-E. p. l.
12. V.		74 700				
		81 500				nach 2 Stunden im Emanatorium zu 200 M.-E. p. l.

Von nun ab täglich 2stündige Sitzungen zu 200 M.-E. bis zum

26. V. Erythrocyten 3 320 000, Leukocyten 78 000, davon 85% Lymphocyten.

Keine Beeinflussung von Lymphdrüsen und Milz, Körpergewicht bleibt gleich, auch subjektives Befinden nicht gebessert.

Ergebnis: Durch den Aufenthalt im Emanatorium wird regelmäßig die Leukocytenzahl nicht unbeträchtlich gesteigert. Im übrigen bleibt der Fall unbeeinflußt.

Beobachtung CX.

Rud., M. 50 Jahre. Myeloische Leukämie. I. med. Klinik.

Seit April 1909 Milzschwellung und Drüsenschwellung, Lebervergrößerung. Es wurde typische myeloische Leukämie konstatiert und der Patient mehrfach mit Röntgenstrahlung behandelt, doch angeblich ohne wesentlichen Erfolg. Stetige Verschlechterung, Gewichtsabnahme um 22 kg. Die Blutuntersuchung beim Eintritt ergibt:

Erythrocyten 4 200 000,
Leukocyten   234 000, davon
Neutrophile, polymorphkernige, 58%,
Lymphocyten   10%,
Eosinophile   6%,
Mononukleare   2%,
Myelocyten   22%,
Mastzellen   2%,

	Erythrocyten	Leukocyten	
3. V.	4 200 000	234 000	
4. V.	4 120 000	255 000	
5. V.	4 000 000	270 000	
6. V.	3 950 000	302 000	
8. V.	3 800 000	437 000	
	3 700 000	482 000	nach 2 Stunden im Emanatorium zu 100 M.-E. p. l.
12. V.	4 200 000	400 200	
	4 400 000	525 000	nach 2 Stunden im Emanatorium zu 200 M.-E. p. l.

Ergebnis: Eine durch ca. 3 Wochen fortgesetzte Behandlung mit Sitzungen im Emanatorium zu 200 M.-E. hatte keinen Erfolg. Keine Verringerung der Leukocytenzahl, kein Einfluß auf Milz und Drüsen; auch subjektiv keine Besserung. Als Ergebnis nur vorübergehend rascher Anstieg der Leukocyten im Blute. Die Differentialzählung vor und nach den Sitzungen ergab keinen wesentlichen Unterschied.

In den beiden angeführten Fällen trat regelmäßig nach der Sitzung eine Steigerung der Leukocytenzahl im strömenden Blut auf — es handelt sich um eine lymphatische und eine myeloische Leukämie —, aber auch bei wochenlang fortgesetzter Behandlung trat keine Verminderung der Leukocyten ein, auch Milz und Drüsen blieben unbeeinflußt. Die angewandten Dosen bedeuteten demnach nur einen Reiz auf das leukämische Gewebe und erwiesen sich zu schwach, um eine Einschmelzung herbeizuführen.

Als uns ein Jahr später von der Auer-Gesellschaft in Berlin Thorium X zur Verfügung gestellt wurde, zeigten schon die ersten Tierversuche, daß diese radioaktive Substanz in etwas größeren Dosen eine exquisite Wirkung auf den lymphatischen Apparat auszuüben vermag. Nachdem wir an gesunden Individuen (uns selbst) und an Kranken mit unheilbarem, weitvorgeschrittenem Karzinom Dosen bis zu 500 E.-S. E. erprobt hatten, ohne eine schädliche Wirkung wahrzunehmen, wandten wir uns der Behandlung der Leukämien zu. Am 15. III. 1912 habe ich über die gemeinsam mit Kriser und Zehner durchgeführten Untersuchungen an 4 Leukämiekranken berichtet und einen Monat später auf dem Kongreß für innere Medizin unsere damaligen Erfahrungen mit der neuen Behandlungsmethode mitgeteilt. Wir haben uns damals darauf beschränkt, unsere Beobachtungen in Kürze zu schildern; sie berechtigten uns zu dem Ausspruch, daß das Thorium X in den angewandten Dosen auf das leukämisch-hyperplastische Gewebe intensiv einschmelzend wirkt, da sich während der Behandlung die mächtig vergrößerten Milzen und Lymphdrüsen zurückbildeten, leukämische Veränderungen des Augenhintergrundes verschwanden und die Leukocytenzahl in manchen Fällen bis auf die Norm zurückging. Es ließ sich schon damals sagen, daß das Thorium X in den angewandten Dosen intensiver zu wirken vermag als Röntgenbestrahlung in der damals üblichen Dosierung, da einige der von uns behandelten Fälle sich bereits gegen Röntgenbestrahlung refraktär verhalten hatten. Die Tatsache, daß die Dosierung des Thorium X sehr genau sein kann und daß man von Schädigungen der Haut unabhängig ist, schien uns eine nicht ungünstige Perspektive für die neue Behandlungsmethode zu eröffnen, wenn wir uns auch infolge der kurzen Dauer unserer Beobachtungen jedes weiteren Urteils enthalten zu müssen glaubten. Die von uns damals mitgeteilten Beobachtungen über die schweren toxischen, ja tödlichen Wirkungen größerer Dosen im Tierexperiment hat mich schon damals veranlaßt, vor der unvorsichtigen Verwendung größerer Dosen dringend zu warnen.

Gleichzeitig mit uns hatte auch Plesch gemeinsam mit Karczag und Keetmann die Wirkung des Thorium X bei der Leukämie studiert und über seine Beobachtungen in der Berliner medizinischen Gesellschaft und später auf dem Internisten-Kongreß berichtet[1]). Ich bin der Ansicht, daß die von den Berliner Autoren angewandte Dosierung von vornherein geeignet war, die neue Behandlungsmethode in Mißkredit zu bringen. Wie kann man einem Menschen 3000 E.-S. E. (Fall 1, oder gar 5000 E.-S. E., Fall 2) auf einmal intravenös infundieren, wenn schon die subkutane Injektion von 1000 bis 4000 E.-S. E. einen mittelgroßen Hund in wenigen Tagen zu töten vermag. Die kurze Beschreibung, die dem Fall 1 mitgegeben wird, ist dementsprechend auch nicht ermutigend. Nach der Infusion von 3000 E.-S.E. fiel die Zahl der Leukocyten im Verlauf von 28 Tagen von 174 000 auf ca. 1700 ab. Nach der Injektion „traten sehr profuse, fast unstillbare Diarrhöen auf, die den Patienten sehr geschwächt haben. Auch der Appetit wurde schlecht und es trat eine allgemeine tiefbraune Pigmentierung der Haut auf". Über das weitere Schicksal dieses Patienten verlautet nichts. Auch aus der Schilderung der andern Fälle, so weit sie mit großen Dosen behandelt wurden, hat man durchwegs den Eindruck der Gefährlichkeit dieser Behandlung (Fall 2 profuse Diarrhöen,

---

[1]) Wie ich später aus der Mitteilung der Berliner Autoren (Zeitschr. f. exper. Path. u. Ther. XII) ersehe, können von den dort angeführten Fällen höchstens drei in der Zeit vor dem Kongreß behandelt worden sein (Fall 1—3), da die bei den übrigen angeführten Daten schon in die Zeit nach dem Kongreß fallen. Bei Fall 2 erfolgte die Injektion von Thorium X am 1. III. Wie aus unserer Publikation hervorgeht, begannen wir unsere Versuche an Leukämien bereits Ende Januar. Es ist also der Ausspruch von Plesch, die Behandlung der Leukämie mit Thorium X als erster angegeben zu haben, sicher nicht den Tatsachen entsprechend.

Appetitlosigkeit, Fall 3 starke Diarrhöen in den ersten Tagen, an denen schwere toxische Erscheinungen auftraten. Tatsächlich ist in einem Falle Gudzents (chronische Arthritis), der Plesch in der Anwendung so hoher Dosen folgte, der Tod unter den Erscheinungen der hämorrhagischen Diathese aufgetreten. Plesch sah sich später veranlaßt, in einer Mitteilung zu betonen, daß er über Dosen von 500 E.-S. E. nicht mehr hinausgeht. Wenn man bedenkt, daß die Thor X-Behandlung der Leukämie bei unvorsichtiger Dosierung in vielen Fällen Schaden zu stiften vermag, und wenn wir später hören werden, daß sie nur bei sorgfältigster Beobachtung des Körpergewichts, der Erythrocyten usw. durchgeführt werden darf und bei Störung des Allgemeinbefindens sofort sistiert werden muß, so müssen wir den Satz der Berliner Autoren, daß die Thorium X-Therapie wohl die bequemste und wirksamste Behandlungsmethode, die die bisher üblichen medikamentösen (Arsen) und physikalischen (Röntgen) Mittel sowohl in Wirkung, wie bezüglich der Bequemlichkeit der Applikation übertrifft, als verfrüht und unrichtig bezeichnen. Leider haben sich die späteren Untersucher fast durchwegs der intravenösen Injektion großer Dosen bedient; aus diesen Gründen wurde diese Behandlungsmethode bald wieder verlassen.

Wir wollen nun zuerst die übrigen von Plesch, Karczag und Keetmann mitgeteilten Fälle von Leukämie besprechen. Im Falle 2 mit myeloischer Leukämie wurde ein bemerkenswertes Resultat erzielt. Nach der ersten Infusion von 5000 E.-S. E. sank die Zahl der weißen Blutkörperchen im Verlauf von 14 Tagen von ca. 110 000 auf ca. 2000 ab. Auch die prozentuelle Zusammensetzung des Blutes änderte sich, indem die Zahl der Myelocyten von ca. 30 auf ca. 13% absank. Später verschwanden die Myelocyten überhaupt aus dem Blute. Nachdem die schweren toxischen Erscheinungen verschwunden waren, trat gesteigerter Appetit ein. 4 Monate nach der Injektion fanden sich wieder 13 000 Leukocyten mit 12% Myelocyten. Nach einer neuerlichen Infusion von 3000 E.-S. E. sank zwar die Zahl der Leukocyten nicht ab, doch verschwanden die Myelocyten wieder. Nach weiteren 3 Monaten war die Leukocytenzahl wieder auf 30 000 gestiegen, Myelocyten waren wieder vorhanden. Die Milz war „noch nicht vergrößert" und das Allgemeinbefinden war befriedigend. Weitere Angaben fehlen. Der Patient war 68 Jahre alt und mit Röntgenstrahlen vorbehandelt. Obwohl genaue Angaben besonders über das Verhalten der roten Blutkörperchen fehlen, müssen wir doch bei diesem Fall den bemerkenswerten Erfolg der Thorium X-Therapie anerkennen.

Im Fall 3 trat nach Infusion von 5000 E.-S. E. im Verlauf von 12 Tagen ein Sturz der Leukocyten von ca. 200 000 auf ca. 60 000 ein. Angaben über den weiteren Verlauf fehlen. Auch hier waren starke Intoxikationserscheinungen vorhanden. Die beigegebenen Zahlen über die Harnsäureausscheidung lassen nach keiner Richtung einen Schluß zu, da eine Vorperiode fehlt. Die Zahlen sind durchaus nicht höher, als man sie sonst bei myeloischer Leukämie beobachtet.

Im Fall 4, 24 jähriger Mann, läßt sich keine Klarheit darüber gewinnen, wie der Patient behandelt wurde. Im Text heißt es: „10 Tage nach der Injektion", in der Tabelle: „875 E.-S. E. getrunken". Wahrscheinlich dürfte hier jedoch infundiert worden sein, denn der Leukocytensturz von 340 000 auf 24 300 und die starke Abnahme des Milzvolumens innerhalb 10 Tagen ist wenigstens nach unseren Erfahrungen durch Trinken von Thorium X nicht zu erreichen. Wir möchten zu diesem Fall nur bemerken, daß die nach ca. einem Monat aufgetretene tödliche Pneumonie möglicherweise doch mit der Behandlung zusammenhängt, da man akute Infektionen bei Leukämien auch nach zu intensiver Behandlung mit Röntgenstrahlen auftreten sieht.

Fall 5 betrifft einen $3\frac{1}{2}$jährigen Jungen mit myeloischer Leukämie, der, wie die Verfasser angeben, durch Infusionen von 600 resp. 300 resp. 50 E.-S.E. im Verlauf von Monaten nicht gebessert wurde.

Nun die Fälle mit lymphatischer Leukämie.

Fall 1, 38 Jahre alt. Dieser Fall erhielt im Verlauf von 5 Tagen 4 Infusionen zu 500 resp. 500 resp. 800 resp. 1800 E.-S. E. 3 Tage nach der letzten Infusion bekommt der Patient eine Pneumonie, der er in ca. 4 Wochen erliegt. Die Leukocyten waren im Verlauf von 11 Tagen von 944 000 auf 376 000 abgefallen. Weitere Angaben fehlen.

Fall 2, 36jährige Frau mit 56 000 Leukocyten „vertrug die Thorium X-Injektion ziemlich schlecht". Leibschmerzen, Kopfschmerzen, Appetitlosigkeit. Hier ist aber ein Erfolg zu verzeichnen, da sie sich später erholte, an Körpergewicht zunahm (4 Pfund), da die Lymphdrüsenschwellungen verschwanden und die Leukocyten sich durch 4 Monate auf nahezu normalen Werten hielten. Dies ist der einzige Fall, in dem die Erythrocyten am Ende der Kur vermehrt waren, resp. als vermehrt angegeben wurden.

Fall 3, 62jährige Frau, ist nur durch 18 Tage beobachtet. Sie erhielt ca. 2500 E.-S. E. intravenös. Der Bericht lautet hier günstig, da die Zahl der Leukocyten stark absinkt (von über 1 000 000 auf ca. 400 000), die Drüsenschwellungen und der Milztumor kleiner wurden.

Im Fall 4 und Fall 5 wurden kleine Dosen verwendet: nämlich 400 E.-S. E. intravenös und später durch 4 Tage je 20 E.-S. E. per os resp. im Fall 5 500 E.-S. E. intravenös und später an einem Tag 30 E.-S. E. per os. In diesen beiden Fällen wurde Besserung erzielt, über deren Dauer allerdings nichts ausgesagt wird.

Hier sei noch kurz erwähnt, daß ein Fall von Anaemia megalosplenica infantum durch Dosen von 20 bis 200 E.-S. E. Thorium X nicht gebessert wurde.

Von den übrigen Mitteilungen aus der Literatur erwähne ich folgende:

Klemperer und Hirschfeld berichten über einen Fall von myeloischer Leukämie, dem 6000 E.-S. E. Thorium X in 4? Dosen im Verlauf eines halben Jahres einverleibt wurden. Keine Vergiftungserscheinungen, aber auch keine deutliche Besserung, vielmehr Übergang der gemischtzelligen Leukämie in Myeloblasten-Leukämie, „wie man sie bisher manchmal bei starker Röntgenbestrahlung beobachtete".

Ein Fall von lymphatischer Leukämie zeigte zwar starken Rückgang der Drüsenpakete, starb aber später an Streptokokkensepsis.

Minkowski infundierte in 5 Fällen von myeloischer Leukämie Dosen von 1000 bis in toto 7000 E.-S. E. Thorium X, ohne eine deutliche Wirkung auf das Blutbild zu sehen.

Nagelschmidt sah bei einem Fall von Leukämie nach Infusion von 3000 resp. später 4000 E.-S. E. die Leukocyten im Verlauf von 14 Tagen von 314 000 auf 36 000 absinken. 16 Stunden nach der Injektion fühlte sich die Milz wie zäher Brei an. Das Hämoglobin stieg von 25 auf 65% an.

Prado-Tagle sah bei einem Fall von Leukämie kein Resultat.

Bickel sah bei einem 17jährigen Jungen mit myeloischer Leukämie nach Infusion von 2000 E.-S. E. Thorium X Ödeme, Ascites und Herzgeräusche, die vorher bestanden, verschwinden. 5 Wochen später trat ein Rezidiv auf, das durch Infusion von 1500 E.-S. E. wieder günstig beeinflußt wurde, 4 Wochen später wieder Rezidiv, jetzt erwies sich die Thorium X-Therapie erfolglos.

Gudzent sah in einem Falle von myeloischer Leukämie vorübergehenden
Erfolg, später blieb die Wirkung des Thorium X aus.

H. Strauß sah bei einem Fall von myeloischer Leukämie im Verlauf
einer 45 tägigen Benzolbehandlung die Leukocyten von 271 000 auf 151 000
absinken. Nach 2 Injektionen von je 3000 E.-S. E. Thorium X trat ein weiteres
Absinken auf 63 000 ein.

Fr. Kahn sah in 4 Fällen von Leukämie, die mit Dosen von 2500 bis
3000 bis 7000 E.-S. E. Thorium X behandelt worden waren, im Verlauf von
mehreren Wochen nur sehr geringe Erfolge. Ein Fall verhielt sich ganz refraktär, bei einem Fall war die Besserung nur vorübergehend, in den meisten
Fällen wirkte dann die Röntgenbestrahlung deutlich. Auf diesen Punkt werden
wir später noch ausführlich zurückkommen.

Alles was bisher über Thorium X-Therapie der Leukämie in der Literatur
erschienen ist, ist, wie man mir wohl zugeben wird, ungeeignet, eine Vorstellung
über den Wert dieser Methode zu geben. Die Krankengeschichten beschränken
sich meist nur auf kurze Notizen und in den meisten Fällen handelt es sich
nur um kurzfristige Beobachtungen, in denen mit mehr oder weniger Erfolg
versucht wurde, die Zahl der Leukocyten im strömenden Blut herabzudrücken.
Vor allem aber waren es, wie schon erwähnt, die schweren toxischen Erscheinungen, die bei der wahllosen Anwendung großer Dosen häufig auftraten und
zu einer Wiederholung des Experiments nicht ermutigten.

Wir selbst haben es seit der vorläufigen Mitteilung vermieden, auf diesen
Gegenstand einzugehen, da wir über größere Erfahrung und vor allem über
längerfristige Beobachtungen zu verfügen für notwendig hielten. Wir sahen
bald, daß sich in sehr vielen Fällen der Anwendung großer Dosen Schwierigkeiten in den Weg stellten, da das Allgemeinbefinden litt und toxische Erscheinungen, auf die später noch genauer eingegangen werden soll, auftraten. Nur
in verhältnismäßig wenigen Fällen haben wir die alleinige Thorium X-Behandlung
durch Monate oder Jahre in Intervallen durchführen können. Es hat sich
aber bald gezeigt, daß in vielen Fällen die Kombination von nicht zu
hochdosierter Thorium X-Behandlung mit Röntgenbestrahlung
als sehr wirksam erwies, wirksamer als die Röntgenbestrahlung
allein. Beweisend hierfür sind jene Fälle, die sich gegen Röntgenbestrahlung
von bestimmter Dosierung von vornherein refraktär verhielten, oder die, was
häufiger vorkommt, zuerst auf die Röntgenbestrahlung gut reagierten, bei
denen sich aber dann bei mehrfacher Wiederholung die Wirkung der Röntgenbestrahlung erschöpfte, — kurz also jene Fälle, bei denen man mit der Röntgenbestrahlung nicht mehr weiter kommt und bei denen dann die kombinierte
Behandlung erfolgreich war, ohne das Allgemeinbefinden wesentlich zu stören.
Daneben gibt es immer noch eine Anzahl von Fällen, die sowohl gegen Thorium X
wie gegen Röntgenbehandlung sehr empfindlich sind und die ein „noli me
tangere" gegen jeden den leukämischen Prozeß in intensiver Weise hemmenden
Eingriff darstellen. Den Röntgenologen sind solche Fälle schon seit langem
bekannt. Wir wollen später noch ausführlicher darauf eingehen. Jedenfalls
müssen die therapeutischen Bestrebungen bei jeder Krankheit mit der Eigen-
art des betreffenden Falles rechnen. Bei dem ungemein mannigfaltigen Verlauf
der Leukämien und ihrer Neigung zu infektiösen Prozessen scheint uns dies
besonders notwendig zu sein.

Was die kombinierte Behandlung von Thorium X und Röntgen
anbelangt, so scheint sie uns theoretisch wohl begründet zu sein.
Der lymphatische Apparat zeigt ja zweifellos eine gewisse Affinität für im
Blutstrom zirkulierende, feste radioaktive Körper. Diese Affinität ist aber
nicht so spezifisch, daß nicht andere Organe geschädigt werden können. Be-

sonders das chromaffine Gewebe und der Gefäßapparat haben sich als sehr
empfindlich erwiesen. In vielen Fällen verbieten uns also gewisse toxische
Wirkungen die Einverleibung großer Thorium X-Mengen. Wenn nun auch
in solchen Fällen kleinere Dosen, die infolge ihrer besonderen Organotropie
zum lymphatischen Apparat daselbst hauptsächlich deponiert werden, nicht
imstande sind, das Gewebe zur Einschmelzung zu bringen, so werden sie daselbst doch eine gewisse Strahlenwirkung hervorbringen, das Gewebe gewissermaßen vorbereiten und für die Wirkung der Röntgenstrahlen sensibilisieren.
Wir verweisen nochmals auf die Versuche von Rost und Krüger, die wir im
biologischen Teil ausführlich beschrieben haben.

Wir möchten nun zuerst aus dem von uns beobachteten Material eine
größere Reihe von Beispielen anführen. Da es sich zum Teil um Krankengeschichten von größerem Umfang handelt, so scheint es uns zweckmäßig,
das Krankengeschichtenmaterial beisammen zu lassen und die wichtigsten
Punkte später im Zusammenhang zu besprechen.

Beobachtung CXI.

La., Josef. Akute Leukämie. I. med. Klinik. Eintritt 20. II. 1914.
Vor 4 Wochen Erkrankung an einer Angina mit Fieber und Schüttelfrost,
Appetitlosigkeit und großer Mattigkeit. Das Fieber und die Schwellung im Hals
hielten seither an, häufige starke Schweiße, Schlaflosigkeit. Seit 3 Tagen starker
Speichelfluß.
Seit einer Woche auf der Klinik Chiari. Abendliche Temperatursteigerungen
bis 40 mit morgigen Remissionen bis 37.
Status: Blasse, wächserne Gesichtsfarbe. Die Schleimhäute sind blaß.
Atmung beschleunigt, näselnde Sprache. Zahnfleisch bläulich verfärbt, teilweise
nekrotisch, Foetor ex ore. Zunge geschwollen. Uvula geschwollen, von röt-
lich grauer Farbe. Tonsillen so stark vergrößert, daß die Uvula nach vorn
gedrängt wird, mit weißlichem Belag. Auch die Gaumenbögen stark geschwollen.
Die Submaxillardrüsen und Supraclaviculardrüsen vergrößert bis bohnengroß, ziemlich hart. Vereinzelte hämorrhagische bis hellergroße Nekrosen an
verschiedenen Stellen der Haut.
Puls schlecht gefüllt, weich.
Die Temperatur bis zum 1. III. immer gegen 40⁰.
Im Harn etwas Eiweiß.
Blutbefund: Erythrocyten 3 900 000,
         Fleischl   8 g,
         Leukocyten   38 000, fast ausschließlich große und wenige
                       kleine Lymphocyten, vereinzelte Myelo-
                       cyten und Myeloblasten.
21. II. 41 000 Leukocyten, 500 E.-S. E. Thorium X intravenös.
22. II. 46 000   „   500   „
23. II. 30 800   „   500   „
Zahnfleischblutungen.
24. II.   500   „
25. II. 29 000 Leukocyten, 500   „
27. II. Im rechten Oberlappen Symptome einer Pneumonie.
1. III. Der Tod erfolgt unter Erscheinungen von Lungenödem.

Obduktion: Leukämische Hyperplasie der Hals- und Axillardrüsen.
Hyperplasie mäßigen Grades der mesenterialen und inguinalen Drüsen.
Hyperplasie der Lymphfollikel am Zungengrund und Pharynx, sowie im
Dünn- und Dickdarm. Milztumor mit reichlichen Nekrosen. Blutungen
in die Pleura, in das Endo- und Epicard, in die Zipfelklappen. Thrombotische
Auflagerungen auf letzteren. Akute hämorrhagische Nephritis. Rotes
Knochenmark. Beginnende Lobulärpneumonie, Lungenödem usw.

Ergebnis: In diesem typischen Fall von akuter Leukämie
hatte die Anwendung größerer Dosen von Thorium X gar keinen
Erfolg.

Beobachtung CXII.

Schm. 17 Jahre alt. Myeloische Leukämie. I. med. Klinik.

Beginn Anfang 1911 mit zunehmender Schwäche, Schmerzen im linken Hypochondrium, Milzvergrößerung und Drüsenschwellungen. Vorübergehend Fieber, Nachtschweiße. Seit August 1911 mehrfacher Aufenthalt auf der Abteilung Pál. Die erste Blutuntersuchung ergab typische myeloische Leukämie mit ca. 1 000 000 Leukocyten. Unter 5 Serien von Röntgenbestrahlungen im Laboratorium Holzknecht gingen die Leukocyten allmählich bis zum Februar 1912 auf 150 000 herunter. Dabei verkleinerte sich die Milz beträchtlich.

22. II. 1912. Eintritt in die I. med. Klinik.

Leberrand jetzt 3 Querfinger unter dem Rippenbogen.

Milz vergrößert. Vorderer Milzpol um 2 Querfinger nach vorn und unten den Nabel überragend, Schmerzen in Leber- und Milzgegend.

Schlußweite 74 cm.

Größter Leibesumfang 75 cm.

Röntgenologisch kein Anhaltspunkt für mediastinale Drüsen.

Untersuchung des Augenhintergrundes (Doz. Ulbrich): Gefäßschlängelung und leichte Verschleierung der Papillengrenze. Im Bereich der Trübung eine zierliche kapillare Injektion.

Appetit gering.

Dat.	Injektion	Leukocyten	
22. II.		150 000 Leukocyten	(56,6% Neutrophile, 6,6% Lymphocyten, 18% Myeloblasten, 17% Myelocyten, 1,5% Eosinophile), 5 000 000 Erythrocyten.
23. II.		177 000 ,,	
24. II.		220 000 ,,	
25. II.		221 000 ,,	

Beginn der I. Thorium X-Kur.

Dat.	Injektion	Leukocyten	
26. II.	300 E.-S. E. subk.	200 000 Leukocyten	
27. II.		178 000 ,,	
28. II.		190 000 ,,	
29. II.	500 E.-S. E.	196 000 ,,	
1. III.		140 000 ,,	
2. III.		136 000 ,,	
3. III.		180 000 ,,	
4. III.	500 E.-S. E.	120 000 ,,	
5. III.		145 000 ,,	
6. III.		80 000 ,,	
7. III.	600 E.-S. E.	82 000 ,,	
8. III.		100 000 ,,	(75% Neutrophile, 5% Lymphocyten, 15% Mononukleare + Myeloblasten, 2% Myelocyten, 1% Eosinophile).
9. III.	800 E.-S. E.	60 000 ,,	
10. III.		60 000 ,,	
11. III.	900 E.-S. E.	44 000 ,,	
12. III.		36 000 ,,	
13. III.		23 000 ,,	
14. III.		15 000 ,,	
15. III.		11 000 ,,	4 800 000 Erythrocyten
16. III.	200 E.-S. E.	15 000 ,,	(70% polymorphkernige Neutrophile 21,7% Lymphocyten, 3,4% Myeloblasten, 3% Myelocyten, 2% Eosinophile), 75% Hämoglobin.
	Dann Behandlung ausgesetzt.		

Milzpol um 4 Querfinger nach oben und links gerückt, Leberrand gerade noch palpabel.

Größter Leibesumfang 68 cm.

Schlußweite 66 cm.

Subjektives Befinden ausgezeichnet.

17. III.		9 200 Leukocyten
18. III.		7 400 ,,
19. III.		8 400 ,,
20. III.		5 200 ,,
21. III.		6 900 ,,
22. III.		6 000 ,,

23. III.	7 000 Leukocyten
24. III.	7 200 ,,
25. III.	7 200 ,,
26. III.	5 000 ,
27. III.	6 000 ,,
28. III.	6 500 ,,
29. III.	6 000 ,,
30. III.	6 400 ,, 4 800 000 Erythrocyten (ganz ver-einzelte Myelocyten).

Augenhintergrund (Dozent Ulbrich) jetzt normal, nur leichte Erweiterung der Venen.

Milzpol 1 Querfinger vor dem Rippenbogen palpabel, Allgemeinbefinden ausgezeichnet, Appetit und Schlaf gut, Hat um 5 kg zugenommen.

Austritt.   Ambulatorische Beobachtung.

4. IV.	12 000 Leukocyten
9. IV.	37 000 ,, 4 800 000 Erythrocyten
22. IV.	56 000 ,,
30. IV.	152 000 ,,
7. V.	144 000 ,,
14. V.	160 000 ,,
20. V.	120 000 ,,
28. V.	120 000 ,,
11. VI.	200 000 ,,

2. Aufenthalt auf der Klinik vom 19. VI.—18. VII. 1912.

Seit dem Austritt allmählicher Anstieg der Leukocyten bis auf 180 000.

Milz bis nahezu zum Nabel reichend, Leberrand 1 Querfinger unter dem Rippenbogen tastbar.

Augenhintergrund (Doz. Ulbrich): Leichte Erweiterung der Venen. Sonst normal.

II. Thorium X-Kur.

20. VI.	300 E.-S. E.	
24. VI.	300 E.-S. E.	136 000 Leukocyten, 4 900 000 Erythrocyten.
26. VI.		160 000 ,,
27. VI.	2×250 E.-S. E.	
29. VI.	600 E.-S. E.	140 000 ,,
10. VII.		12 400 ,,
11. VII.	300 E.-S. E.	
15. VII.	300 E.-S. E.	8 000 ,,
17. VII.	300 E.-S. E.	12 000 ,, 4 950 000 Erythrocyten.

Austritt 18. VII. Milz 2 Querfinger unter dem Rippenbogen. Allgemeinbefinden gut. Körpergewichtszunahme um 3 kg.

3. Aufenthalt auf der Klinik vom 19. IX.—23. X. 1912.

Zu Hause keine Beschwerden, guter Appetit, nur einmal Nasenbluten. Milz bis 2 Querfinger nach rechts über den Nabel und fast 4 Querfinger nach unten über den Nabel reichend.

18. IX.	140 000 Leukocyten, 3 660 000 Erythrocyten.
21. IX.	145 000 ,,
22. IX.	187 000 ,,
25. IX.	196 000 ,,

III. Thorium X-Kur.

4. X.	85 000 Leukocyten 500 E.-S. E. Thorium X
17. X.	43 000 ,, 3 880 000 Erythrocyten.
23. X.	37 000 ,, 600 ,, 4 600 000 ,,

Milz hat um 4 Querfinger von unten nach oben und um 2 Querfinger von rechts nach links abgenommen. Allgemeinbefinden und Appetit sind gut.

Ambulatorische Behandlung:

| 30. X. | 21 000 Leukocyten, 2 × 250 E.-S. E. |
| 6. XI. | 30 000 ,,   2 × 250 E.-S. E. |

Gewichtszunahme um 1 kg, sieht gut aus.

IV. Thorium X-Kur (ambulatorisch).

12. II. 1913.   156 000 Leukocyten,   500 E.-S. E. Thorium X subk.
15. II.   500   „
20. II.   500   „
26. II.   500   „
1. III.   140 000   „   500   „
4. III.   500   „
10. III.   120 000   „   500   „

4. Aufenthalt auf der Klinik vom 15. IV. 1913—17. V. 1913.
Seit 8 Tagen Fieber bis 39.

Milz nach rechts handbreit über den Nabel reichend, nach unten bis zur Symphyse. Körpergewicht 40,7 kg, 3 600 000 Erythrocyten. 60 000 Leukocyten. Müdigkeit. Kopfschmerzen. Appetit gering.

V. Thorium X-Kur.

19. IV.   Temperatur abends 38,5. 500 E.-S. E. Thorium X subk.   Diarrhöen.
21. IV.   28 700 Leukocyten.   Keine Diarrhöen mehr.

Umfang des Bauches in Nabelhöhe 65 cm, in der Höhe des Processus xyphoideus 72 cm.

23. IV.   Augenhintergrund normal (Doz. Ulbrich).
24. IV.   500 E.-S. E. Thorium X subk.
26. IV.   500   „   24 000 Leukocyten.
29. IV.   500   „
30. IV.   Temperatur in den letzten Tagen bis 38, nur einmal (28. IV.) bis 39.
        500 E.-S. E. Thorium X subk.
1. V.   Temperatur von nun ab normal.
3. V.   500 E.-S. E. Thorium X subk.
4. V.   500   „
7. V.   ·500   „
9. V.   Körpergewicht 38,1 kg.   Temperatur dauernd normal.
14. V.   21 000 Leukocyten.
17. V.   28 800   „   3 536 000 Erythrocyten, Sahli 55, Färbeindex 0,8.

Milz bis zum Nabel reichend, Temperatur dauernd normal.
Ambulatorisch Anfang Juli 1913.   85 000 Leukocyten.
Milz wieder 2 Querfinger über den Nabel hinabreichend.   Körpergewicht angestiegen.
Zirka 20. Juli briefliche Mitteilung, daß wieder Fieber aufgetreten ist.
Im September erfolgte der Exitus.

Ergebnis: Es handelt sich um einen jugendlichen Fall von myeloischer Leukämie. 5 Serien von Röntgenbestrahlungen hatten im Laufe eines halben Jahres wesentliche Besserung gebracht, die Leukocyten waren von ca. 1 000 000 auf 150 000 heruntergegangen, die Milz hatte sich bedeutend verkleinert. Die erste Thorium X-Kur fällt in eine Zeit, in der der leukämische Prozeß wieder exazerbierte, wie aus der raschen Zunahme der Leukocyten zu ersehen ist, Milz und Leber waren wieder beträchtlich angewachsen. Im Blutbild fanden sich ca. 35% unreife Formen, der Augenhintergrund zeigte deutliche leukämische Veränderungen. Durch die I. Thorium X-Kur (7 Thorium X-Injektionen zwischen 200 und 900 E.-S. E.) änderte sich das Bild vollständig. Im Verlauf von 3 Wochen fiel die Leukocytenzahl von 220 000 zur Norm ab. Die unreifen Formen verschwanden dabei fast völlig aus dem Blut. Die Zahl der roten Blutkörperchen blieb unbeeinflußt. Die vorher bedeutend vergrößerte Milz war fast normal geworden, auch die Leber hatte sich verkleinert. Die leukämische Veränderung des Augenhintergrundes war verschwunden. Das Allgemeinbefinden war jetzt ausgezeichnet. Die Besserung hielt in den beiden folgenden Wochen bis zum Austritt der Patientin an. Gewichtszunahme um 5 kg.

Nach ca. 3 Monaten kam die Patientin mit einem Rezidiv neuerdings zur Behandlung. Die Zahl der Leukocyten war zwar wieder auf ca. 180 000 angestiegen, doch war Milz und Leber bei weitem nicht so vergrößert als bei Beginn der I. Thorium X-Kur. Auch fehlten die Veränderungen des Augenhintergrundes.

Auch die II. Thorium X-Kur (7 Injektionen von 300—600 E.-S. E.) brachte im Verlauf von ca. 4 Wochen wieder wesentliche Besserung. Die Zahl der Leukocyten fiel nahezu zur Norm ab, Milz und Leber verkleinerten sich beträchtlich. Das Körpergewicht stieg um 3 kg an.

Der Erfolg hielt jetzt nicht lange an, denn nach ca. 3 Wochen kam die Patientin im Stadium des raschen Anstiegs der Leukocyten und mit stark vergrößerter Milz in die Behandlung. Auch war jetzt die Zahl der roten Blutkörperchen vermindert. 2 Injektionen von 500 resp. 600 E.-S. E. hatten einen ausgezeichneten Erfolg. Die Patientin erhielt ambulatorisch noch 2 weitere Injektionen.

Die IV. Thorium X-Kur wurde ambulatorisch durchgeführt (im Verlauf eines Monats 7 Injektionen à 500 E.-S. E.); sie war nur von geringer Wirkung, anscheinend deshalb, weil die Dosen verzettelt waren. Auch war jetzt der leukämische Prozeß in rascher Entwicklung. Bemerkenswert ist nun der Erfolg der V. Thorium X-Kur. Der Zustand der Patientin war jetzt wesentlich schlechter. Zwar betrug die Zahl der Leukocyten nur 60 000, aber die Milz war wieder sehr groß geworden. Es bestand Fieber. Das Körpergewicht hatte abgenommen. Das Allgemeinbefinden war schlecht (Müdigkeit, Kopfschmerz, geringer Appetit usw.). Die Thorium X-Kur (8 Injektionen à 500 E.-S. E. in kurzen Intervallen) brachte in wenigen Tagen das Fieber zum Verschwinden. Die Milz wurde wesentlich kleiner. Es traten zwar im Beginn der Thorium X-Kur zum erstenmal leichte Intoxikationserscheinungen (Diarrhöen) auf. Auch nahm jetzt das Körpergewicht während der Kur nicht zu sondern um 2 kg ab und die Zahl der roten Blutkörperchen stieg nicht an. Später besserte sich das Befinden aber wieder und war durch weitere 2 Monate noch leidlich; erst dann trat wieder Fieber auf und 2 Monate später erfolgte der Exitus.

An dem eben geschilderten Fall ist bemerkenswert, daß er mit Röntgenstrahlen vorbehandelt wurde und daß wir so Gelegenheit hatten, die Wirkung der Röntgenbestrahlung mit derjenigen der Thorium X-Behandlung zu vergleichen. Wir haben hier entschieden den Eindruck gehabt, daß die Thorium X-Behandlung wirkungsvoller war; denn wenn auch durch die Röntgenbestrahlung im Verlauf eines halben Jahres eine wesentliche Besserung erzielt werden konnte, so ist doch erst durch die Thorium X-Behandlung ein voller Erfolg erreicht worden. Dabei trat dieser Erfolg ohne alle Intoxikationserscheinungen und mit einer wesentlichen Besserung des Allgemeinbefindens ein und konnte durch fast ein Jahr behauptet werden. Besonders hervorzuheben ist dabei die durch den Spezialisten festgestellte Rückbildung der leukämischen Veränderungen des Augenhintergrundes. Erst bei der letzten Thorium X-Kur in dem nun weit vorgeschrittenen Stadium der Krankheit ist der auch jetzt deutliche Effekt der Kur auf den leukämischen Prozeß durch Intoxikationserscheinungen beeinträchtigt worden. Dies pflegt aber auch bei Röntgenbestrahlung, die, wenn sie in diesem Stadium den leukämischen Prozeß beeinflussen soll, sehr intensiv sein muß, der Fall zu sein.

Beobachtung CXIII.

Kr., C. 31 Jahre alt. Myeloische Leukämie. I. med. Klinik.

Die ersten Menses mit 17 Jahren, regelmäßig. 3 Geburten, 1 Abortus. 1908 nach der letzten Geburt zunehmende Mattigkeit. Innerhalb eines Jahres sank das Körpergewicht angeblich von 64 auf 48 kg ab. 1909 öfter Ohnmachten, mußte ihre Arbeit als Weberin aufgeben. In den letzten 3 Jahren häufig Kopfschmerzen. 1910 Lungenkatarrh, der sie 6 Wochen ans Bett fesselte, seither bei leichten körperlichen Anstrengungen Dyspnoe. Seit September 1911 stechende Schmerzen im linken Hypochondrium, besonders beim Gehen. Zunehmende Anschwellung der Milz. Zunahme des Bauchumfanges von 58 auf 74 cm. Seit September auch Amenorrhöe. Ist sehr nervös.

Dezember 1911 Aufnahme auf die 3. med. Klinik. Tonsillen damals stark hypertrophisch. Drüsenschwellung am Hals und in inguine. Systolisches Geräusch an der Spitze. Leberrand 4 Querfinger unter dem Rippenbogen, Konsistenz der Leber vermehrt. Milz reicht bis in die Mittellinie und 8 Querfinger unter den Nabel, hart. Die rektale Untersuchung ergab mandelgroße, mäßig derbe, verschiebliche Drüsen, die den ganzen Douglasschen Raum ausfüllen. Temperatur am Anfang erhöht, bis über 38. Körpergewicht 51 kg.

Die Blutuntersuchung ergab typische myeloische Leukämie mit 365 000 Leukocyten.

Arsenkur. Die Leukocyten stiegen alljährlich auf 735 000 an.

Das Körpergewicht betrug Mitte Januar 52,1 kg.

Mitte Februar Eintritt in die I. med. Klinik.

Leukocytenzahl schwankt in den ersten Tagen zwischen 600 000 und 650 000 (mit ca. 48 % Myelocyten).

Starke Druckschmerzhaftigkeit des Sternums.

Abendliche Temperatursteigerungen bis 37,5.

Leichte Spitzendämpfung links, aber keine Rasselgeräusche.

Rauhes systolisches Geräusch an der Herzspitze.

Der Leib hart, vorgewölbt. Leberrand 4 Querfinger unter dem Rippenbogen, stumpf. Milz mächtig vergrößert, hart, ca. $1^{1}/_{2}$ Querfinger nach rechts über die Mittellinie und nahezu bis zur Spina iliaca anterior sinistra herabreichend. Schlußweite 83 cm.

In inguine beiderseits bis bohnengroße weiche, verschiebliche Drüsen. Eine haselnußgroße Drüse am rechten Vorderarm. Der Douglassche Raum mit harten Drüsen ausgefüllt.

Augenhintergrund: Der Fundus typisch blaßgelblich, Venen sehr hell, sehr erweitert und geschlängelt. Arterien blaß. Papillengrenzen unscharf. Typische leukämische Veränderungen der Retina beiderseits (Doz. Ulbrich).

Die Patientin ist bettlägerig, bei jedem Versuch aufzustehen Schwindelanfälle. Hartnäckige Obstipation.

19. II.		596 000 Leukocyten, davon 50 % Myelocyten.	
		3 000 000 Erythrocyten.	
20. II.		659 000	,,
21. II.	250 E.-S. E.	611 000	,.
22. II.	250 ,,	578 000	,,
23. II.	250 ,,	588 000	,,

Gleich nach den ersten Injektionen spontane Stuhlentleerung.

24. II.	250 E.-S. E.	542 000 Leukocyten
25. II.		220 000 ,,

Spannung im Leib nachgelassen. Die Patientin verbringt jetzt einige Stunden außer Bett. Keine Kopfschmerzen, keine Schwindelanfälle mehr.

26. II.	400 E.-S. E.	400 000 Leukocyten	
27. II.	400 ,,	580 000	,,
28. II.		500 000	,,

Vorübergehend Diarrhöen.

29. II.		537 Leukocyten		
1. III.	500 E.-S. E.	354 000	,,	
2. III.		378 000	,,	
3. III.		340 000	,,	
4. III.	500 ,,	350 000	,,	3 600 000 Erythrocyten
5. III.		380 000	,,	
6. III.		382 000	,,	
7. III.	600 ,,	326 000	,,	

Patientin ist den ganzen Tag außer Bett. Keine Atembeschwerden mehr. Subjektives Wohlbefinden.

8. III.   332 000 Leukocyten (46,6 % polymorphkernige Neutrophile, 6,6 % Lymphocyten, 43 % Myeloblasten, 2 % Myelocyten)

9. III.   800 E.-S. E.   342 000   ,,

Milzpol um 2 Querfinger nach oben gerückt. Größter Leibesumfang 79 cm.

10. III.   330 000 Leukocyten

11. III.   Schlußweite 73 cm (früher 83 cm).
  Augenhintergrund nicht wesentlich verändert.
  900 E.-S. E.   354 000 Leukocyten
12. III.   310 000   „
  Temperatur schon seit ca. 12 Tagen normal.
13. III.   900 E.-S. E.   287 000 Leukocyten.
14. III.   280 000   „
15. III.   227 000   „
  Die Drüsen im Douglasschen Raum sind nicht mehr palpabel.
  Erythrocyten 4 000 000, Leukocyten 200 000, davon 39⁰/₀ Myelocyten.
16. III.   800 E.-S. E.   227 000 Leukocyten (56,6⁰/₀ polymorphkernige Neutrophile, 5⁰/₀
                  Lymphocyten, 38⁰/₀ Myeloblasten +
                  Myelocyten, 1⁰/₀ Eosinophile, 0,4⁰/₀ eosino-
                  phile Myelocyten), 3 900 000 Erythro-
                  cyten, 60⁰/₀ Hämoglobin.
17. III.   246 000   „
18. III.   1000   „   270 000   „
    19. III.   Seit 2 Tagen Erbrechen und Diarrhöen.
19. III.   238 000 Leukocyten
20. III.   246 000   „
  Erbrechen und Diarrhöen haben aufgehört, fühlt sich wieder wohl.
    21. III.   Augenhintergrund: Die Netzhauttrübung ist entschieden viel
geringer. Die Venenerweiterung noch ausgesprochen, doch wohl geringer als früher.
Die Farbe der Gefäße von fast normalem Ton. Die peripheren Veränderungen zeigen
rechts ungefähr dasselbe Bild, links sind sie weniger ausgesprochen. Die breiten Begleit-
streifen der Gefäße sind jetzt beiderseits in feine weiße Linien verändert (Doz. Ulbrich).
21. III.   1000 E.-S. E.   225 000 Leukocyten
22. III.   200 000   „
23. III.   158 000   „
24. III.   170 000   „
25. III.   148 000   „
26. III.   800   „   173 000   „
27. III.   500   „   112 000   „
28. III.   160 000   „
29. III.   600   „   141 000   „
30. III.   166 000   „
31. III.   112 000   „
 1. IV.   800   „   150 000   „
 2. IV.   148 000   „
 3. IV.   800   „   200 000   „   4 000 000 Erythrocyten.
    Schlußweite 73 cm. Die Druckempfindlichkeit im unteren Teil des
Sternums schon seit mehreren Wochen nicht vorhanden.
    Die Milz ist jetzt wesentlich kleiner. Der Milzrand ist von unten nach oben
um 7 von der Mitte nach links um 5 cm zurückgegangen.
    Patientin ist den ganzen Tag außer Bett, ohne zu ermüden.
 4. IV.   111 000 Leukocyten
 5. IV.   800 E.-S. E.   136 000   „
 6. IV.   180 000   „
 9. IV.   171 000   „
10. IV.   1200   „   177 000   „
    Augenhintergrund: Rechts Vena temp. inf. noch etwas weit, die Netzhaut in
ihrer Umgebung noch leicht trüb. Der übrige Fundus sowie der des linken Auges bis
auf geringe Dilatation und Schlängelung der Venen völlig normal. Die peripheren
retinochorioiditischen Veränderungen verschwunden. Visus beiderseits ⁵/₅. Sieht jetzt
viel besser als früher.
    Körpergewicht 54,5 kg.
11. IV.   180 000 Leukocyten
12. IV.   1100 E.-S. E.   173 000   „
    Schlußweite 70 cm.
13. IV.   800 E.-S. E.   248 000 Leukocyten
14. IV.   160 000   „
15. IV.   800   200 000   „
16. IV.   240 000   „
17. IV.   1000   180 000   „
18. IV.   1000   158 000   „

19. IV.			200 000 Leukocyten	(41,6% polymorphkernige Neutrophile, 3,3% Lymphocyten 51,1% Myeloblasten + Myelocyten, 5% Eosinophile).
20. IV.	1400	E.-S. E.	104 000 „	
21. IV.			128 000 „	
22. IV.	1000	„	120 000 „	4 000 000 Erythrocyten, 50% Hämoglobin.
23. IV.	1200	„	88 000 „	
24. IV.	1200	„	80 000 „	
25. IV.	1000	„	80 000 „	
26. IV.			72 000 „	
27. IV.			64 000 „	(60% polymorphkernige Neutrophile 12,5% Lymphocyten 26% Myelocyten + Myeloblasten, 1,5% Eosinophile).
28. IV.			60 000 „	
29. IV.			31 600 „	

30. IV. Seit einigen Tagen mehrfaches Erbrechen und Diarrhöen.

1. V. Erbrechen und Diarrhöen haben aufgehört. Das Körpergewicht ist in den letzten 10 Tagen um ca. 3 kg abgesunken.

Augenhintergrund hat bezüglich Klarheit, Farbe, Weite der Gefäße ein ganz normales Aussehen. Nur an den Gefäßstämmen, die am meisten von der Erkrankung betroffen waren, sind zarte, unscharfe, weißliche Begrenzungslinien der Gefäße noch sicht-

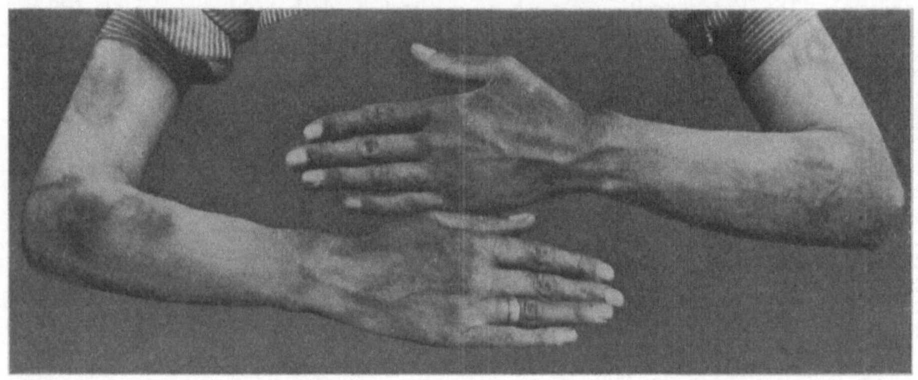

Abb. 7.   Pigmentationen nach Thor X-Injektionen.

bar. An den früher stark erkrankten Stellen der Aderhaut ist jetzt das Bild der Chorioiditis minima (Dozent Ulbrich).

2. V.   30 000 Leukocyten, 3 400 000 Erythrocyten.
4. V. Leberrand 1 Querfinger unter dem Rippenbogen.
Milz 2 Querfinger vor dem Rippenbogen palpabel.
Schlußweite 69 cm.

5. V.   30 000 Leukocyten
7. V.   28 000 „
13. V.   43 000 „   4000 000 Erythrocyten.

15. V. Patientin fühlt keinerlei Beschwerden. Körpergewicht 51,5 kg. An beiden Handrücken trat, seitdem sich die Patientin viel im Freien bewegt, eine nahezu dunkelbraune, diffuse Pigmentierung auf. Besonders stark sind aber die Stellen am Vorder- und Oberarm, an denen die Injektionen von Thorium X vorgenommen worden waren, pigmentiert (siehe Abbildung 7). Mundschleimhaut nicht pigmentiert.

20. V.   140 000 Leukocyten
22. V.   200 000 „
24. V.   170 000 „   4 700 000 Erythrocyten.
29. V.   240 000 „
2. VI.   240 000 „
12. VI. Körpergewicht 52,3 kg.
14. VI.   128 000 Leukocyten, 4 500 000 Erythrocyten.
15. VI. Körpergewicht 54,5 kg.

21. VI.   Austritt.   120 000 Leukocyten
29. VI.   127 000   „
13. VII.   160 000   „
20. VII.   160 000   „   Periode wieder aufgetreten.

Wiedereintritt am 24. IX. 1912.

Nach dem Austritte Mitte Juni fühlte sich die Patientin vollkommen wohl. Sie verrichtete ungehindert ihre häuslichen Arbeiten. Auch die früher quälenden Kopfschmerzen waren vollständig weggeblieben. In der letzten Zeit wieder allmähliche Vergrößerung der Milz, leichte Temperatursteigerungen und Anstieg der Leukocyten (jetzt 200 000).

Die Patientin sieht jetzt blasser aus. Sie hat auch in der letzten Zeit abgenommen, wiegt jetzt 51,5 kg.

Schlußweite 74 cm.

Im Douglasschen Raum links ein beweglicher walnußgroßer Tumor. Die Hautpigmentierungen an den Injektionsstellen sind teils verschwunden, teils stark abgeblaßt.

25. IX.   247 000 Leukocyten, 3 120 000 Erythrocyten.   Injektion von 350 E.-S. E.
27. IX.   300 E.-S. E. Thorium X.
30. IX.   300 E.-S. E.

Augenhintergrund: Das Fundusbild ist ziemlich normal. Jedenfalls ohne all die entzündlichen Erscheinungen des ersten Befundes. Immerhin ist die Dilatation, Schlängelung und Verfärbung der Gefäße wieder so ausgesprochen, daß die Diagnose aus dem ophthalmologischen Bilde zweifellos zu stellen wäre. An der Stelle der Trübung an der Netzhaut finden sich Zerwerfungen des Pigments in Netz und Aderhaut wie bei alter, fleckiger Chorioretinitis (Dozent Ulbrich).

3. X.   500 E.-S. E.
Körpergewicht 51,6 kg.
4. X.   204 00 Leukocyten.
Temperatursteigerungen abends bis 37.7
7. X.   500 E.-S. E.
8. X.   268 000 Leukocyten.
10. X.   500 E.-S. E.
11. X.   239 000 Leukocyten.

Am 12., 14. und 16. X. drei intensive Röntgenbestrahlungen der Brust resp. des Oberbauchs resp. des Unterbauchs und der Oberschenkel. Temperatursteigerung bis 38,3,   Seither Temperatur immer über 38.
21. X.   127 000 Leukocyten, 2 920 000 Erythrocyten.
Körpergewicht 50 kg.
Am 21. und 23. X. nochmals je 500 E.-S. E. Thorium X.
24. X.   108 000 Leukocyten.
26. X.   Körpergewicht 49 kg.   Im Harn kein Eiweiß.
30. X.   Die Abendtemperaturen sind allmählich wieder abgesunken, heute sogar normal.   Körpergewicht 49 kg.

Von heute ab täglich 2 × 2, vom 1. XI. 3 × 2, vom 7. XI. 4 × 2, vom 9. XI. an 5 × 2 g Benzol bis inklusive 12. XI.

Am 13. XI. starkes Nasenbluten, daher Benzol ausgesetzt. Die Temperaturen abends sind unter der Benzoltherapie rasch wieder angestiegen und halten sich auf dieser Höhe.

100 000 Leukocyten.

Schlußweite 76 cm, Schmerzen in der Milz.

16. XI. Heftige Schmerzen in der Milzgegend, bis in die linke Schulter austrahlend.

Körpergewicht 54,5 kg.

26. XI. Milz enorm gewachsen, reicht bis 4 Querfinger über die Mittellinie und nach abwärts bis zur Symphyse. Im Harn Eiweiß und granulierte Zylinder. Ödeme im Gesicht, besonders um die Augen.

Abendtemperaturen zwischen 37 und 37,6.

29. XI. Exitus.

Sektionsbefund: Myeloische Hyperplasie des Knochenmarks. Milztumor von beträchtlicher Größe (3650 g). Keilförmige Nekroseherde in der Milz. Leukämische Infiltrate in der Leber. Mäßige Hyperplasie der gesamten Lymphdrüsen, sowie der Zungenfollikel und der Gaumentonsillen. Akutes Lungenödem, parenchymatöse Degeneration des Myocards. Frische Endocarditis der Mitralis. Bräunliche Verfärbung der Schleimhaut im unteren Ileum und Colon ascendens, leukämische Infiltration der unteren Payerschen Plaques. Parenchymatöse Degeneration der Niere und multiple kleinere und größere, frische, subkapsuläre Blutungen. Multiple kleine Blutungen in beiden Großhirnhemisphären. Haselnußgroße Blutungen im Oberwurm, walnußgroße in der rechten Kleinhirnhemisphäre.

Ergebnis: Der Beginn der Erkrankung ist in diesem Falle schwer anzugeben, doch dürften wir nicht fehlgehen, wenn wir ihn 2 bis 3 Jahre vor den ersten Spitalaufenthalt verlegen. Der Fall war außer mit Arsen nicht vorbehandelt. Die erste Thorium X-Behandlung brachte in diesem Falle einen entschiedenen Erfolg. Nicht nur daß objektiv die mächtige leukämische Hyperplasie zurückgedrängt wurde, daß die enorme Milz auf ca. ein Drittel ihres Volumens zurückging und daß auch die Leber bedeutend verkleinert wurde, daß ferner die Drüsenschwellungen, besonders die im Douglasschen Raum, verschwanden, daß die leukämischen Veränderungen des Augenhintergrundes nahezu völlig zurückgingen und die Sehschärfe wieder normal wurde, daß endlich auch das Blutbild wieder nahezu normal wurde: auch subjektiv besserte sich das Befinden der Patientin wesentlich. Die Patientin, die äußerst hinfällig und infolge der Schwindelanfälle und der heftigen Kopfschmerzen bettlägerig war, konnte nach verhältnismäßig kurzer Zeit das Bett verlassen und später ohne Beschwerden häusliche Arbeiten verrichten. Die Temperatur wurde dauernd normal. Nur vorübergehend traten leichte Intoxikationserscheinungen von seiten des Magen-Darmkanals auf. Gegen Ende der hochdosierten Kur (im ganzen wurden im Verlauf von 2 Monaten 24 000 E.-S. E. injiziert) nahm das Körpergewicht ab, doch hat die Patientin nach Beendigung der Kur rasch wieder zugenommen. Ein Vergleich mit dem Effekt einer Röntgenbestrahlung in diesem Stadium fehlt, doch möchte ich es als sehr wahrscheinlich bezeichnen, daß in diesem Falle durch eine Röntgenbestrahlung kein größerer Erfolg, vielmehr kaum eine so starke Zurückdrängung des hyperplastischen Prozesses hätte erreicht werden können.

Als die Patientin ca. 3 Monate nach Beendigung der Kur mit einem Rezidiv wieder in die Behandlung kam, versagte die Thorium X-Therapie vollkommen. Ich hatte vielmehr den Eindruck, daß durch dieselbe eher ein Reiz auf den leukämischen Prozeß ausgeübt wurde. Da ich mit den Thorium X-Dosen nicht steigen wollte, so schaltete ich eine kurze Periode intensiver Röntgenbestrahlung ein, die zwar das Abfallen der Leukocytenzahl im Blute etwas beschleunigte, aber auf Milz, Leber und Drüsen keinen Einfluß ausübte und das Fieber steigerte.

Nach einer Pause von ca. 12 Tagen wurde als ultimum refugium eine Benzolkur durchgeführt mit dem Resultat, daß zwar die Leukocyten noch etwas weiter absanken, daß aber speziell die Milz nur um so rascher an Volumen zunahm, das Körpergewicht rapid sank und Schleimhautblutungen und Albuminurie auftraten.

Beobachtung CXIV.

Je. 44 Jahre. Myeloische Leukämie. I. med. Klinik. Eintritt 3. I. 1913.
Bis 1911 gesund, damals Atembeschwerden. Pleuritis, die ausheilte. Die Atembeschwerden nahmen aber zu. 1912 wurde Milztumor konstatiert. Blutuntersuchung ergab 3 200 000 Erythrocyten und 70 000 Leukocyten.

Drei Röntgenbestrahlungen ohne Erfolg. August 1912 in Levico, daselbst Arsacetininjektionen. Das Allgemeinbefinden verschlechterte sich. Ende August ergab die Blutuntersuchung 3 100 000 Erythrocyten, 390 500 Leukocyten mit 33% Myelocyten, 8% Eosinophilen, 11% Mastzellen, 30% neutrophilen polymorphkernigen Leukocyten, 2% Lymphocyten, 16% Mononukleären.

Von September bis Mitte November 10 Röntgenbestrahlungen ohne deutlichen Erfolg, auch das Allgemeinbefinden wurde nicht gebessert. Kann nur wenig gehen, bekommt sofort Atemnot. Zunehmende Kachexie.

Jetzt sehr blaß, sieht kachektisch aus. Pleuraschwarte. Blutdruck Gärtner 65 Hg, R. R. 90 Hg. Systolisches Geräusch an der Spitze. Keine sichtbaren Drüsenschwellungen. Leber 2 Querfinger unter dem Rippenbogen, schmerzhaft. Milz bis zur Linea alba, nach rechts bis 3 Querfinger an die Symphyse reichend Bauchumfang 85 cm.

Blutuntersuchung: 2 900 000 Erythrocyten, 45% Sahli, 76 000 Leukocyten darunter 44% Myelocyten + Myeloblasten.

Temperaturen zwischen 37 und 38.

Bis 21. I. allmähliches Ansteigen von 200 auf 1000 E.-S. E. Thorium X per os ohne deutlichen Erfolg. Erythrocyten schwanken zwischen 2 900 000 und 2 600 000, Leukocyten zwischen 76 000 und 92 000, Temperaturen zwischen 37 und 38.

21. I.	500 E.-S. E. Thorium X subkutan.		
25. I.	500	„	„	„
31. I.	0,002 Radiummetall	„	
4. II.	800 E.-S. E. Thorium X	„	
5. II.	800	„	„	„
6. II.	800	„	„	„
8. II.	400	„	„	„
10. II.	400	„	„	„
11. II.	400	„	„	„
12. II.	400	„	„	„

Die Temperaturen sind jetzt völlig normal. Körpergewicht hält sich auf 60 kg.

64 000 Leukocyten, 3 600 000 Erythrocyten.

Vom 13. II. bis inkl. 19. IV. Röntgenbestrahlungen (Doz. Schwarz).

Am 17., 19. und 21. II. je 100 E.-S. E. Thorium X subkutan.

Das Körpergewicht fällt auf 57,5 kg. Allgemeinbefinden bessert sich, auch der Appetit.

23. II. 48 000 Leukocyten, 3 800 000 Erythrocyten. Milz um 2 Querfinger kleiner, Temperatur dauernd normal. Verläßt nun die Klinik, fühlt sich anfangs schwach, erholt sich aber zu Hause rasch, so daß er Spaziergänge unternehmen kann.

6. V. 22 000 Leukocyten (12% unreife Formen), Milz wesentlich kleiner.

12. VI. 18 000 Leukocyten, Körpergewicht hat um 5 kg zugenommen. Bauchdecken nicht mehr gespannt. Allgemeinbefinden gut, Aussehen besser. Leber immer noch vergrößert und schmerzhaft.

10. IX. 1913 Wiedereintritt. Seit Ende August plötzlich wesentliche Verschlimmerung: täglich Fieber und Kopfschmerzen, Magen- und Darmstörungen (Diarrhöen). Milz reicht jetzt bis zum Nabel. 3 200 000 Erythrocyten, 45% Sahli, 192 000 Leukocyten. Temperatur bis 39. 2 Röntgenbestrahlungen.

20. IX. 560 000 Leukocyten.

23. IX. Exitus.

Obduktionsbefund: Die Sektion ergibt chronischen Milztumor mit Infarktbildung. Graues Knochenmark und hirse- bis hanfkorngroße Infiltrate in den Nieren, frische subendocardiale Blutungen, fettige Degeneration des Herzmuskels, der Leber, der Nieren usw. (Doz. v. Wieser).

Ergebnis: Es handelt sich um eine chronische myeloische Leukämie, die auf Röntgenbestrahlungen allein sehr wenig reagierte. Die Thorium X-Behandlung brachte zwar einen deutlichen, aber doch verhältnismäßig nur geringen Erfolg. Erst die Kombination von Thorium X und Röntgenbehandlung brachte einen wesentlichen Erfolg, der ein halbes Jahr anhielt.

Beobachtung CXV.

Frau Dv. 35 Jahre alt. Eintritt in die Behandlung 25. XI. 1912.

Hat 6 gesunde Kinder, alle Geburten normal, die letzte vor 6 Jahren. Körpergewicht vor Beginn der Behandlung 122, jetzt 112 kg. Im Oktober 1911 wurde eine Vergrößerung der Milz konstatiert, Damals Arsenkur, die keinen wesentlichen Erfolg hatte. Im November und Dezember 1911 15 Röntgenbestrahlungen, die Milz wurde kleiner, Milzdämpfung von 19,5 auf 15,5 cm. Nach der letzten Bestrahlung traten aber heftige Schmerzen in der Milzgegend auf.

Vor 7 Jahren Gelenkrheumatismus, seither oft Herzbeschwerden, die seit 1 Jahr wesentlich stärker sind.

Die Milz reicht jetzt bis 4 Querfinger nach unten und rechts vom Nabel. Leberrand 4 Querfinger unter dem Rippenbogen. Herzdämpfung etwas nach links verbreitert, leises systolisches Geräusch. Puls regelmäßig, eher weich.

Keine Drüsen palpabel.

3 800 000 Erythrocyten, 112 000 Leukocyten, davon 51,6% polymorphkernige Neutrophile, 4,3% Lymphocyten, 26,6% Myelocyten, 5% Myeloblasten, 5% Gr. Mononukleare, 6,5% Eosinophile, 1,0% Mastzellen. Vereinzelte Erythroblasten.

200 E.-S. E. Thorium X subkutan.

28. XI. 250 E.-S. E. subkutan. Körpergewicht 111,8 kg. 4 000 000 Erythrocyten, 108 000 Leukocyten.

30. XI. Periode um 5 Tage zu früh eingetreten. 400 E.-S. E. Thorium X subk. 4 000 000 Erythrocyten, 111 000 Leukocyten.

2. XII. Klagt über leichte Engigkeit. Milz schmerzhaft, Körpergewicht 112 kg.

4. XII. 4 500 000 Erythrocyten, 98 000 Leukocyten. 400 E.-S. E. Thorium X subk. Körpergewicht 110,9 kg.

5. XII. Leichte Schmerzen in der Milz. 4 700 000 Erythrocyten, 93 000 Leukocyten. 500 E.-S. E. Thorium X subk.

9. XII. Milz weicher, Rand um 1 Querfinger nach oben gerückt, keine Schmerzen. 4 400 000 Erythrocyten, 88 000 Leukocyten. 400 E.-S. E. Thorium X subk. Körpergewicht 111,2 kg.

11. XII. Wohlbefinden. Keine Engigkeit mehr. 500 E.-S. E. Thorium X subk.

12. XII. 4 600 000 Erythrocyten, 90 000 Leukocyten. 500 E.-S. E. Thorium X subk.

16. XII. 4 400 000 Erythrocyten, 98 000 Leukocyten. 500 E.-S. E. Thorium X subk.

17. XII. 500 E.-S. E. Thorium X subk.

18. XII. 300 E.-S. E.

20. XII. 300 E.-S. E. 4 600 000 Erythrocyten, 104 000 Leukocyten. Körpergewicht 110,7 kg.

Nach 3 wöchiger Pause wird die Behandlung von neuem aufgenommen. Allgemeinbefinden jetzt nicht so gut wie früher. Leichte abendliche Temperatursteigerungen. Körpergewicht 108,6 kg. Milz wie bei Beginn der Behandlung. 3 500 000 Erythrocyten, 234 000 Leukocyten.

Die Patientin erhält jetzt nur 6 Injektionen zu 300 E.-S. E. Thorium X subk. im Verlauf von 3 Wochen. Gleichzeitig Röntgenbestrahlung. Bis zum 12. II. 1913 sinkt die Zahl der Leukocyten allmählich auf 29 000 ab, der Milzpol rückt um 3 Querfinger nach oben, die Zahl der Erythrocyten steigt wieder auf 4 000 000, die prozentische Zusammensetzung des Blutes bleibt annähernd die gleiche. Das Allgemeinbefinden verschlechtert sich aber, das Körpergewicht sinkt auf 98 kg ab, der Puls wird weicher, häufige abendliche Temperatursteigerungen bis 38, Appetit zeitweise schlecht.

Die erhoffte Besserung nach Aussetzung der Behandlung trat nicht ein und zwei Monate später erfolgte der Exitus unter Erscheinungen der Herzinsuffizienz.

Ergebnis: Während der ersten Behandlungsperiode wurden im ganzen 4700 E.-S. E. Thorium X in ca. einem Monat verabreicht. Die Dosierung war eine sorgfältige und abgesehen von einer sehr geringen vorübergehenden Körpergewichtsabnahme traten keine toxischen Symptome auf, die zu größerer Vorsicht gemahnt hätten. Der Erfolg war allerdings ein sehr geringer, ja man muß wohl annehmen, daß die Behandlung hier direkt schädlich war, da sie auf den leukämischen Prozeß in hohem Grade stimulierend wirkte; denn als die Patientin nach 3 Wochen wiederkam, war die Milz wesentlich größer geworden als vor der Behandlung; es bestand Fieber und die Leukocyten waren auf das Doppelte angestiegen. Dabei hatte das Körpergewicht um 4 kg abgenommen.

Von dem Gedanken ausgehend, daß die eingeleitete Behandlung zu schwach gewesen sei, wurde eine kombinierte Thorium X-Röntgenbehandlung versucht. Die Thorium X-Behandlung wurde allerdings bald auf ein Minimum reduziert, aber auch die alleinige Röntgenbehandlung, die zwar den leukämischen Prozeß nun stark zurückdrängte (wohl auch infolge der vorausgegangenen Thorium X-Behandlung), hat das Allgemeinbefinden der Patientin nur verschlechtert und die Körpergewichtsabnahme nur noch vermehrt. Es läßt sich natürlich schwer sagen, ob dieser ungünstige Einfluß der Behandlung bei einem Fall von so vorgeschrittener Leukämie lebensverkürzend gewirkt hat. Genützt hat sie aber sicher nicht. Jedenfalls scheint uns dieser Fall ein Fingerzeig zu sein, daß man bei mit Adipositas komplizierten Fällen mit der Strahlentherapie vorsichtig sein muß.

Beobachtung CXVI.

Lö., O. Myeloische Leukämie.

Die Patientin leidet seit mehreren Jahren an myeloischer Leukämie. Röntgenbestrahlungen waren mehrfach von sehr gutem Erfolg. In der letzten Zeit erschöpfte sich aber die Wirkung derselben allmählich und endlich waren sie vollkommen erfolglos. Bei der Patientin bestand ein enormer Milztumor, welcher bis zur Symphyse nach abwärts und nach rechts bis zur Spina anterior s. d. reichte; auch die Leber war stark vergrößert. Der Milztumor verursachte heftige Schmerzen und starke Dyspnoe, das Zwerchfell war sehr hoch gedrängt. Die Patientin konnte sich nur unter großen Beschwerden aufsetzen. Es bestand intermittierendes Fieber bis 39,5. Die Zahl der Leukocyten betrug ca. 180 000.

Die Patientin litt sehr an Schlaflosigkeit. Wir übernahmen die Behandlung dieser Patientin unter dem nachdrücklichen Hinweis, daß wir nur versuchen könnten, die Qualen der Patientin zu lindern, betonten aber, daß die Behandlung nicht ungefährlich sei. Die Patientin erhielt im Verlauf eines Monats 17 Injektionen Thorium X, davon die ersten 5 zwischen 200 und 700 E.-S. E., die folgenden meist gegen 1000 E.-S. E. Der Effekt dieser hochdosierten Kur war bedeutend. Der maximale Leibesumfang ging von 97 im Verlauf von 6 Wochen auf 87 cm, der kleinste Leibesumfang von 82,5 auf 76,5 cm zurück. Mit dieser Verkleinerung von Milz und Leber verschwanden auch die Schmerzen und die Dyspnoe; die Schlafmittel wirkten wieder. Zirka 14 Tage nach Beendigung der Kur trat ein plötzlicher Sturz der Erythrocyten auf ca. 1 000 000 ein, wobei die Zahl der kernhaltigen Erythrocyten zunahm. Gleichzeitig kam es auch zu Delirien und einer ganz eigentümlichen Euphorie. 3 Wochen später erfolgte der Tod.

Ergebnis: Wir halten es nicht für unmöglich, daß der Erythrocytensturz durch die Thorium X-Behandlung hervorgerufen wurde, wenn er auch erst nach Beendigung der Kur fällt. Man darf nicht vergessen, daß die Wirkung des Thorium X eine kumulierende ist, da ja die Halbwertzeit nicht ganz 4 Tage beträgt. Immerhin können wir die Behandlung in diesem Falle für berechtigt ansehen, da wir wenigstens für 5 Wochen einen erträglichen Zustand geschaffen haben und die Patientin von ihren schweren Oppressionserscheinungen befreiten. Die Behandlung war in diesem Fall sicher auch nicht lebensverkürzend, da bereits vorher Erscheinungen von Herzinsuffizienz vorhanden waren. Wir würden allerdings heute nicht mehr so große Dosen geben und die Thor X-Kur mit Röntgenbestrahlung kombinieren, wodurch die Schädigung des Erythrocytenapparates vielleicht verhütet werden könnte.

Beobachtung CXVII.

Ma., M. 52 Jahre. Lymphatische Leukämie. I. med. Klinik.

Beginn Anfang 1909 mit allmählicher Vergrößerung der Lymphdrüsen am Hals, in den Achselhöhlen und Leistenbeugen. Dazu Mattigkeit und leichte Ermüdbarkeit, die allmählich zunahm, so daß sie ihre Beschäftigung als Bedienerin aufgeben mußte. Gewichtsabnahme um 8 kg. Dezember 1909 Venenentzündung am rechten Bein.

Eintritt in die III. med. Klinik Mai 1910. Sehr mager, leicht zyanotisch, fleckige Pigmentationen der Haut, an beiden Unterschenkeln Varizen. Links zwei Ulcera cruris. Beträchtliche Drüsenpakete am Hals, in den Achselhöhlen und in der Leistenbeuge. Die Drüsen gut verschieblich. Großer Milztumor, nach abwärts bis ca. 2 Querfinger an die Spina il. ant., nach rechts bis ca. 3 Querfinger an den Nabel heranreichend, relativ weich. Leberrand bis 1 Querfinger unter dem Rippenbogen und bis zum Nabel reichend. Leber von weicher Konsistenz.

Körpergewicht 57 kg.

4 100 000 Erythrocyten, 75% Hämoglobin, 300 000 Leukocyten, davon 97% Lymphocyten.

23. V. 1910. 346 000 Leukocyten.

Nun 4 Röntgenbestrahlungen.

Leukocyten fielen bis 27. VI. auf 147 000 ab. Die Milz wurde kleiner. Subjektive Besserung. Das prozentuelle Verhältnis der Leukocyten bleibt ungefähr gleich. Nach dem Verlassen der Klinik fühlte sie sich schwach und matt, fieberte und war 2 Monate bettlägerig. Magerte stark ab. Sie machte dann eine Arsenkur durch, daraufhin wesentliche Besserung, wurde arbeitsfähig.

Anfang 1911 wieder stärkere Schwellung der Drüsen, Zunahme des Bauchumfangs, Atembeschwerden.

März 1911. Zweiter Aufenthalt auf der Klinik.

Milz reicht bis 2 Querfinger unter den Nabel.

105 000 Leukocyten, davon 87,5% Lymphocyten. Keine Behandlung.

Mitte März verließ sie die Klinik in etwas gebessertem Zustand und konnte ihre häuslichen Arbeiten verrichten. Von August an profuse Schweiße. Im November einmal starker Schüttelfrost, Erbrechen, Diarrhöen und stechende Schmerzen im Leib. Seither häufige Schmerzen daselbst; auch bedeutende Gewichtsabnahme.

Januar 1912. Eintritt in die Klinik. 3 200 000 Erythrocyten, 70% Fleischl, 500 000 Leukocyten.

Transferierung auf die I. med. Klinik am 19. II. 1912.

Haut blaßgelblich, sehr mager. Körpergewicht ca. 56 kg. Mächtige Drüsenpakete am Hals, in den Achselhöhlen (bis hühnereigroß) ebenso in inguine. Leises systolisches Geräusch an der Spitze. Milz reicht nach abwärts bis zur Symphyse, nach rechts bis über den Nabel. Leberrand 4 Querfinger unterhalb des Rippenbogens. Im Leib Drüsen palpabel. Schlußweite 91 cm. Fühlt sich sehr schwach, kann sich wegen Atembeschwerden und Schmerzen in Leber- und Milzgegend nur mühsam im Bett aufsetzen.

Augenhintergrund: Venen erweitert und beträchtlich geschlängelt. Leukämischer Fundus, um die Papille herum weißlich verfärbt. Rechts oben außen an der Vena temporalis superior eine dicht verschleierte Stelle, anscheinend ein ganz frischer retinitischer Herd. Die innere Papillenhälfte sehr verschleiert und geschwollen, zwei hellglänzende Fleckchen scheinen ebenfalls nicht zu alte retinitische Herde zu sein. Links ähnliche Veränderungen (Doz. Ulbrich).

Leukocyten in den ersten Tagen zwischen 600 000 und 700 000, davon ca. 95% Lymphocyten.

Datum	Dosis		Leukocyten	Erythrocyten
19. II.			653 000 Leukocyten.	
20. II.	50 E.-S. E. Thorium X subkutan		722 000 ,,	
21. II.	250	,,	769 000 ,,	
22. II.	250	,,	723 000 ,,	
23. II.	250	,,	586 000 ,,	
24. II.	250	,,	584 000 ,,	
25. II.	250	,,	646 000 ,,	
26. II.	400	,,	700 000 ,,	
27. II.	400	,,	500 000 ,,	
28. II.			630 000 ,,	
29. II.	500	,,	417 000 ,,	
1. III.	500	,,	570 000 ,,	
2. III.			470 000 ,,	
3. III.			454 000 ,,	
4. III.	500	,,	320 000 ,,	2 400 000 Erythrocyten.
5. III.			356 000 ,,	

Die früher hühnereigroßen Axillardrüsen sind jetzt nur noch walnuß- bis bohnengroß. Die Patientin kann jetzt den Arm an die Seite anlegen, auch die inguinalen Drüsen sind kleiner und weicher. 5 diarrhoische Stuhlgänge.

6. III. 6 Stühle, mikroskopisch viel Neutralfett, Stuhldrang. 290 000 Leukocyten.

7. III. 315 000 Leukocyten.

8. III. 900 E.-S. E. 358 000 ,,

8. III. Keine Diarrhöen mehr.

9. III. Größter Umfang des Abdomens 90 cm.

Nach Angaben der Patientin hat sich das Sehen wesentlich gebessert. Seit ihrer Erkrankung benützt sie zum Lesen Brille und Lupe. Seit gestern kann sie ohne Lupe lesen.

Datum	Dosis		Leukocyten
	800 E.-S. E.		270 000 Leukocyten.
10. III.	800	,,	290 000 ,,
11. III.	900	,,	263 000 ,,
12. III.			234 000 ,,

Schlußweite 83 cm.

13. III.		223 000	Leukocyten.	
14. III.		253 000	,,	
15. III.		202 000	,,	
16. III.	800 E.-S. E.	237 000	,,	(86⁰/₀ Lymphocyten), 3 000 000 Erythrocyten.

17. III.		140 000	,,
18. III.	600 ,,	145 000	,,
19. III.		120 000	,,

Größter Umfang 85 cm.

20. III.		130 000	Leukocyten.
21. III.	800 E.-S. E.	145 000	,,
22. III.		131 000	,,
23. III.		94 000	,,
24. III.	Leib viel weicher.		
25. III.		80 000	Leukocyten.
26. III.	800 E.-S. E.	81 000	,,
27. III.	500 ,,	61 000	,,

Atembeschwerden sind verschwunden. Subjektives Wohlbefinden, kann den Rock um den Leib wieder gebunden halten und frei sitzen.

28. III.		70 000	Leukocyten.	
29. III.	800 E.-S. E.	86 000	,,	
30. III.		94 000	,.	
31. III.		46 000	,,	
1. IV.	800 ,.	69 000	,,	
3. IV.	800 ,,	30 000	,,	3 200 000 Erythrocyten.

Schlußweite 84 cm, größter Leibesumfang 88 cm. An den Injektionsstellen treten regelmäßig ca. 8 Tage nach der Injektion ausgebreitete Pigmentierungen auf, die mehrere Wochen anhalten.

4. IV.		49 000	Leukocyten.
5. IV.	800 E.-S. E.	71 000	,,

Körpergewicht 56,5 kg.

6. IV.		38 000	Leukocyten.
10. IV.	1000 E.-S. E.	36 000	,,

Augenhintergrund: Das Bild des Fundus hat sich beiderseits wesentlich verändert, rechts ist der Fundus nicht völlig normal. In der Umgebung der Papille die Netzhaut noch getrübt, oben eine leichte Schwellung, aber viel geringer, die Gefäße von normaler Farbe. Die Venen leicht dilatiert. Keine Blutungen, am äußeren Rand der Papille ein weißes Fleckchen, links normales Fundusbild (Doz. Ulbrich).

11. IV.		34 000	Leukocyten.
12. IV.	1000 E.-S. E.	30 000	,,

Schlußweite 82 cm, größter Leibesumfang 84 cm.

13. IV.	800 E.-S. E.	48 000	Leukocyten.	
14. IV.		22 000	,,	
15. IV.	800 ,,	22 000	,,	
16. IV.		16 000	,,	
17. IV.		32 000	,,	
18. IV.	1000 ,,	22 600	,,	
19. IV.		24 000	,,	
20. IV.	800 ,,	20 000	,,	
21. IV.		30 000	,,	
22. IV.	1000 ,,	24 000	,,	3 400 000 Erythrocyten, 50⁰/₀ Sahli.
23. IV.	1000 ,,	17 000	,,	
24. IV.		17 000	,,	
25. IV.	900 ,,	18 000	,,	
26. IV.		12 800	,,	(65⁰/₀ Lymphocyten).

Körpergewicht 56,5 kg.

Die Milz bedeutend weicher geworden. Der Milzrand ist konzentrisch um 2 Querfinger nach oben und links gerückt. Am größten ist die Abnahme des Milzvolumens im Tiefendurchmesser, wie sich aus den Messungen der Schlußweite und des Leibesumfanges ergibt. Subjektives Befinden ausgezeichnet, Patient ist einen großen Teil des Tages außer Bett. Hilft bei häuslichen Arbeiten auf der Klinik. Die Thorium X-Injektionen werden ausgesetzt.

27. IV.	6 400	Leukocyten.
28. IV.	11 000	

30. IV. Seit 27. IV. Temperaturanstieg. Zuerst Temperatur bis 37,3⁰, am 28. bis 37,8⁰, am 29. bis 37,9⁰, heute plötzlich 39⁰. Nasenbluten. Über den Lungen nichts Abnormes.

1. V. 4 800 Leukocyten, 5 200 000 Erythrocyten.
Temperatur bis 38,3
2. V. 4 000 Leukocyten.
4. V. 10 400   „   1 300 000 Erythrocyten.

Schlußweite 84 cm. Links in der Wangenschleimhaut eine kronengroße ulzeröse Infiltration. Kleine Hämorrhagien in der Schleimhaut des Gaumens.

Augenhintergrund: Fundus beiderseits ausgesprochen leukämisch, Venen stark erweitert, Arterien blaß, Fundus blaßrot, keine Blutungen, die Netzhaut rechts besonders in der Umgebung der Papille ziemlich gleichmäßig geschwollen, in der Peripherie viel weniger, links ist die Anschwellung nur oben ausgesprochen. Die rechte Papille ist in den unteren Abschnitten von einer schleierigen Trübung überlagert (Doz. Ulbrich).

Remittierendes Fieber bis 39⁰. Foetor ex ore. Die Infiltration der Wangenschleimhaut wächst. Supraclavicular ein bohnengroßes Infiltrat. Rechts entwickeln sich bronchopneumonische Herde.

Nasenbluten. Adrenalintamponade.
5. V. 7 800 Leukocyten, 1 600 000 Erythrocyten.
7. V. 10 000   „   1 200 000   „
Auch links Pneumonie. Die Milz ist in den letzten Tagen noch kleiner geworden.
8. V. ante exitum 160 000 Leukocyten, 1 300 000 Erythrocyten.
8. V. Exitus.

Obduktionsbefund: Konfluierende Lobulärpneumonie im rechten Mittel- und Unterlappen, frische lobulärpneumonische Herde im rechten Ober- und linken Unterlappen. Fibrinöse Pleuritis links unten, fibrinös seröse Pleuritis über der rechten Lunge.

Lymphatische Leukämie mit beträchtlichem Milztumor (1100 g), diffuse leukämische Infiltration der Leber (2370 g) und der Lymphdrüsen.

Stomatitis ulcerosa mit Übergreifen auf den Gaumen und die Uvula.

Fettige Degeneration des Myocards.

Allgemeine hochgradige Anämie, hämorrhagische Diathese. Die Lymphdrüsen des Halses bis zu walnußgroßen, voneinander gut abgrenzbaren Paketen vergrößert, die Mesenteriallymphdrüsen bis haselnußgroß, jene im Pankreas sowie die retroperitonealen Drüsen bis pfirsichgroß.

Konsistenz der Lymphdrüsen mäßig derb, auf der Schnittfläche zeigen sich allenthalben kleinste Blutungen.

Geringe leukämische Infiltration des Zungengrundes, der Darmfollikel sowie der Tonsillen.

Leukämische Umwandlung des Knochenmarks.

Besprechung des Falles: Der Fall ist 2 Jahre vorher mit Röntgenstrahlen behandelt worden. Die Besserung war nur gering und nicht lange anhaltend, doch ist es möglich, daß bei Fortsetzung der Behandlung ein besserer Erfolg hätte erzielt werden können. Beim Beginn der Thorium X-Behandlung handelte es sich jedenfalls um einen weit vorgeschrittenen Fall, bei dem sich bereits eine leichte Anämie entwickelt hatte. Mächtige Drüsenpakete, enormer Milz- und Lebertumor, bedeutende leukämische Veränderungen des Augenhintergrundes, Zahl der Leukocyten im Blut zwischen 600 000 und 700 000 (dabei 95⁰/₀ Lymphocyten), Behinderung der Atmung und Schmerzen durch die Tumoren, Hinfälligkeit charakterisieren ihn zur Genüge als schweren Fall.

Die Thorium X-Behandlung dauerte vom 20. II. bis 25. IV., also ca. 2 Monate, im ganzen wurden 21 000 E.-S. E. injiziert. Die höchste Einzeldose betrug 1000 E.-S. E. An den Injektionsstellen kam es bisweilen zu kleinen Infiltraten und im Anschluß daran zu ausgebreiteten Pigmentierungen, nie aber zu Abszedierung. In den ersten beiden Wochen leichte Diarrhöen, sonst keine Intoxikationserscheinungen.

Unter dem Einfluß der Behandlung trat ein völliger Umschwung des Krankheitsbildes ein, der vor allem in einer enormen Zurückbildung der leukämisch hyperplastischen Prozesse bestand. Die Zahl der Leukocyten sank allmählich zur Norm ab, auch prozentual nahmen die Lymphocyten von 95

auf 65⁰/₀ ab. Die mächtigen Lymphdrüsenpakete am Hals, in den Achselhöhlen und Leistenbeugen verkleinerten sich schon nach 14 Tagen, so daß
die durch sie bedingte Bewegungsbeschränkung aufhörte. Der enorme Milz-
und Lebertumor ging zurück, so daß die Schlußweite von 91 auf 82 cm abnahm.
Die Atembeschwerden verschwanden. Die leukämischen Veränderungen des
Augenhintergrundes bildeten sich fast völlig zurück; damit stellte sich das
Sehvermögen wieder her. Die Anämie änderte sich anfangs nicht; später
erfolgte aber ein Anstieg der Erythrocyten von 3 400 000 auf 5 200 000. Besonders erfreulich war aber die Besserung des Allgemeinbefindens, das Körpergewicht stieg zwar nicht wesentlich an, bei der enormen Einschmelzung des
leukämischen Gewebes, die sicher auf einige Kilogramm zu veranschlagen ist,
muß aber doch ein Ansatz von Körpersubstanz an anderen Stellen stattgefunden
haben. Die Patientin, die früher äußerst hinfällig und an das Bett gefesselt
war, konnte nun aufstehen und leichte Arbeiten mühelos verrichten. Sie selbst
äußerte täglich ihre Freude über den Erfolg der Kur. Nur muß betont werden,
daß das kachektische Aussehen, das die Patientin von Anfang an hatte, sich
nicht wesentlich änderte.

5 Tage nach Beendigung der Kur trat plötzlich eine katastrophale Wendung
ein. Es entwickelte sich nach mehrtägigem Fieber und Nasenbluten eine
ulzeröse Stomatitis mit einem enormen Erythrocytensturz (in 3 Tagen von
5 200 000 auf 1 300 000), im Anschluß daran eine hämorrhagische Diathese
und endlich eine beiderseitige Pneumonie. In wenigen Tagen trat der Exitus ein.

Es drängt sich natürlich die Frage auf, ob das Auftreten des letalen
septischen Prozesses etwas mit der Thorium X-Behandlung zu tun hat. Man
könnte vor allem daran denken, daß die Ausscheidung von Thorium X durch
die Schleimhäute des Mundes (manchmal tritt ein metallischer Geschmack
im Mund auf) die Stomatitis hervorgerufen hat; demgegenüber muß ich aber
bemerken, daß wir sonst nie Stomatitiden bei Thorium X-Behandlung beobachtet haben. Ferner möchte ich darauf hinweisen, daß in vorgeschrittenen
Stadien bei Leukämiekranken sehr häufig plötzlich septische Prozesse mit
hämorrhagischer Diathese auftreten; ich halte es aber andererseits, worauf
ich später noch ausführlich eingehen werde, nicht für unwahrscheinlich, daß
sehr eingreifende Kuren, auch intensive Röntgenbestrahlung, das Auftreten
solcher Prozesse begünstigen. Berücksichtigt man den bedauernswerten Zustand, in dem sich die Patientin vor der Kur befand, so muß man wohl selbst
in dem Fall, daß ein solcher Zusammenhang bestand, die Berechtigung eines
solchen therapeutischen Versuches anerkennen. Immerhin haben wir uns
von jener Überlegung leiten lassen und später in ähnlichen Fällen nicht mehr
so hochdosierte Kuren durchgeführt.

Beobachtung CXVIII.

Jäg., Karl, Kaufmann. 58 Jahre. Lymphatische Leukämie. I. med. Klinik.
27. V. 1913.
Leidet seit Jugend an Migräne.
Im 18. Lebensjahr Lungenspitzenkatarrh.
Seither oft fieberhafte Bronchitis. Im 24. Jahre ein Ulcus am Penis von unbestimmter
Natur.
Im 54. Jahre Bronchitis mit einmaliger Hämoptoe.
Schon vor 10 Jahren trat in beiden Achselhöhlen je eine walnußgroße Lymphdrüse
auf. Nach ca. 2 Monaten sollen sie sich spontan wieder zurückgebildet haben.
März 1912 entwickelten sich harte Tumoren im Leib. 30 Injektionen
von Natr. cacodylicum brachten keinen Erfolg. Obwohl Wassermann negativ
war, wurden damals 3 Salvarsaninjektionen ohne Erfolg vorgenommen.
Seither auch Vergrößerung der Drüsen am Hals, in den Achselhöhlen
und in inguine. Starke Körpergewichtsabnahme. In den letzten Monaten auch
Dyspnoe.

Status: Kachektisches Aussehen. Tonsillen hypertrophisch. Auf beiden
Seiten des Halses zahlreiche harte bis bohnengroße Lymphdrüsen.

Röntgenologisch starke Verbreiterung des oberen Mittelschattens
(Drüsen?) mit leichter Kompression der Trachea. Breite des Herzschattens 15 cm.

Über beiden Lungenspitzen Dämpfung, verschärftes Atmen und mittelgroß-
blasige Geräusche.

Leberrand 2 Querfinger unter dem Rippenbogen, Milz stark vergrößert, bis
handbreit nach vorn und unten den Rippenbogen überragend.

Oberhalb der Symphyse ein kindskopfgroßes, derbes, höckeriges
Drüsenpaket, Bauchdecken gespannt. Bauchumfang 83 cm.

400 000 Leukocyten, davon 95⁰/₀ Lymphocyten.

Benzoltherapie zuerst 4 × 0,5 g, vom 3. VI. an 6 × 0,5 g Benzol.

14. VI. 326 000 Leukocyten, Milz und Tumor im Abdomen unverändert. Immer
noch große Spannung und Schmerzen im Leib.

21. VI. 3 600 000 Erythrocyten, 288 000 Leukocyten. Bauch etwas weicher.

28. VI. Größter Leibesumfang ca. 80 cm. 292 000 Leukocyten. Milz nicht verändert.

Vom 29. VI. an wird die Benzoltherapie mit Thorium X-Injektionen
kombiniert, und zwar werden bis zum 16. VII. 7 subkutane Injektionen zu 500 E.-S. E.
verabreicht.

Beim Austritt am 15. VII. 88 000 Leukocyten, 4 000 000 Erythrocyten. Patient
hat in den letzten 14 Tagen um 2¹/₂ kg abgenommen, fühlt sich etwas matt. Die Drüsen
im Leib sind wesentlich weicher geworden. Die Spannung hat nachgelassen.

Patient geht nun aufs Land und nimmt Sonnenbäder und Arsikodylzäpfchen.

Wiedereintritt am 7. X. 1913. Er hat um 10 kg zugenommen. Hat keine
Schmerzen mehr im Leib.

Über den Lungenspitzen keine Rasselgeräusche. Sonst Befund unverändert. Milzpol handbreit vor dem Rippenbogen. Leberrand 3 Querfinger unter dem Rippenbogen.

Die Drüsenpakete im Leib weicher. Sonstige Drüsen unverändert.

208 000 Leukocyten.

Bis zum 15. X. täglich 400 respektive später 500 E.-S. E. Thorium X subkutan.

15. X. 90 000 Leukocyten.

16. X. Einmalige kräftige Röntgenbestrahlung des Leibes. Daraufhin
Appetitlosigkeit, Brechreiz, Schmerzen in der Lebergegend, die bald vorübergehen.

30. X. 16 000 Leukocyten. Das Drüsenpaket im Leib ist jetzt um zirka
die Hälfte kleiner, weich. Milz unverändert.

Wiedereintritt 3. III. 1914. Seit 3 Wochen wiederum Kopfschmerzen, zeitweise auch leichte Schwellungen der Füße. Milz handbreit unter dem Rippenbogen,
derb. Leberrand 2 Querfinger unter dem Rippenbogen, hart. Die Drüsenpakete
im Leib wieder größer.

4 000 000 Erythrocyten, 37 000 Leukocyten, davon 88⁰/₀ Lymphocyten. Fundus
normal.

Vom 5. bis inkl. 16. III. täglich 500 E.-S. E. Thorium X subkutan, außerdem Röntgenbestrahlungen der Milz und der abdominalen Drüsenpakete.

21. III. 29 600 Leukocyten. Leibesumfang um 3 Querfinger abgenommen. Allgemeinbefinden sehr gut.

Im Laufe der späteren Kuren nahm Patient immer 2—3 kg ab, die er später immer
wieder gewann, so daß das Körpergewicht stationär blieb.

Ergebnis: In diesem Falle von lymphatischer Leukämie erwies sich
eine energische Thorium X-Therapie als zu angreifend. Kombination von
Thorium X mit Benzol war weniger wirkungsvoll als die mit Röntgenbestrahlung. Das Allgemeinbefinden hat sich wesentlich gebessert.

Beobachtung CXIX.

Li., J., Schlosser. Lymphatische Leukämie. I. med. Klinik. Eintritt
4. XI. 1912.

Anfang 1912 traten Schluckbeschwerden und gleichzeitig Schwellung
der Submaxillardrüsen auf. Seit dieser Zeit auch zunehmende Schwerhörigkeit.
Ferner Schwellungen der Drüsen am Hals und in der Achselhöhle. Abnahme um 10 kg.

Jetzt in der Submaxillargegend beiderseits bis walnußgroße Drüsenpakete. Auch
die Fossae supraclaviculares beiderseits von Drüsen ausgefüllt. Die Drüsen am Hals verschieblich und ziemlich hart. In beiden Achselhöhlen weiche bis gänseeigroße, ebenfalls
verschiebliche Drüsenpakete.

Sternum beim Beklopfen schmerzhaft. Im Röntgenbild in beiden Hilusgegenden gegen die Lungenfelder vorspringende rundliche Schattenmassen.

Lungen sonst normal, Herz normal; Leberrand 3 Querfinger unter dem Rippenbogen, stumpf, Konsistenz der Leber etwas vermehrt. Milz hart, Pol 2 Querfinger unter dem Rippenbogen palpabel.

Blutbefund: 4 000 000 Erythrocyten, Hämoglobin nach Sahli 72%, 191 000 Leukocyten, davon 95% Lymphocyten.

Vom 9. XI. an täglich 3 × 30 E.-S. E. Thorium X per os. Körpergewicht 61 kg.

13. XI.   200 000 Leukocyten.

18. XI.   Körpergewicht 62,5 kg.   216 000 Leukocyten, 5 400 000 Erythrocyten.

25. XI.   Körpergewicht 63,9 kg.   Von heute ab 3 × 50 E.-S. E. per os.

2. XII.   5 400 000 Erythrocyten, 155 000 Leukocyten.

6. XII.   Körpergewicht 64,4 kg.   5 180 000 Erythrocyten, 144 000 Leukocyten.

Vom 9. bis inkl. 13. XII. eine schmerzhafte entzündliche Schwellung des linken Beines. Dabei Temperatursteigerungen bis 39,5. Abnahme um $2^1/_2$ kg.

14. XII.   184 000 Leukocyten.

20. XII.   Seit mehreren Tagen Temperatur wieder normal. Subjektives Befinden gut.

5 680 000 Erythrocyten, 138 000 Leukocyten.

Die Drüsen ganz unverändert, auch Leber und Milz von gleicher Größe. Patient tritt aus.

4. I. 1913.   Wiedereintritt.   183 000 Leukocyten, 5 200 000 Erythrocyten. Körpergewicht 64 kg.

Von nun ab täglich 300 E.-S. E. per os.

Vom 15. I. 500 E.-S. E. per os.

16. I.   140 000 Leukocyten.

22. I.   140 000 Leukocyten, 4 880 000 Erythrocyten.

28. I.   114 000 Leukocyten.

31. I.   88 000 Leukocyten.   Körpergewicht 63 kg.

23., 24., 28., 29., 30. I. und 1. II. je 500 E.-S. E. Thorium X subkutan.

4. II.   Trinkkur wird ausgesetzt, 100 E.-S. E. Thorium X subkutan.

5. II.   1000 E.-S. E. subkutan.

6. und 8. II. je 800 E.-S. E. Thorium X subkutan.

10. II.   4 200 000 Erythrocyten, 64 000 Leukocyten.

Die Drüsen haben an Umfang kaum abgenommen.

Leber und Milz unverändert.

Ergebnis: In diesem Falle ist der Erfolg der Kur unbefriedigend. Während der Trinkkur nahm die Zahl der Leukocyten nur wenig ab. Später führte zwar die Steigerung der Dosen und besonders die subkutane Einverleibung zu einer stärkeren Abnahme der Leukocyten; Milz, Leber und Drüsenschwellungen blieben aber unbeeinflußt. Wahrscheinlich wäre in diesem Falle eine gleichzeitige Röntgenbestrahlung wirkungsvoller gewesen, doch wollte der Patient nicht länger bleiben.

Beobachtung CXX.

Vo., J., Zimmermann. Lymphatische Leukämie. I. med. Klinik. Eintritt 18. III. 1913.

Vor ca. 6 Monaten bemerkte Patient Anschwellung der Drüsen am Hals, später auch in inguine. Allmählich zunehmende Müdigkeit, schlechter Schlaf, Schweiße und Gewichtsabnahme.

Jetzt deutliche Hyperplasie des Rachenringes. Die Lymphdrüsen am Hals und Nacken zu bedeutenden Paketen vergrößert.

Röntgenologisch die Trachea nach links, oberer Ösophagus nach rechts verdrängt. Starke Verbreiterung des Mittelschattens.

In den Achselhöhlen beiderseits faustgroße Drüsenpakete, ebensogroße in inguine.

Leberrand 1 Querfinger unter dem Rippenbogen, stumpf, Leberkonsistenz vermehrt, Milzpol nicht deutlich palpabel. Körpergewicht 76,5 kg.

Blutuntersuchung: 4 200 000 Erythrocyten, Hämoglobin (Sahli) 70%, 31 000 Leukocyten, davon 89% Lymphocyten.

Vom 31. III. an täglich 4 × 0,5 Benzol.

Vom 25. III. an täglich 5 × 0,5 g Benzol.

26. III.   29 800 Leukocyten.

Vom 28. III. 6 × 0,5 g Benzol.

29. III. 31 000 Leukocyten.

8. IV. 31 000 Leukocyten. Benzoltherapie wird ausgesetzt.

Von nun ab in Abständen von 3 bis 5 Tagen subkutan je 500 E.-S. E. Thorium X.

22. IV. 17 700 Leukocyten.

Vom 10. V. an in Abständen von 2 Tagen je 500 E.-S. E. Thorium X subkutan.

14. V. 11 000 Leukocyten. Körpergewicht 73 kg.

Die Lymphdrüsenpakete nicht wesentlich verkleinert; da Allgemeinbefinden nicht befriedigend und Körpergewichtsabnahme erfolgte, wird mit der Behandlung ausgesetzt.

15. und 17. V. Intravenöse Injektion von 2 respektive 3 ccm Enzytol. Keine Nebenerscheinungen.

Ergebnis: Die allerdings kurz dauernde Benzoltherapie war in diesem Falle erfolglos. Die Leukocytenzahl sank erst mit dem Beginn der Thorium X-Therapie, aber auch diese Behandlung hatte keinen befriedigenden Erfolg, da eine Wirkung auf die Lymphdrüsenpakete nicht zu konstatieren war. Die in den letzten 8 Tagen vorgenommene Kombination mit Enzytolinjektionen brachte ebenfalls keinen entscheidenden Erfolg. Das Körpergewicht sank vielmehr jetzt ziemlich rapid um $2\frac{1}{2}$ kg ab und das subjektive Befinden verschlechterte sich.

Beobachtung CXXI.

Ruf. 40 Jahre. Lymphatische Leukämie. 6. II. 1913.

1911 vergrößerten sich die Drüsen am Hals, in den Achselhöhlen und Leistenbeugen ziemlich rasch, Mitte November begann der Patient eine Arsenkur, doch mußte er wegen Magenbeschwerden dieselbe bald unterbrechen. Doch sollen die Drüsen vorübergehend kleiner geworden sein.

6. II. 1913. Jetzt bestehen bis hühnereigroße, harte Drüsenschwellungen am Hals beiderseits. Ferner kleinere im Nacken und in der Submaxillargegend, ferner bis haselnußgroße in den Achselhöhlen und in inguine.

Röntgenologisch kein Anhaltspunkt für Mediastinaldrüsen. Milzpol 3 Querfinger vor dem Rippenbogen.

4 700 000 Erythrocyten, 16 000 Leukocyten, davon 60% Lymphocyten.

Erhält in Abständen von 1—2 Tagen 12 Injektionen zu 500 E.-S. E. Thorium X subkutan.

26. II. 12 800 Leukocyten, Drüsen kleiner.

6. III. 7200 Leukocyten. Die Drüsen sind fast ganz verschwunden. Wohlbefinden, Körpergewicht stationär.

10. IV. Nur vereinzelte kleine Drüsen, eine unterm Kinn bis bohnengroß.

In den Achselhöhlen überhaupt nichts mehr fühlbar. In den Leistenbeugen noch einzelne bis erbsengroße Drüsen. Milzpol 2 Querfinger vor dem Rippenbogen palpabel. Erhält noch weitere 6 Injektionen zu 500 E.-S. E.

Ende Juli wurden die Halsdrüsen wieder etwas größer.

23. IX. Zu beiden Seiten des Halses Drüsenpakete, manche Drüsen bis haselnußgroß. In den Achselhöhlen und Leistenbeugen bis taubeneigroß. Milzpol 2 Querfinger vor dem Rippenbogen.

Körpergewicht hat um 3 kg zugenommen.

4 500 000 Erythrocyten, 95% Sahli, 15 000 Leukocyten, davon 51% Lymphocyten.

Bis zum 28. IX. 10 Injektionen zu 500 E.-S. E., nachher Arsenzäpfchen, die gut vertragen werden.

21. I. 1914. Körpergewicht 65,5 kg.

8400 Leukocyten, davon 70% Neutrophile, 22% Lymphocyten, 7% große Mononukleare, 1% Eosinophile. Drüsen am Hals klein, aber noch vorhanden. Milz 1 Querfinger vor dem Rippenbogen. Allgemeinbefinden sehr gut, seit 4 Monaten arbeitsfähig.

31. III. 1914. Seit ca. 14 Tagen Müdigkeit. In den letzten Tagen wieder Drüsenschwellungen am Hals. Jetzt daselbst bis haselnußgroße Drüsen tastbar. Auch in den Achselhöhlen haselnußgroße, in inguine bis bohnengroße Drüsen. Milz 2 Querfinger vor dem Rippenbogen. 15 000 Leukocyten.

Am 31. III. und 1. und 2. IV. je eine subkutane Thorium X-Injektion à 500 E.-S. E. Da der Patient sich schon nach der ersten Injektion nicht wohl fühlt, so wird diesmal die Behandlung mit Röntgenbestrahlung kombiniert. Der Patient erhält bis 7. IV. 5 Bestrahlungen, davon 2 am Hals und 3 über der Milz.

Austritt am 7. IV. Die Drüsen nahezu verschwunden. Milz 1 Querfinger vor dem Rippenbogen. Allgemeinbefinden gut.

Ergebnis: Chronische lymphatische Leukämie, seit wenigstens 3 Jahren bestehend. Über 1 Jahr lang ausschließliche Behandlung mit kleinen Dosen Thorium X in 3 Serien, die Milz und Drüsen immer wieder verkleinerten und die Leukocyten bis auf die normale Zahl herabdrückten. Während dieses Jahres erholte sich der Patient und konnte in dem letzten halben Jahre seinem Beruf nachgehen. Im Beginn der 4. Behandlung trat eine leichte Störung des Allgemeinbefindens auf, weshalb eine Röntgenbehandlung eingeleitet wurde.

Beobachtung CXXII.

Pl., Oberkondukteur. 57 Jahre. **Lymphatische Leukämie.** I. med. Klinik. Eintritt 14. I. 1914.

Zwei Schwestern starben an Tuberkulose. 1880 Angina mit starker Schwellung der Tonsillen und 8 tägigem hohem Fieber. 1890 abermals starke fieberhafte Angina. Die Schwellung der Tonsillen dauerte nahezu 1 Monat.

Mai 1911 Schmerzen und Spannungsgefühl in der Milzgegend und Vergrößerung der Milz, dabei große Mattigkeit. Bald nachher auch Schwellungen der Drüsen am Hals, in den Achselhöhlen, in der Ellbogenbeuge und in inguine. Damals auch Schlaflosigkeit und kurz dauernde Schwindelanfälle. Patient wurde auf der Klinik v. Neusser zuerst durch 4 Wochen mit Radiumbäder und Radiumtrinkkur ohne Erfolg behandelt. Dann wurden 9 Röntgenbestrahlungen vorgenommen, die die Drüsen nahezu zum Verschwinden brachten. Im Juni verließ der Patient die Klinik. Später wegen neuerlicher Drüsenschwellungen Serie von 9 Röntgenbestrahlungen, die bis März 1912 dauerte und wieder von Erfolg begleitet war.

Im Juli 1912 war Patient 4 Wochen in Levico. Allgemeinbefinden dort gut, das Körpergewicht, das im Beginn der Erkrankung um 13 kg abgenommen hatte, nahm aber nur wenig zu.

Im November 1912 neuerlicher Beginn der Drüsenschwellungen. Von Februar 1913 an Benzolbehandlung. Patient nahm zuerst $1^1/_2$ g täglich und stieg dann auf 5 g täglich an. Im ganzen nahm er 435 Kapseln à 0,5 g Benzol ein. Die Drüsen wurden aber nur wenig kleiner und weicher. Nachher eine Serie von 18 Röntgenbestrahlungen bis September 1913. Der Erfolg war diesmal weniger gut. Anfang Dezember wieder stärkere Schwellung der Milz und Schmerzen daselbst. Auch die Drüsen nahmen von Tag zu Tag an Volumen zu. Körpergewicht blieb gleich, Appetit war gut, doch trat wieder das Schwindelgefühl auf.

Beim Eintritt wog der Patient 62,5 kg. Er war ziemlich mager. Die Tonsillen stark vergrößert und zerklüftet. Am Hals beiderseits überfaustgroße Drüsenpakete, auch in den Fossae supra- und infraclaviculares bis walnußgroße Drüsen. Umfang der Drüsenpakete über Nacken und Kinn gemessen: 55 cm. Größter Halsumfang 43 cm. Auch in beiden Achselhöhlen bis nahezu faustgroße Drüsenpakete. (Siehe die Abbildung 8.) In beiden Cubitae bis haselnußgroße Drüsen, ferner bis walnußgroße Drüsen in inguine. Milzpol gut 1 Querfinger unter dem Rippenbogen, Konsistenz vermehrt. Leberrand 2 Querfinger unter dem Rippenbogen, scharf. Über der rechten Lungenspitze leichte Dämpfung, keine Rasselgeräusche. Herz normal.

Augenhintergrund: Beiderseits Papillen blaß, sonst normal.

4 000 000 Erythrocyten, 82 000 Leukocyten, davon 98 % meist kleine Lymphocyten.

Die Haut zeigt an zahlreichen Stellen bis linsengroße Infiltrationen.

Vom 1. II. an Thorium X-Behandlung. Zuerst durch 6 Tage täglich 500 E.-S. E Thorium X subkutan, dann in Abständen von 3—4 Tagen bis zum 15. IV. Im ganzen wurden 20 Injektionen à 500 E.-S. E. verabreicht, darunter 3 intravenös.

Vom 27. II. bis 7. IV. 19 Bestrahlungen zu 1—2 K, und zwar wurde die Gegend der Drüsenschwellungen und die Gegend der Milz und Leber bestrahlt.

Der weitere Verlauf gestaltete sich folgendermaßen:

3. II.   57 000 Leukocyten.

16. II.   54 000   „

21. II.   28 000   „

23. II. Die Drüsenpakete haben bis jetzt kaum an Umfang abgenommen. Umfang über dem Kinn 54 cm. Körpergewicht auf 64 kg angestiegen, Appetit gut, leichtes Ödem der Augenlider.

4. III.   18 000 Leukocyten.
9. III.   19 000   „

Drüsen sind wesentlich weicher geworden, auch die bis jetzt noch nicht bestrahlten; auch die Milz ist weicher.   Größter Umfang über dem Kinn 51 cm.

16. III.   15 000 Leukocyten.
19. III.   Halskinnumfang 48 cm.   Milz nicht mehr palpabel, auch Milzdämpfung nicht mehr vergrößert.

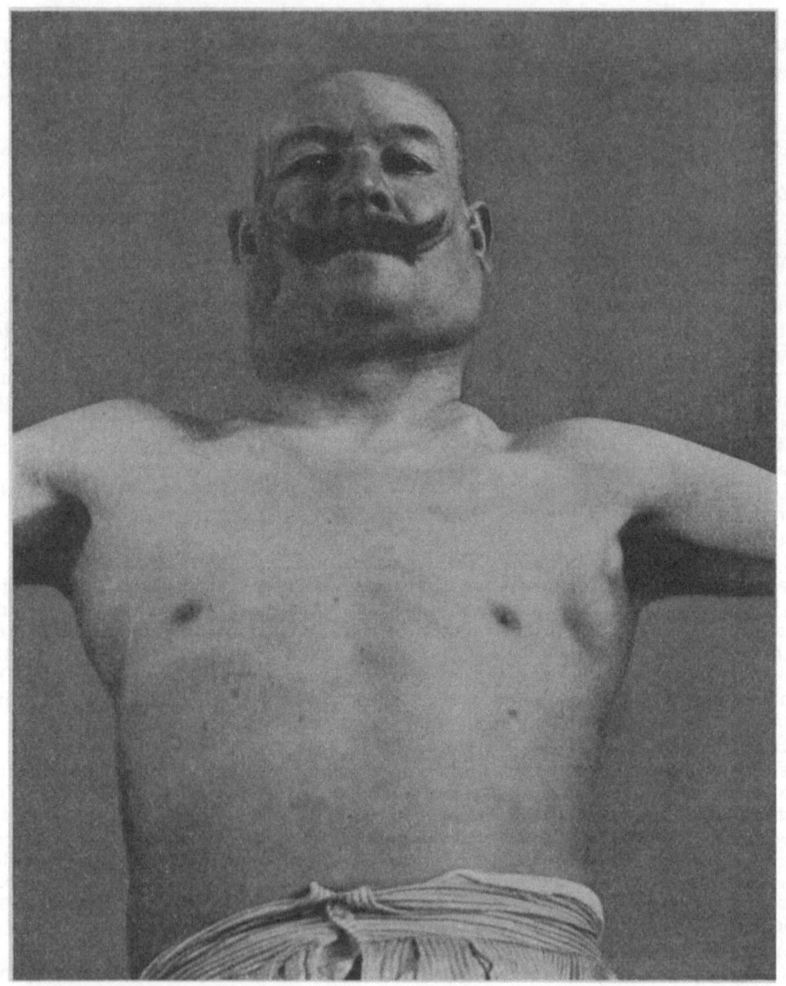

Abb. 8.   Fall Pl. vor der Behandlung.

24. III.   Halskinnumfang 46,5 cm, größter Halsumfang 37 cm.
27. III.   14 800 Leukocyten.
7. IV.   7 300   „   (30% Lymphocyten).

Die Drüsenpakete rechts ganz verschwunden, links in der Fossa submaxillaris noch eine haselnußgroße Drüse.   Halskinnumfang 46 cm, größter Halsumfang 56 cm. Körpergewicht 64,2 kg.

Achseldrüsenpakete rechts und links noch hühnereigroß.   Inguinaldrüsen erbsen· groß, Milz nicht palpabel, Leberrand noch 2 Querfinger unter dem Rippenbogen, weniger hart.   Allgemeinbefinden sehr gut.

27. IV.   Patient stellt sich wieder vor.   Die Achseldrüsenpakete sind noch weiter zurückgegangen.   Allgemeinbefinden gut.

2. V.   3 800 000 Erythrocyten, 9,26% Hämoglobin (Fleischl), 7200 Leukocyten, davon 15% polymorphkernige Neutrophile, 75% Lymphocyten, 7% Mononukleare, 2% Eosinophile, 1% Mastzellen.

14. V.   7000 Leukocyten.

22. V.   Aussehen gut.   Gewicht 64 kg.   Die Drüsen am Hals haben noch Bohnen-

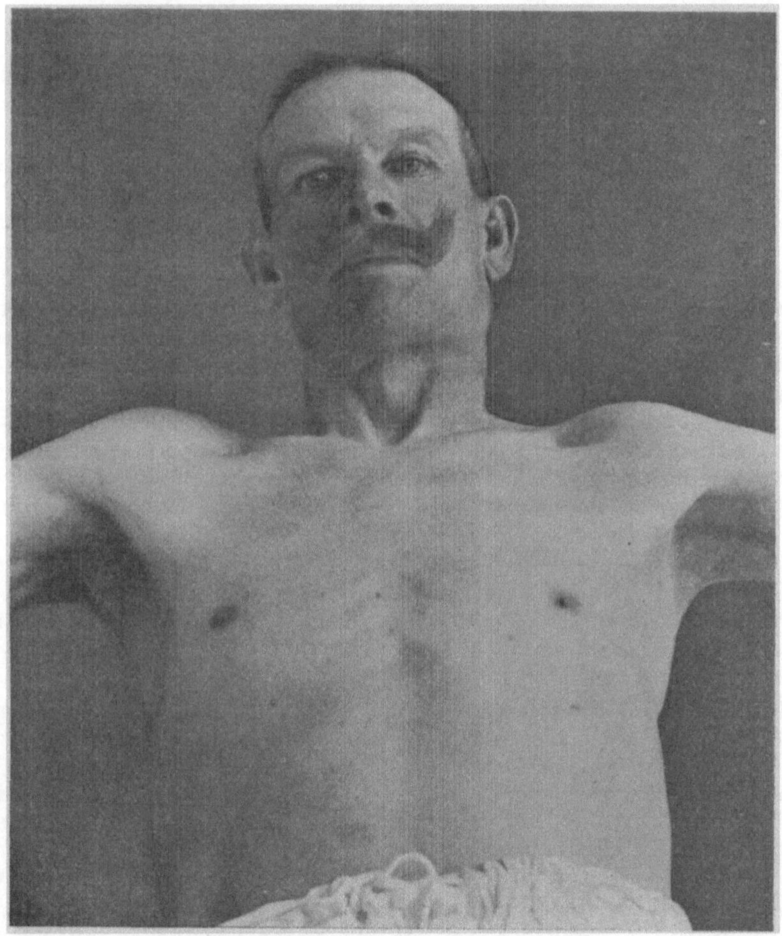

Abb. 9.   Fall Pl. nach der Behandlung.

bis Erbsengröße.   Axillardrüsen sind auf Walnußgröße zurückgegangen.   Zahnfleisch gelockert und leicht blutend.   Tonsillen beiderseits nahezu walnußgroß.   Zwischen den Follikeln kleine Hämorrhagien.   Milz gerade noch palpabel, Leber nicht palpabel.

4. VI.   52 000 Leukocyten.   Zahnfleisch durch Jodpinselung wesentlich gebessert. Milz nicht fühlbar.

Erhält ambulatorisch 5 Injektionen à 500 E.-S. E. Thorium X subkutan in Intervallen von 3—4 Tagen.

25. VI.   12 000 Leukocyten.   Allgemeinbefinden ausgezeichnet.

Ergebnis: Es handelt sich um eine chronische lymphatische Leukämie, die seit mindestens seit 3 Jahren besteht. Die Röntgenbestrahlung war 2mal von gutem Erfolg begleitet. Der 3. Röntgenbehand-

12*

lung ging eine lang dauernde und hochdosierte Benzolbehandlung voraus, die nahezu erfolglos war. Auch die nun folgende intensive Röntgenbehandlung hatte nur geringen Erfolg. Kurze Zeit nachher trat vielmehr ein stärkeres Wachstum von Drüsen und Milz auf. Die alleinige Thorium X-Behandlung hatte wenigstens im Anfang nur ein Heruntergehen der Leukocyten zur Folge. Die Kombination mit Röntgenbestrahlung brachte nun einen vollen Erfolg. Durch die vorsichtige Dosierung des Thorium X wurden toxische Erscheinungen vollständig vermieden.

Wenn wir uns nun aus den angeführten Beispielen ein Urteil über den Wert der Methode bilden wollen, so wird es gut sein, erst einzelne Punkte ausführlich zu besprechen.

Was die Applikationsweise anbelangt, so sind wir fast ausschließlich bei der gleich anfangs angewandten subkutanen resp. intramuskulären Injektion geblieben. Die perorale Zufuhr haben wir bald verlassen; abgesehen davon, daß man bei Einfuhr etwas größerer Dosen in manchen Fällen verhältnismäßig bald leichte Magen-Darmstörungen beobachten kann, zeigte sich, daß die gleichen Dosen peroral einverleibt weniger wirksam sind als bei subkutaner Injektion. Wir verweisen auf die Beobachtung CXIV, einen Fall mit myeloischer Leukämie. Dieser Fall bekam vom 4.—21. I. täglich ansteigend 200—1000 E.-S.E. Thorium X per os, ohne daß auch nur die Zahl der Leukocyten beeinflußt würde. Vom 21. I.—12. II. wurden 9 subkutane Injektionen von 400—800 E.-S. E. verabreicht. Wenn auch ein deutlicher Erfolg erst nachher bei Kombination der Thorium X-Behandlung mit Röntgenbestrahlung eintrat, so sank doch während der subkutanen Injektionen die Leukocytenzahl um ein Drittel ab und die Temperaturen wurden normal. In einem zweiten Fall von lymphatischer Leukämie (Beobachtung CXIX) ist die Beurteilung schwierig; bei der peroralen Zufuhr war der Erfolg nur gering (die Zahl der Leukocyten nahm von 200 000 auf 140 000 ab); später bei subkutaner Applikation fiel zwar die Leukocytenzahl ziemlich rasch auf 64 000 ab; Drüsen, Leber und Milz nahmen aber kaum an Umfang ab.

Die intravenöse Injektion haben wir bei manchen Fällen zeitweilig angewandt, sie wirkt gewiß rascher als die subkutane und wohl auch intensiver, bei ihr treten aber die toxischen Erscheinungen viel stärker hervor. Wir halten daher die von Plesch angegebene Methode der einmaligen Einverleibung einer großen Dose für verwerflich, erachten vielmehr die Thorium X-Therapie nur in der Weise für zulässig, daß man allmählich mit den Dosen steigt und sie auf längere Zeit verteilt.

In der Literatur findet man die Angabe immer wiederkehren, daß die subkutane Injektion gefährlich sei, da sie unter Umständen zu Nekrosen der Haut führe. Wir haben bei vielen tausenden Injektionen niemals eine Nekrose gesehen. Man muß allerdings die in den Handel gebrachten konzentrierten Lösungen von Thorium X (ca. 1000 E.-S. E. auf 1 ccm) mit physiologischer Kochsalzlösung verdünnen. Im Anfang, als wir noch Dosen von 1000 E.-S. E. auf nur 2—3 ccm verdünnt injizierten, sahen wir öfter bohnen- bis haselnußgroße schmerzhafte Infiltrate an den Injektionsstellen auftreten. Diese blieben oft viele Tage, ja Wochen bestehen. Es ist kein Zweifel, daß dadurch die Dosierung auch ungenauer wird, da die radioaktive Substanz zum Teil an der Injektionsstelle zurückgehalten wird. Seitdem wir stärker verdünnen und kleinere Dosen geben (500 E.-S. E. auf 3—4 ccm) und seitdem wir nach der Injektion die Injektionsstelle massieren, haben wir dies vermieden. Im Anfang sahen wir auch stärkere Pigmentierungen an den Injektionsstellen auftreten. Später bei Einhaltung der erwähnten Kautelen kam es aber nur zu schwachen Pigmentierungen, die nach kurzer Zeit wieder verschwanden. Wir injizieren gewöhnlich in die Streckseite der Oberschenkel.

Bevor wir nun auf die Frage der Dosierung im Detail eingehen, wollen wir den Einfluß der Thorium X-Behandlung auf die Symptome der Leukämie und die eventuell zu beobachtenden toxischen Erscheinungen ausführlich besprechen.

Plesch, Karczag und Keetmann beobachteten nach der intravenösen Einverleibung großer Dosen von Thorium X vor allem Erscheinungen von seiten des Magen-Darmtraktus: profuse Diarrhöen, die medikamentös nicht zu beeinflussen waren, Appetitlosigkeit, Leibschmerzen, eventuell Kopfschmerzen. Alle diese Erscheinungen schwächten die Patienten sehr. Die Autoren empfehlen daher, da mit Recht angenommen werden kann, daß ein großer Teil des Thorium X mit dem Darm ausgeschieden wird, durch Abführmittel für eine rasche Eliminierung des Thorium X aus dem Darm zu sorgen. Bei der von uns eingehaltenen Methodik haben wir niemals stürmische Erscheinungen von seiten des Magen-Darmtraktus gesehen. Im Anfang, als wir verhältnismäßig größere Dosen verwendeten, beobachteten wir mehrmals, daß die Patienten im Lauf der Behandlung mehrere Tage hindurch Diarrhöen hatten, die immer schmerzlos waren, z. B. Fall Kri. (Beobachtung CXIII) und Fall Ma. (Beobachtung CXVII). Ein mehrtägiges Aussetzen der Injektionen genügte immer, um die Magen-Darmstörungen zu beseitigen. Bei vorsichtiger Medikation kann man sie wohl immer vermeiden. Dasselbe gilt auch vom Erbrechen, das wir nur je einmal in den Beobachtungen Kr. und Ma. auftreten sahen, das aber nie einen beunruhigenden Charakter hatte. Es dürfte im allgemeinen wohl zweckmäßig sein, darauf zu achten, daß während der Behandlungsperiode keine Verstopfung besteht; wir sind allerdings nie in die Lage gekommen, Abführmittel zu gebrauchen, da in vorher obstipierten Fällen der Stuhl sich fast immer von selbst regelte (z. B. Fall Kri., Beobachtung CXIII).

Viel wichtiger ist die sorgfältige Berücksichtigung des Appetits. Wir haben hierin vielleicht den besten Indikator, der uns in der Dosierung leiten kann. Vollständige Anorexie, wie sie Plesch, Karczag und Keetmann nach einmaliger Einverleibung großer Dosen schildern, haben wir nie beobachtet, doch sahen wir öfter, daß im Verlauf der Kur die Patienten über verringerten Appetit klagten und besonderen Widerwillen vor Fleischnahrung empfanden. Hier und da stellte sich auch Übelkeit ein. In solchen Fällen sollte man immer durch 4—5 Tage mit den Injektionen aussetzen, gewöhnlich verschwinden dann diese Erscheinungen rasch. Stellen sie sich bei der Wiederaufnahme der Behandlung neuerdings ein, so muß man mit der Dosis heruntergehen oder eventuell die Thorium X-Behandlung unterbrechen und eine längere Pause eintreten lassen. Ebenso wichtig ist die genaue Berücksichtigung des Körpergewichts. Wenn Appetit und Allgemeinbefinden sich heben und das Körpergewicht während der Behandlung ansteigt, so kann man sicher sein, daß die Behandlung gut vertragen wird. In den meisten Fällen wird man aber damit zufrieden sein müssen, wenn während der Behandlungsperiode das Körpergewicht stationär bleibt. Fast immer findet man dann, daß nach Beendigung der Kur der Appetit zunimmt, das Körpergewicht im Verlauf einiger Wochen um mehrere Kilogramm ansteigt und überhaupt eine Periode gesteigerten Wohlbefindens folgt. Auch ein während der Behandlungsperiode eintretender Körpergewichtsverlust um 1—3 kg scheint uns noch zulässig, da nachher das Verlorene gewöhnlich rasch ersetzt wird. So verminderte sich im Falle Je. (Beobachtung CXIV) das Körpergewicht während der Behandlung um $2^1/_2$ kg, nahm aber dann rasch um 5 kg zu. Im Falle Jä. (Beobachtung CXVIII) betrug die Körpergewichtszunahme nach der Behandlung sogar 10 kg. Man darf auch nicht unberücksichtigt lassen, daß die bedeutende Einschmelzung lymphatischen Gewebes schon an und für sich einen Körpergewichtsverlust um 1—3 kg bedeuten kann, ohne daß der Körper von seinem Fett hergeben muß, und kann daher bei fehlender Gewichtszunahme trotzdem mit einem gewissen Ansatz rechnen, z. B. im Falle Ma. (Beobachtung CXVII), bei dem das Gewicht nur von 56 auf $56^1/_2$ kg stieg, Milz und Leber aber enorm an Volumen abnahmen. Man wird sich in solchen Fällen immer von dem Allgemeinbefinden des Patienten leiten lassen. Dies gilt ebenso für die kombinierte Thorium X-Röntgenbehandlung wie für die Thorium X-Behandlung allein. Starke Körpergewichtsverluste sind auf jeden Fall zu vermeiden.

Besondere Beachtung verdienen in dieser Beziehung vielleicht die Fälle von Leukämie mit Fettsucht. Von diesen scheint eine Reduktion des Körpergewichts nicht gut vertragen zu werden, wenigstens spricht der Fall Lö. (Beobachtung CXVI) in diesem Sinne.

Besonders wichtig ist es, den Herzgefäßapparat während der Thorium X-Therapie genau zu beobachten. Bei vorsichtiger Dosierung treten gewöhnlich keine Veränderungen in seiner Funktion ein. Bei größeren Dosen beobachteten wir aber bisweilen, daß der Puls weicher wurde und der Blutdruck etwas absank. Besonders dann, wenn Arrhythmien vorhanden sind und schon vorher Zeichen beginnender Insuffizienz da waren, wird man sehr vorsichtig sein müssen. In solchen Fällen kann es vorkommen, daß die Patienten nach den ersten Injektionen über leichte Dyspnoe und Mattigkeit klagen und daß ihnen körperliche Anstrengungen schwerer fallen. Meist vergehen diese Erscheinungen rasch wieder, wenn die Behandlung zu wirken beginnt. In mehreren Fällen haben wir beobachtet, daß die vorherbestehende Dyspnoe im Verlauf der Behandlung verschwand und daß die Patienten besonders nach Beendigung der Kur körperlich leistungsfähiger wurden. Besonders ausgesprochen war dies bei Fall Kr. (Beobachtung CXIII) und bei Fall Ma. (Beobachtung CXVII). Die zuletzt erwähnte Patientin war vor Beginn der Behandlung bettlägerig und äußerst schwach. Nach mehreren Wochen war sie den größten Teil des Tages außer Bett und konnte sich an den häuslichen Arbeiten der Klinik beteiligen. Im Falle Kr. (Beobachtung CXIII) verschwanden auch die Schwindelanfälle, von denen die Patientin vor Beginn der Behandlung befallen wurde, wenn sie sich nur im Bett aufsetzte. Vorhandene Dekompensationserscheinungen können sich im Laufe der Behandlung zurückbilden. So berichtet A. Bickel von einem 17 jährigen jungen Mann mit einer myeloischen Leukämie, bei dem nach intravenöser Injektion von 2000 E.-S. E. Ascites und Herzgeräusche verschwanden. Man wird wohl nicht fehlgehen, wenn man die Beseitigung der Dyspnoe und die Besserung der Tätigkeit des Herz-Gefäßapparates einerseits auf die Veränderung der Druckverhältnisse infolge Verkleinerung von Milz und Leber und Lymphdrüsen, andererseits auf die Besserung des Blutbefundes und besonders der oft bestehenden Anämie zurückführt.

Besondere Vorsicht wird jedenfalls dann geboten sein, wenn der Blutdruck von vornherein sehr niedrig ist, da, wie bereits im biologischen Teil ausgeführt wurde, das chromaffine Gewebe eine besondere Affinität zu festen radioaktiven Körpern hat und gegen die Strahlenwirkung sehr empfindlich ist. Sind Zeichen einer beginnenden hämorrhagischen Diathese vorhanden, so wird man von einer Thorium X-Behandlung besser ganz absehen; anscheinend sind die Gefäßendothelien gegen die Strahlenwirkung des in die Zirkulation gebrachten Thorium X sehr empfindlich; besonders gilt dies für die Leukämie, die ja auch sonst oft unter den Erscheinungen der hämorrhagischen Diathese letal endet. Man wird daher während der Behandlung besonders auf die Mundschleimhaut achten und, falls sich Zahnfleischblutungen zeigen sollten, die Behandlung lieber sofort abbrechen. Eine sorgfältige Mundpflege scheint uns in jedem Fall wünschenswert. Es läßt sich dadurch auch meist der metallische Geschmack beseitigen, den manche Patienten während der Behandlung bemerken.

Bei vielen vorgeschrittenen Fällen von Leukämie besteht bekanntlich oft Fieber von remittierendem Typus, ohne daß die Untersuchung der Lungen und des Herzens eine Erklärung hierfür gibt und ohne daß sich auch sonst irgendwelche Zeichen einer Infektion vorfinden. Daß in solchen Fällen das Fieber direkt durch den leukämischen Prozeß hervorgerufen wird, geht auch daraus hervor, daß es durch die Behandlung oft rasch beseitigt wird. Ich verweise z. B. auf den Fall Schm. (Beobachtung CXII) mit myeloischer Leukämie. Dieser verlief anfangs vollkommen fieberfrei. Im April traten dann Temperatursteigerungen von remittierendem Typus bis 39⁰ zugleich mit einer Exazerbation des leukämischen Prozesses (mit erneutem Wachstum der Milz usw.) auf. Nach mehreren Injektionen Thorium X sank die Temperatur zur Norm ab, erst Mitte Juli trat das Fieber wieder auf. Im Fall Kr. (Beobachtung CXIII) bestand ebenfalls im Anfang der Behandlung remittierendes Fieber bis 37,5, das nach wenigen Injektionen verschwand. Erst im September stellten sich die Temperatursteigerungen wieder ein. Jetzt blieb die Thorium X-Behandlung erfolglos, durch die anschließende Röntgenbestrahlung und durch die bald nachher eingeleitete Benzoltherapie wurde das Fieber sogar anscheinend gesteigert. Auch im Falle Je. (Beobachtung CXIV) wurden die Temperaturen während der Behandlung normal. Auch in diesem Falle traten 7 Monate später wieder erhöhte Temperaturen auf, die dann nicht mehr durch Röntgenstrahlen beeinflußt werden konnten.

Manche Fälle von Leukämie klagen über heftige Kopfschmerzen. Im Falle Kr. (Beobachtung CXIII) verschwanden die Kopfschmerzen bald und blieben bis zu dem nach 6 Monaten auftretenden schweren Rezidiv weg.

Bei demselben Falle, der vor Beginn der Behandlung fast ½ Jahr amenorrhoisch war, trat die Periode im Laufe der Behandlung wieder auf.

Was nun die Beeinflussung des Blutbildes anbelangt, so gelingt es in nahezu sämtlichen Fällen, die Zahl der Leukocyten stark zu vermindern. Bei intravenöser Einverleibung sehr großer Dosen kann es zu rapidem Sturz der Leukocyten im strömenden Blut kommen. Ich verweise auf die Besprechung der Pleschschen Fälle, z. B. im Falle 1 von 174 000 auf ca. 700 im Verlauf von 17 Tagen. Bei der von uns angewandten Methode sahen wir nur in einem Falle (der von uns seinerzeit mitgeteilte Fall 1) einen rapiden Sturz der Leukocyten von 1 000 000 auf 20 000, ohne daß das Befinden des Patienten damals zu Befürchtungen Anlaß gab. Die starke Verminderung der Leukocyten in diesem Fall war allerdings nur vorübergehend, denn im Verlauf von 3 Tagen stiegen die Leukocyten wieder auf 180 000 an. Im allgemeinen haben wir später sorgfältig darauf geachtet, daß die Zahl der Leukocyten sich nicht allzu rasch vermindert. Wir möchten aber betonen, daß auch bei genauer Verfolgung der Leukocytenzahl ein langsames Heruntergehen der Leukocyten keine unbedingte Gewähr dafür bietet, daß die Behandlung vertragen wird, sondern daß gleichzeitige Berücksichtigung des Allgemeinbefindens unerläßlich ist. Das Verhalten der Patienten ist überdies sehr verschieden. Bei manchen kann man schon mit verhältnismäßig kleinen Dosen ein rasches Absinken der Leukocyten erzielen. So sehen wir z. B. im Fall Schm. (Beobachtung CXII) die Zahl der Leukocyten im Verlauf von ca. 3 Wochen von 200 000 bis nahezu zur Norm, ja später sogar etwas unter die Norm absinken. Es waren hierzu nur 7 Injektionen notwendig. In anderen Fällen erreicht man mit der gleichen Dosierung nur wenig oder gar nichts. In dem beschriebenen Fall Dw. (Beobachtung CXV) z. B. betrug die Zahl der Leukocyten anfänglich ca. 110 000 und fiel während einer 4wöchigen Behandlung mit niedrigen Dosen nur vorübergehend ab. Nach 3wöchiger Pause sahen wir die Zahl der Leukocyten auf das Doppelte vermehrt. Hier haben wir vielleicht sogar einen Reiz auf den leukämischen Prozeß ausgeübt. Man soll jedenfalls die Verminderung der Leukocytenzahl nicht durch große Dosen zu erzwingen suchen, sondern dann lieber die Thorium X-Behandlung mit der Röntgenbehandlung kombinieren.

Auch die prozentische Zusammensetzung des Leukocytenbildes verändert sich oft bedeutend. In dem Falle Ma. mit lymphatischer Leukämie (Beobachtung CXVII) fanden sich anfänglich bei einer Leukocytenzahl von 300 000 97% Lymphocyten, später bei einer Gesamtzahl von 200 000 86% Lymphocyten und endlich bei einer Gesamtzahl von 12 800 65% Lymphocyten. Auch in dem Fall Pl. (Beobachtung CXXII) sanken die Leukocyten von 82 000 mit 96% Lymphocyten auf 7300 mit 75% Lymphocyten ab, in diesem Fall allerdings durch kombinierte Thorium X-Röntgenbehandlung. Im Fall Ru. (Beobachtung CXXI) mit lymphatischer Leukämie fanden sich zuerst 16 000 Leukocyten mit 60% Lymphocyten und nach nahezu 11 monatiger Behandlung 8400 Leukocyten mit nur 22% Lymphocyten. Hier ist also der Blutbefund normal geworden.

Auch bei den myeloischen Leukämien kann sich das prozentische Verhältnis wesentlich bessern. Im Falle Kr. (Beobachtung CXIII) fanden sich zuerst bei einer Gesamtzahl von ca. 600 000 ca. 50% unreife Formen, später bei einer Gesamtzahl von 332 000 45%, noch später bei einer Gesamtzahl von 227 000 ca. 39%, und endlich bei einer Gesamtzahl von 64 000 26% unreife Formen. Noch günstiger gestalteten sich die Verhältnisse beim Falle Schm. (Beobachtung CXII). Hier betrug anfangs bei einer Gesamtzahl von 150 000 die Prozentzahl der unreifen Formen 35, später bei 100 000 nur 17 und endlich bei 15 000 nur 3. Plesch berichtet von einem Fall (Fall 2), bei welchem die Myelocyten aus dem Blute vollständig verschwanden. Leider scheint ein normaler Blutbefund nur vorübergehend erreicht werden zu können.

Sehr bemerkenswert ist die Angabe von Klemperer und Hirschfeld, daß in einem Fall von myeloischer Leukämie nach intravenöser Einverleibung größerer Dosen von Thorium X das gemischtzellige Blutbild in das der Myeloblastenleukämie überging. Diese Autoren weisen darauf hin, daß man ähnliches auch bei starker Röntgenbestrahlung beobachten kann. Man darf daraus aber nicht schließen, daß Fälle mit reichlichem Myeloblastengehalt für die Strahlentherapie immer ungeeignet sind, sondern wohl nur, daß man in solchen Fällen besonders vorsichtig dosieren und das Blutbild stets kontrollieren muß. Viele von unseren Fällen hatten einen reichlichen Myeloblastengehalt und sind doch noch wesentlich gebessert worden, so z. B. der Fall Je. (Beobachtung CXIV), bei dem sich 44% unreife Formen, darunter die Hälfte Myeloblasten, fanden und unter der Thorium X-Behandlung die Leukocytenzahl auf 22 000 und die Zahl der unreifen Formen auf 12% abfiel.

Einen sehr wichtigen Fingerzeig für die Dosierung bietet das Verhalten der Erythrocyten und des Hämoglobins. Ein Ansteigen desselben kann im allgemeinen als ein günstiges Zeichen dafür angesehen werden, daß die Dosierung nicht zu stark ist. Im Fall Kri. (Beobachtung CXIII) stieg die Zahl der Erythrocyten im Verlauf einer 3monatigen Behandlung allmählich von

3 000 000 auf 4 500 000 an. Als die Patientin 4 Monate später mit einem schweren Rezidiv zu uns kam, reagierten nicht nur die Leukocyten sondern auch die Erythrocyten nicht mehr, weder auf Thorium X noch auf Röntgenstrahlen.

Leider bedeutet ein Anstieg der Erythrocyten nicht immer einen Erfolg der Kur. Kleinere Dosen vermögen eben die Tätigkeit des Erythrocyenapparates anzuregen, ohne das leukämische Gewebe zur Einschmelzung zu bringen. So sehen wir z. B. im Falle Li. (Beobachtung CXIX) mit lymphatischer Leukämie die Zahl der Erythrocyten von 4 000 000 vorübergehend auf nahezu 6 000 000 ansteigen, ohne daß die Drüsen wesentlich an Umfang abnahmen.

Ein sehr eigentümliches Verhalten beobachteten wir im Falle Ma. (Beobachtung CXVII). Dieser Fall war bei Beginn der Behandlung ziemlich anämisch (2 400 000 Erythrocyten). Im Laufe der Behandlung stieg die Zahl der Erythrocyten nur sehr allmählich an, nämlich auf 3 400 000 nach ca. 9 Wochen, dabei sanken die Leukocyten in dieser Zeit von 650 000 auf 24 000 ab. Einige Tage später traten Zahnfleischblutungen mit Fieber auf und es entwickelte sich allmählich ein schwerer septischer Prozeß. Trotzdem fanden wir in den ersten Tagen einen sogar etwas übernormalen Erythrocytenwert (5 200 000), erst dann sank die Erythrocytenzahl wohl unter dem Einfluß der Sepsis rapid auf nahezu 1 000 000 ab. Wir werden später nochmals auf diesen Fall zu sprechen kommen.

Auch im Falle Je. (Beobachtung CXIV) stieg die Erythrocytenzahl, die anfänglich zwischen 1 600 000 und 1 900 000 schwankte, allmählich auf 3 800 000 an. Ich möchte es daher für möglich halten, daß auch in dem Falle Nagelschmidts der Anstieg der Erythrocyten und des Hämoglobins, den dieser Autor nach der zweiten hochdosierten Injektion beobachtete, nicht, wie er vermutet, auf die Eisentherapie, sondern auf die Thorium X-Therapie selbst zurückzuführen ist.

Die Organe, welche hauptsächlich Sitz der leukämischen Erkrankung sind, Milz, Leber, Lymphdrüsen, Knochenmark, erfahren unter dem Einfluß der Thorium X-Behandlung tiefgreifende Veränderungen. Im Falle Schm. (Beobachtung CXII) hat sich der Milztumor in verhältnismäßig kurzer Zeit in bedeutendem Umfang zurückgebildet. Im Verlauf von 23 Tagen rückte der Milzpol um 4 Querfinger nach oben und außen, der größte Leibesumfang ging von 75 auf 68, die Schlußweite von 74 auf 66 cm zurück. In diesem Fall konnte das Milzvolumen bei mehrfachen Rezidiven immer bedeutend verkleinert werden. Beim 2. Aufenthalt auf der Klinik, also nach $2^1/_2$ Monaten, reichte der Milzpol wieder bis zum Nabel. Nach ca. 1 monatiger Behandlung überragte er nunmehr den Rippenbogen nur um 2 Querfinger. Beim 3. Aufenthalt nach weiteren 2 Monaten war die Milz wieder enorm vergrößert, so daß sie den Nabel nach rechts um 2, nach unten um fast 4 Querfinger überragte. Auch jetzt gelang es nach ca. 1 monatiger Behandlung, das Milzvolumen wieder bedeutend zu verkleinern.

Noch bedeutender war die Verringerung von Milz- und Lebervolumen im Falle Kr. (Beobachtung CXIII). Hier ragte die Milz nahezu bis zur Spina iliaca a. s. herab und die Leber überragte um 4 Querfinger den Rippenbogen. Am Schluß der Behandlung nach $2^1/_2$ Monaten war der Milzpol nur noch 2 Querfinger, der Leberrand 1 Querfinger vor dem Rippenbogen tastbar. Die Schlußweite war von 83 auf 69 cm zurückgegangen.

Im Falle Ma. (Beobachtung CXVII) reichte die Milz beim Beginn der Behandlung bis zur Symphyse, der Leberrand überragte den Rippenbogen um 4 Querfinger. Die Schlußweite betrug 91 cm. Am Ende der Behandlung nach ca. $2^1/_2$ Monaten ist die Schlußweite auf 82 cm zurückgegangen. So bedeutend war die Rückbildung von Milz und Leber. Die Patientin, die sich früher nur mühsam im Bette aufsetzen konnte, war jetzt vollkommen beweglich. Die Schmerzen, die die vergrößerten Organe früher bei jeder Bewegung verursacht hatten, waren völlig verschwunden.

Auch große Milztumoren, die sich bereits gegen Röntgenbestrahlung vollkommen refraktär verhalten, können unter Thorium X-Behandlung noch wesentlich zurückgehen. Dies war z. B. in dem Falle Lö. (Beobachtung CXVI) der Fall. Die Abnahme des Milz- und Lebervolumens finden sich auch in den Fällen der Literatur vermerkt. Bei intravenöser Einverleibung großer Dosen kann die Einschmelzung anscheinend enorm rasch erfolgen. In dem Falle von Nagelschmidt fühlte sich die Milz 16 Stunden nach der Injektion wie zäher Brei an.

In anderen Fällen reagieren die Patienten in dieser Beziehung allerdings sehr viel weniger auf die Behandlung, als dies eben beschrieben wurde. So sehen wir z. B. im Falle Li. (Beobachtung CXIX) Milz, Leber und Drüsenschwellung unbeeinflußt (allerdings bei ziemlich schwacher Dosierung). Daß in manchen Fällen nach einer schwach dosierten Kur Leber und Milz ein um so rascheres Wachstum zeigen können, habe ich schon erwähnt; ich verweise nochmals auf den Fall Dv. (Beobachtung CXV).

Auch die Drüsenschwellungen können in einem überraschenden Umfang eine Rückbildung erfahren. In dem Falle Kri. (Beobachtung CXIII) war der Douglassche Raum von Drüsen erfüllt. Nach 3 wöchiger Behandlung waren die Drüsen überhaupt nicht mehr palpabel. Im Falle Ma. (Beobachtung CXVII) bestanden besonders in den Achselhöhlen bis hühnereigroße Drüsen, so daß die Patientin die Arme nicht mehr an den Leib anlegen konnte. Auch hier waren nach einigen Wochen die Drüsen sehr viel kleiner geworden.

Gerade bei lymphatischer Leukämie kann man allerdings auch sehen, daß die Zahl der Leukocyten zwar heruntergeht, daß aber die Drüsenpakete sich nicht wesentlich verkleinern (Fall Li., Beobachtung CXIX). In solchen Fällen kann man dann eventuell mit der kombinierten Thorium X-Röntgenbehandlung gute Erfolge erzielen, wie der Fall Pl. (Beobachtung CXXII) zeigt.

Im Falle Jä. (Beobachtung CXVIII) nahmen unter kombinierter Thorium X-Röntgenbehandlung auch die retroperitonealen Lymphdrüsen, die zu einem mächtigen kindskopfgroßen Paket zusammengeschmolzen waren, stark an Umfang ab.

Die Tatsache, daß bei manchen Patienten die starke Druckschmerzhaftigkeit des Sternums unter dem Einfluß der Behandlung verschwindet, z. B. im Fall Kri. (Beobachtung CXIII), deutet wohl darauf hin, daß sich auch die leukämischen Wucherungen im Knochenmark zurückbilden.

Hingegen haben wir eine Beeinflussung leukämischer Infiltrate der Haut bei lymphatischer Leukämie im Falle Pl. (Beobachtung CXXII) auch unter kombinierter Röntgen-Thorium X-Behandlung vermißt.

Sehr bemerkenswert ist die Rückbildung der leukämischen Veränderungen des Augenhintergrundes. Im Falle Schm. (Beobachtung CXII) fand sich bei Beginn der Behandlung leichte Verschleierung der Papillengrenze und zierliche kapillare Injektion, die unter der Thorium X-Behandlung bald verschwand und auch bei den späteren Rezidiven nicht wieder auftrat. Noch viel deutlicher war dieser Einfluß im Falle Kri. (Beobachtung CXIII) zu sehen. Hier fanden sich typische leukämische Veränderungen der Netzhaut. Nach ca. 5 Wochen hatte sich das Bild schon verändert. Die Venenerweiterung war zwar noch ausgesprochen, die Netzhauttrübungen waren aber viel geringer geworden. Nach weiteren 3 Wochen waren die peripheren retino-chorioiditischen

Veränderungen völlig verschwunden und der Visus war jetzt beiderseits normal. Nach weiteren 3 Wochen endlich sind nur noch Spuren der früheren Erkrankung sichtbar. In diesem Falle sind bei dem späteren, nach 5 Monaten folgenden schweren Rezidiv die leukämischen Veränderungen des Augenhintergrundes wieder aufgetreten.

Auch im Falle Ma. (Beobachtung CXVII) bestanden schwere leukämische Veränderungen des Augenhintergrundes, die sich nach ca. 7 Wochen auf dem einen Auge völlig zurückgebildet hatten; an dem andern Auge war nur noch eine leichte Trübung in der Umgebung der Papille vorhanden. Als bei dieser Patientin sich später ein schwerer septischer Prozeß entwickelte, war auch die Retinochorioiditis wieder deutlicher geworden.

Wir wollen nun auf Grund der vorliegenden Beobachtungen versuchen, uns eine Vorstellung von dem Wert der Thorium X-Therapie bei den Leukämien zu bilden.

Aus unseren eigenen Beobachtungen, ebenso wie aus manchen Mitteilungen der Literatur, läßt sich zweifellos erkennen, daß man durch Einverleibung von Thorium X·den leukämischen Prozeß in intensiverer Weise als durch Röntgenstrahlen zurückdrängen kann. Einerseits zeigen dies Fälle, die sich gegen Röntgenstrahlen bereits refraktär verhielten, während durch die später eingeleitete Thorium X-Behandlung eine Verkleinerung der leukämisch veränderten Organe und eine Reduktion der Leukocytenzahl erzielt werden konnte, andererseits sprechen in diesem Sinne Fälle, bei denen die Thorium X-Behandlung viel intensiver und rascher wirkte als die Röntgenbestrahlung. Es ist dies theoretisch nicht unerklärlich, denn der Röntgenbestrahlung sind nur gewisse Organe, wie Milz, Leber, Lymphdrüsen gut zugänglich. Das Knochenmark selbst ist infolge der geringen Durchgängigkeit des Knochenmantels nur schwer zu beeinflussen. Das in die Blutbahn gebrachte Thorium X gelangt aber überall hin und wird infolge seiner besonderen Organotropie in den leukämisch affizierten Organen und ganz besonders im Knochenmark deponiert. An der Tatsache, daß die Thorium X-Behandlung bei starker Dosierung intensiver wirkt, ist nicht zu zweifeln. Es fragt sich aber nur, ob damit ein Vorteil für den Patienten verbunden ist. Hier sind zwei Punkte zu bedenken:

1. Muß man sich die Frage vorlegen, ob das Thorium X nicht auch andere Organe leichter zu schädigen vermag als die Röntgenstrahlen. Diese Frage ist nicht leicht zu beantworten. Wir wissen zwar, daß die Organotropie des Thorium X zu den leukämisch affizierten Organen nicht so elektiv ist, wie es erwünscht wäre, daß vielmehr auch andere lebenswichtige Organe, wie z. B. das chromaffine Gewebe, feste radioaktive Körper in sich aufspeichern und durch die von ihnen ausgehende Strahlung geschädigt werden können. Es ist ferner zweifellos, daß unter Umständen besonders bei sehr hoher Dosierung auch der Erythrocytenapparat Schaden leiden kann. Wir möchten dies im Falle Lö. (Beobachtung CXVI) für möglich halten. Es fragt sich daher, ob solche Schädigungen durch die Röntgenbestrahlung immer vermieden werden können oder wenigstens immer in viel geringerem Grade auftreten. Ich möchte hier nur darauf hinweisen, daß die bei Röntgenbestrahlung von Leukämikern besonders bei Anwendung hoher Dosen bisweilen auftretenden Störungen des Allgemeinbefindens (Appetitlosigkeit, Durchfälle, Schweißausbrüche, Temperatursteigerungen, Körpergewichtsabnahme, Brechreiz, Schwächegefühl usw.) den toxischen Erscheinungen bei der Thorium X-Behandlung völlig gleichen und wohl zum Teil ebenfalls darauf zurückgeführt werden müssen, daß andere Organe in Mitleidenschaft gezogen werden.

Es wird z. B. sehr schwer sein, bei kräftiger Bestrahlung der Leber oder Milz
zu verhüten, daß die Nebennieren mitgetroffen werden. Hingegen kann man
mit einer gewissen Wahrscheinlichkeit annehmen, daß der Erythrocytenapparat
bei der Röntgenbestrahlung besser geschützt ist, wenn es auch Fälle in der
Literatur gibt, bei denen im Anschluß an eine kräftige Röntgenbestrahlung
ein Erythrocytensturz eintrat.

2. Noch wichtiger ist die Frage, ob eine intensive Zurückdrängung des leukämischen Prozesses überhaupt erwünscht ist.
Diese Frage betrifft nicht nur die Röntgen- und Thorium X-Therapie, sondern überhaupt jede der bisherigen Behandlungsmethoden
der Leukämie. Schon Türk hat betont, daß selbst die Arsentherapie
in manchen Fällen nach einer starken Zurückdrängung des leukämischen
Prozesses zu einem stürmischen, eventuell letal endigenden Rezidiv führen kann.
Bei starker Röntgenbestrahlung kommt dies, wie Nägeli hervorhebt,
noch öfter vor. Bei dem Fortschritt, den die Röntgentiefenbestrahlung in
neuester Zeit gemacht hat, und bei der jetzt bestehenden Möglichkeit, durch
entsprechende Filterung größere Dosen ohne Schädigung der Haut zu appli-
zieren, wird um so größere Vorsicht nötig sein, wenn sich solche Fälle nicht
häufen sollen. Es scheint uns zweifellos, daß die Thorium X-Behandlung
eben wegen ihrer größeren Intensität in dieser Beziehung noch gefährlicher ist.

Hier möchte ich auf folgenden Punkt die Aufmerksamkeit lenken, der
für alle Behandlungsmethoden der Leukämie zu gelten scheint. Bekanntlich zeigen alle Leukämiker eine besondere Neigung zu infektiösen Prozessen. Sehr häufig ist es eine Pneumonie oder eine Sepsis,
die sich plötzlich entwickelnd das Ende der Patienten herbeiführt. Anscheinend wird nun durch die gewaltsame Unterdrückung des
leukämischen Prozesses solchen Infektionen Vorschub geleistet;
man wird sich immer fragen müssen, ob man für solche „interkurrente"
Infektionen nicht die Behandlung selbst verantwortlich machen muß, wenn
man sieht, daß bald nach der erfolgreichen Zurückdrängung des leukämischen
Prozesses eine solche Infektion einsetzt und den Tod herbeiführt. Es ist nicht
schwer, solche Beispiele hierfür in der Thorium X-Literatur zu finden. So
heißt es bei dem Fall von lymphatischer Leukämie von Klemperer und
Hirschfeld, daß er später an Pneumokokkensepsis starb, nachdem die Drüsenpakete stark zurückgegangen waren. Der Fall 4 mit myeloischer Leukämie
von Plesch starb ca. 1 Monat nach der Injektion an Pneumonie. Auch in
dem von uns seinerzeit mitgeteilten Fall 1 mit lymphatischer Leukämie entwickelte sich kurz nach dem starken Abfall der Leukocyten eine Pneumonie.
Endlich möchten wir hier auch den Fall Ma. (Beobachtung CXVII) nicht
unerwähnt lassen. In diesem Falle trat einige Tage nach Beendigung der
2 monatigen, sicherlich sehr erfolgreichen Behandlung eine Sepsis auf, die von
einer Stomatitis ulcerosa ausgehend und später mit Bronchopneumonie kombiniert rasch zum Tode führte. In solchen Fällen sehen wir dann nicht selten,
daß in wenigen Tagen eine schwere Destruktion des Erythrocytenapparates auftritt und daß die Erscheinungen einer hämorrhagischen Diathese sich entwickeln. Bei der Röntgenbehandlung der
Leukämien sind solche Ereignisse ebenfalls nicht unbekannt. Ich
verweise nur auf den Fall v. Decastellos mit myeloischer Leukämie.
Dieser Fall hatte 2 Jahre vorher auf eine 4wöchige Röntgenbestrahlung gut
reagiert. Als die Milz wieder größer wurde, erhielt er 3 Bestrahlungen. Nun
trat sehr rasch Fieber bis 40 auf. Auf einer Tonsille zeigte sich ein kleines
Geschwür, die Zahl der Leukocyten sank rasch auf 6000, dann auf 800, dann
sogar auf 300 und die Zahl der Erythrocyten auf 2 400 000.

Daß wir nicht berechtigt sind, die Zeichen einer hämorrhagischen Diathese, die im Verlauf der Leukämie auftreten oder bei der Autopsie gefunden werden, in jedem Fall der Behandlung zuzuschreiben, ist selbstverständlich, da sie bei der Leukämie an sich sehr häufig vorkommen. Ich verweise auf den Fall Je. (Beobachtung CXIV), bei dem sich subendokardiale Blutungen fanden, obwohl er seit 7 Monaten nicht mit Thorium X behandelt worden war.

Ist nun die Thorium X-Therapie trotz der erwähnten Gefahren zu empfehlen? Diese Frage läßt sich nicht im Bausch und Bogen beantworten, sondern muß für jeden einzelnen Fall gestellt werden. So möchten wir sie z. B. für den vorhin erwähnten Fall Ma. (Beobachtung CXVII) unbedingt bejahen. Bei dieser Patientin können wir wohl mit Sicherheit sagen, daß wir ihr Leben verlängert haben, daß wir sie von ihren Schmerzen und der Dyspnoe befreiten und sie durch 2 Monate hindurch in einem Zustand relativen Wohlbefindens erhielten. Nach unseren heutigen Erfahrungen müssen wir allerdings hinzufügen, daß wir vielleicht einen länger dauernden Erfolg erzielt und die Gefahren der Behandlung verringert hätten, wenn wir längere Pausen in der Behandlung hätten eintreten lassen und vielleicht auch, wenn wir zeitweise die Thorium X-Behandlung mit Röntgen- oder Radiumbestrahlung kombiniert hätten. Ebenso möchten wir diese Frage für den Fall Lö. (Beobachtung CXVI) bejahen. Auch in diesem Falle haben wir das Leben der Patientin verlängert und sie von quälenden Schmerzen befreit. Aber auch in diesem Falle müssen wir bekennen, daß wir nach unseren heutigen Erfahrungen vielleicht die Schädigung des Erythrocytenapparates vermieden hätten, wenn wir langsamer vorgegangen und die Thorium X-Behandlung mit ausgiebiger Röntgen- oder Radiumbestrahlung kombiniert hätten.

Die Frage nach der Zulässigkeit und dem Wert der Methode fällt daher schließlich mit der Dosierungsfrage zusammen. Unerläßliche Bedingungen sind: vorsichtige Dosierung, Individualisierung und sorgfältige Berücksichtigung des Verlaufes resp. eventuell auftretender toxischer Erscheinungen. Ich möchte auf diese 3 Punkte jetzt nochmals im Zusammenhang eingehen.

Was die Dosierung anbelangt, so ist ein Schematisieren ganz unmöglich. Nur einen Punkt können wir mit aller Bestimmtheit präzisieren, nämlich den, daß man in keinem Fall von vornherein mit einer großen Dose beginnen soll. In manchen unserer Fälle, besonders denjenigen, die im Anfang unserer therapeutischen Versuche behandelt wurden, ist die Gesamtdosis sehr viel größer als in den von Plesch, Karczag und Keetmann behandelten Fällen. Trotzdem haben wir so schwere Vergiftungserscheinungen niemals gesehen, weil wir immer mit kleineren Dosen begannen und langsam ansteigend uns erst überzeugten, ob größere Dosen überhaupt vertragen wurden. In späterer Zeit haben wir nie mehr so große Dosen angewandt, weil wir sahen, daß die kombinierte Behandlung von Thorium X- und Röntgenbestrahlung ebenso wirksam und weniger gefährlich ist. Manche Umstände sprechen dafür, daß die kombinierte Behandlung nicht gleichzeitig erfolgen muß, sondern daß man auch dann stärkere Wirkung erzielt, wenn man zuerst mit Röntgenstrahlen behandelt und dann Thorium X einverleibt oder umgekehrt. So wäre vielleicht der Erfolg der ersten Kur im Falle Schm. (Beobachtung CXII) nicht so günstig und anhaltend gewesen, wenn nicht eine Serie von Röntgenbestrahlungen vorausgegangen wäre; andererseits haben wir mehrfach gesehen, daß Fälle, die gegen Röntgenbestrahlung bereits refraktär waren, nun wieder auf dieselbe reagierten, wenn eine anscheinend wirkungslose, schwach dosierte Thorium X-Kur vorgeschaltet worden war.

Was die toxischen Erscheinungen anbelangt, so wäre auf folgendes zu achten:

1. Auf das Allgemeinbefinden (Hinfälligkeit usw.).
2. Auf den Magen-Darmkanal (Appetitlosigkeit, Erbrechen, Diarrhöen, Stomatitiden).
3. Auf das Körpergewicht
4. Auf Blutdruck und Herz.
5. Auf das Verhalten der Leukocyten; zu rasche Verminderung ist unerwünscht ebenso wie Zunahme der unreifen Formen.
6. Auf das Verhalten der Erythrocyten und des Hämoglobins und das Auftreten von Erythroblasten.
7. Auf Temperatursteigerung; wenn Fieber auftritt oder bestehendes Fieber gesteigert wird, ist dies als ungünstiges Zeichen zu betrachten.
8. Auf das Bestehen oder das Auftreten infektiöser Prozesse (Tonsillitis, Pneumonie).
9. Auf die Entwicklung einer hämorrhagischen Diathese.

Endlich wäre noch die Frage zu besprechen, ob gewisse Typen der Leukämie besonders geeignet resp. ungeeignet für die Thorium X-Behandlung sind.

Hier läßt sich vor allem sagen, daß die Thorium X-Behandlung bei den akuten Leukämien wahrscheinlich ebenso machtlos ist wie alle anderen bisher üblichen Behandlungsmethoden. Wir können allerdings bisher nur ein Beispiel, Fall La. (Beobachtung CXI), anführen. Was die chronischen Leukämien anbelangt, so dürfte ein wesentlicher Unterschied zwischen myeloischer und lymphatischer Leukämie nicht bestehen. Besonders günstig scheinen sich jugendliche und rezente Fälle zu verhalten. Wahrscheinlich tolerieren die jugendlichen Fälle hauptsächlich wegen des intakten Herz-Gefäßapparates höhere Dosen besser. Bei den weit vorgeschrittenen Fällen wird es hauptsächlich darauf ankommen, was wir im speziellen Fall durch die Behandlung erreichen wollen. Besteht z. B. ein enormer Milztumor, der heftige Schmerzen und Dyspnoe verursacht, wie im Fall Lö. (Beobachtung CXVI), so wird die intensivere Thorium X-Behandlung wohl trotz der größeren Gefährlichkeit indiziert sein. Daß andererseits mit Fettsucht kombinierte Fälle ungeeignet sind, habe ich schon erwähnt, besonders wenn eine Myodegeneratio cordis vorliegt. Das Vorhandensein zahlreicher unreifer Elemente im Blut scheint mir eine strikte Kontraindikation nicht zu bedeuten; nur ist dann größere Vorsicht mit der Dosierung geboten. Als sehr wichtiges Gegenargument haben wir stets Neigung zu Blutungen, besonders Zahnfleischblutungen betrachtet.

Wenn wir auch, wie früher erwähnt, ein Schema für die Dosierung nicht geben können, so möchten wir hier doch nochmals kurz die Gesichtspunkte anführen, von denen wir uns in der letzten Zeit bei der Behandlung leiten ließen. Sie bieten wenigstens einigermaßen eine praktische Handhabe. Man kann wohl in jedem Fall einen vorsichtigen Versuch mit Thorium X machen, indem man mit 300 E.-S. E. beginnt und im Verlauf von 4—5 Tagen auf 500 E.-S. E. ansteigt. Wird das Thorium X ohne alle toxischen Erscheinungen und ohne Störung des Allgemeinbefindens·vertragen, so kann man eventuell in 1—3 tägigen Intervallen auf 700, höchstens 800 E.-S. E. ansteigen. Doch wird man gut tun, in der ersten Serie nicht mehr als 12, höchstens 15 Injektionen zu verabreichen, um dann eine 2—3 wöchige Pause eintreten zu lassen. In manchen Fällen, wie z. B. im Falle Schm. (Beobachtung CXII), kann der Erfolg so befriedigend sein, daß man mit Thorium X für lange Zeit allein auskommt und eventuell mehrmonatige Pausen eintreten lassen kann. In solchen Fällen ist es aber besonders wichtig, das Blutbild genau zu verfolgen und eventuell einige Injektionen einzuschalten, sobald die Leukocyten zu steigen beginnen. Allerdings dürfte auch in solchen Fällen sehr häufig später eine Zeit kommen, in der die Thorium X-Behandlung weniger gut vertragen wird und man zweckmäßig die Thorium X-Dosen unter gleichzeitiger Röntgenbestrahlung verringert oder das Thorium X für eine Zeit ganz wegläßt. Solche günstige Fälle, wie sie eben geschildert wurden, sind anscheinend nicht sehr häufig. In der Mehrzahl der Fälle wird man genötigt sein, viel früher zur kombinierten Behandlung überzugehen. In manchen Fällen wird man auch die ersten Kuren nicht allein mit Thorium X durchführen können, ja es dürfte einzelne Fälle geben, die schon nach der ersten Injektion eine Intoleranz erkennen lassen, bei denen man besser von jeder Thorium X-Behandlung absieht. Ob solche Fälle auch gegen Röntgenbestrahlung intolerant sind, läßt sich aus unserem Material bisher nicht mit Sicherheit entscheiden.

Was nun endlich die Dauer der erzielten Erfolge und die Stellung der Thorium X-Behandlung zur Röntgenbestrahlung anbelangt, so ist ein abschließendes Urteil nach unserem Material ebenfalls noch nicht möglich, obwohl die Untersuchung sich nun schon auf mehrere Jahre erstreckt, da in demselben der Prozentsatz der schweren und ganz hoffnungslosen Fälle zu groß ist. Der leichteste Fall von sehr chronischem Charakter ist der Fall Ru. mit lymphatischer Leukämie (Beobachtung CXXI). Dieser Fall ist — soweit die Beobachtung reicht — durch 13 Monate in einem wesentlich gebesserten Zustand erhalten worden. Der leukämische Prozeß konnte durch kleine Dosen immer wieder von neuem fast völlig zurückgedrängt werden. Wahrscheinlich hätte in diesem Fall durch systematische Röntgenbehandlung das gleiche er-reicht werden können. Eine Überlegenheit der Thorium X-Behandlung möchten wir für den Fall Schm. (Beobachtung CXII) annehmen. Hier konnte durch eine halbjährige Röntgenbehandlung (5 Serien) der leukämische Prozeß jedesmal nur teilweise zurückgedrängt werden und rezidivierte immer rasch. In nicht ganz einem Monat wurde dann durch die Thorium X-Behandlung nahezu ein normaler Zustand erzielt. Allerdings trat bald ein leichtes Rezidiv auf, doch konnte dieses rasch durch geringe Dosen beseitigt werden. Später folgten die Rezidive rascher und waren schwerer. Vom Beginn der Thorium X-Behandlung bis zum Tode sind $1^1/_2$ Jahr verstrichen. Wir glauben, daß die Patientin durch Röntgenbehandlung nicht so lange hätte am Leben erhalten werden können. Auch im Falle Kr. (Beobachtung CXIII) scheint uns die Dauer des Erfolges in Anbetracht der Schwere des Falles befriedigend. Daß in den ganz hoffnungslosen Fällen, wie z. B. im Fall Lö. (Beobachtung CXVI) der Erfolg nur kurz dauernd war, war nicht anders zu erwarten. Von der kombinierten Röntgen-Thorium X-Behandlung erhoffen wir länger dauernde Erfolge.

Wie sich die Thorium X-Behandlung zur Benzolbehandlung stellt, können wir aus unserem Material nicht beurteilen. Wir können nur sagen, daß in einem Falle (Jä., Beobachtung CXVIII) die Kombination von Thorium X mit Benzol weniger wirkungsvoll war als die mit Röntgenbestrahlung.

In neuerer Zeit liegen Angaben von H. Schüller vor, nach denen die Bestrahlung der Milz mit Radium oder Rademanit oder Mesothorium bei Leukämien sehr günstig wirkt. In dem einen auf der I. med. Klinik behandelten Falle handelte es sich um einen 15jährigen Knaben, der seit 3 Jahren an myeloischer Leukämie litt. 12 Bestrahlungen im Verlauf von 2 Monaten (insgesamt 35 000 Milligrammstunden Einwirkung) bewirkte einen enormen Rückgang der Milz und einen Abfall der Leukocyten von ca. 670 000 auf 12 000, dabei war das Allgemeinbefinden nachher sehr gut und das Körpergewicht war um 8 kg angestiegen (ca. 3 Monate nach Beginn der Behandlung). Auch in einem Fall von aleukämischer Myelose war der Erfolg ein ausgezeichneter. Der Patient, der früher auf die verschiedenste Weise ohne Erfolg behandelt worden war, befand sich in desolatem Zustand, als die Radiumbestrahlung begonnen wurde. Im ganzen wurden im Verlauf von 3 Monaten 32 000 Miligrammstunden verabreicht, wobei die Milz allmählich zurückging und die ziemlich hochgradige Anämie in weiteren 2 Monaten vollkommen verschwand. Man darf in diesem Fall allerdings nicht vergessen, daß der Radiumbestrahlung der Milz intravenöse Thorium X-Injektionen vorausgegangen waren. Das gleiche gilt auch von dem 57 jährigen Mann mit aleukämischer Lymphadenomatose.

Ich führe hier die Krankengeschichte eines Falles von myeloischer Leukämie an, der überhaupt nicht vorbehandelt war.

Beobachtung CXXIII.

Kut., G. 39 Jahre. Myeloische Leukämie. Eintritt in die I. med. Klinik 8. VI. 1914.

Vor 17 Jahren Typhus sonst immer gesund.

Vor $2^1/_2$ Jahren beginnende Appetitlosigkeit, die sich allmählich steigerte, hat bis jetzt um 7 kg abgenommen, leichte Magenbeschwerden, seit 2 Jahren Gefühl von Druck im Leib, besonders in der Milzgegend.

Status: Sehr mager, Schleimhäute blaß. Tonsillen nicht vergrößert. In den Axillarhöhlen beiderseits mehrere erbsengroße Drüsen palpabel. Leberrand 3 Querfinger unterhalb des Rippenbogens palpabel; Konsistenz der Leber vermehrt. Milz reicht bis 2 Querfinger über die Mittellinie nach rechts und nahezu bis an die Symphyse nach abwärts, hart, schmerzhaft. In inguine beiderseits mehrere bis erbsengroße Drüsen palpabel.

<pre>
    8. V.   3 800 000 Erythrocyten,
               360 000 Leukocyten, davon
                  35⁰/₀ Neutrophile,
                  16⁰/₀ Lymphocyten,
                  21⁰/₀ neutrophile und eosinophile Myelocyten,
                  24⁰/₀ Myeloblasten,
                   3⁰/₀ große Mononukleare,
                   1⁰/₀ Eosinophile.
   16. VI.   450 000 Leukocyten.
   23. VI.   430 000   ,,
</pre>

Die Temperatur zeigt bisher manchmal abendliche Steigerungen bis 37,5, ist aber meist normal.

23. VI. Körpergewicht 60 kg. Leibesumfang über dem Nabel 80 cm, über dem Proc. xyph. 82 cm.

Vom 23. VI. an Radiumbestrahlung der Milz mit einem Radiumträger der k. k. Radiumstation $2^1/_2 \times 2^1/_2$ cm. enthaltend 30 mg Radiummetall.

Die Milzgegend wird in der Größe des Radiumträgers entsprechende Felder geteilt und auf jedes Feld der Radiumträger je 2 Stunden aufgelegt. In den ersten Tagen wird nur 1 Feld, später werden 2 Felder bestrahlt. Schon 24 Stunden nachher zeigt sich jedesmal eine deutliche Hautreaktion an der betreffenden Stelle, die sich im Laufe der nächsten 8 Tage verstärkt. Die Haut ist jetzt stark gerötet und erhaben, im Verlauf von 2—3 Wochen klingt die Hautreaktion allmählich ab.

<pre>
   23. VI.   1. Radiumbestrahlung à 60 Milligrammstunden.
   24. VI.   2. u. 3.   ,,
   25. VI.   4. u. 5.   ,,
   26. VI.   6. u. 7.   ,,
   27. VI.   8. u. 9.   ,,
   28. VI.   10. u. 11.   ,,
   29. VI.   12. u. 13.   ,,
   30. VI.   14. u. 15.   ,,   Leibesumfang (Nabel) 79 cm, Appe-
                                              tit gut.
    1. VII. 16. u. 17.   ,,   485 000 Leukocyten.
</pre>

2. VII.   18. Radiumbestrahlung à 60 Milligrammstunden.
3. VII.   19.   „
4. VII.   20.   „
5. VII.   21.   „   Leibesumfang (Nabel) 78 cm.
6. VII.   22.   „   Leibesumfang (Nabel) 77 cm.
7. VII.   23.   „   Vorderer und unterer Milzrand um 2 cm
                                  zurückgegangen.

8. VII. In den ersten 5 Tagen der Bestrahlung Anstieg der Temperatur abends bis allmählich auf 38,5⁰ C. Dann durch 7 Tage remittierendes Fieber mit abendlichen Temperatursteigerungen bis ca. 38,5⁰ C. Dann staffelförmiges Absinken des Fiebers, seit 3 Tagen völlig fieberfrei. Allgemeinbefinden in den ersten 10 Tagen der Bestrahlung ziemlich gestört, geringer Appetit. Jetzt Allgemeinbefinden gut. Appetit gut. Körpergewicht hat um 3 kg zugenommen. 320 000 Leuocyten.

Am 17. VIII. 14 stellte sich der Patient wieder vor. Das Allgemeinbefinden war gut, das Körpergewicht hatte noch um 1 kg (64 kg) zugenommen, aber die Milz war wieder bedeutend größer geworden. Der Milzrand fand sich 4 Querfinger oberhalb der Symphyse und überragte die Mittellinie um 4 cm nach rechts. Der Leibesumfang betrug 84 cm (Proc. xiph.) und 81 cm (Nabel).

        Erythrocyten 4 080 000,
        Leukocyten 248 000,
        Hämoglobin (Sahli) 60⁰/₀.

Vom 28. VIII. bis 16. IX. 12 Röntgenbestrahlungen à 2 K. (6 mal die Milz, 2 mal die Brust, 2 mal die Füße, 2 mal die r. Achselhöhle).

        1. IX. Leukocyten 402 000,
           Hämoglobin (Sahli) 60⁰/₀.
        4. IX. Leukocyten 469 000.

Wiedereintritt am 27. X. 14. Abdomen wieder stark vorgetrieben, Schmerzen in Milz und Lebergegend. Blutdruck (R.R.) 100. Milzrand 3 Querfinger oberhalb der Symphyse, 2 Querfinger die Mittellinie nach rechts überragend. Leibesumfang 85 cm (Proc. xiph.), 81 cm (Nabel). Milz hart. Leberrand gut 2 Querfinger unterhalb des Rippenbogens palpabel.

        Erythrocyten 3 952 000,
        Leukosyten 265 000,
        Hämoglobin (Sahli) 66⁰/₀.

Vom 29. X. bis 26. XI. 70 Bestrahlungen mit einem Radiumträger (enthaltend 30 mg Radiummetall) à 2 Stunden. Die Milzgegend war zuerst in 37 Felder, später nach Verkleinerung der Milz in 32 Felder eingeteilt.

Die Nabelgegend wurde freigelassen. Anfangs wurden 2, später auch 3 Felder täglich bestrahlt.

         2. XI. Leibesumfang 84 cm (Proc. xiph.), 78 cm (Nabel),
         4. XI. Leukocyten 277 000,
        11. XI. Leukocyten 194 000,
        20. XI. Allgemeinbefinden gut, Temperatur normal,
        24. XI. Leukocyten 200 000,
        28. XI. Leibesumfang 82 cm (Proc. xiph.), 77 cm (Nabel),
         3. XII. Leukocyten 105 000,
         7. XII. Milzrand geht nur noch bis zur Mittellinie,
        12. XII. Leukocyten 98 000,
        19. XII. Leibesumfang 81 cm (Proc. xiph.), 75 cm (Nabel). Milzrand 2 Querfinger nach l. von der Mittellinie, 2 Querfinger unterhalb der Nabelhorizontalen. Leukocyten 56 000.
         4. I. 15. Milzpol 3 Querfinger vor dem l. Rippenbogen.
         5. I. Leukocyten 30 000.
        12. I. Leukocyten 23 000 (ca. 12⁰/₀ unreife Formen). Das Körpergewicht, das beim Eintritt am 27. X. 66 kg betragen hatte, sank bis zum 9. XII. allmählich auf 62 kg ab und stieg dann wieder auf 64 kg.

Appetit und Allgemeinbefinden besserten sich schon 8 Tage nach Beginn der Bestrahlung und blieben dann dauernd gut. Ende Dezember zeigten sich auf der Bauchhaut Brandwunden infolge ungenügender Filterung. Diese heilten unter Orthoform und später Salbenumschlägen in ca. 3 Wochen wieder aus. Am 28. I. betrug die Zahl der Leukocyten wieder 93 000. Milz und Leber waren noch nicht deutlich größer geworden. Das Allgemeinbefinden war noch gut. Die Temperatur normal, doch war das Körpergewicht im Abnehmen begriffen. Über den weiteren Verlauf ist mir nichts bekannt.

Ergebnis: Es handelt sich um einen schweren, weit vorgeschrittenen Fall von myeloischer Leukämie. Die erste kurz dauernde

Bestrahlung mit Radium hatte schon einen deutlichen Erfolg, da die Leukocyten, die im Ansteigen begriffen waren, von ca. 440000 auf 320000 heruntergingen und Milz und Leber bedeutend an Umfang abnahmen (Leibesumfang in Nabelhöhe nahm von 80 cm auf 77 cm ab). Die Temperatur wurde normal. Appetit und Allgemeinbefinden, die im Beginn der Bestrahlung gestört waren, besserten sich und das Körpergewicht nahm um ca. 3 kg zu. Als der Patient sich nach ca. 6 Wochen wieder vorstellte, war das Körpergewicht noch etwas angestiegen, das Allgemeinbefinden war noch gut, aber die Milz hatte wieder bedeutend an Umfang zugenommen.

Die Zahl der Leukocyten hatte nach der Kur noch etwas abgenommen, war aber immer noch sehr hoch und jetzt wieder deutlich im Ansteigen begriffen. Eine jetzt vorgenommene ziemlich intensive Röntgenbestrahlung hatte keinen deutlichen Erfolg. Ca. 7 Wochen nach Beendigung der Bestrahlung war zwar die Zahl der Leukocyten wieder auf ca. 265000 herabgegangen, die Milz war aber noch etwas größer wie früher, der Leibesumfang in Nabelhöhe betrug jetzt sogar 81 cm, auch waren wieder Beschwerden durch den Druck des Milz- und Lebertumors aufgetreten. Die nun einsetzende intensive Radiumbestrahlung brachte einen wesentlichen Erfolg. Ca. $2^1/_2$ Monate später (also ca. 6 Wochen nach Beendigung der Bestrahlung) war die Zahl der Leukocyten auf ca. 23000 zurückgegangen. Die unreifen Formen waren prozentisch stark vermindert. Die Milz überragte nur noch um 3 Querfinger den Rippenbogen. Die Temperatur war dauernd normal. Appetit und Allgemeinbefinden waren gut, das Körpergewicht hatte fast den Höchststand behalten. Die Verbrennung der Bauchhaut hätte sich bei besserer Filterung, über die wir damals noch zu wenig Erfahrung hatten, wohl ganz vermeiden lassen. Der Erfolg hat allerdings nicht sehr lange angehalten, denn 14 Tage später war die Leukocytenzahl wieder im Zunehmen begriffen.

Ein abschließendes Urteil über den Wert der Radiumbestrahlung bei der Leukämie ist nach den wenigen bisher vorliegenden Erfahrungen noch nicht möglich. Doch scheint das Verfahren aussichtsreich zu sein.

3. Nichtleukämische Lymphdrüsentumoren.
(Die Pseudoleukämie.)

Eine genaue Abgrenzung der unter dem Namen Pseudoleukämie subsumierten Krankheitsbilder ist bekanntlich heute noch nicht möglich. Ich folge der Einteilung Nägelis und unterscheide das lokalisierte Lymphosarkom, die Lymphosarkomatose, die Lymphogranulomatose und die auf infektiöser Basis — besonders auf Tuberkulose — beruhenden Granulome. Wie ich gleich vorwegnehmen will, finden sich unter allen diesen Krankheitsformen Fälle, die der Behandlung mit Becquerelstrahlen zugänglich sind und mehr oder weniger deutlich mit Verkleinerung der Lymphdrüsenschwellung reagieren, ebenso wie es Fälle gibt, bei denen der Erfolg ausbleibt oder nur minimal ist.

Die direkte äußere Bestrahlung von leicht zugänglichen Lymphdrüsenpaketen mit Radium oder Mesothorium wird schon seit längerer Zeit geübt. Ein abschließendes Urteil darüber ist nach den bisherigen spärlichen Angaben noch nicht möglich, doch ist wohl zu erwarten, daß man besonders bei Anwendung stärkerer Dosen und bei kundiger Filterung in manchen Fällen gute Erfolge erzielen kann. Ob man bei tiefem Sitz der Affektion, z. B. bei einer Affektion der mediastinalen Drüsen oder bei einer generalisierten Erkrankung des Systems, mit der direkten äußeren Bestrahlung viel erreichen kann, müssen wir vorderhand dahingestellt sein lassen. Viel umfangreicher sind die Versuche über die therapeutische Beeinflussung der nicht leukämischen Lymphdrüsenaffektionen durch Einverleibung radioaktiver Substanzen. Die erste Notiz finden wir bei Czerny und Caan, die nach intratumoraler oder intravenöser Injektion von Thorium X in einigen Fällen von Lymphosarkom eine Reaktion in den betreffenden Tumoren eintreten sahen, der später eine Schrumpfung und Verhärtung folgte. Gemeinsam mit Kriser und Zehner habe ich dann über eine Serie von Versuchen mit Thor X bei den verschiedenen Formen der nichtleukämischen Lymphdrüsentumoren berichtet. Auch Plesch, Keetmann und Karczag berichteten über eine Reihe von Fällen (Lymphosarkom, Lymphogranulomatose und tuberkulöse Granulome). Endlich findet sich bei Bickel ein Fall von multipler Lymphdrüsenschwellung angeführt, bei dem nach intravenöser Injektion von 150 E.-S E. Erweichung und Verkleinerung der Lymphdrüsenpakete am Hals auftrat.

Wir verfügen bisher über 30 Fälle von Lymphosarkomen und Lymphogranulomatosen. Wir haben sehr bald eingesehen, daß man mit der alleinigen Thorium X-Behandlung in solchen Fällen nur geringe Erfolge erzielt, da sich auch hier die Verwendung größerer Dosen infolge toxischer Wirkungen verbietet. Hingegen zeigte sich, daß die kombinierte Thorium X-Röntgenbehandlung in vielen Fällen der einfachen Röntgenbehandlung weit überlegen ist. Diese Behauptung stützt sich auf die folgenden beiden Tatsachen:

1. Kann man in manchen Fällen bei alleiniger Behandlung mit Thorium X zweifellos ein Kleinerwerden oder Verschwinden von Lymphdrüsenschwellungen finden. Es kann also Thorium X allein wirksam sein.

2. Fälle, die auf Röntgenbehandlung nicht oder nur wenig reagieren, können später durch kombinierte Röntgen-Thorium X-Behandlung oft stark beeinflußt werden. Der Vorgang ist dabei jedenfalls ähnlich wie bei den Leukämien, indem das Thorium X infolge seiner Organotropie zum lymphatischen Apparat in den affizierten Lymphdrüsen deponiert wird, hier das Gewebe labilisiert und gegen die Wirkung der Röntgenstrahlen empfindlicher macht.

Wir wollen uns auch in diesem Kapitel darauf beschränken, für jede Gruppe einige Beispiele anzuführen, wobei wir von vornherein bemerken wollen, daß in manchen Fällen die Zuweisung zu der einen oder der andern Gruppe auf Schwierigkeiten stieß, wenn eine histologische Untersuchung nicht vorlag und wenn das Blutbild durch vorausgegangene Röntgenbestrahlung schon modifiziert worden war.

A. Lymphosarkome resp. Lymphosarkomatosen.

Manche unserer Fälle von lokalisierten Lymphosarkomen wurden weder durch Röntgenbehandlung noch durch Thorium X-Behandlung noch durch die Kombination beider Methoden irgendwie beeinflußt. In einem Fall von malignem Verlauf wurde zwar der mediastinale Tumor durch Thorium X-Injektionen in seinem Wachstum nicht aufgehalten, es fand aber schon nach der 2. Injektion ein völliger Rückgang der erst seit kurzem am Hals aufgetretenen Lymphdrüsenschwellungen statt.

Beobachtung CXXIV.

Mo. 25 Jahre alt. Lymphosarcoma mediastini. I. med. Klinik. 6. VII. 1912.
Seit Dezember 1911 dumpfe Schmerzen in der Brust. In der letzten Zeit auch Stridor und Atemnot.

Die Röntgendurchleuchtung ergibt einen riesigen Mediastinaltumor, welcher den Mittelschatten auf 11 cm verbreit rt.

Die bronchoskopische Untersuchung zeigt eine starke Kompression des linken Hauptbronchus und eine Verengerung der Trachea. Schleimhaut überall glatt.

Hochgradige Dyspnoe, deutlich Cyanose.

Eine größere Serie von Röntgenbestrahlungen, die im Juli durchgeführt wurden, hatten keinen Erfolg. Der Tumor ist vielmehr weiter gewachsen.

17. VIII. Auf der linken Halsseite ist in der letzten Zeit ein großes Drüsenpaket aufgetreten. Die einzelnen Drüsen sind haselnuß- bis walnußgroß, von weicher Konsistenz. Größter Halsumfang 41 cm.

21. VIII. Nach 2 Injektionen von Thorium X zu 300 resp. 400 E.-S. E. sind die Halsdrüsen ganz zurückgegangen. Größte Halsweite jetzt 39,5 cm.

Auf den Mediastinaltumor hatte eine durch ca. 4 Wochen fortgesetzte Thorium X-Kur mit ca. 12 Injektionen zu 300 bis 500 E.-S. E. gar keinen Einfluß. Der Tumor wuchs vielmehr weiter.

Am 20. I. Exitus.

Die Autopsie ergab ein Lymphosarcoma mediastiani, das vordere Mediastinum erfüllend und das Sternum nach vorne bis auf die Haut durchwachsend, das Herz nach rückwärts verdrängend und in die rechte Vorderwand des rechten Ventrikels eindringend.

Besser war der Erfolg in folgendem Fall:

Beobachtung CXXV.

E. 40 Jahre alter Mann. Eintritt in die Beobachtung am 23. III. 1912. (Zugewiesen von Prof. Holzknecht).

Dieser Fall wurde bereits von Falta, Kriser und Zehner mitgeteilt (Fall 8). Aus der dort ausführlich mitgeteilten Krankengeschichte erwähne ich folgendes:

Vor 3 Jahren Influenza, nachher Drüsenschwellungen am Hals und, wie die Röntgenuntersuchung ergab, auch im Brustraum. Arsenbehandlung war wirkungslos. Röntgenbestrahlung (Prof. Holzknecht) führte zu einem rapiden Schwund der Drüsen am Hals, dann traten immer Rückfälle ein. Seither ca. 10 Serien von Bestrahlungen, die immer von gutem Erfolg begleitet waren. Der Erfolg trat immer einige Zeit nach der Bestrahlung auf und äußerte sich namentlich im Verschwinden des Hustens, der sonst den Patienten Tag und Nacht quälte. Zwischendurch sind auch stärkere Arsenkuren gemacht worden. Als besonders wirkungsvoll hatte sich eine Bestrahlungskur verbunden mit Kakodylinjektionen erwiesen, nach der sich der Patient 2 Monate absolut wohl befand. In der letzten Zeit kamen aber die Rezidiven in immer rascherer Folge. Nach der letzten Röntgenbestrahlung war der Erfolg nur vorübergehend. Ende März hatte der Patient eben eine Bestrahlungskur hinter sich. Es fanden sich vereinzelte bis bohnengroße Drüsen am Hals. Die Röntgendurchleuchtung ergab beiderseits dem Mittelschatten unter den Klavikeln aufsitzende faustgroße Tumoren und einen ca. gänseeigroßen Tumor im linken Hilus. Es bestand starker Reizhusten.

Vom 23. IV. bis 8. V. wurden gleichzeitig mit einer Röntgenbestrahlung 4 Thorium X-Injektionen zu je 400 bis 500 E.-S. E. subkutan verabreicht. Die Erythrocyten stiegen von 4 000 000 auf 5 300 000, die Leukocyten sanken von 10 200 auf 6800 ab. Der Reizhusten hörte auf. Die Durchleuchtung des Thorax ergab, daß die mediastinalen Drüsenpakete an Umfang etwas abgenommen hatten. Der Stuhl, früher leicht obstipiert, war jetzt regelmäßig.

Ende Mai nahm der Reizhusten beträchtlich zu, außerdem bestanden, wenn zu große Bissen genommen wurden, Schluckbeschwerden. Da wegen Röntgendermatitis eine Röntgenbehandlung zu dieser Zeit nicht möglich war, so wurde der Patient jetzt mit Thorium X allein behandelt. Vom 31. V. bis 2. VII. wurden im ganzen 10 subkutane Injektionen zu 200 bis 300 E.-S. E. verabreicht. Der quälende Reizhusten, ebenso die Schluckbeschwerden verschwanden allmählich ganz. Die Erythrocyten stiegen von 5 400 000 auf 5 600 000, die Leukocyten sanken von 10 800 auf 9600 ab. In der letzten Woche der Behandlung täglich 1 bis 2 diarrhoische Stuhlgänge. Die Röntgendurchleuchtung ergab schon am 12. VI., daß der Hilusschatten links wesentlich lichter geworden war. Das Körpergewicht hat in den letzten 3 Monaten um 3 kg abgenommen.

Anfang August bekam der Patient während des Landaufenthaltes ein Gesichtserysipel, das sich von da aus auf den Thorax ausbreitete. Er hatte durch 5 Wochen hohes Fieber bis über 40. Seit Mitte September fieberfrei. Er verlor 7 kg.

Anfang Oktober ergab die Röntgendurchleuchtung, daß die Hilustumoren beiderseits auf ca. Walnusgröße·zurückgegangen waren. Da trotzdem in der letzten Zeit der Reizhusten wieder auftrat, wurden wieder Thorium X-Injektionen gemacht und diese gegen Ende der Kur mit Röntgenbestrahlung kombiniert. Im ganzen wurden vom 4. X. bis Anfang November 9 Injektionen zu 300 E.-S. E. verabreicht. Der Reizhusten verschwand wieder. Das Körpergewicht stieg um 3,75 kg an. Die Erythrocyten stiegen von 4 000 000 auf 5 000 000. Die Leukocyten sanken von 9400 auf 6800.

Von Mitte November bis 22. XII. wurde auf Wunsch des Patienten täglich 3 × 0,5 Benzol verabreicht. Im Beginn dieser Kur trat eine Verschlimmerung der Beschwerden ein, die aber wieder zurückging. Die Erythrocyten sanken allmählich auf 4 000 000, die Leukocyten auf 5400 ab. Anfang Dezember hatte die Röntgendurchleuchtung einen sehr günstigen Befund ergeben; im linken Hilus fanden sich nur ein walnußgroßer, im rechten zwei kleinnußgroße Tumoren.

Mitte Januar 1913 ist das Körpergewicht weiter um 2 kg angestiegen. Der Blutbefund ist jetzt wieder nahezu normal (4 400 000 Erythrocyten und 7300 Leukocyten). Da wieder Reizhusten aufgetreten ist, so werden wiederum bis inkl. 23. I. im ganzen 6 Injektionen zu 300 E.-S. E. verabreicht und gleichzeitig Röntgenbestrahlungen vorgenommen. Auch jetzt werden die Beschwerden zum Verschwinden gebracht. Das Körpergewicht hält sich gleich hoch.

Bis Mitte Juni 1913 befindet sich der Patient ziemlich wohl und geht seinem Berufe nach. Nur in der zweiten Hälfte Juni wieder quälender Reizhusten. Der Patient sieht jetzt blasser aus. Der Ernährungszustand ist ziemlich gut. Körpergewicht wie im Januar. Während des Juli wieder Röntgenbestrahlungen und Injektionen zu 300 bis 500 E.-S. E. Thorium X, die die Beschwerden beseitigen.

Ende Oktober 1913 machte der Patient eine Behandlung mit Enzytol ohne Erfolg durch.

Ergebnis: In diesem Fall konnte die Röntgenbestrahlung mehrfach durch gleichzeitige Thorium X-Behandlung wesentlich unterstützt werden. Dies äußerte sich einerseits in dem bei der Röntgendurchleuchtung feststellbaren Rückgang der mediastinalen Drüsenpakete, andererseits in der Besserung resp. in dem Verschwinden des quälenden Hustens und der Schluckbeschwerden. Einmal wurde derselbe Effekt durch alleinige Thorium X-Behandlung erzielt. Bemerkenswert ist, daß bei jeder Behandlung die Zahl der Erythrocyten bedeutend in die Höhe ging.

Ein ähnlicher Erfolg wurde in dem folgenden Fall erzielt:

Beobachtung CXXVI.

Frau K. 29 Jahre alt. Lymphosarcoma mediastini (Fall IX bei Falta, Kriser und Zehner). Eintritt in die Beobachtung 15. VI. 1912.

1908 akuter Gelenkrheumatismus nach Angina, im Anschluß daran starke Herzbeschwerden, besonders Tachycardie und Beklemmung, allmählich andere Basedowsche Erscheinungen.

1909 Strumaoperation, seither nahezu geheilt, nur leichte Basedowsche Symptome.

Ende 1911 wegen eines Katarrhs Röntgendurchleuchtung der Lunge,· dabei Feststellung eines Mediastinaltumors links (Prof. Holzknecht). Der Tumor war faustgroß und verdunkelte das linke obere Lungenfeld bis auf einen schmalen oberen und seitlichen Rand. Bis zum Juni 1912 wurden 5 Serien von Röntgenbestrahlungen vorgenommen, die einzelnen Bestrahlungen in Abständen von 3—4 Tagen und zwischen den Serien Abstände von 2½ Wochen. Gewichtsabnahme seither um ca. 6 kg. Mitte Juni ergab die Durchleuchtung, daß der Tumor gut um die Hälfte an Umfang abgenommen hatte. Perkutorisch findet sich links vorn oben eine deutliche Dämpfung, die den linken Sternalrand gut um 3 Querfinger überragt, links hinten oben keine wesentliche Schalldifferenz. Keine Drüsen am Hals palpabel. Exophthalmus noch angedeutet. Graefe positiv. Leichter Tremor der Hände, Haut feucht. Pulsfrequenz ca. 110, deutliche Pulsation der Karotiden.

Trotz des bisherigen günstigen Verlaufes der Röntgenbestrahlung wird auf Vorschlag des Prof. Holzknecht die Thorium X-Behandlung eingeleitet, um zu versuchen, ob der Effekt der Röntgenbehandlung dadurch nicht verstärkt werden könnte; auch machte der Zustand der Haut und die dauernde Abnahme des Körpergewichtes ein vorläufiges Abbrechen der Röntgenbehandlung notwendig.

17. VI.	4 900 000 Erythrocyten, 72% Hämoglobin, 8600 Leukocyten (68% Neutrophile, 17% Lymphocyten, 10% gr. Mononukleare, 1% Eosinophile, 3% Myelocyten).		
	Körpergewicht 53,3 kg.	250 E.-S. E. Thorium X.
19. VI.	Körpergewicht 52,6 kg.	250 E.-S. E. Thorium X.
20. VI.	Körpergewicht 52,1 kg. 5 600 000 Erythrocyten, 8800 Leukocyten.	
24. VI.	Körpergewicht 52,8 kg. Vorzeitiges Eintreten der Periode, etwas gesteigerte Nervosität.	250 E.-S. E. Thorium X.
28. VI.	Körpergewicht 52,2 kg.	300 E.-S. E. Thorium X.
2. VII.	5 000 000 Erythrocyten, 7 000 Leukocyten.	250 E.-S. E. Thorium X.
4. VII.	4 800 000 „ 5 800 „	200 E.-S. E. Thorium X.
6. VII.	4 900 000 „ 5 000 „ Puls 84.	250 E.-S. E. Thorium X.
9. VII.		50 E.-S. E. Thorium X.
12. VII.	Körpergewicht 51,6 kg.	100 E.-S. E. Thorium X.

Röntgendurchleuchtung: Nur noch Andeutung der Intumeszenz im rechten oberen Mediastinum, Dämpfung rechts vorn oben verschwunden.

Nun Landaufenthalt bis 25. X. 1912. Patient erholt sich unter einer Arsenkur (12 Suppositorien à 0,001) wesentlich. Körpergewicht jetzt 58,9 kg. Röntgenbefund (Prof. Holzknecht): Im wesentlichen negativ, nur einige kleine Drüsen hinter dem Aortenbogen. Allgemeinbefinden war bisher sehr gut, nur seit 2 Wochen dumpfe Schmerzen in der Brust, die in die linke Schulter und den Nacken, bisweilen auch in die rechte Schulter ausstrahlen. 4 800 000 Erythrocyten, 8000 Leukocyten. 300 E.-S. E. Thorium X.

29. X.	Heftige Schmerzen in der rechten Schulter.	250 E.-S. E. Thorium X.
31. X.	Körpergewicht 58,4 kg.	300 E.-S. E. Thorium X.
2. XI.	Körpergewicht 58,7 kg. Noch Schmerzen.	300 E.-S. E. Thorium X.
5 XI	4 600 000 Erythrocyten, 7800 Leukocyten	300 E -S. E. Thorium X.
7. XI.	Körpergewicht 59 kg.	2×250 E.-S. E. Thorium X.
12. XI.	Seit vorgestern Diarrhöen, hat einmal erbrochen.	
16. XI.	Allgemeinbefinden nicht gut. Körpergewicht 57,4 kg. Schmerzen in der linken Schulter. Appetit gering.	
20. XI.	Immer noch weiche Stühle. Körpergewicht 56,8 kg.	
27. XI.	Dämpfung links vorn oben hat zugenommen.	
30. XI.	Stuhl wieder regelmäßig. Seit einigen Tagen Hustenreiz, der nachts sehr stört.	300 E.-S. E. Thorium X.
4. XII.		300 E.-S. E. Thorium X.
7. XII.	Temperatur bis 37,6. Körpergewicht 56,6 kg.	300 E.-S. E. Thorium X.
10. XII.	Schmerzen sind wesentlich besser. Hustenreiz besteht weiter. Körpergewicht 56,2 kg.	300 E.-S. E. Thorium X.
14. XII.	Die Dämpfungszone links vorn oben ist kleiner geworden.	300 E.-S. E. Thorium X.
16. XII.	4 700 000 Erythrocyten, 2500 Leukocyten. Körpergewicht 56,6 kg. Von nun ab wieder Arsenkur.	100 E.-S. E. Thorium X.
9. I. 1913.		300 E.-S. E. Thorium X.
13. I.		300 E.-S. E. Thorium X.
15. I.	Bisher 3 intensive Röntgenbestrahlungen.	300 E.-S. E. Thorium X.
17. I.	Dämpfung links vorn oben weiter zurückgegangen.	300 E.-S. E. Thorium X.

11. II. Appetit jetzt sehr gut. Die Schmerzen sind völlig verschwunden. Körpergewicht 55,3 kg.

11. III. Dämpfung links vorn oben hat wieder bedeutend zugenommen. Jetzt auch Dämpfung links hinten oben. Sieht kachektisch aus. Wieder heftige ausstrahlende Schmerzen. Körpergewicht 53,4 kg.

15. III.
16. III. } je 500 E.-S. E. Thorium X und Röntgenbestrahlung durch
17. III.   Prof. Holzknecht.
8. IV.

22. IV. Zuerst Verschlimmerung des Allgemeinbefindens. Dann wesentliche Besserung, die Schmerzen sind verschwunden. Körpergewicht 53,5 kg.

2. V. Wieder heftige quälende Schmerzen. Körpergewicht 53 kg. Dämpfung links vorn oben und links hinten oben hat wieder zugenommen.

5. V.
7. V.
8. V.
9. V.
13. V. } je 400 E.-S. E. Thorium X.
15. V.
17. V.
19. V.

20. V. Wegen Herzschwäche werden die Injektionen ausgesetzt. Schmerzen wesentlich besser.

26. VI. Körpergewicht 52 kg. Kachexie hat zugenommen. Durchleuchtung durch Prof. Holzknecht ergibt infiltratives Wachstum des Tumors.

10. VII. Kachexie hat weiter zugenommen, bohnengroße harte Drüse in der rechten Supraclaviculargrube, Dämpfung links vorne massiv. Wieder heftige Schmerzen und Hustenreiz.

11. VII.
12. VII.
14. VII. } je 400 E.-S. E. Thorium X.
15. VII.

26. IX. Die Schmerzen und der Hustenreiz seit der letzten Behandlung weggeblieben. Körpergewicht 51,5 kg.

8. XI. Körpergewicht 52,5 kg. Jetzt Phrenicusparalyse.

Im Januar 1914 eine Borcholininjektion ohne Erfolg.

28. II. Wieder sehr heftige Schmerzen und Hustenreiz. Narcotica ohne wesentlichen Erfolg.

3. III.
5. III. } je 300 E.-S. E. Thorium X und intensive Röntgenbestrahlung
6. III.   durch Prof. Holzknecht.

30. IV. Die Röntgenbestrahlung wurde seit März mit Unterbrechungen fortgesetzt, Besserung der Schmerzen bis vorige Woche, dann hochgradige Mattigkeit, Fieber, heftige Schmerzen, Dämpfung reicht jetzt hinten bis fast zum XI. Dornfortsatz. Unter Kollapserscheinung tritt Anfang Juli der Exitus ein.

Ergebnis: In diesem Fall konnte der Effekt der Röntgenbestrahlung durch die Thorium X-Injektionen wesentlich verstärkt werden. Der Tumor war im Verlauf der 6 monatigen Röntgenbehandlung um die Hälfte zurückgegangen. Der Zustand der Haut machte ein vorläufiges Abbrechen der Röntgenbehandlung notwendig. Während der anschließenden ca. 4 wöchigen Thorium X Behandlung (9 Injektionen von durchschnittlich 250 E.-S. E.) verschwand der Tumor fast vollständig. Es traten keine Intoxikationserscheinungen auf; das Körpergewicht sank zwar noch weiter etwas ab, nachher erholte sich die Patientin aber rasch und nahm beträchtlich zu. Dieser günstige Zustand hielt ca. 3 Monate an. Auch dann ergab die Durchleuchtung noch keine Zunahme des Tumors, es traten aber heftige Schmerzen auf, die auf ein beginnendes Rezidiv hinwiesen. Eine zweite Thorium X-Kur rief bald leichte Intoxikationserscheinungen hervor, die eine ca. 3 wöchige Unterbrechung notwendig machte, während der der Tumor beträchtlich zunahm. Die Fortsetzung der Thor X-Kur zusammen mit einer Röntgenbestrahlung ließ den Tumor wieder kleiner werden und brachte die quälenden Schmerzen zum Verschwinden. Die Besserung hielt aber nur 2 Monate an. Die dritte kombinierte Thorium X-Röntgenbehandlung brachte wieder vorübergehend Besserung. Auch die vierte und fünfte Thorium X-Kur brachte die Schmerzen und den quälenden Hustenreiz immer wieder zum Verschwinden, die Kachexie nahm aber allmählich zu. Der Tumor zeigte jetzt ein infiltratives Wachstum und führte zur Phrenikusparalyse. In der sechsten Behandlungsphase wurde hauptsächlich mit Röntgen bestrahlt, zwar trat auch wieder Besserung der Schmerzen auf, doch konnte dem fortschreitenden Verfall nicht Einhalt geboten werden. Wir können also zusammenfassend sagen, daß in diesem Fall die Röntgenbehandlung durch die Thorium X-Injektionen sehr unterstützt und verstärkt wurde. Ein besonderer Vorteil dieser kombinierten Behandlung liegt auch darin, daß die Behandlung fortgesetzt werden kann, wenn der Zustand der Haut zeitweilige Pausen in der Röntgenbehandlung erfordert.

Auch Plesch, Karczag und Keetmann geben an, in einem Falle von Mediastinaltumor (anscheinend einem Lymphosarkom) durch drei intravenöse Injektionen von je 1000 E.-S. E. Thorium X die Kompressionserscheinungen vorübergehend günstig beeinflußt zu haben.

B. Lymphogranulomatosen.

Wir wollen hier einen Fall vorausstellen, über den wir seinerzeit schon berichtet haben. Es handelt sich um ein 21 jähriges Mädchen (Fall XI der Publikation von Falta, Kriser und Zehner) mit großen Drüsen am Hals und im Mediastinum. Nachdem die erste Röntgenbestrahlung von gutem Erfolge begleitet war, versagte die zweite. Die kom-binierte Röntgen-Thorium X-Behandlung hatte damals anscheinend keinen Erfolg. Sie wurde bald darauf wiederholt und nun trat ein ganz ausgesprochener Erfolg ein insofern, als eine wesentliche Aufhellung des breiten Hilusschattens auftrat. Der Effekt hielt immerhin mehrere Monate an, doch war leider eine Besserung des sonstigen Befindens (Kachexie, Temperatursteigerungen usw.) nicht zu verzeichnen. Eine spätere Behandlung führte zu keinem überzeugenden Erfolg mehr. In diesem Fall war die Diagnose Lymphogranulomatose durch die histologische Untersuchung höchst wahrscheinlich gemacht worden.

In den beiden folgenden Fällen, die ich noch als Beispiele anführen will, fehlt die histologische Untersuchung, doch weist sie das klinische Bild mit großer Wahrscheinlichkeit in diese Gruppe.

Beobachtung CXXVII.

Pa., Frl. 18 Jahre. Lymphogranulomatose. 14. I. 1913.

Bis vor 1 Jahr völlig gesund, gut entwickelt. Im Frühjahr 1912 entwickelten sich allmählich Drüsenschwellungen am Hals und in den Leistenbeugen. Ferner traten zeitweise Temperatursteigerungen auf, die dann im Juni täglich kamen, bis 38⁰ anstiegen; damals auch ziemlich heftige Schmerzen, teilweise in den Rücken und in die Schultern, teilweise in die Beine ausstrahlend. Damals eine Serie von Röntgenbestrahlungen, die keinen wesentlichen Erfolg brachten. Später im Juli war die Patientin in Grado und dort besserte sich Appetit und Allgemeinbefinden, die Schmerzen ließen nach. In den letzten beiden Monaten wieder heftige Schmerzen, Gewichtsabnahme, zunehmende Blässe, stärkere Schwellung der Drüsen.

Die Blutuntersuchung ergibt jetzt 13 700 Leukocyten mit 76⁰/₀ polymorphkernigen Neutrophilen.

Am Hals beiderseits eine Kette bis bohnengroßer, ziemlich harter Drüsen, eine walnusgroße Drüse unter dem linken Sternocleidomastoideus. In den Achselhöhlen keine Drüsen, aber in der Cubita beiderseits kleine Drüsen tastbar. Ferner Drüsen in inguine und beiderseits über dem Poupartschen Band, bis walnußgroß.

Im 2. Interkostalraum rechts Dämpfung, gut 2 Querfinger den rechten Sternalrand überragend.

Das Röntgenogramm (Prof. Holzknecht) ergibt der Dämpfung entsprechend eine Verbreiterung des Mittelschattens nach rechts. Die Patientin klagt über heftige Schmerzen, besonders nachts. Abends immer Temperatursteigerungen bis 38,5. Körpergewicht 58,6 kg.

Von nun an Röntgentiefenbestrahlung (Hals, Thorax und Unterbauchgegend), kombiniert mit Injektionen von Thorium X subkutan (300, später 500 E.-S. E.).

Bis zum 12. II. werden im ganzen 12 Injektionen verabreicht.

Blutbefund am 18. I. 4 300 000 Erythrocyten, 16 000 Leukocyten (davon 84⁰/₀ polymorphkernige Neutrophile).

20. I. **Die Schmerzen sind verschwunden.**

27. I. Allgemeinbefinden ausgezeichnet, keine Schmerzen mehr, schläft die ganze Nacht. Die Drüsen am Hals und in der Leistenbeuge wesentlich kleiner.

3. II. Die Drüsen am Hals bis auf einzelne halberbsengroße verschwunden.

4. II. Das Drüsenpaket über dem Poupartschen Band viel beweglicher, nicht mehr schmerzhaft, Abendtemperaturen an manchen Tagen noch bis 37,2, sonst normal.

10. II. Die Drüsen am Hals nicht mehr palpabel, ebenso in den Achselhöhlen, im 2. Interkostalraum links keine deutliche Dämpfung mehr nachweisbar.

4 500 000 Erythrocyten, 4000 Leukocyten.

Die Röntgendurchleuchtung des Thorax (Prof. Holzknecht) ergibt jetzt einen normal breiten Mittelschatten. Doch findet sich rechts oben noch ein Zug von kleinen Drüsen.

Keine Temperatursteigerungen mehr.

Die Patientin geht zuerst nach Gardone, dann nach Meran. Die Drüsen sollen noch weiter zurückgegangen, aber kurz vor jeder Periode wieder von neuem angeschwollen sein. Besonders die Drüsen am Hals zeigten diese Neigung zur Anschwellung.

21. V. 1913. In den letzten Wochen wieder leichte Temperatursteigerungen abends bis 37,3, ferner Kopfschmerzen. Es findet sich jetzt eine haselnußgroße Drüse am Hals links, ferner kleinere bis erbsengroße Drüsen oberhalb der Schlüsselbeine und etwas größere in den Achselhöhlen, die Dämpfung links neben dem Sternum nicht deutlich.

Rechts über dem Poupartschen Band eine ca. halbkirschengroße, links in der Leistenbeuge eine ca. erbsengroße Drüse tastbar.

4 000 000 Erythrocyten, 9500 Leukocyten.

Bis zum 21. VI. Röntgentiefenbestrahlung, kombiniert mit 14 Thorium X-Injektionen zu 300 bis 400 E.-S. E. Die Drüsen gehen wieder zurück, nur einmal während der Periode tritt eine deutliche Vergrößerung ein. Die Temperaturen sind am Ende der Behandlung normal.

21. VI. 4 000 000 Erythrocyten, 6200 Leukocyten.

Februar 1914 sah ich die Patientin wieder. Sie war nach der Kur nach Rimini gegangen, hatte dort wieder Fieber bekommen, seit der Zeit starke Abmagerung, Kachexie, in den letzten Wochen abendliche Temperatursteigerungen bis 39, häufiges Erbrechen, jetzt die Drüsen wieder bedeutend vergrößert, teilweise walnußgroß, links vom Sternum eine 3 Finger breite Dämpfung. Röntgenbestrahlung und Thorium X-Injektionen hatten gar keinen Erfolg mehr. Die Behandlung wurde nach 2 Wochen abgebrochen, nachdem die Leukocyten von 17 000 auf 2000 herabgegangen waren.

Ergebnis: Für die Annahme einer Lymphogranulomatose sprechen meines Erachtens in diesem Fall: der Umstand, daß das Leiden generalisiert ist, die Hyperleukocytose mit Vorherrschen der neutrophilen Zellen, ferner die Temperatursteigerungen und besonders die Vergrößerung von Milz und Leber. Die erste Serie von Röntgenbestrahlungen brachte keinen wesentlichen Erfolg. **Die kombinierte Thorium X-Röntgenbehandlung beseitigte das Fieber, und die Lymphdrüsenschwellungen auch die ausstrahlenden Schmerzen, verschwanden fast vollständig. Die Remission des Leidens dauerte 3 Monate. Auch das nun folgende Rezidiv wurde gut beeinflußt. Nach mehreren Monaten trat aber eine neue Exazerbation auf, zugleich schritt die Kachexie rasch fort und die allerdings viel später (nach 7 monatigem Intervall) abermals eingeleitete Behandlung war jetzt erfolglos.**

Der schönste Erfolg, den wir bei dieser Gruppe von Fällen gesehen haben, betrifft die folgende Beobachtung:

Beobachtung CXXVIII.

St., Ingenieur. 29 Jahre. Lymphogranulomatose.

Bis Oktober 1912 vollständig gesund. Damals traten heftige Kopfschmerzen auf, die in den Nacken ausstrahlten. Patient nahm Chinin. Die Kopfschmerzen haben plötzlich nachgelassen, dagegen traten nun anfallsweise heftige Kreuzschmerzen auf, hauptsächlich während der Mahlzeiten und in der Nacht. Fangopackungen hatten keinen Erfolg. Patient nahm bis Dezember 15 kg ab (ursprüngliches Gewicht 68 kg). Im Dezember kamen Erstickungsanfälle und Schluckbeschwerden hinzu. Außerdem sollen damals klonische Zuckungen am ganzen Körper aufgetreten sein.

Am 2. I. 1913 trat der Patient in ein Sanatorium ein, er wog damals 53,7 kg. Anfangs waren die Temperaturen normal, dann aber kam es zu intermittierendem Fieber mit Temperatursteigerungen bis 39,6. Röntgenaufnahmen des Mediastinums ergaben betrüchtliche Verbreiterung des Mittelschattens. Außerdem wurde anfänglich eine Aufhellung im oberen Kreuzbein gefunden, die als Tumor gedeutet wurde, diese Annahme hat sich nach späteren Untersuchungen als irrtümlich erwiesen. Im Abdomen gegen die Inguinalgegend zu waren Tumoren tastbar. Patient war sehr blaß, die Blutuntersuchung ergab eine starke Anämie (die genauen Zahlen sind verloren gegangen) und eine Hyperleukocytose von ca. 20 000 mit relativer Vermehrung der neutrophilen Zellen. Patient litt an heftigen dumpfen Schmerzen in der Brust und im Abdomen, letztere auch in die Oberschenkel ausstrahlend. Er war nahezu schlaflos, hatte heftige Schweißausbrüche; gleich im Beginn wurden 4 Tiefenbestrahlungen der Brust mit Röntgenstrahlen ohne Erfolg vorgenommen. Gegen die Schmerzen wurden die verschiedensten Antineuralgika und große Dosen von Narcoticis gereicht, die den Zustand einigermaßen erträglich machten. Außerdem erhielt der Patient Arseninjektionen. Die Temperaturen betrugen Mitte Januar gegen Abend meist über 38.

Blutuntersuchung vom 15. Januar: 3 850 000 Erythrocyten, 66% Hämoglobin (Fleischl), 7600 Leukocyten, davon 68,4% polymorphkernige Neutrophile.

24. Januar wurde eine kombinierte Behandlung (Röntgenbestrahlung + Thorium X-Injektionen) eingeleitet. Die Narcotica wurden auf ein Minimum reduziert.

28. I. 4 200 000 Erythrocyten, 14 000 Leukocyten, davon 65% polymorphkernige Neutrophile. Bis Mitte Februar erhielt der Patient 14 Thorium X-Injektionen zu 500 E.-S. E. Außerdem wurde Mediastinum und Abdomen unter Adrenalinanämie bestrahlt (Prof. Kienböck).

Am 7. II. fanden sich 4 400 000 Erythrocyten und 6200 Leukocyten.

Die quälenden Schmerzen waren schon ca. eine Woche nach Beginn der kombinierten Behandlung nahezu verschwunden, die Schluckbeschwerden hatten vollkommen aufgehört. Die Abendtemperaturen betrugen noch am 30. I. bis 39,5, dann sanken sie allmählich ab und Mitte Februar waren die höchsten Temperaturen 37,2. Der anfangs weiche Puls wurde unter Digipurat voller und besser gespannt, Patient schlief nun auch ohne Narcotica die ganze Nacht. Von den Tumoren im Abdomen war nichts mehr zu tasten. Die Röntgendurchleuchtung des Mediastinums ergab, daß der Mittelschatten schmäler geworden war und daß der Schluckakt normal ablief. Patient verließ das Sanatorium, war nun den ganzen Tag außer Bett und konnte wenigstens teilweise seinem Beruf wieder nachgehen.

28. II. stellt sich der Patient vor, er sah noch etwas blaß aus, fühlte sich aber vollkommen wohl. 4 800 000 Erythrocyten, 9800 Leukocyten.

18. IV. Patient sieht gut aus, Körpergewicht ist auf 61 kg angestiegen, er klagt aber neuerdings über Schmerzen hauptsächlich in der Brust und im Rücken, besonders nachts, ferner auch beim Beginn des Essens. Links vorn oben ist die Dämpfung neben dem Sternum deutlicher geworden.

22. IV. Seit einigen Tagen besonders nachts heftige Schmerzen, die ins linke Bein ausstrahlen. Über dem Poupartschen Band sind Drüsen fühlbar.

Vom 23. IV. bis 14. V. 1914 Thorium X-Injektionen zu 500 E.-S. E., gleichzeitig Röntgentiefenbestrahlung (Prof. Kienböck). Die Leukocyten gingen von 12 800 auf 4600 herab.

In der 1. Woche nahm Patient 3 kg, später noch $1^{1}/_{2}$ kg ab. Das Röntgenogramm hat sich nicht wesentlich verändert, auch die Dämpfung neben dem Sternum ist nicht wesentlich kleiner geworden, die Drüsen im Abdomen sind jedoch nicht mehr fühlbar und Patient ist nahezu völlig schmerzfrei. Auch subjektives Wohlbefinden. Temperatursteigerungen waren in dieser Zeit nicht vorhanden.

5. VI. Vollkommen schmerzfrei, Schlaf sehr gut. Ist vollkommen arbeitsfähig.

27. VI. Seit einigen Tagen Schmerzen in der rechten Schulter, sieht etwas blässer aus. Objektiv keine Veränderung.

Im Juli Temperatursteigerung bis 37,3. Von Mitte August an allmählich Temperaturen bis 39,2 abends. Im September Appetit weniger gut, ausstrahlende Schmerzen in die rechte Schulter. Dämpfungsgrenze links vom Sternum nicht wesentlich verändert. Wieder Drüsen im Abdomen tastbar. Das Röntgenogramm ergab geringe Verbreiterung des supracardialen Teiles des Mittelschattens.

15. IX. Körpergewicht jetzt 50 kg. 3 400 000 Erythrocyten, 18 000 Leukocyten. Temperaturen abends bis über 38.

Neuerlich kombinierte Behandlung von Röntgentiefenbestrahlung und Thorium X. Im ganzen 10 Thorium X Injektionen à 300 bis 500 E. S. E.; die Abendtemperaturen steigen zuerst noch etwas an, sinken aber dann vom 26. IX. an rasch ab und sind vom 1. X. an normal. Das Körpergewicht sinkt weiter auf 48 kg. Die Leukocyten betragen am Ende der Kur nur 800, die Erythrocyten 4 200 000. Subjektives Befinden am Schluß der Behandlung ausgezeichnet. Die Milz war im Anfang der Behandlung palpabel, jetzt ist sie nicht mehr sicher fühlbar. Die ausstrahlenden Schmerzen sind verschwunden, auch im Abdomen keine Drüsen mehr fühlbar. Nachher Arsenkur.

Mitte November. Patient ist fieberfrei geblieben, Körpergewicht jetzt 54 kg, keine Schmerzen, ist sehr fleißig in seinem Beruf tätig.

Mitte Februar 1914. Laut brieflichen Berichtes sind wieder Temperatursteigerungen aufgetreten, doch ist der Patient in seinem Beruf andauernd tätig.

Mitte März: Zustand neuerdings schlechter. Schwächegefühl, ist tagsüber im Bett. Temperaturen 39—40. Drüsen im Abdomen etwas vergrößert (Prof. Türk).

13. III. bis 2. IV. Serie von Röntgenbestrahlungen durch Dr. Selka.

Am 19. III. Temperatur auf 37,5.

Appetit wieder besser, fühlt sich frischer. Im Mai Tod durch einen Unfall.

Ergebnis: Auch diesen Fall können wir der Lymphogranulomatose zurechnen, dafür spricht, daß das lymphatische System fast vollständig ergriffen ist, ferner, daß Temperatursteigerungen vorhanden sind, ferner die neutrophile Hyperleukocytose und endlich der Umstand, daß die Milz deutlich palpabel war.

In diesem Falle sind wir sicher berechtigt, von einem bemerkenswerten Erfolg der kombinierten Röntgen-Thorium X-Behandlung zu sprechen, wobei wir dem Thorium X einen beträchtlichen Anteil an dem Erfolg zuerkennen müssen, weil die vorhergegangene alleinige Röntgenbehandlung keinen sicheren Erfolg gebracht hat. Die Veränderung, die die kombinierte Behandlung bei diesem Patienten hervorbrachte, war überraschend. Mehrfach war der Fall von ärztlicher Seite als hoffnungslos bezeichnet worden. Der Patient sah kachektisch aus, das hohe Fieber schwächte ihn sehr und die quälenden ausstrahlenden Schmerzen hatten zu einem reichlichen Gebrauch der Narcotica geführt. Nach Einleitung der kombinierten Behandlung trat im Verlauf von 2 Wochen ein völliger Umschwung ein, die Temperaturen wurden normal, die Drüsenschwellungen und damit die Drucksymptome gingen zurück und auch die Anämie verschwand. Die Remission dauerte gut 2 Monate, dann trat ein leichtes Rezidiv auf, welches aber durch eine neuerliche Behandlung rasch beseitigt werden konnte. Ein etwas schwereres Rezidiv kam 3 Monate später. Diesmal war auch Fieber wieder vorhanden. Die Behandlung griff den Patienten diesmal mehr an, doch wurde dadurch wieder für einige Monate ein erträglicher Zustand geschaffen, so daß der Patient seinem Beruf nachgehen konnte; auch das Körpergewicht stieg wieder auf jene Höhe an, die es beim Eintritt in die Behandlung hatte.

Zusammenfassend können wir der radioaktiven Therapie der nichtleukämischen generalisierten Erkrankungen des lymphatischen Systems nur einen bedingten Wert zuerkennen, da sie die Röntgenbehandlung nur verstärkt; auch die kombinierte Behandlung heilt nicht, sondern führt im besten Fall nur zu Remissionen des Leidens. Allerdings können in manchen Fällen diese Remissionen monatelang andauern; auch können meist die Rezidive mehrere Male mit Erfolg bekämpft werden. Da wir diesem Leiden sonst ziemlich machtlos gegenüberstehen, so scheint uns in jedem Falle ein Versuch indiziert. Es werden sich immer wieder Fälle finden, bei denen das Fieber und die quälenden Drucksymptome wenigstens für einige Monate beseitigt

werden können und ein erträglicher Zustand geschaffen wird. Der weitere
Verlauf solcher Fälle ist sehr verschieden. Bei manchen gelingt es, die
hyperplastischen Prozesse im lymphatischen System nur für eine beschränkte
Zeit zurückzudrängen, bei andern scheint durch immer wiederholte Behandlung zwar eine Schrumpfung einzutreten; in diesen Fällen kommt es dann
aber zu einer immer weiter fortschreitenden Kachexie, die endlich zum Exitus
führt.

Was die Technik anbelangt, so möchten wir hier nochmals hervorheben,
daß wir in solchen Fällen große Dosen nicht für angezeigt halten, weil wir
von solchen regelmäßig starke Beeinträchtigung des Allgemeinbefindens und
Abnahme des Körpergewichtes gesehen haben. Wir haben uns immer damit
begnügt, 10 bis höchstens 15 subkutane Injektionen von 300—500 E.-S. E.
im Verlauf von 2—4 Wochen zu verabfolgen. Mehrfach haben wir die Beobachtung gemacht, daß die ersten beiden Kuren sehr gut vertragen wurden,
während wir später die Zahl der Injektionen verringern mußten. In einigen
Fällen sahen wir dann, daß nach einer längeren Pause die Injektionen wieder
gut vertragen wurden. Bei mehrfacher Wiederholung der Kuren kann es zu
beträchtlicher Leukopenie kommen (im Falle St., Beobachtung CXXVIII,
800 Leukocyten), die aber anscheinend nicht schädlich ist. Fast regelmäßig
sahen wir während der Kur die Erythrocyten stark ansteigen, in manchen
Fällen von stark reduzierten Werten bis zur Norm oder selbst bis zu leicht
übernormalen Werten. Diese Besserung des Erythrocytenbefundes pflegt dann
wochenlang anzuhalten, in manchen Fällen konnte durch mehrfache Wiederholung der Behandlung die Erythrocytenzahl durch viele Monate, ja durch
1 Jahr auf durchschnittlich normaler Höhe erhalten werden. Mit zunehmender
Kachexie pflegt dann der Einfluß der Behandlung auf die Erythrocyten allmählich abzuklingen. Das Körpergewicht kann während der Kur um 1—2 kg
heruntergehen, für gewöhnlich schadet dies nicht, da nachher das verlorene
Gewicht rasch wieder ersetzt wird, meist sogar mit dem Verschwinden des
Fiebers und der Schmerzen höhere Werte als vorher erreicht werden. Stärkere
Körpergewichtsabnahme wird man aber, wenn möglich, zu vermeiden suchen.
Wir haben jedenfalls den Eindruck gewonnen, daß man bei Berücksichtigung
des Allgemeinbefindens, der Magen-Darmfunktionen, des Körpergewichts und
des Blutbildes mit dieser Behandlungsmethode nichts riskiert, in manchen
Fällen aber dem Patienten nützen kann.

C. Die infektiösen Granulome.

Von Granulomen, die auf sicherer infektiöser Basis beruhen, haben wir
nur eine Reihe tuberkulöser Granulome behandelt. Wir haben schon
früher gemeinsam mit Kriser über eine Anzahl von Fällen berichtet. Plesch,
Karczag und Keetmann geben an, daß sie fast ausnahmslos eine Rückent-
wicklung der Drüsenschwellungen nach intravenöser Injektion von Thorium X
beobachten konnten. So glücklich sind wir nicht gewesen. Bei Fällen, die
bereits Neigung zur Vereiterung zeigten, haben wir bei interner Einverleibung
von Thorium X keinen Erfolg gesehen. Bei intratumoraler Injektion konnte
die eitrige Einschmelzung vielleicht in einigen Fällen beschleunigt werden.
Doch ist es fraglich, ob man dem Patienten damit nützt. Ferner blieb bei
harten Drüsen, bei denen es schon zu reichlicher Entwicklung von Bindegewebe
gekommen war, jeder Effekt bei interner Einverleibung aus. Nur bei weichen
Drüsenschwellungen, die noch nicht lange bestanden, sahen wir oft einen überraschenden Rückgang, ja eventuell völliges Verschwinden derselben. Dazu

genügten meist 2—3 Injektionen von 300—500 E.-S. E. Wir führen hier als Beispiel folgenden Fall an:

Beobachtung CXXIX.

Pa., Grete. $4^1/_2$ Jahre. Lymphomata colli.

Erkrankung am 1. II. 1913 mit leichter Angina und leichtem Fieber. Am 3. II. leichte Urticaria, am 4. II. Leibschmerzen und Diarrhöe. Am 15. II. wieder leichte Koliken, subfebrile Temperaturen, Lungen frei. Am 20. II. plötzlich Schwellung einer Lymphdrüse hinter dem linken Ohr. Jodkalisalbe machte Ekzem und mußte daher ausgesetzt werden. Am 26. II. drei weitere Lymphdrüsen palpabel, am 28. II. finden sich beiderseits am Hals hauptsächlich links weiche bis walnußgroße nicht besonders schmerzhafte Drüsen. Achselhöhlen und Inguinalgegend sind frei. Am 3. III. und am 5. III. subkutane Injektion von je 300 E. S. E. in den Oberschenkel. Schon am 4. III. sind die Drüsen kleiner, am 7. III. sind beiderseits nur noch erbsengroße Drüsen tastbar. Das Mädchen geht dann im Juni nach Grado; im Herbst sahen wir das Mädchen wieder, sie war völlig gesund geblieben.

Die Behandlung der tuberkulösen Granulome mit Thor X dürfte sich daher wohl kaum einbürgern; wir können höchstens raten, in rezenten Fällen, so lange die Drüsen noch weich sind, einen Versuch mit kleinen Dosen zu machen. Größere Dosen anzuwenden, halten wir nicht für gerechtfertigt. Auch die Röntgenbestrahlung wird meist nur bei rezenten Fällen angewandt. Wir verweisen auf die Zusammenstellung von Hochgürtel und Petersen. Versuche, ob die Kombination von Thorium X-Einverleibung mit Röntgenbestrahlung oder mit Radium- resp. Mesothoriumbestrahlung auch in weniger rezenten Fällen noch erfolgreich ist, liegen unseres Wissens nicht vor.

D. Milztumoren.

Über radioaktive Behandlung nichtleukämischer Milztumoren liegen bisher nur ganz wenige Beobachtungen vor. Wir selbst versuchten einen Fall von Bantischer Krankheit mittelst Thorium X-Injektionen zu behandeln. Das Resultat war nicht ermutigend. In diesem Falle hatte die Untersuchung vorher eine Herabsetzung der Resistenz der roten Blutkörperchen ergeben. Nach einer einmaligen subkutanen Injektion von 500 E.-S. E. sank die Zahl der roten Blutkörperchen auf die Hälfte herab. Es dauerte über 14 Tage, bis die frühere Erythrocytenzahl wieder erreicht war. Herabgesetzte Resistenz der roten Blutkörperchen verbietet also die interne Einverleibung von Thorium X.

Hingegen scheint die direkte Bestrahlung der Milz mit hochaktivem Radium oder Mesothorium nach den Angaben von H. Schüller vielversprechend zu sein. H. Schüller teilt einen Fall von Bantischer Krankheit mit, bei dem Röntgenbestrahlung der Milz und Arsazetinbehandlung nur zu vorübergehenden Erfolgen geführt hatten. Infolge der enormen Vergrößerung der Milz hätte die Splenektomie große technische Schwierigkeiten geboten. Nach intensiver Radiumbestrahlung ging der Milztumor, der früher bis zur Symphyse und handbreit über den Nabel gereicht hat, rapid bis zum Rippenbogen zurück; die Anämie besserte sich, die Splenektomie konnte jetzt leicht ausgeführt werden.

X. Behandlung der Karzinome und Sarkome.

Die Behandlung der Lymphosarkome mit radicaktiven Substanzen ist im vorhergehenden Kapitel ausführlich besprochen worden.

Auch bei den nicht vom lymphatischen Apparat ausgehenden Sarkomen kann man nicht selten durch Thorium X-Injektionen oder durch die kombinierte Behandlung mit Röntgen- oder Radiumstrahlen gute Erfolge sehen. Wir selbst berichteten seinerzeit über einen Fall von Sarkommetastasen nach Hodensarkom (Fall 12 bei Falta, Kriser und Zehner), bei dem durch Thorium X-Injektionen eine meßbare Verkleinerung der Geschwülste auftrat und die neuralgischen Schmerzen verschwanden. Plesch, Keetmann und Karczag sahen bei einem Fall von Rundzellenbeckensarkom nach einer Thorium X-Injektion, daß der Tumor durch 5 Monate hindurch in seinem Wachstum stillstand resp. kleiner wurde, dann erst trat rasches Wachstum auf; in weiteren 4 Monaten erfolgte der Exitus. Herxheimer sah bei einem Fall von Hautsarkomatose nach 7 Injektionen von je 1000 E.-S. E. Thorium X zentrale Erweichung und Abheilung der Knoten eintreten. Zirka 1 Monat später traten aber neue Knoten in der Haut des Vorderarmes und des Rückens auf und bei der Autopsie fand sich eine Metastasierung in Nieren, Lungen und Gehirn. Auch Czerny und Caan sahen nach intravenöser Einverleibung von Thorium X bei Sarkomkranken nach anfänglicher stärkerer Schwellung des Tumors Schrumpfung eintreten.

Von der Anwendung größerer Dosen von Thorium X in solchen Fällen sind wir ganz abgekommen, sondern pflegen nur die Wirkung der Röntgen- oder Radiumbestrahlung durch kleinere Dosen von Thorium X zu unterstützen.

Als Beispiel diene der folgende Fall:

Beobachtung CXXX.

Ba., M. 19 Jahre. Sarkom der Beckenschaufel. Eintritt in die Behandlung: 7. III. 1913.

Beginn des Leidens Ende 1911 mit stechenden Schmerzen in der linken Hüfte. Allmählich entwickelte sich an der äußeren linken Beckenschaufel ein Tumor, der schmerzhaft war und beim Gehen hinderte. Arseninjektionen brachten keine Besserung, mehrere konsultierte Chirurgen lehnten die Operation ab. In den letzten Monaten starke, immer mehr zunehmende Schmerzen im linken Bein, so daß die Nächte schlaflos sind. Eine Röntgenbestrahlung brachte bisher keinen Erfolg.

Jetzt findet sich ein großer halbkugeliger Tumor an der äußeren Wand der Darmbeinschaufel, unterhalb der Crista ossis ilei beginnend und bis auf den Oberschenkel herabreichend. Der Tumor ist auf der Unterlage nicht verschieblich, die Haut darüber ist verschieblich.

Auch vom Abdomen her ist ein harter, flacher, nicht verschieblicher Tumor in der Tiefe zu tasten.

Die Röntgendurchleuchtung und Photographie ergab einen überaus großen und unregelmäßigen Aufhellungsherd des oberen Teiles der linken Sakrumhälfte mit totalem Fehlen der Struktur und eine ausgedehnte Aufhellung des zentralen Teiles der Darmbeinschaufel. Auch die äußere Kontur war stellenweise unregelmäßig streifig und verschwommen.

Die Beweglichkeit im linken Hüftgelenk stark eingeschränkt, die Patientin hinkt stark wie bei einer Ankylose im Hüftgelenk. Hochgradige Abmagerung, kachektisches Aussehen. 3 800 000 Erythrocyten, 7300 Leukocyten, davon 56% Mononukleare.

Die Patientin wird im Verlauf von 3 Wochen einer neuerlichen Röntgenbestrahlung (12 × 18 X mit hartem Licht und Aluminiumfilter unterzogen (Prof. Kienböck). Bei der Bestrahlung von vorne wurde Kompression angewendet. Gleichzeitig erhält sie 8 Injektionen Thorium X zu 500 E.-S. E. in Abständen von 2 bis 3 Tagen teilweise an der Außenseite des Oberschenkels, teilweise in die unmittelbare Umgebung des Tumors.

Der Tumor verschwindet im Laufe dieser Behandlung vollständig, die Beweglichkeit im Hüftgelenk wird nahezu normal, so daß die Patientin wieder gerade gehen kann. Die Schmerzen verschwinden ebenfalls, so daß schon Ende der ersten Woche die Narcotica weggelassen werden können. Durch die Bauchdecken ist in der Tiefe nur eine kleine, abgrenzbare, sehr harte Schwellung zu tasten.

Das Allgemeinbefinden ist am Ende der Kur gut, doch hat sich das kachektische Aussehen nicht verändert.

16. IX. 1913. Nach brieflichen Berichten (Dr. Veit) war kurze Zeit nach der Behandlung der Appetit sehr gut, nach mehreren Wochen stellten sich aber heftige Schmerzen in der Wade und im Unterleib und in die Schulter ausstrahlende Schmerzen ein, die Leber und Milz schwollen an und waren sehr schmerzhaft. Der Tumor an der Hüfte ist ganz geschwunden, aber es haben sich an anderen Stellen Geschwülste gebildet. Vorübergehend war Ikterus vorhanden. Am behaarten Kopf sind mehrere Tumoren vorhanden, der eine ist taubeneigroß. An verschiedenen Stellen des Körpers unter der Haut sehr schmerzhafte Knötchen, die auftreten und verschwinden. Wiederholt Neuralgien in verschiedenen Gebieten des Körpers. Temperatur meist 38—39. Große allgemeine Schwäche, Abmagerung und Blässe, Appetitlosigkeit. Morphium nötig.

16. X. Exitus.

Bei den Karzinomen läßt die interne Einverleibung radioaktiver Substanzen völlig im Stich. Wir haben eine Reihe von Karzinomfällen mit Thorium X behandelt, ohne je einen Erfolg gesehen zu haben. Auch das Tierexperiment spricht in diesem Sinn. Hirschfeld und Meidner sahen nach intravenöser Einverleibung von Thorium X bei karzinomkranken Mäusen nie eine Einwirkung auf den Tumor, während bei Sarkomratten die Tumoren sich zurückbildeten. Auch die kombinierte Behandlung zeigte bei karzinomkranken Menschen in unseren Versuchen nie einen deutlichen Erfolg. Wir halten daher in Übereinstimmung mit Kroemer und im Gegensatz zu Pinkuß und Nahmmacher die Anwendung von Thorium X bei Karzinomkranken für nutzlos, die Verwendung größerer Dosen für schädlich, da die Kachexie dadurch beschleunigt wird.

XI. Erkrankungen der Blutdrüsen.

1. Die Schilddrüse.

Die Radiumbestrahlung der Struma scheint uns eine größere Beobachtung zu verdienen, als dies bisher der Fall ist. Die ersten Versuche von Abbé, Schober u. a. mit Einbringung von Radiumträgern in die Struma sind bei der jetzt besser ausgebildeten Filterungstechnik überholt. Wickham und Dégrais empfehlen die sogenannte Kreuzfeuermethode. In sehr vielen Fällen gelingt es tatsächlich, die Struma zur Verkleinerung zu bringen; auch manche Fälle von Basedowscher Krankheit wurden wesentlich gebessert.

Wie schon früher erwähnt, ist die Radiumemanationsbehandlung bei Basedowscher Krankheit nicht indiziert, da man sehr häufig auch bei kleinen Dosen Steigerung der nervösen Erscheinungen beobachtet.

2. Die Thymusdrüse.

Versuche, eine hyperplastische Drüse bei Status thymicus der Kinder oder bei Basedowscher Krankheit durch Radiumbestrahlung zu verkleinern, sind mir nicht bekannt, scheinen aber aussichtsreich zu sein.

3. Die Hypophyse.

Die bekannten Versuche von Béclère, den Hypophysentumor der Akromegalie durch Röntgenbestrahlung zu beeinflussen, lassen auch eine Verkleinerung durch Radiumbestrahlung möglich erscheinen, um so mehr, als man das Radium nach der Hirschschen Operation in die unmittelbare Nähe des Tumors bringen kann. O. Hirsch stellt mir seine bisher nicht veröffentlichten Erfahrungen über Radiumbehandlung bei Hypophysentumoren zur Verfügung.

O. Hirsch hat seit dem Jahre 1912 22 Fälle von Hypophysentumoren mit und ohne Akromegalie behandelt. Die Versuche gestatten noch kein abschließendes Urteil. Der Grund dafür liegt darin, daß bislang keine Erfahrungen über die Art der Applikation und der Dosierung des Radiums bei Hypophysentumoren vorlagen und Hirsch daher gezwungen war, durch eigene Erfahrungen zu lernen. Er mußte anfänglich mit kleinen Dosen beginnen, bis er sich überzeugen konnte, daß selbst starke Radiumpräparate viele Stunden bis über einen Tag angewendet werden können, ohne daß ernstere Nebenerscheinungen aufgetreten wären. Es stellt sich wohl nach großen Radiumdosen Kopfschmerz und Nasensekretion ein, aber diese Symptome schwinden meist nach wenigen Tagen. Die Erfahrung lehrt, daß sich die Hypophysentumoren gegen Radium verschieden verhalten, indem einzelne Tumoren auf Radium sehr rasch, andere wieder sehr langsam reagieren. Und zwischen diesen Extremen gibt es wieder Zwischenstufen. Hirsch hat beobachtet, daß die Hypophysentumoren, die Akromegalie erzeugen, rascher oder — besser ausgedrückt — augenfälliger reagieren. Bei diesen Tumoren läßt regelmäßig schon wenige Tage nach der Bestrahlung die profuse Schweißsekretion nach, das pamstige Gefühl und die Parästhesien in den Händen schwinden, die Patienten fühlen sich auch im allgemeinen wohler. In einzelnen Fällen von Akromegalie kehrte die bereits ausgebliebene Menstruation wieder. Bei den Hypophysentumoren mit Akromegalie empfiehlt Hirsch Vorsicht und Individualisierung in der Dosierung des Radiums.

Die Hypophysentumoren, welche hauptsächlich Sehstörungen mit oder ohne Adipositas erzeugen, vertragen meist große Radiumdosen. Bei diesen Tumoren erzielte die Radiumbehandlung Besserungen des Sehvermögens, woraus auf eine Verkleinerung der bestrahlten Tumoren geschlossen werden kann.

4. Die Nebennieren.

Im biologischen Teil wurde ausgeführt, daß sowohl das Tierexperiment wie klinische Erfahrungen darauf hinweisen, daß infolge einer besonderen Organotropie der festen radioaktiven Substanzen zum chromaffinen Gewebe bei Einverleibung größerer Dosen eine Schädigung des letzteren eintreten kann. Die Versuche, bei hypertonischen Zuständen, bei denen man an eine gesteigerte Produktion von Adrenalin denken kann, den Blutdruck durch Thorium X herabzusetzen, sind bereits Seite 125 erwähnt.

Ob Nebennierentumoren auf Radiumbestrahlung gut reagieren, ist mir nicht bekannt. Auch hier wäre zu berücksichtigen, daß schwache Bestrahlung das Wachstum solcher Tumoren und wofern es sich um Adenome handelt, eventuell auch deren Funktion steigert.

5. Die Keimdrüsen.

Es ist ein bekannte Erfahrung, daß in Wildbädern nicht selten Erscheinungen auftret die auf eine Steigerung der Funktion der Generationsdrüsen hinweisen. Ähn hes ist zweifellos bei der Emanationstherapie zu beobachten. Schon Gottlie Strasser und Selka beobachteten in einzelnen Fällen Besserung der P nz. Von unseren älteren männlichen Patienten haben wir derartige spontan Angaben öfter gehört. Als Beispiel diene der folgende Fall:

Beobachtung CXXXI.

Bö., Theodor. 56 Jahre. Seit Jugend Ankylose des linken Hüftgelenkes.
Seit ca. 20 Jahren ischiadische Schmerzen links, die durch die verschiedenartigste Therapie nur wenig beeinflußt wurden.

Dezember 1912 durch zwei Wochen Sitzungen im Emanatorium zu 20 E.-M. p. l. Die Schmerzen sind angeblich geringer. Bemerkenswert ist die Besserung des Appetits und des Allgemeinbefindens und ein starkes sexuelles Bedürfnis.

Auch in manchen Fällen von leichtem Eunuchoidismus, besonders in solchen, bei denen die Entwicklung in der Genitalsphäre nicht ganz ausbleibt, sondern nur verspätet eintritt, scheint die Emanationsbehandlung vorteilhaft zu sein. Ich verweise auf einen Fall, den ich in meinem Buch über die Blutdrüsenerkrankungen mitteilte.

Sehr bemerkenswerte Erfolge erzielt man oft auch bei Amenorrhöe. Wir haben eine Reihe von Fällen gesehen, bei denen kurz nach Beginn einer Emanationskur die Periode sich wieder einstellte.

Besonders überzeugend ist der folgende Fall:

Beobachtung CXXXII.

K., M. 16 Jahre. Amennorrhöe. Radiumambulatorium der I. med. Klinik. Frühjahr 1911 Chlorose.

Menstruation bis September 1911 regelmäßig, seither ist sie ausgeblieben, seit dieser Zeit öfter Kopfschmerzen und zunehmender Fettansatz.

Vom 8. I. 1912 an Trinkkur 3×5000 M.-E. täglich.

22. I. Menses wieder eingetreten. Trinkkur ausgesetzt.

22. II. Menses bisher nicht aufgetreten. Von heute ab wieder Trinkkur.

3. III. Menses wieder aufgetreten. Trinkkur ausgesetzt.

Die Wirkung der Emanationsbehandlung auf die Menstruation kann sich auch da einstellen, wo sie nicht erwünscht ist. So haben Freund und ich schon früher berichtet, daß bei Frauen im Klimakterium, bei denen die Menstruation schon seit Monaten ausgeblieben war, die Einleitung einer Emanationsbehandlung die Menstruation wieder prompt auftreten ließ. Seither haben wir eine ganze Reihe solcher Fälle gesehen.

Dysmenorrhoische Beschwerden werden sehr oft durch die Emanationstherapie gesteigert. In gleichem Sinne sprechen auch die Erfahrungen aus Gastein. Die Dysmenorrhöe ist also als Kontraindikation zu betrachten.

Alle diese Beobachtungen deuten auf eine Organotropie der radioaktiven Substanzen zu den Keimdrüsen hin, die auch experimentell festgestellt werden konnte. Bei Verwendung größerer Dosen sollte man daher eine hemmende Wirkung erwarten. Bei den in der Emanations- und Thor X-Behandlung verwendeten Dosen haben wir sie nie beobachtet. Eine Schädigung der Keimdrüsenfunktion resp. Sterilisierung ist daher wohl nur bei sehr intensiver direkter Bestrahlung zu erwarten.

Literatur[1]).

Abbé, Morbus Basedowi durch Radium geheilt. New York med. Journ. Mai 1915.
— Angyan, J. v., und R. van den Velden, Untersuchungen zur Blutgerinnung beim
Menschen. Biochem. Zeitschr. 43, 207, 1912. — Apolant, H., Über die Einwirkung von
Radiumstrahlen auf das Karzinom der Mäuse. Deutsche med. Wochenschr. 455, 1904. —
Armstrong. Radium Water Therapy. Brit. med. Journ. 29. April 1911, 992; s. a.
Kongr. f. inn. Med. 1910. — Arzt, L., und W. Kerl, Zur Kenntnis der biologischen Wirkung
des Radiums. Wien. klin. Wochenschr. 1913, 530. — Aschkinass, C., und W. Caspari,
Über den Einfluß dissoziierender Strahlen auf organisierte Substanzen, insbesondere
über die bakterienschädigende Wirkung der Becquerelstrahlen. Pflügers Arch. f. d. ges.
Phys. 86, 603, 1901. — Aschoff und Haese siehe in Lazarus' Handbuch. — Aubertin,
Ch., et E. Beaujard, Sur le mode d'action de la radiothérapie dans la leucémie myeloïde.
Bull. soc. méd. hôp. Paris 1913, 29, Nr. 25, 66. Comp. rend. soc. Biol. I, 983, 1904.
Arch. gen. de méd. 1905, 477 und 1904, 1897.

Bauer, R., Über die Wirkung der Radiumemanation auf Eier niederer Tiere. Wien.
klin. Wochenschr. 1911, Nr. 42. — Bayet, A., Le Radium. Les effets thérap. Bruxelles
1910. Übersetzt von E. Schiff. Wien 1912, Perles. — Derselbe, Les traitements des
nevrodermites par le radium. Journ. méd. de Bruxelles 1910/12. — Derselbe, Einige
Einzelheiten über die Anwendung des Radiums usw. Rad. in Bicl. u. Heilk. 1, 8, 1912.
— Bechhold, H., und J. Ziegler, Radiumemanation und Gicht. Berl. klin. Woschenchr.
1910, Nr. 16. — Béclère, Un nouveau mode d'application de radium. Progrès méd.
Nr. 21, semaine méd. 1900, Nr. 20. — Becq, Bull. de l'acad. d. sciences de Cracovie 1905.
— Becquerel, P., Influence des sels d'uranium et de thorium sur le développement du
bacille de la tuberculose. Compt. rend. soc. biol. 156, 164, 1913. — Benczur, v., Über einen
nach Gebrauch von Radiumemanationstrinkkuren wesentlich gebesserten Fall von Sklerodermie. Deutsche med. Wochenschr. 1911, Nr. 22. — Benczur, I. v., und D. Fuchs,
Über die Wirkung der Radiumemanation auf den respiratorischen Stoffwechsel. Zeitschr.
f. exper. Path. u. Ther. 12, 564, 1913. — Benedict, W., Zur Frage der Anwendung großer
oder kleiner Dosen von Radiumemanation. Med. Klin. 1912, 143. — Bergell, P., Über
die Aktivierung der Fermente durch Radiumemanation. Zeitschr. f. Baln., Klimakt. u.
Kurorthyg. 6, 18, 1913. — Bergell und Braunstein, Über den Einfluß der Radiumsalze auf den fermentativen Abbau. Med. Klin. 1905, Nr. 13. — Berner, K., Über die
Wirkung der Bestrahlung mit Quecksilberdampf-Quarzlampe (künstliche Höhensonne)
auf das Blut. Strahlenther. 5, 342, 1914. — Bernheim, Samuel, Nouvelles recherches sur la radiumthérapie dans la tuberculose. Zeitschr. f. Tuberkulose 18, 108,
278, 1912. — Bernstein, S., Über den Einfluß der Radiumemanation auf den respiratorischen Stoffwechsel. Strahlentherapie 1, 402, 1912. — Bickel, A., Beitrag zur
Thorium X-Behandlung der perniziösen Anämie. Berl. klin. Wochenschr. 1912, 1322. —
Derselbe, Weitere Beiträge zur Thorium X-Therapie usw. ibidem 50, 346, 1913. — Derselbe, Ein transportabler Emanationsapparat für Radiumemanation usw. Berl. klin.
Wochenschr. 1911, 657. — Derselbe, Über die biologischen Wirkungen des Mesothoriums,
des Thorium X und der Thoriumemanation. Berl. klin. Wochenschr. 1912, 776. — Bickel
und John H. King, Über den Einfluß großer Thorium X-Dosen auf die Entwicklung
von Pflanzensamen. Berl. klin. Wochenschr. 1912, 1665. — Bickel und Minnami, Über
die biologische Wirkung des Mesothoriums. Berl. klin. Wochenschr. 1911, 1413 u. 1798.
— Bierry et Henry, Compt. rend. soc. biol. 68, 821, 1910. — Bouchard, W., et Balthazard, Action de l'émanation du radium sur les bacteries chromogènes. Compt. rend.

---

[1]) Literatur über Physik der radioaktiven Substanzen siehe bei Meyer u. Schwaig-
ler, Radioaktivität.

Acad. de science 1906, 198. — Bouchard, Curie et Balthazard, Action physiologique de l'émanation du radium. Compt. rend. Acad. science 138, 1384, 1904. — Brasch, Berl. klin. Wochenschr. 1912, 1108. — Braunstein, A., Wer hat die Radiumemanation in die Therapie eingeführt? Deutsche med. Wochenschr. 1911, 507. — Brieger, L., und A. Fürstenberg, Radioaktive Bäder, Kompressen, Packungen in Lazarus' Handbuch der Radiumbiologie u. Therapie 1913. — Brill, O., A. Kriser und L. Zehner, Über die Verteilung von Thorium X im Organismus und die Ausscheidung desselben. Strahlentherapie 1, 348, 1912. — Brill, O., und L. Zehner, Über die Wirkungen von Injektionen löslicher Radiumsalze auf das Blutbild. Berl. klin. Wochenschr. 1912, Nr. 27. — Bruce, A. N., Über die Beziehungen der sensiblen Nervenendigungen zum Entzündungsvorgang. Arch. f. exper. Path. u. Pharm. 63. 424, 1910. — Brugsch, Th., Diagnose, Wesen und Behandlung der Gicht. Berl. klin. Wochenschr. 1912, 1598. — Bulling, Beitrag zur Emanationstherapie. Berl. klin. Wochenschr. 1909, 3. — Buxbaum, B., Zur Therapie der Neuralgien mit Radium. Zeitschr. f. physik. u. diät. Ther. 16, 257, 1912.

Carl, W., Zur biologischen Wirkung des Quarzlampenlichtes. Strahlenth. 5, 800, 1914. — Caspari, W., Über die Behandlung von Infektionskrankheiten mit Radium. Landw. Jahrb. 38, Erg.-Bd. 5, 1909. — Chambers, Helen, and S. Russ, The bactericidal action of radiumemanation. Proc. of the Royal Soc. of Med. 5, Path. Sect. 198, 1912. — Colwell, H. A., and M. B. Russ, Proc. of the phys. soc. of London IV, 24, 15. June 1912. — Curie, Mme., et M. A. Debierne, Compt. rend. Acad. de science 156, 1910. — Curie, P., et Mme. Curie, Effets chimiques produits par les rayons de Becquerel. Compt. rend. Acad. de science 129, 823, 1899. — Curie, P., u. A. Laborde, Sur la radioactivité des gaz, qui se dégagent de l'eau de sources thermales. Comp. rend. Acad. scienc. 138, 1150, 1904. — Czerny, V., und A. Caan, Über Behandlung bösartiger Geschwülste mit Mesothorium und Thorium X. Münch. med. Wochenschr. 1912, 737. — Dieselben, Die Behandlung bösartiger Geschwülste mit radioaktiven Substanzen usw. ibid. 1911, Nr. 34.

Danysz, Compt. rend. soc. biol. 136, 461 u. 137, 1296, 1903. ibid. 138, 461, 1904. — Derselbe, De l'action pathogène des rayons et des émanations émis par le radium sur différents tissus et différents organismes. Compt. rend. de l'acad. des sciences 138, Nr. 7, 461, 1904. — Darier, Application thér. de radium dans quelque affections nerveuses. La sem. méd. 1904, 41. — Derselbe, Actions analgésiante du radium. Ibid. 1903, Nr. 40. 330. — Darms, H., Über Radium und seinen Einfluß auf die Körpertemperatur des Menschen. Zeitschr. f. exp. Path. u. Ther. 10, 168, 1912. — Dauphin, Influence des rayons du radium sur le développement et la croissance des champignons inférieurs. Compt. rend. Acad. de science 138, 154, 1904. — Dautwitz, Beitrag zur biologischen Wirkung der radioaktiven Uranpecherzrückstände aus Joachimsthal in Böhmen. Zeitschr. f. Heilk. 2, 27, 81, 1906 und in Lazarus, Handbuch der Radiumbiologie und Therapie. — Davidsohn. Radiumemanation als Heilfaktor. Deutsche med. Wochenschr. 1633, 1908. — Debierne, M. A., Sur la décomposition de l'eau par les sels du radium. Compt. rend. Acad. de science 148, 703, 1909. — Decastello, A. v., Gesellsch. f. innere Med. u. Kinderheilk. Wien 15. II. 1912. Ref. Wien. klin. Wochenschr. 1912, 395. — Doelter, Das Radium und die Farben. Dresden 1910. — Domarus, A. v., und V. Salle, Über die Wirkung des Thorium X auf die Blutgerinnung. Berl. klin. Wochenschr. 1912, 2035. — Dominici, H. A., et A. Laborde, De la fixation par le squelette du radium injecté à l'état soluble. Compt. rend. soc. biol. 75, Nr. 27, 108, 1913. — Doumer, E., Influence de l'émanation sur la germination. Anales de l'ectrobiologie et de radiol. 15, 649, 1912. — Dreyer, G., und O. Hansen, Maly Jahresber. 35, 1907.

Ebler und Fellner, Zeitschr. f. anorgan. Chemie 73, 1, 1912. — Elster und Geitel, Radioaktive Substanzen, deren Emanation in der Luft oder der Atmosphäre enthalten ist. Physik. Zeitschr. 5, 729, 1904. — Engelmann, W., Wird Radiumemanation durch die Haut aufgenommen? Zeitschr. f. Röntgenk. 12, 1910. — Derselbe, Über. den Emanationsgehalt des Blutes nach Trinken von Emanationswasser. Berl. klin. Wochenschr. 1912, 1036. — Derselbe, Über die Verteilung von Radiumlösungen usw. Med. Klin. 1913, Nr. 25, 998. — Engler u. Sieveking, Radium und Radioaktivität der Mineral- und Thermalquellen. Bäderalmanach, Berlin 1907. — Dieselben. Zur Radioaktivität der Mineralquellen. Radium in Biolog. u. Heilk., H. 10 u. 11, 1902. — Dieselben, Zur Kenntnis der Radioaktivität der Mineralquellen und deren Sedimente. Zeitschr. f. anorgan. Chem. 53. — Exner, A., Behandlung von Neubildungen mit Radiumstrahlen. Münch. med. Wochenschr. 1903, Nr. 28. 1237. — Derselbe, Radiumstrahlen und Karzinom. Wien. med. Wochenschr. 1904, Nr. 22. — Exner und Zdarek, Wien. klin. Wochenschr. 1905, Nr. 4. — Exner und Sywek, Weitere Erfahrungen über die Wirksamkeit des Cholins. Deutsche Zeitschr. f. Chir. 78, 520, 1905.

Fabre, M. G., Compt. rend. soc. biol. XII, Paris, Févr. 1911. — Fabre et Toulard, Les boues radioactives etc. Arch. gén. de méd. 1909, 398. Progrès méd. 1909, 51. —

Falta, W., Das Radium als Heilmittel. Karlsbader Vorträge 1913. — Derselbe, Die Radiumtherapie bei inneren Krankheiten. Mitteil. d. Gesellsch. f. d. ges. Ther. Wien, I, Jahrg. 24. Verlag M. Perles, Wien 1913. — Derselbe, Über die Dosierung bei der radioaktiven Behandlung innerer Krankheiten. Wien. klin. Wochenschr. Nr. 15, 1917. — Falta, W., und Freund, E., Über die Behandlung innerer Krankheiten mit Radiumemanation. Münch. med. Wochenschr. 1912, Nr. 14. — Falta, W., A. Kriser und L. Zehner, Über die Behandlung der Leukämie mit Thorium X. Wien. klin. Wochenschr. 1912, Nr. 12. — Dieselben, Therapeutische Versuche mit Thorium X mit besonderer Berücksichtigung der Leukämie. XXIX. Kongr. f. innere Medizin. Wiesbaden 1912. — Dieselben, Über Behandlung von Lymphdrüsentumoren mit Thorium X. Med. Klin. 1912, Nr. 37. — Falta, W. und G. Schwarz, Wachstumsförderung durch Radiumemanation. Berl. klin. Wochenschr. 1911. — Falta, W., und L. Zehner, Ein Fall von Gicht mit Thorium X behandelt. Wien. klin. Wochenschr. Nr. 50, 1912. — Dieselben, Über chemische Einwirkungen des Thorium X auf organische Substanzen usw. Berl. klin. Wochenschr. 1912, Nr. 52 und 1913, Nr. 9. — Fellner, Otfried, und Fr. Neumann, Einfluß der Radiumemanation auf die Genitalorgane von Kaninchen. Zeitschr. f. Röntgenkunde 14, 345, 1912. — Fernau, A., Das Radium, Chemisches und Physikalisches. Zeitschrift d. allg. österr. Apothekervereines. Nr. 13—16, 1914. — Fernau, A., und Wo. Pauli, Über die Einwirkung der durchdringenden Radiumstrahlen auf organische und Biokolloide. Biochem. Zeitschr. 70, 426, 1915 u. Kolloid-Zeitschr. 20, 20, 1917. — Fernau, Schramek und Zarzynski, Über die Wirkung von induzierter Radioaktivität. Wien. klin. Wochenschr. 1913, Nr. 3, 333. — Dieselben, Über die Wirkung von Polonium. Strahlentherapie 3, 333, 1913. — Flemming, Zur Einwirkung strahlender Energie auf die experimentelle Tuberkulose des Auges. Deutsche med. Wochenschr. 1911, Nr. 35. — Fofanow, L., Über den Einfluß der Radiumemanation auf Mononatriumurat usw. Zeitschrift f. klin. Med. 71, 1911. — Foveau de Courmelles, Le radium en thérapeutique nerveuse. La semaine méd. 1904, Nr. 32, 314. — Freund, Ernst, Die radioaktiven Methoden in der inneren Medizin. Therap. Monatsh. 28, Juni 1914. — Freund, Ernst, und A. Kriser, Behandlung der Ischias usw. mit Mesothorschlamm. Therap. Monatsh. April 1913. — Fürstenberg, A., Über die Behandlung mit Radiumemanation. Deutsche med. Wochenschr. 1908, Nr. 52. — Derselbe, Weitere Beiträge zur Behandlung mit Radiumemanation. Med. Klin. 1911, Nr. 21. — Derselbe, Über Wirkung der emanationshaltigen Wässer. Berl. klin. Wochenschr. 1909, Nr. 52. Zeitschr. f. Balneolog. 1912, Nr. 22.

Gerke, Die Heilfaktoren Bad Gasteins. Fortschr. d. Med., Nr. 23, 1913. — Giesel, F., Über die radioaktiven Substanzen und deren Strahlen. Stuttgart bei Enke. 1902. — Girand, Untersuchungen über die Absorption von γ-Strahlen usw. Strahlentherapie 3, 82, 1913. — Goldberg, Zur Lehre von der physiologischen Wirkung der Becquerelstrahlen. Inaug.-Diss. St. Petersburger Militärärztliche Akad., 1914. — Görner, Über die Anwendung von Radium bei rheumatischen Erkrankungen. Münch. med. Wochenschr. 1448, 1910. — Görges, Über Behandlung der Gicht und nicht akuter rheumatoider Erkrankungen mit Mesothoriumpräparaten. Berl. klin. Wochenschr. 1913. — Gottlieb, Die Joachimsthaler radioaktiven Wässer in der Therapie. Wien. med. Wochenschr., Nr. 18, 1910. — Derselbe, Radiumbad St. Joachimsthal. Braumüller, Wien und Leipzig, 1911. — Grin, Radiumemanation als Diuretikum. Münch. med. Wochenschr. 1911, Nr. 52. — Gudzent, F., Radium und Stoffwechsel. Med. Klin. 1910, 1647. — Derselbe, Über Dosierung und Methodik der Anwendung radioaktiver Stoffe bei inneren Krankheiten usw. Berl. klin. Wochenschr. 1913, 1597. — Derselbe, Zur Frage der Vergiftung mit Thorium X. Berl. klin. Wochenschr. 1912, 933. — Derselbe, Über den gegenwärtigen Stand der Radiumemanationstherapie. Therap. d. Gegenwart, Dez. 1910. Med. Klin. 1909, Nr. 37. — Derselbe, Über den Gehalt an Radiumemanation im Blute usw. Radium in Biolog. u. Heilk. 1911, 79. — Derselbe, Klinische Beobachtungen über den Einfluß der Radiumemanation bei Gicht und Rheumatismus. Radium in Biolog. u. Heilk. 1911, H. 5 und Berl. klin. Wochenschr. 1911, Nr. 47. — Derselbe, Über die biologischen Eigenschaften der Radiumemanation usw. Radium in Biolog. u. Heilk. 1911, 14. — Derselbe, Der Einfluß von Radium auf harnsaure Salze. Deutsche med. Wochenschr. 1909, Nr. 21 und Kongr. f. innere Med. 1910. — Gudzent, F., und Hugel, Über den Einfluß verschieden großer Dosen von Radiumemanation auf das Blutbild. Radium in Biolog. u. Heilk. 2, 202, 1913. — Gudzent und Löwenthal, Über den Einfluß der Emanation auf den Purinstoffwechsel. Zeitschr. f. klin. Med. 71, 1911. — Guilleminot, Rayons X et radiolations diverses. Actions du radium sur la graine etc. Arch. de l'électr. méd. 1907. — Derselbe, Die biochemischen Wirkungen verschiedener Strahlungen. Arch. of the Roentgen ray 15, 90, 1910. — Derselbe, Physikalische Grundlagen der Radiotherapie-Resultate. Strahlenther. 6, 330, 1915.

Halban, J., Protektive Wirkung der Radiumemanation auf die sekundären Sexualcharaktere der Tritonen. Zentralbl. f. Gynäk. **38**, Nr. 13, 1914. — Halkin, Über den Einfluß der Radiumstrahlen auf die Haut. Arch. f. Derm. u. Syph. **65**, 201, 1903. — Hardy, W. B., und E. G. Wilcock, Zeitschr. f. physikal. Chemie **47**, 347, 1904. — Haret, La radiumthérapie dans la goutte et le rheumatisme chronique. Arch. d'électrol. méd. **20**, 202, 1912. — Haret, Danne et Jaboin, Nouvelle méthode d'introduction du radium etc. Journ. de radiol. **5**, 1911. — Hastings, Beckton and Wedd, Arch. Middlesex. hosp. 1912. — Hausmann, W., Fortschr. d. naturwissenschaftl. Forschung **6**. Biochem. Zeitschr. **12, 14, 15, 16, 17, 21, 30.** — Derselbe, Über Hämolyse durch Radiumstrahlen. Wien. klin. Wochenschr., Nr. 41, 1916. — Heinecke, Zur Kenntnis der Wirkung der Radiumstrahlen auf tierisches Gewebe. Münch. med. Wochenschr. 1904, Nr. 31. — Henry, A., et V. Mayer, Actions des radiations du radium sur les globules rouges. Compt. rend. soc. biol. 1903, 1412. — Herrmann, August und F. Pesondorfer, Radioaktivität der Karlsbader Thermen. Wien. klin. Wochenschr., Nr. 28, 1904. — Hertwig, Günther, Das Schicksal des mit Radium bestrahlten Spermachromatins im Seeigelei. Arch. f. mikr. Anat. **79**, 201, 1912. — Hertwig, O., Radiumwirkung auf lebende Gewebe usw. in Lazarus' Handbuch. Bergmann, Wiesbaden 1913. — Herxheimer, K., Heilung eines Falles von Hautsarkomatose durch Thorium X. Münch. med. Wochenschr. **59**, 2563, 1912. Nachtrag, ibid. 1913, 185. — Hirschfeld und Meidner, Zeitschr. f. klin. Med. **77**. — His, W., Die Behandlung von Gicht und Rheumatismus mit Radiumemanation. Berl. klin. Wochenschr. 1911, Nr. 5. — Derselbe, Studien über Radiumemanation. Med. Klin. 1910, 613. — Derselbe, Der chronische Gelenkrheumatismus. Deutsche Klinik **11**, 269, 1907. — Hochgürtel, Die Röntgentherapie der Pseudoleukämie. Fortschr. a. d. Geb. d. Röntgenstr. **21**, 638, 1914. — Hoffa und Wollenberg, Arthritis deformans und sogenannter chronischer Gelenkrheumatismus. Stuttgart 1908. — Hoffmann, Erich, Über die Bedeutung der Strahlenbehandlung in der Dermatologie. Strahlenther. **7**, 1, 1916. — Holzknecht, G., System der Strahlentherapie. Münch. med. Wochenschr. 1904, Nr. 47. — Horowitz .it. nach London. — Horstman, I. Fenton, Proceedings of Cambridge philosoph. Soc. **12**, 424, 1904.

Jagan, Über die Wirkung der Radiumstrahlen auf die Agglutinine. Russki Wratsch 1903, Nr. 49. Ref. Münch. med. Wochenschr. 1904, 359. — Jagič, v., G. Schwarz und L. v. Siebenrock, Blutbefunde bei Röntgenologen. Berl. klin. Wochenschr. 1911, Nr. 27. — Jansen, H., Untersuchungen über die bakterielle Wirkung der Radiumemanation. Zeitschr. f. Hyg. u. Infektionskrankh. **67**, 1910. — Jansen und Strandberg, Untersuchungen darüber, ob die Bakteridizität der Radiumemanation auf Ozonwirkung zurückzuführen ist. Zeitschr. f. Hyg. u. Infektionskrankh. **71**, 223, 1912. — Jorissen, W. P., und W. E. Ringer, Chem. Ber. **38**, 899, 1905 u. **39**, 2093, 1906. — Jorissen, W. P., und Woudstra, H. W., Über die Wirkung von Radiumstrahlen auf Kolloide. Zeitschr. f. chem. Industrie der Kolloide 1912, 280.

Kahn, Fr., Thorium X in der Therapie innerer Krankheiten. Strahlenther. **4**, 376, 1914. — Derselbe, Der Einfluß des Thorium X auf keimende Pflanzen. Berl. klin. Wochenschrift 1913, 454. — Kailan, A., Chemische Wirkung der Radiumstrahlung. Mitt. a. d. Institut f. Radiumforschung Wien. Wien. Akad. d. Wissensch. Sitz.-Ber. d. math.-naturw. Klasse **120**, Abt. IIa, 1911. — Derselbe, Chemische Wirkung der durchdringenden Radiumstrahlung usw. Ibid. **120**, Abt. IIa, 1373, 1911. — Kaiserling, C., Histologie der Radiumwirkung in Lazarus' Handbuch. Bergmann, Wiesbaden 1913. — Kallman, A. J., Trinkversuche mit dem radioaktiven Gasteiner Trinkwasser. Zeitschr. f. diätet. u. physik. Ther. **11**, 205. — Kaplan, A., Über den Einfluß der alkalischen und radiumhaltigen alkalischen Wässer auf den Stoffwechsel usw. Veröffentl. d. Zentralstelle f. Balneol. **8**. — Keetmann u. M. Mayer, Zur Messung und Dosierung von Thor X-Präparaten. Berl. klin. Wochenschr. 1275, 1912. — Kemen, Blutuntersuchungen bei den verschiedenen Methoden der Radiumemanationstherapie. Med. Klin. 1913, 1296. — Derselbe, Radiuminhalation und Trinkmethode. Zeitschr. f. inn. Med. **33**, 293, 1912. — Kerb, J., und P. Lazarus, Zur Frage des Abbaues von Mononatriumurat unter dem Einfluß von Radiumemanation usw. Biochem. Zeitschr. **42**, 82, 1912. — Kikkoji, Über den Einfluß der Radiumemanation auf den Gesamtstoffwechsel im Organismus. Radium in Biolog. u. Heilk. **1**, 46, 1911. — Kionka, H., Über die Löslichkeit der Emanation usw. Strahlentherapie **2**, 489, 1913. — Klecki, Karl v., Klinische Versuche mit Radiumemanation. Wien. klin. Wochenschr. 1910, Nr. 15, 539. — Klemperer, G., und H. Hirschfeld, Weitere Mitteilungen über die Behandlung der Blutkrankheiten mit Thorium X usw. Therap. d. Gegenwart **50**, 57, 1913. — Dieselben, Thorium X-Therapie mit eigenen Beobachtungen bei Leukämie und Anämie. Therap. d. Gegenwart 1912, 337. — KnafflLenz, E. v., Über die Wirkung der Radiumemanation. Wien. klin. Wochenschr. 1912,

441. — Derselbe, Beitrag zur biologischen Wirkung der Radiumemanation. Zeitschr. f. Balneol., Klimatol. u. Kurorthyg. 5, 403, 1912. — Knaffl-Lenz, v., und Wiechowski, Über die Wirkung von Radiumemanation auf Mononatriumurat. Zeitschr. f. physiol. Chemie 77, 303, 1912. — Kohlrausch und Mayer, Über Radiumkataphorese. Berl. klin. Wochenschr., Nr. 4, 1904. — Kohlrausch und Plate, Über die Aufnahme und Ausscheidung von Radiumemanation usw. Biochem. Zeitschr. 20, 22, 1909. — Kojo Kenji, Über die biologische Wirkung des Mesothors usw. Berl. klin. Wochenschr. 1912, 779. — Kolde, W., und Ed. Martens, Untersuchungen über das Verhalten des Blutes, bes. der roten Blutkörperchen, nach Mesothoriumbestrahlung. Strahlenther. 5, 127, 1914. — Körnicke, Ber. d. deutsch. bot. Gesellsch. 22, 148, 1904. — Körösy, v., Radioaktivität und Fermentwirkung. Pflügers Arch. 137, 1911. — Kraus, Fr., Diskussion zu den Vorträgen über radioaktive Therapie auf dem Deutschen Kongr. f. inn. Medizin. Wiesbaden 1912. — Krause, Fortschr. a. d. Geb. d. Röntgenstr. 8, Nr. 5. Kongr. f. inn. Med. 1905, 135. — Kroemer, P., Über die Anwendung von Radium- und Mesothoriumstrahlen usw. Strahlenther. 3, 226, 1913.

Laborde, A., Die radioaktiven Elemente in Lazarus Handbuch der Radiumbiologie u. Therapie, 1913. — Laqueur, W., Ist die durch Trinken aufgenommene Radiumemanation im Urin nachweisbar? Zeitschr. f. exper. Path. u. Ther. 6, 869, 1909. — Laqueur und Löwenthal, Über die Aufnahme von Radiumemanation bei Bade- und Trinkkuren. Münch. med. Wochenschr. 1907, 2162. — Laska, Physiologisches Verhalten der Radiumemanation. Biochem. Zeitschr. 24, 357, 1910. — Lazarus, P., Therapeutische Anwendung der Radio-Elemente in Handb. der Radium-Biolog. u. Therap. — Derselbe, Aktinium X-Behandlung besonders bei der perniziösen Anämie. Berl. klin. Wochenschr. 1912, 2264. — Derselbe, Zur Radiotherapie der Karzinome. Berl. klin. Wochenschr. 1913, 1004. — Levy, M., Wesentliche Besserung einer Psoriasis der Mundschleimhaut durch Radiumemanation. Radium in Biolog. u. Heilk. 2, 20, 1912. — Dieselbe, Radiumtherapie in der Zahnheilkunde. Strahlenther. 4, 123, 1914. — Dieselbe, Über Veränderungen der weißen Blutkörperchen nach Zuführung therapeutischer Dosen von Radiumemanation usw. Radium in Biolog. u. Heilk. 2, 9, 1912. — Dieselbe, Über Veränderungen der weißen Blutkörperchen nach Injektion therapeutischer Dosen löslicher Radiumsalze. Ibid. 1, 256, 1912. — Linser und Helber, Experimentelle Untersuchungen über die Einwirkung der Röntgenstrahlen auf das Blut. Münch. med. Wochenschr. 1905, 689. — Lion, Über Radium und seine Emanation. Inaug.-Diss. Leipzig 1908. — Lohe, H., Toxikologische Beobachtungen über Thorium X usw. Virch. Arch. f. pathol. Anat. 209, 156, 1912. — London, Radium in der Biologie und Medizin. Leipzig 1911. — Löwenthal, S., Grundriß der Radiumtherapie. J. F. Bergmann, Wiesbaden 1912. — Derselbe, Demonstration zur Emanationstherapie. Med. Klin. 1910, 629. — Derselbe, Über den Brunnenrausch. Med. Klin. 1908, Nr. 14. — Derselbe, Über sekundäre Elektronenbildung. Strahlenther. 5, 199, 1914. — Derselbe, Über die Wirkung der Radiumemanation auf den menschlichen Körper. Berl. klin. Wochenschr. 1906, Nr. 46, 1907, Nr. 35, 1908, Nr. 3 u. 1910, Nr. 7. — Derselbe, Über die Wertschätzung von Heilquellen auf Grund ihrer Radioaktivität. Zeitschr. f. Balneol. 1908, Nr. 3. — Löwenthal und Edelstein, Beeinflussung der Autolyse durch Radiumemanation. Biochem. Zeitschr. 14, 484, 1908. — Löwenthal und Wohlgemuth, Einfluß der Radiumemanation auf die Diastase. Biochem. Zeitschr. 21, 476, 1909. — Löwy, A., Versuche über die Wirkung der Radiumemanation auf das Blutgefäßsystem. Berl. klin. Wochenschr. 1912, 109. — Löwy, A., und J. Plesch, Über den Einfluß der Radiumemanation auf den Gaswechsel usw. Berl. klin. Wochenschr. 1911, 14.

Maas, Th. A., Über die Herzwirkung der Radiumemanation. Berl. physiol. Gesellsch. 23. Juni 1911. — Maas, Th. A., und J. Plesch, Wirkung des Thorium X auf die Zirkulation. Zeitschr. f. exper. Path. u. Ther. 12, 85, 1912. — Mache, H., u. St. Meyer, Masse und Meßmethoden in Lazarus Handbuch der Radiumbiologie u. Therapie, 1913. — Mache, H., und Erhard Sueß, Über die Aufnahme von Radiumemanation in das menschliche Blut usw. Med. Klin. 1913, 492. — Mandel, H., Arthritis urica unter Radiumemanation. Radium in Biolog. u. Heilk. 1, 163, 1911. — Mannes und Wellmann, Klinische Erfahrungen mit Radiumtrink- oder Badekuren. Zeitschr. f. phys. u. diät. Ther. Sept. 1910. — Marinescu, Arch. d'électricité expérim. et clinique 1909, 263. — Mendel, F., Die Emanationstherapie usw. Deutsche med. Wochenschr. 1911, Nr. 3. — Mesernitzky, P. G., Contribution à l'étude de décomposition des purines par l'action de l'émanation du radium. Le Radium 9, 145, 1912. Zentralbl. f. inn. Med. 33, 573, 1912. — Derselbe, Neue Untersuchungen mit der Radiumemanation. Deutsche med. Wochenschr. 1912, 1238. — Derselbe, Einige neueste Angaben über die Anwendung der Radiumemanation bei Gicht. Strahlenther. 3, 578, 1913. — Derselbe, Die Zersetzung von Oxypurinen durch Radiumemanation. Zentralbl. f. inn. Med. 1912, 573. — Mesernitzky, P. G., und Kemen, Über Purinstoffwechsel usw. Therap. d. Gegenwart Nov. 1910, 526. — Metzener, W., Zur Kenntnis der Organotropie von Thorium X und Thorium B. Zeitschr. f. klin.

Med. **77**, 394, 1913. — Meyer, H., und Fr. Bering, Die Wirkung der Röntgenstrahlen auf den Chemismus der Zelle. Fortschr. auf d. Geb. d. Röntgenstrahlen, **18**, H. 1. — Meyer, St., und V. E. Hess, Zur Definition der Wiener Radium-Standardpräparate. Monatsh. f. Chem. **33**, 583, 1912. — Dieselben, γ-Strahlenmessungen von Mesothorpräparaten. Sitz.-Ber. d. Kais. Akad. d. Wissensch. Wien. Matem.-naturw. Kl. **123**, IIa, 1914. — Dieselben, Neue Reichweitenbestimmungen an Polonium, Ionium und Aktiniumpräparaten. Ibid **123**, IIa, 1914. — Minkowski, O., Erfahrungen mit der Thorium X-Behandlung. Berl. klin. Wochenschr. 1912, 1955. — Molisch, H., Über Heliotropismus im Radiumlicht. Akad. d. Wissensch. Wien **120**, Abt. 1, April 1911. — Derselbe, Über das Treiben der Pflanzen mittels Radium. Sitz.-Ber. Akad. d. Wissensch. Wien, math.-naturw. Klasse **121**, Abt. 1, März 1911. — Mossler, G., Über die im Handel befindlichen radioaktiven Bade- und Trinkpräparate etc. Zeitschr. d. allg. österr. Apothekervereins 1912.

Nagelschmidt, Die therapeutische Verwendung von Radiumemanation. Berl. klin. Wochenschr. 1908. — Derselbe, Über Thoriumbehandlung der Leukämie. Deutsche med. Wochenschr. 1912, Nr. 39, 1830. — Nagelschmidt und Kohlrausch, Die physikalischen Grundlagen der Radiumemanationstherapie. Biochem. Zeitschrift **15**, 123, 1909. — Nahmmacher, F., Radium und Mesothorium in der Heilkunde. Strahlenther. **4**, 109, 1914. — Neuberg, C., Chemisches zur Karzinomfrage. Zeitschr. f. Krebsforschung **2**, 1904. — Derselbe, Chemische Umwandlungen durch Strahlenarten. Biochem. Zeitschr. **13**, 305, 1908. **29**, 290, 1910. — Derselbe, Chemische und physikalisch-chemische Wirkungen radioaktiver Substanzen in Lazarus' Handbuch. — Neuberg und Karczag, Über das Verhalten des Lezithins gegenüber Radiumemanation und Thorium X. Radium in Biolog. u. Heilk. **2**, 116, 1913. — Neuberg, C., und Soichiro Miura, Über die hydrolisierende Wirkung des Wasserstoffsuperoxyds. Biochem. Zeitschr. **36**, 37, 1911. — Neumann und Kemen, Über die Aufnahme der Radiumemanation bei verschiedener Anwendungsform. Zeitschr. f. Balneol. usw. **17**, 471, 1910. — Neusser, v., Die Radioaktivität der Thermen von Wildbad Gastein. K. k. Gesellsch. d. Ärzte Wien. Wien. klin. Wochenschr. 1905. — Noorden, C. v., Die Anwendung radioaktiver Substanzen zur Behandlung innerer Krankheiten. Zeitschr. f. ärztl. Fortbild. **10**, Nr. 2, 1913. — Derselbe, Erfahrungen über Thorium X-Behandlung bei inneren Krankheiten. Therap. Monatsh. 1914, Nr. 1. — Noorden, C. v., und W. Falta, Klinische Beobachtungen über die physiologische und therapeutische Wirkung großer Dosen von Radiumemanation. Med. Klin. 1911, Nr. 39. — Dieselben, Radium in der inneren Medizin usw. in Lazarus' Handbuch usw. J. F. Bergmann, Wiesbaden 1913. — Nowaczynski, J., Über den Einfluß des Thorium X auf die Harnsäure-Auuscheidung bei Leukämie. Strahlentherapie **1**, 342, 1912.

Obersteiner, Die Wirkung der Radiumstrahlen auf das Nervensystem. Wien. klin. Wochenschr. 1904, 1049. — Offermann, W., Sind die Oxydasenfermente durch Röntgen- und Mesothoriumbestrahlung beeinflußbar? Strahlenther. **5**, 321, 1914. — Olszewski, J., Über die Wirkung der künstlichen Radiumemanation auf die sekretorische Funktion des Magens. Inaug.-Diss. Breslau 1911. — Okada, E., Über den Einfluß der Radiumstrahlen auf Muskeln und periphere Nerven. Arbeit. a. d. neurol. Institut d. Wien. Univ. **12**, 1905. — Orszag, O., Die Gefahren des Radiums bei tuberkulösen Lungenerkrankungen. Zeitschr. f. Tuberkulose **18**, 568, 1912. — Orth, Demonstration eines Falles von Vergiftung durch Thorium X. Berl. med. Ges. 24. IV. 1912. Berl. klin. Wochenschr. 1912, Nr. 19.

Pappenheim, A., und J. Plesch, Experimentelle und histologische Untersuchungen über das Prinzip der Thorium X-Wirkung usw. Fol. haematol. I, **14**, 1, 1912. — Päßler. Über den Ersatz der sog. indifferenten Thermalbäder durch Inhalation ihrer Radiumemanation etc. Münchn. med. Wochenschr. Nr. 36, 1910. — Peritz, Neuralgie und Myalgie. Berl. klin. Wochenschr. 953, 1907. — Perthes, Versuche über den Einfluß der Röntgen- und Radiumstrahlen auf die Zellteilung. Deutsche med. Wochenschr. 1904, Nr. 17 u. 18. — Petersen, O. H., Erfahrungen mit der Röntgenbestrahlung der Drüsentuberkulose. Strahlenther. **4**, 272, 1914. — Pfeiffer und Friedberger, Über die bakterientötende Wirkung der Radiumstrahlen. Berl. klin. Wochenschr. 1903, 641, 700. — Pfeiffer und Praußnitz, Das Radium in der Mikrobiologie und Serologie bei Lazarus 133. — Physalix, Influence de l'émanation du radium sur la toxicité du venin de viper. Compt. rend. Acad. de science **138**, 526, 140, 600, 1904. — Pinch, A. E. Hayward, A report of the work carried out at the radium institut etc. Brit. med. journ. **2717**, 149, 1913 und Strahlentherapie **5**, 12, 1914. — Pinkuß, A., Zur Mesothoriumtherapie bei Krebskranken. Berl. klin. Wochenschr. 1912, 935. — Derselbe, Die Behandlung des Krebses mit Mesothorium usw. Deutsche med. Wochenschr. 1913, Nr. 36, 1720. — Plesch, J., Über chemische Einwirkung von Thorium X usw. Berl. klin. Wochenschr. 1912, Nr. 12. — Derselbe, Einfluß der radioaktiven Stoffe auf Blut,

Atmung, Kreislauf in Lazarus' Handbuch der Radiumbiologie u. Therapie. Wiesbaden 1913. — Derselbe, Zur biologischen Wirkung der Radiumemanation. Deutsche med. Wochenschr. 1911, Nr. 11. — Derselbe, Fälle von perniziöser Anämie und Leukämie mit Thorium X behandelt. Berl. klin. Wochenschr. 1912, Nr. 20, 930. — Derselbe, Zur biologischen Wirkung des Thorium X. Berl. klin. Wochenschr. 1912, Nr. 16. — Plesch und Karczag, Über Thorium X-Wirkung. Kongr. f. inn. Med. Wiesbaden 1912 u. Münch. med. Wochenschr. 1912. — Plesch, K. L. Karczag und B. Keetman, Das Thorium in der Biologie und Pathologie. Zeitschr. f. phys. Ther. 12, 1913. — Poulßon, Zur Frage über die Wirkung der Radiumemanation. Arch. f. exper. Path. u. Pharm. Festschr. f. Schmiedeberg 1908, 443. — Prado-Tagle, E., Beitrag zur ambulatorischen Trinkkur? Behandlung mit Thorium X bei perniziöser Anämie. Berl. klin. Wochenschr. 49, 2446, 1912. — Pribram, Der akute Gelenkrheumatismus usw. Nothnagels Handb. der allg. Pathol. u. Therap. 5, 1, 1899. A. Hölder. — Derselbe, Chronischer Gelenkrheumatismus und Osteoarthritis deformans. Ibidem 1902. — Puntoni, zitiert bei Pfeiffer und Praußnitz in Lazarus' Handbuch.

Ramsauer und Caan, Über das Verhalten der Organe nach Radiumeinspritzung am Ort der Wahl. Münch. med. Wochenschr. 1911, Nr. 23. — Dieselben, Über Radiumausscheidung im Urin. Ibidem 1910, Nr. 27, 1445. — Ramsauer, C., und H. Holthusen, Über die Aufnahme der Radiumemanation durch das Blut. Sitz.-Ber. d. Heidelberger Akad. d. Wissensch. Med. Klin. 3, 1, 1913. — Ramsay und Cooke, Nature 70, 341, 1904. — Raymond et Zimmern, Quelques faits relatifs à l'action thérapeutique du radium. Bull. de l'acad. de méd. 32, 180, 1904. — Riehl, Radium und Krebs. Strahlenther. 4, 17, 1914. — Riehl, s. Diskussion zum Vortrag von W. Falta. Wien. klin. Wochenschrift, Nr. 15, 1917. — Riehl und Schramek, Wien. klin. Wochenschr., Nr. 37, 1913. — Rosenthal, Sitz.-Ber. d. Berl. Akad. d. Wissensch. 1908, 20. — Rost, G. A., und R. Krüger, Experimentelle Untersuchungen über die Wirkung von Thorium X auf die Keimdrüsen des Kaninchens. Strahlenther. 4, 382, 1914.

Salle, V., und A. v. Domarus, Beitrag zur biologischen Wirkung von Thorium X. Zeitschr. f. klin. Med. 78, H. 3 u. 4. — Salomonsen, C. J., und Dreyer, G., Recherches sur les éffets biologiques du radium. Compt. rend. Acad. science 138, 1543, 1904. — Dieselben, Sur l'effet hémolytique des rayons de Becquerel. La semaine méd. 1907, 250. — Schmidt, Adolf, Das Problem des Muskelrheumatismus. Med. Klin. 1910, Nr. 19, 731. — Schmidt, Ad., Zur Pathologie und Therapie des Muskelrheumatismus (Myalgie). Münchn. med. Wochenschr. 593, 1916. — Derselbe, Noch einmal das Problem des Muskelrheumatismus. Med. Klin. Nr. 16, 1914. — Schmidt, H. W., Radioaktivitätsmessungen in Joachimsthal. Physik. Zeitschr. 8, Nr. 1. — Schmiedt-Nielsen, Wirkung der Radiumstrahlen auf Chymosin. Hofm. Beitr. 5, 398, 1904. — Schnee, A., Vorläufige Mitteilung über Kataphorese von Radiumemanation. Zeitschr. f. phys. u. diätet. Ther. 13, 1910 und ibidem 15, 1911. — Schober, zit. bei London. — Schoukowski, Über den Einfluß der Radiumstrahlen auf die Erregbarkeit der psychomotorischen Zentren. Obozrenic psychiatry 1903, Nr. 11. — Schramek, Über medikamentös kombinierte Radiumtherapie. Wien. klin. Wochenschr., Nr. 4, 1914. — Schüller, H., Über die Erfahrungen mit Rademanit bei Karzinomen. Wien. klin. Wochenschr., Nr. 41, 1913. — Schwarz, G., Zur Frage des wirksamen Prinzips biochemischer Strahlenreaktionen. Berl. klin. Woschenchr. 1913, 396. — Derselbe, Über die Wirkung der Radiumstrahlen. Pflüg. Arch. 100, 532, 1903. — Schwarz, G., und L. Zehner, Über einige biochemische Strahlenreaktionen usw. Deutsche med. Wochenschr. 1912, 1776. — Sereni, S., Azione del radium sul pus vaccinico. Il policlinico 1908. Ref. Berl. klin. Wochenschr. 1908, 1105. — Silbergleit, H., Über den Einfluß von Radiumemanation auf den Gesamtstoffwechsel des Menschen. Berl. klin. Wochenschr. 1909, Nr. 26. — Derselbe, Über den Einfluß radiumemanationshaltiger Bäder auf den Gaswechsel des Menschen. Berl. klin. Wochenschr. 1908, 13. — Da Silva Mello, Über die Wirkung der strahlenden Energie auf das Blut etc. Strahlenther. 6, 387, 1915. — Derselbe, Experimentelle Untersuchungen über die biologische Wirkung des Thorium X, insbesondere auf das Blut. Zeitschr. f. klin. Med., 81, H. 3 u. 4. — Simonson, S., Die schmerzstillende Wirkung der Röntgen- und Radiumstrahlen. Strahlenther. 2, 192, 1913. — Skorczewski, W., und J. Sohn, Über den Einfluß der Radiumtherapie auf den Stoffwechsel bei Gichtikern. Zeitschr. f. exper. Path. u. Ther. 14, 116, 1913. — Smith, E. Bellingham, The distribution and excretion of radium etc. Anat. Journ. of Med. 5, 249, 1912. — Sokolowski, J., Das fettspaltende Ferment des Blutserums und seine Beeinflussung durch radioaktive Substanzen. Strahlenther. 6, 419, 1915. — Sommer, E., Emanation und Emanationstherapie. München 1908. — Spies, G., Die Bedeutung der Anästhesie in der Entzündungstherapie. Münch. med. Wochenschr. 345, 1906. — Staehelin, R., und C. Maaße, Über den Einfluß von alkalischen und radiumhaltigen alkalischen Wässern auf den Kraftstoffwechsel des Menschen. Veröffentl. d. Zentralstelle f. Balneol. 10, 1, 1912.

— Stein, Alb. E., Berl. klin. Wochenschr. 784, 1912. — Stöp, Radioaktive Messungen der Grubenluft. Bericht an das k. k. Ackerbauministerium Sept. 1906. — Stoklasa, J., Influence de la radioactivité sur le développement des plantes. Compt. rend. Acad. science 155, 1096, 1912. — Derselbe, Bedeutung der Radioaktivität in der Physiologie. Strahlentherapie 4, 1, 1914. — Stoklasa, J., J. Sebor et Zdobnicky, Sur la synthèse des sucres par les émanations radioactives. Compt. rend. Acad. science 156, Nr. 8, 1913. — Straßburger, J., Über den Emanationsgehalt des arteriellen Blutes bei Einatmung von Radiumemanation usw. Berl. klin. Wochenschr. 1912, 387. — Derselbe, Über Behandlung mit Radiumemanation. Münch. med. Wochenschr. 1911, Nr. 15, 782. — Derselbe, Über die Wirkung der Emanationstrinkkur bei Gicht. Kreuznacher radiolog. Mitteil. 1912. — Derselbe, Radiumtherapie bei Erkrankungen des Nervensystems in Lazarus' Handbuch d. Radiumbiolog. u. -therapie. — Strasser und Selka, Versuche mit Radiumemanation. Med. Klin. 1908, Nr. 28. — Strauß, H., Beiträge zur Klinik der Hämatologie usw. Berl. klin. Wochenschr. 1913, 1468. — Strebel, Zeitschr. f. neuere phys. Med. 1908, Nr. 7.

Teissier und Rebattu, Klinische Untersuchungen über die Erfolge der Radiumemanation in der inneren Medizin. Strahlenther. 5, 244, 1914. — Thaller, Über die feineren Veränderungen im Hodengewebe der Ratten nach Einwirkung der Radiumstrahlen. Deutsche Zeitschr. f. Chir. 79. — Thies, Wirkung der Radiumstrahlen auf verschiedene Gewebe und Organe. Mitteil. Grenzgeb. Med. Chir. 14, 694, 1905. — Tizzoni und Bongiovanni, Über einige Bedingungen, welche zur Zersetzung des Wutvirus mittels Radium in vitro erforderlich sind. Zentralbl. f. Bakt. 30, 27, 1907, 43, 353, 1913. — Trauner, Die Behandlung der Mundkrankheiten usw. Österr.-ung. Vierteljahrsschr. 1913, H. 1. — Tsiwidis, A., Über die Kreislaufwirkung des Thorium X usw. Pflügers Arch. 148, 264, 1912.

Usher, Francis L., Die chemische Einzelwirkung und die chemische Gesamtwirkung der α- und der β-Strahlen. Jahrb. f. Radioaktiv. u. Elektron. 8, 323, 1911.

Van den Velden, Zur Wirkung der Radiumemanation. Münch. med. Wochenschr. 1911, 1330. — De Vertueil, F. L., The action of radium on the leprabacillus. Arch. of the Roentgenrays 156, 53, 1913.

Welty, W., Behandlung mit Radiumemanation. Inaug.-Diss. Bonn 1912. — Werner, R., Vergleichende Studien zur Frage der biologischen und therapeutischen Wirkung der Röntgenstrahlen. Beitr. klin. Chir. 52, 51, 1917. — Derselbe, Experimentelle Untersuchungen über die Wirkung der Radiumstrahlen auf tierische Gewebe und die Rolle des Lezithins in derselben. Zentralbl. f. Chir. 1904, Nr. 43, 123. — Derselbe, Über Radiumwirkung auf Infektionserreger. Münch. med. Wochenschr. 1905, Nr. 34. — Wichmann, P., Radium in der Heilkunde. Leop. Voß, Hamburg 1911. — Wick, E., Diskussion zum Vortrage v. Neussers. Wien. k. k. Gesellsch. d. Ärzte. Wien. klin. Wochenschr. 1905 und Die warmen Quellen Gasteins. 1907. — Wickham und Degrais, Radiumtherapie 1910, 246. — Dieselben, Radiumtherapie. Berlin, J. Springer. — Winkler, F., Sur l'action de l'émanation du radium. Anal. d'électrobiolog. et de radiol. 15, 592, 1912. — Wolff, Berl. klin. Wochenschr. 1912, 13. — Wolgemuth, Verhandl. d. deutsch. pathol. Gesellsch. 1904, 158.

Zuelzer, Über die Wirkung der Radiumstrahlen auf Protozoa. Arch. f. Protistenkunde 5, 358, 1905.

Sachregister.